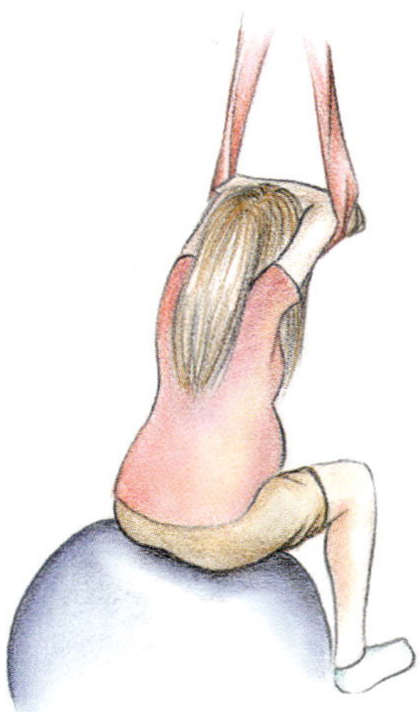

Dans la même collection :

Élever son enfant... autrement
Catherine Dumonteil-Kremer
Préface du docteur Michel Odent

Pour être tenu au courant de nos publications,
envoyez vos coordonées à :
info@laplage.fr
www.laplage.fr

ISBN : 978-2-84221-190-5
Intérieur et couverture - conception graphique :
Sandrine Bouet - www.shambuka.com
Edition et mise en page : Juliette Collonge
Imprimé à Barcelone sur les presses de Beta

Attendre bébé... autrement

Ressources pour une grossesse naturelle

Catherine Piraud-Rouet & Emmanuelle Sampers-Gendre

Préfaces docteur Michel Odent
Claude-Suzanne Didierjean-Jouveau

Dessins de Cam-tu Pacquereau

éditions la plage

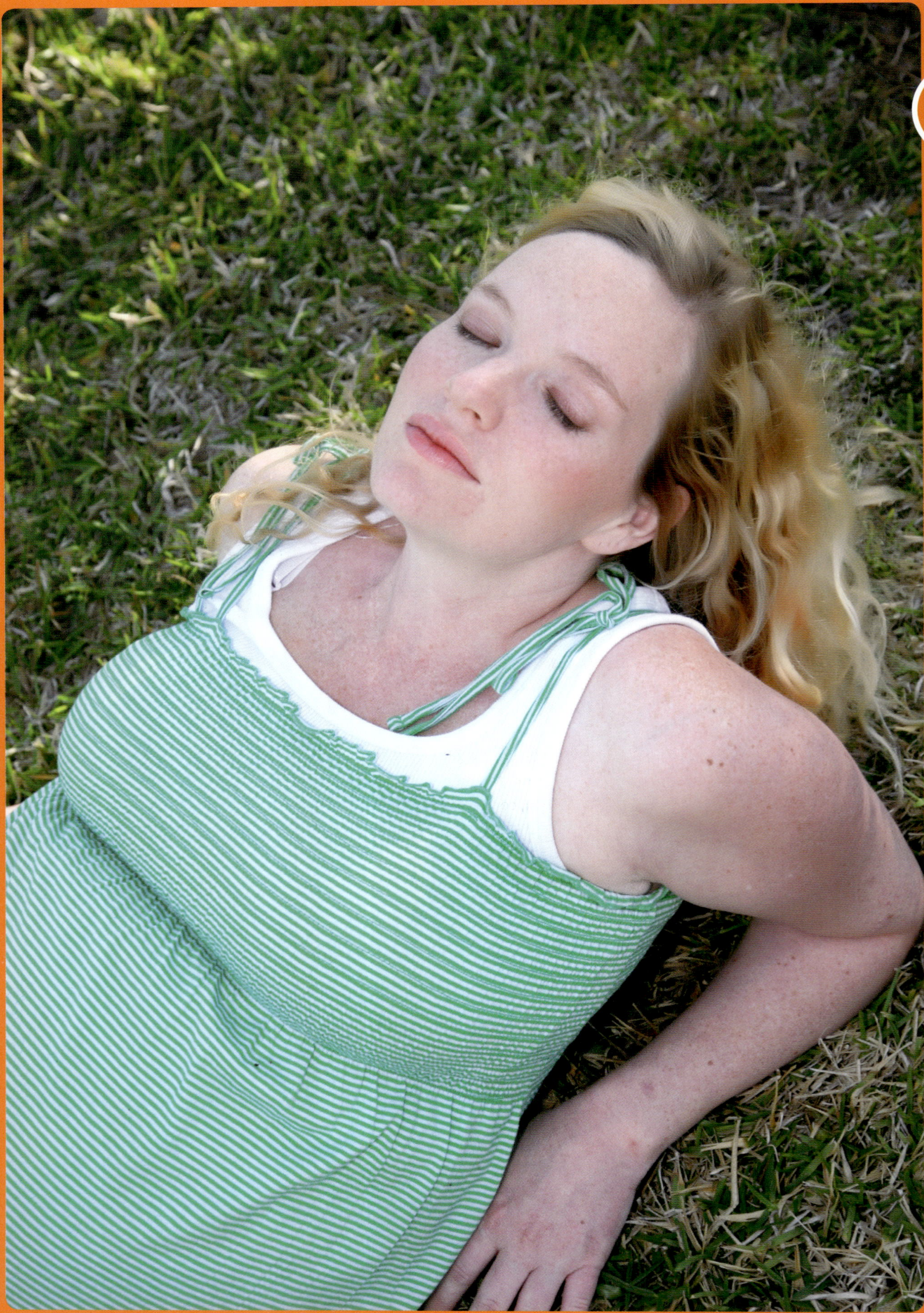

) Introduction (

Aujourd'hui, la grossesse et la naissance sont considérées *a priori* comme étant des périodes à risques pour la femme et son futur bébé. Au mépris des chiffres qui montrent que les vrais « risques » ne représentent qu'environ 10% des grossesses. D'où une ribambelle d'examens et de contrôles tout au long de ces neuf mois, et, au bout du compte, un accouchement hypermédicalisé, dont vous n'êtes plus, vous et votre compagnon, que de simples spectateurs.

Dans ce livre, vous découvrirez quels examens du calendrier de grossesse sont vraiment obligatoires et utiles et lesquels le sont moins... voire beaucoup moins ! Vous apprendrez comment vous réapproprier votre accouchement, au travers d'un projet de naissance si, comme l'immense majorité des futures mamans, vous allez donner naissance à votre enfant en milieu hospitalier. Vous saurez tout, aussi, sur la manière de choisir votre doula si vous en souhaitez une, votre sage-femme libérale si vous optez pour un accompagnement global à la naissance ou comment préparer et vivre la naissance de votre bébé à domicile ou en maison de naissance si tel est votre choix.

Ce livre vous acccompagnera tout au long de votre grossesse et de vos suites de couches en vous présentant à chaque fois les alternatives les plus naturelles et les plus douces pour vous occuper de vous tout en protégeant votre bébé. Et comme l'attente et l'arrivée d'un enfant sont aussi une affaire de couple et de famille, il intègre vos proches dans cet évènement, en vous donnant les clés pour vivre au mieux cette période de votre vie avec votre compagnon et vos éventuels aînés. Il vous donne, enfin, quelques pistes pour amorcer un maternage intensif, basé sur une proximité physique et émotionnelle accrue avec votre tout-petit.

Les auteurs

Catherine Piraud-Rouet et **Emmanuelle Sampers-Gendre** sont journalistes spécialisées (Grandir autrement, Parents, Neuf mois...) et à elles deux... mamans de cinq enfants.

Nous remercions du fond du cœur…

Les parents, pour leurs témoignages, photos et aquarelles…

Raphael Goetter, papa et photographe. Son blog : http://blog.goetter.fr/
Sylvie Francotte, maman et webmaster. Le blog de Florine : http://bienvenueabebe.blogspot.com
Diane Galbaud, journaliste et peintre. Son blog : http://digalbaud.blogspot.com/
Et les mamans qui nous ont permis de reproduire leur récit d'accouchement : Valérie, Kelly, Anne-Sophie, Yaël, Catherine, Ladane, Esther.

Ainsi que tous les professionnels de la périnatalité qui nous ont accompagnées dans l'écriture de ce guide. Et tout spécialement :

Docteur Michel Odent
Docteur Paul Cesbron
Docteur Christine Coquart
Docteur Bernadette de Gasquet
Docteur Marc Pilliot, pédiatre à la maternité Gustave Dron (Tourcoing) et président de la coFAM
Isabelle Chevalier, sage-femme à la « MdN » de Pontoise
Cathy-Anne Pyreyn-Piette, sage-femme hospitalière
Joëlle Terrien, sage-femme indépendante
Isabelle Brabant, sage-femme à la maison de naissance Côtes-des-Neiges (Québec)
Isabelle Bar, Géraldine Brunet, Isabelle Députier, Amandine Osorio, Bénédicte Cuillier, Virginie Lecaille, sage-femmes libérales
L'Association des doulas de France, et en particulier Pascale Gendreau, Frédérique Horowitz et Charlotte Marchandise-Fajardo
Dolorès Fernandez, Karine Fridman, Véronique Meyer, psychologues
Lise Bartoli, psychologue-clinicienne et hypnothérapeute
Chantal Haussaire-Niquet, psychothérapeute, consultante et formatrice en deuil périnatal
Catherine Chaumont, du CIANE
Chantal Ducroux-Schouwey, présidente du CIANE
Blandine Poitel, co-fondatrice du CIANE
L'association Césarine, et en particulier Myriam Pottier, présidente et Karine Sizgoric, doula et chargée des relations presse
Murielle Favre et Guillaume Guérid, animateurs du réseau LANA Porter son enfant tout un art
Magali Bontemps, animatrice LLL Val d'Oise
Claude-Suzanne Didierjean-Jouveau, porte-parole de la Leche League France et rédactrice en chef de *Allaiter Aujourd'hui*
Raphaël Dobric, ostéopathe, Les Milles (Bouches-du-Rhône)
Caroline Viry, sage-femme et acupunctrice, Le Vésinet (Yvelines)

Merci aussi à nos familles, qui nous ont (su) pportées durant les neuf mois de gestation de ce guide, un merci tout spécial à Camille, Maxime, Axel, Morgane et Cassiopée, qui nous ont faites mères.

Préface de Michel Odent

Catherine Piraud-Rouet et Emmanuelle Sampers-Gendre vont-elles me faire changer d'avis? Jusqu'à une date récente je pensais que les livres sur la grossesse, l'accouchement et la naissance pouvaient être lus par toutes celles et tous ceux qui s'intéressent à l'avenir de l'humanité... sauf les femmes enceintes.
Leur temps est en effet trop précieux : regarder la lune, écouter de la belle musique, chanter pour le bébé qu'elles portent, redécouvrir les universelles berceuses, partager leurs fantasmes avec d'autres futures mères...

J'aime à évoquer les premières pages de ce vieux best-seller où la consommation des fruits de l'arbre de la connaissance est juxtaposée avec le fait que les humains sont condamnés à avoir une naissance difficile. Je garde à l'esprit la facilité avec laquelle ma voisine illettrée a mis au monde son bébé, alors que mon autre voisine gynécologue accoucheur, qui sait tout sur les récepteurs utérins à l'ocytocine, a essayé en vain d'accoucher par les voies naturelles.
En fait « **Attendre Bébé... Autrement** » nous oblige à comprendre que nous vivons dans un monde spécial et sans modèle où il ne suffit plus de satisfaire les besoins de base des femmes enceintes. Aujourd'hui les femmes enceintes sont obligées de faire des choix et sont donc condamnées à être informées. Puisque la grossesse est socialisée plus que jamais, on ne peut plus attendre un bébé sans être au courant de certaines démarches obligatoires, telles les déclarations à la Caisse nationale d'assurance maladie et la Caisse d'allocation familiale. Puisque la socialisation de la grossesse se fait avant tout par le biais d'une médicalisation, toute femme enceinte doit être au courant du contenu des examens médicaux quasi obligatoires. La véritable question est : « comment s'informer? »
A l'époque de l'Internet on pourrait penser que le livre est une façon périmée de s'informer. Ce point de vue suggère une mise en garde. Par l'Internet il est trop facile de se laisser inonder par des informations inutiles, sans valeurs, voire erronées et souvent sources d'angoisse. En attendant son bébé une femme a besoin d'une information sélectionnée, vérifiée, classée, et surtout présentée de façon à ne pas altérer son état émotionnel, c'est à dire à ne pas l'inquiéter inutilement.

Qui peut au mieux « mâcher la besogne »? Le bon sens suggère une réponse : un livre écrit par deux mères expérimentées ne peut pas être dangereux... il peut même être très utile.

Le docteur Michel Odent est chirurgien-obstétricien, ancien chef du service de la maternité de Pithiviers où il a introduit les piscines d'accouchement. Il a créé à Londres le « Centre de recherche en Santé Primale » (1) , dont l'objectif est d'étudier les conséquences à long terme des expériences précoces. Il a écrit de nombreux articles scientifiques et livres traduits dans le monde entier, comme :
Genèse de l'homme écologique : l'instinct retrouvé. Desclée De Brouwer, 1981.
L'amour scientifié. Jouvence, 2001
Le fermier et l'accoucheur : l'industrialisation de l'agriculture et de l'accouchement. Médicis-Entrelacs, 2004.
Césariennes : questions, effets, enjeux. Alerte face à la banalisation. Le Souffle d'Or, 2005.

1. Base de données consultable sur internet : http://www.birthworks.org/site/primal-health-research.html

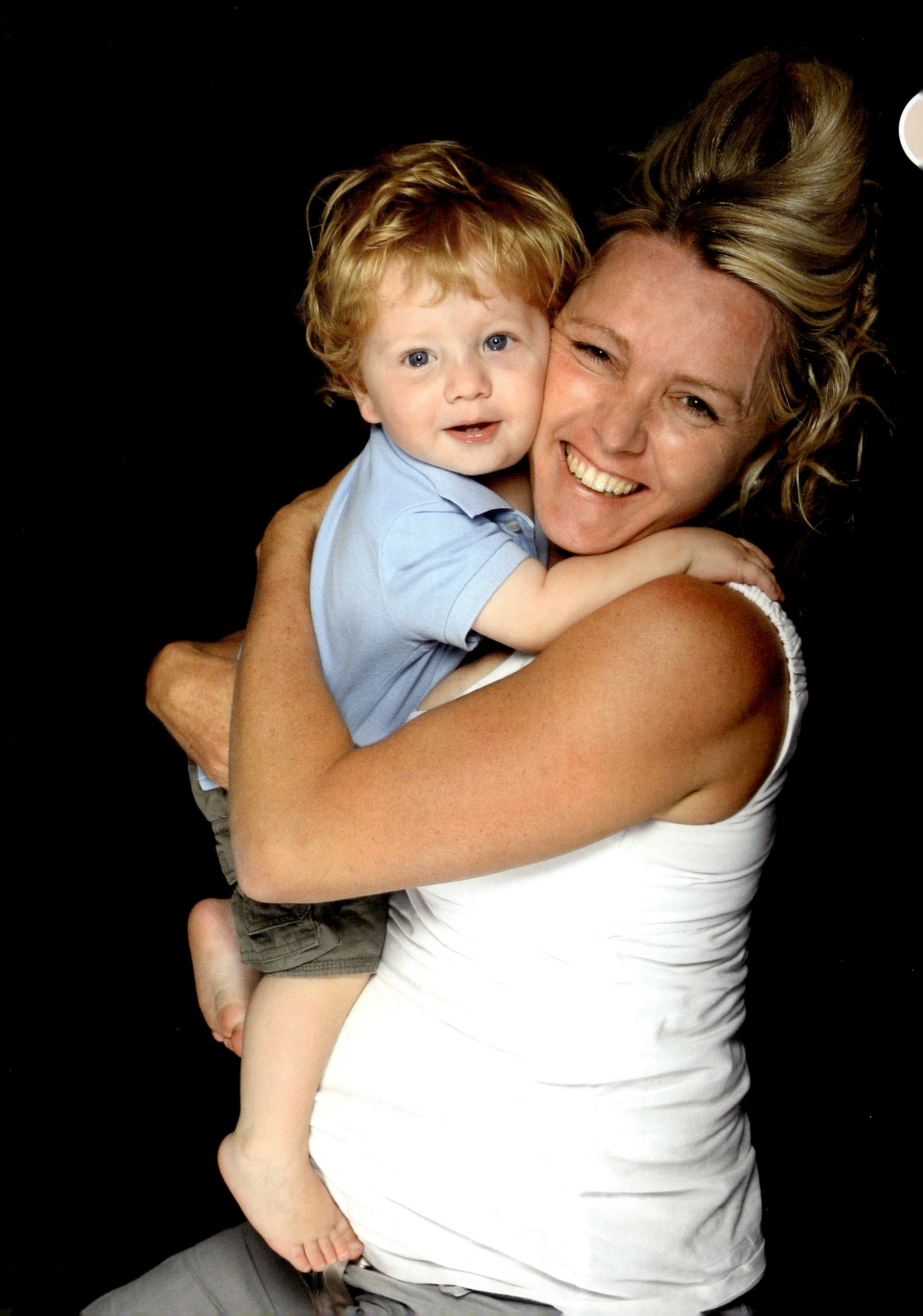

Préface de Claude-Suzanne Didierjean-Jouveau

Je suis particulièrement fière de préfacer cet ouvrage qui, j'en suis sûre, fera date, et de participer ainsi à cette belle entreprise.
C'est un livre ambitieux, complet, « comprehensive » diraient les anglophones, , à la fois source d'information et de réflexion.
Une information détaillée sur le vécu de la grossesse, de l'accouchement et des suites de couches ; sur les examens, traitements et gestes médicaux si nombreux (et en inflation constante) faits sur les femmes enceintes, dont elles connaîtront la justification et pourront décider en conscience si elles les souhaitent ou pas ; sur les différentes préparations et accompagnements (médecins, sages-femmes, doulas...) ; sur les différents lieux et modes d'accouchement, y compris le domicile.
Une information qui leur permettra de faire un choix éclairé, et qui s'inscrit tout à fait dans les recommandations européennes et nationales (1) .
Une information qui ne s'arrête pas au lendemain de l'accouchement, puisque de nombreuses pages sont consacrées aux pratiques de maternage respectueuses des besoins du bébé (allaitement, portage, etc.).
Une information qui se double d'une belle réflexion sur certains points. Je pense notamment au magnifique chapitre sur la douleur.
Une information et une réflexion enrichies de beaux témoignages de femmes.
Au total, un ouvrage qui deviendra au fil des ans le compagnon de milliers de femmes tout au long de leur grossesse et qui les aidera à vivre la naissance qu'elles souhaitent.
Une naissance à visage humain.

Claude Didierjean-Jouveau s'interroge et s'informe sur la naissance depuis plus de trente ans. Elle a suivi tous les débats sur ce thème, assisté à la médicalisation croissante de l'accouchement, et participé à diverses associations de parents concernés par la naissance (Naissance et libertés, Naître à la maison, Naissance et citoyenneté, CIANE...).
est animatrice de La Leche League et rédactrice en chef d'Allaiter aujourd'hui, la revue de l'association, elle a publié plusieurs ouvrages sur la naissance, l'allaitement et le maternage Notamment : *Pour une naissance à visage humain* ; *Allaiter, c'est bon pour la santé* ; *Partager le sommeil de son enfant* ; *Porter bébé* ; *Ne pleure plus bébé !*, aux éditions Jouvence.

1. Je pense notamment à la résolution du Parlement européen du 8 juillet 1988 demandant que soit garanti « *le libre choix de l'hôpital et des modalités (position) de l'accouchement, l'assistance appropriée lorsque la femme opte pour l'accouchement à domicile, [...] l'accouchement naturel, sans que l'accouchement soit accéléré ou retardé* », ainsi qu'au guide de bonnes pratiques de la Haute autorité de santé sur l'information des femmes enceintes, pour qui « *bien informer, c'est informer clairement la femme de son droit d'accepter ou de refuser un examen de dépistage [...], après lui avoir expliqué l'utilité, les bénéfices escomptés et les éventuels inconvénients et conséquences de cet examen* ».

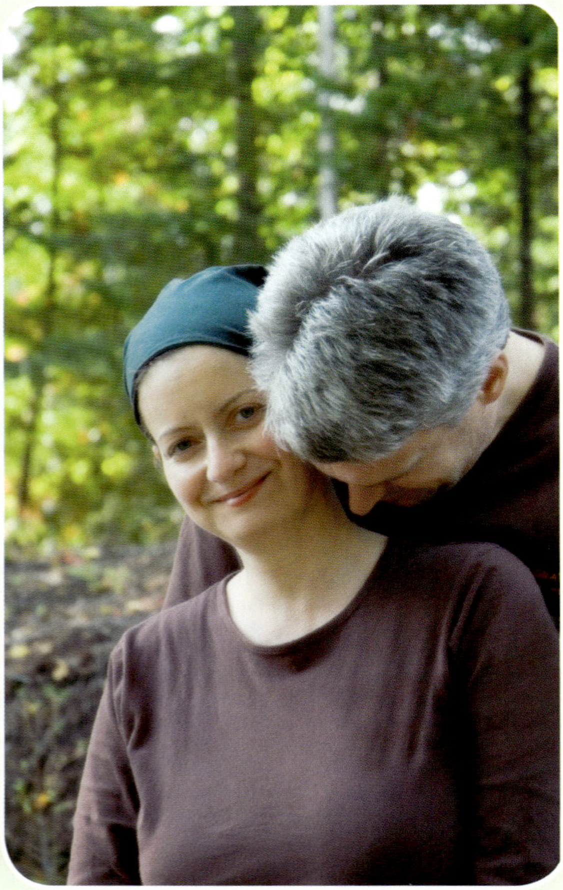

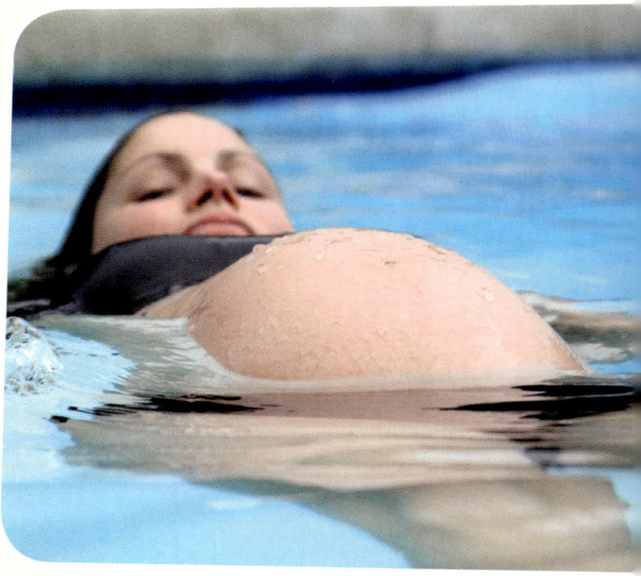

Troisième trimestre : le temps de l'organisation

Donner la vie autrement

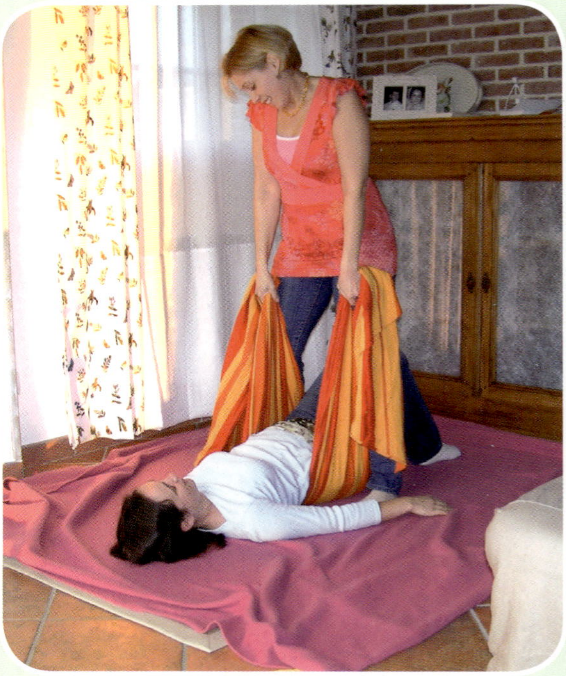

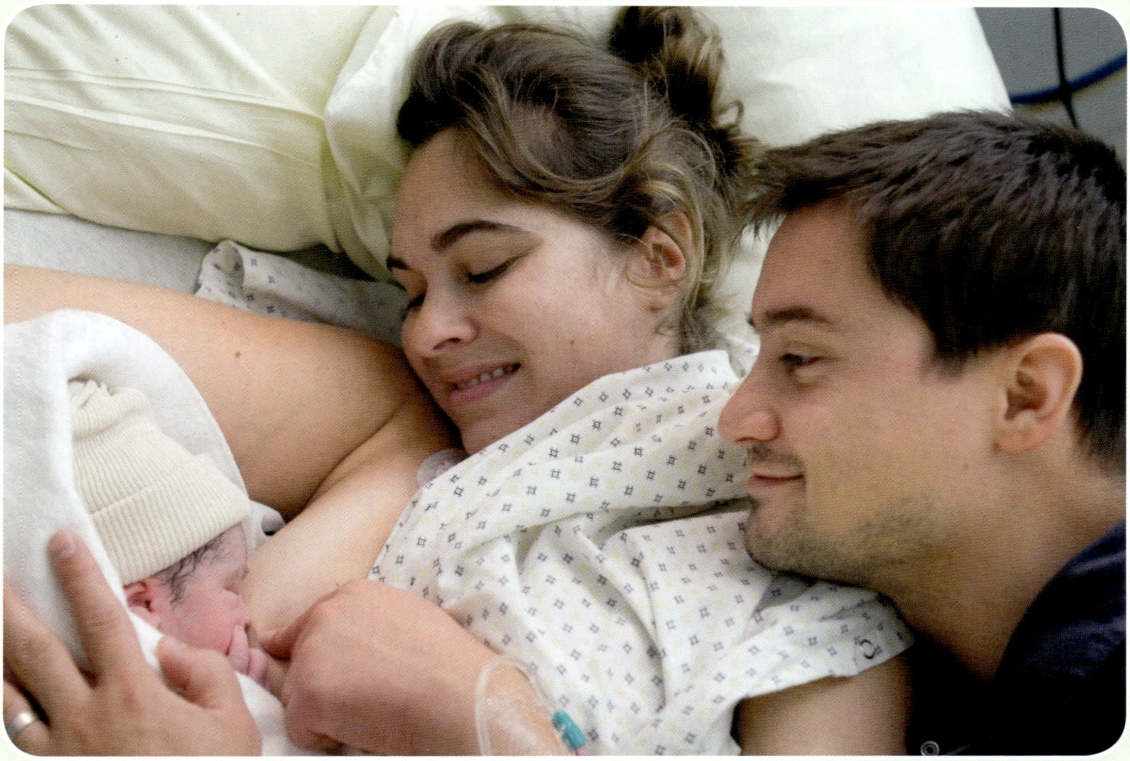

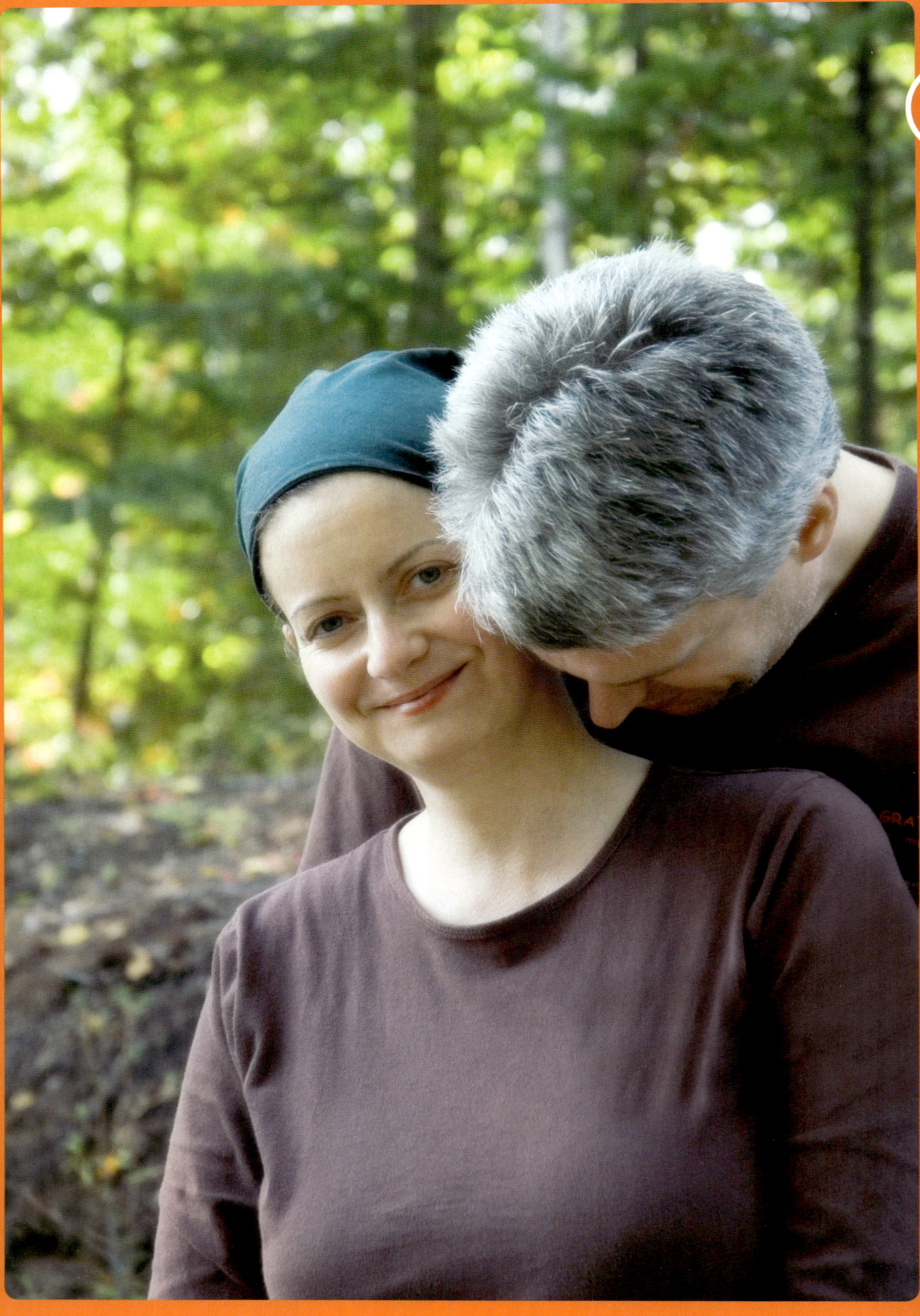

) Se découvrir enceinte (

Avant d'attendre un bébé, il y a parfois... attendre, tout court ! Si vous avez ce livre entre les mains, c'est probablement que vous êtes déjà enceinte.

Mais, pour certaines de vos proches qui seraient encore dans l'expectative de la conception, ou, tout simplement, en vue d'une grossesse ultérieure, nous avons pensé qu'évoquer brièvement quelques points pourrait être fort utile. Vous rappeler comment fonctionne votre corps, cette formidable machine dont la simple observance des cycles peut, la plupart du temps, suffire à détecter votre ovulation. Vous donner aussi quelques « trucs » pour avoir la confirmation que oui, une minuscule petite vie en devenir est bien désormais greffée à la vôtre, pour les neuf mois à venir et jusqu'à la fin de vos jours...

Avec ce bébé, encore invisible, niché tout au fond de vous, c'est tout un monde nouveau qui s'ouvre à vous. Plus jamais vous ne serez la même !

Notre corps et son cycle

L'appareil reproducteur féminin est une fantastique machine qui nous est livrée entière dès notre naissance. Chacune d'entre nous vient au monde avec un capital de 2 millions de follicules ovariens, ou ovules potentiels. Entre ce moment et la puberté (première ovulation et premières règles, entre 10 et 17 ans en moyenne), la plupart de ces ovules mourront. Ne resteront à la jeune fille que quelque 400 000 ovocytes, dont 300 à 400 seulement seront délivrés mois après mois, au cours de chaque cycle, lors de l'ovulation (descente dans les trompes de Fallope d'un ovocyte arrivé à maturation - voire plusieurs, dans certains cas). Et ce jusqu'à épuisement du stock, aux alentours de 50 ans : c'est la ménopause, ou fin de la période de fécondité.
A la différence de celui de l'homme, l'appareil reproducteur féminin est interne. Sa porte d'entrée, le col de l'utérus, se trouve au fond du vagin. L'utérus, hors grossesse, est un muscle d'à peu près la taille et l'aspect d'une poire, qui ne pèse pas plus de 150 grammes. Il est tapissé d'une membrane muqueuse appelée endomètre et surplombé des trompes de Fallope, qui rejoignent les ovaires. Ces deux petits sacs symétriques sont les organes qui contiennent et dispensent les ovules.
Notre corps fonctionne par cycles, qui durent en moyenne une trentaine de jours, parfois moins, parfois beaucoup plus. Si elle se produit généralement aux alentours du quatorzième jour du cycle, l'ovulation est un évènement éminemment variable selon les femmes. Or, mettre en route un bébé repose avant tout sur la juste détermination de la survenue de celle-ci. Première condition pour avoir le maximum de chances de concevoir : bien connaître son cycle.

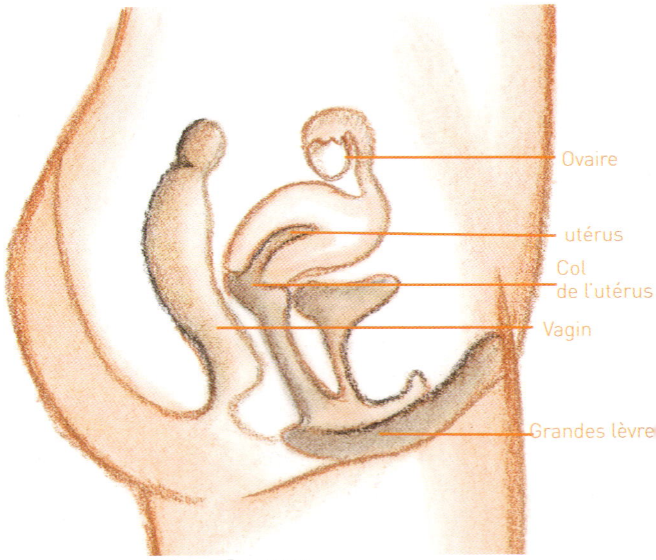

© Cam-tu Pacquereau

Le cycle type dure de 26 à 35 jours et se déroule en trois phases : la phase folliculaire (ou maturation de l'œuf); la phase ovulatoire (moment de la libération de celui-ci); la phase lutéale (période de fécondation et d'implantation de l'embryon ou bien de dégradation de la muqueuse utérine).
Le cycle est régi par deux hormones secrétées par l'hypophyse : l'hormone folliculo-stimulante (FSH), et l'hormone lutéinisante (LH). Tous les mois, en début de cycle (le premier jour des règles), sous l'influence de l'hormone FSH, un follicule sur l'un des ovaires est sélectionné et se développe. C'est la phase folliculaire,dont la durée est variable (en moyenne 14 jours). Le follicule sélectionné sécrète en même temps des œstrogènes, informant ainsi l'hypophyse de son état de maturation. Cette sécrétion d'œstrogènes a deux effets sur notre corps : elle entraîne l'épaississement des mucosités cervicales (les sécrétions vaginales générées par le col de l'utérus), afin de les préparer à recevoir et à nourrir le sperme. Elle épaissit aussi l'endomètre, en vue de l'implantation éventuelle d'un embryon.
Lorsque le follicule est mûr et prêt à ovuler, la LH est sécrétée. L'augmentation subite du niveau de LH entraîne la rupture du follicule et la libération de l'ovocyte. C'est l'ovulation. Ce phénomène se produit normalement à mi-chemin du cycle, soit de 12 à 16 jours après le premier jour des règles de la femme pour un cycle type de 28 jours. Mais certaines femmes ovulent dès le huitième jour, tandis que d'autres ne le feront qu'au bout de 20 ou 30 jours, voire plus. Certaines femmes ont aussi des cycles totalement irréguliers, avec une ovulation qui a lieu tantôt au douzième jour par exemple, tantôt au vingt-cinquième ...

Autant la période allant du début des règles à l'ovulation est éminemment variable, autant la troisième phase du cycle, ou phase lutéale, a une durée immuable,

chez toutes les femmes : 14 jours. Cette phase est celle qui sépare l'ovulation des règles suivantes. Durant cette phase, si l'ovule n'a pas été fécondé par un spermatozoïde (ce qui ne peut se produire qu'au cours de sa durée de vie, soit dans les 24 heures suivant l'ovulation), le « corps jaune » sécrète de l'œstrogène et surtout de la progestérone, aussi appelée « hormone de la maternité ». En même temps, le col de l'utérus se ferme et se retrouve bouché par une glaire coagulée, rendant la femme totalement infertile durant cette période, et la température corporelle s'élève de 3 à 5 dixièmes de degrés.
S'il y a eu fécondation, œstrogènes et progestérone vont alimenter et épaissir l'endomètre, de sorte que l'embryon puisse s'implanter et se développer. Une fois fixé dans l'utérus, l'embryon envoie des signaux hormonaux au corps jaune qui, à son tour, fabrique des hormones (notamment l'hormone chorionique gonadotrope ou b HCG), pour bloquer les règles. La grossesse commence. S'il n'y a pas eu fécondation, au bout de ces 14 jours, le corps jaune arrête sa sécrétion hormonale et dégénère. Les taux d'hormones commencent à chuter deux ou trois jours avant les règles. La température commence alors à baisser... et l'énervement de grimper ! C'est le fameux « syndrome pré-menstruel », fréquent bien que variable d'une femme à l'autre. La chute de progestérone provoque la desquamation de la muqueuse utérine et déclenche les règles. L'œuf non fécondé, lui, se décompose dans la trompe de Fallope ou l'utérus et est absorbé.

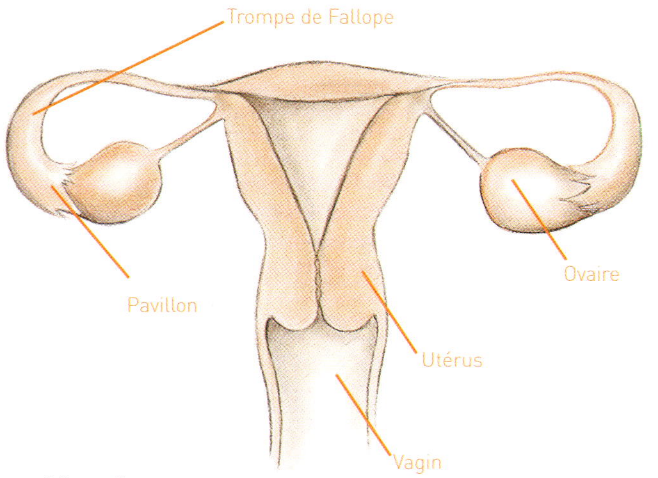

Féconde, pas féconde ? Pour le savoir, à chacune sa méthode...

Les méthodes naturelles

• La méthode Billings

Cette technique de régulation du cycle féminin a été mise au point dans les années 1970 par un couple de médecins australiens du même nom. A l'origine, l'objectif était de parvenir à une méthode de contraception à la fois fiable et en accord avec les préceptes de la religion chrétienne, qui prohibe tout contraceptif chimique. Le principe : l'observance, tout au long de la journée (et de préférence au lever, car elle est plus abondante à ce moment) des modifications de la glaire sécrétée par le col utérin, laquelle augmente et change de consistance autour de la période de l'ovulation. De blanchâtre et peu abondante, celle-ci devient alors transparente, filandreuse et glissante, inodore et incolore, un peu comme du blanc d'œuf (1). Une fois l'ovulation effectuée, elle s'assèche très rapidement et retrouve son aspect habituel. Si vous ne distinguez pas de glaire par simple examen externe, cela peut être simplement parce qu'elle est peu abondante. Dans ce cas, allez la chercher directement sur le col de votre utérus. Pour ce faire, introduisez deux doigts dans votre vagin. A savoir, aussi, qu'il existe des cycles non ovulatoires, même chez une femme normalement fertile : il se peut donc que certains mois, vous n'observiez rien de spécial (2).

Avantages de la méthode : fiable, gratuite, sans accessoires ni effets secondaires, simple d'utilisation. Elle peut aussi servir de mode de contraception naturel très valable.
Inconvénients : pratiquer Billings demande d'être à l'aise avec son corps et recueillir de la glaire cervicale qui peut en gêner certaines. De plus, toute inflammation vaginale peut modifier la glaire. Enfin, la méthode n'est pas utilisable sur les femmes utilisant des lubrifiants ou un traitement hormonal (comme durant la péri-ménopause).
Billings est encore plus efficace si on la combine avec l'observation d'autres signaux que nous envoie notre corps autour de l'ovulation.

1. Sur les probabilités de grossesse selon le moment de la période du cycle, voir : http://billings.free.fr/reponses/reponses.htm
2. Attention, les traitements stimulateurs d'ovulation peuvent assécher les glaires. Pour y remédier, prenez un sirop pour la congestion nasale. Il contient de la guaifénésine qui a pour propriété de liquéfier les sécrétions corporelles dans leur ensemble. Prenez conseil auprès de votre médecin ou de votre pharmacien.

En savoir plus sur la méthode Billlings...
http://billings.free.fr

Cette méthode « sympto-thermique » a été inventée dans les années 50 par le médecin autrichien Josef Rötzer (3) . Elle combine Billings, prise de température et auto observation des modifications du col de l'utérus.

• La méthode d'auto examen du col

Au cours du cycle, le col évolue de façon très nette. En dehors des règles et de la période d'ovulation, il est placé bas dans le vagin, incliné, dur comme du cartilage et fermé : on ne peut y passer que le petit bout du doigt. En période d'ovulation, il se ramollit (il a le même contact qu'une lèvre). Il est haut dans le vagin, droit (non incliné), ouvert (on peut y glisser le doigt), et humide, car enduit de glaire cervicale. Une fois l'ovulation passée, le col se referme, redevient « sec », pour s'entrouvrir à nouveau juste avant les règles.

Pour vous livrer à cette exploration, Virginie Lecaille, sage-femme libérale exerçant dans l'Aveyron, conseille d'utiliser l'index et le majeur pour aller au fond du vagin : *« Vous sentirez un petit cône qui ressort, doté d'un orifice en son centre : c'est votre col. Comme il est souvent orienté vers l'arrière, il faut mettre ses doigts en crochet pour le sentir ».* Au début, l'auto examen du col doit être quotidien et, dans l'idéal, vos observations notées au jour le jour. Pour bien observer son col, choisissez votre position : allongée, les jambes repliées ou debout, une jambe posée sur une chaise, ou encore accroupie.

Ces observations peuvent encore être corrélées avec des signes cliniques présents parfois lors de l'ovulation : douleur ou pincement localisés à droite ou à gauche du bassin; tension au niveau des seins; saignements (dans ce cas, on considère que l'ovulation a lieu, en principe, le dernier jour de ces saignements). Sans oublier les variations de la libido, spectaculaires chez certaines...

Avantages de la méthode : elle peut être très utile à certaines femmes qui ont du mal à détecter leur ovulation avec les températures ou qui manquent de glaires. De surcroît, bien connaître la zone du col de l'utérus et ses modifications peut s'avérer précieux pour la détection précoce d'une grossesse : 24 heures après la nidation, le col change déjà d'aspect!

Inconvénients : l'auto examen du col requiert un apprentissage et quelques mois de pratique sont nécessaires pour bien faire la différence entre un col fertile ou non fertile et un col en position intermédiaire.

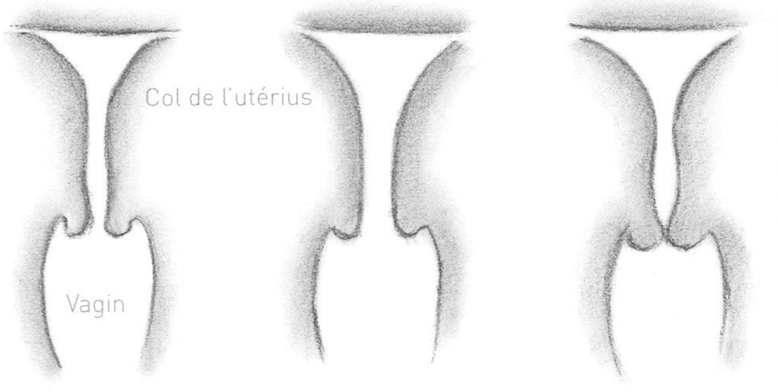

• La courbe de température

Principe de la méthode : après l'ovulation, la sécrétion de progestérone par le corps jaune entraîne une légère élévation de la température corporelle. Ce décalage thermique est discret (quelques dixièmes de degrés) et reste constant tant que dure le corps jaune, soit 14 jours. L'arrivée des règles marque la rechute de la température, en l'absence de fécondation (la température demeurant haute dans le cas contraire). C'est ce qu'on appelle le plateau thermique. Le décalage se produisant le lendemain de l'ovulation, le jour de l'ovulation est déterminé rétrospectivement par le point le plus bas de la courbe avant le décalage thermique. Il faut noter sa température dés le premier jour des règles (premier jour du cycle). Marquez la température relevée sur un graphique au moyen d'un point au milieu de la case correspondante.

Exemple de courbe de température

Habituellement, lorsqu'il y a ovulation, les trois températures qui suivent celle-ci sont plus élevées que les six températures qui la précèdent.

Jour 7 = 36,2° C
Jour 8 = 36, 2° C
Jour 9 = 36, 3° C
Jour 10 = 36,2° C
Jour 11 = 36,4° C
Jour 12 = 36,3° C

3. Josef Rötzer. *L'art de vivre sa fertilité - Méthode sympto-thermique de régulation naturelle des naissances*. Editions Nouvelle Cité, 1999.

Jour 13 = 36,3° C (OVULATION)
Jour 14 = 36,6° C
Jour 15 = 36,7° C
Jour 16 = 36,8° C
Les six premières températures sont toutes de 36,5° C ou moins, et les trois (J14 à J16) qui suivent l'ovulation sont 36,5° C ou plus. L'ovulation se situe le dernier jour de la température basse, soit à J13. Il faut donc privilégier les rapports cette journée-là et les deux qui précèdent.

Avantages de la méthode : naturelle, gratuite. L'analyse de la courbe de température est, de plus, très efficace pour savoir si l'ovulation est correcte et pour explorer d'éventuels troubles de l'ovulation ou de fertilité. C'est aussi un excellent moyen de détecter un début de grossesse.
Inconvénients : très contraignante. La température doit être prise tous les matins au lever, avec le même thermomètre et selon la même méthode (rectale ou axillaire), avant d'être reportée sur un graphique. Cette courbe doit être réalisée plusieurs cycles de suite afin de repérer la régularité. De plus, sa fiabilité laisse parfois à désirer, tant sont nombreux les facteurs susceptibles de modifier la température du corps : votre état physique, psychologique, votre alimentation, mais encore les voyages et la prise de certains médicaments (comme l'aspirine). Côté interprétation, les infimes différences de température peuvent parfois laisser perplexe sur la date exacte de l'ovulation. Laquelle n'est d'ailleurs détectée qu'a posteriori, ce qui vous laisse peu de temps pour les câlins, vu que l'ovule ne vit que 24 heures en moyenne ! Par ailleurs, cette courbe ne pourra vous servir de repère pour les cycles suivants que si ceux-ci sont réguliers (quelle que soit par ailleurs leur durée). Enfin, dans certaines situations particulières telles que l'allaitement ou à l'approche de la ménopause, cette méthode n'est d'aucune utilité, car les variations de température sont alors inexistantes.

• La méthode du calendrier ou méthode Ogino

La plus ancienne des méthodes de planification naturelle tient son nom de celui d'un médecin nippon qui la mit au point dans les années 30. Son but... (et son échec !) le plus connu est de faire office de contraception. Basée sur l'observation de la durée des derniers cycles, elle calcule la période fertile de la manière suivante : premier jour de la période fertile = 10 + longueur du cycle le plus court observé au cours des 12 derniers cycles – 28.
Dernier jour de la période fertile = 17 + longueur du cycle le plus long - 28. Par exemple, si votre cycle le plus court est de 26 jours et le plus long de 30, votre période fertile devrait débuter au huitième jour et s'achever au dix-neuvième.
Avantages de la méthode : simple, gratuite.
Ses inconvénients : elle ne convient qu'aux cycles réguliers. Par ailleurs, de nombreux facteurs (voyage, contrariété, problème de santé...) peuvent perturber le cycle. C'est pourquoi elle nécessite souvent d'être associée à d'autres (urinaires, Billings ou méthode sympto-thermique) pour porter tous ses fruits.

Autres méthodes

Nous vous conseillons de n'opter pour les méthodes de détection de l'ovulation citées ci-dessous, souvent coûteuses, qu'au bout de plusieurs cycles passés sans concevoir.

• Les tests urinaires

De nombreux tests d'ovulation urinaires sont aujourd'hui disponibles en pharmacie. Certains sont même à lecture digitale. Leur principe : dépister le pic de l'hormone LH qui précède l'ovulation. Ils sont livrés avec un stock de cinq à sept bandes de rechange et dispensent en 3 à 5 minutes une réponse fiable à 98 ou 99 %. Un test positif annonce un pic ovulatoire dans les 24 à 48 heures.
Comment les utiliser ?
Recueillez un jet d'urine (de préférence celle du matin, plus concentrée) dans un petit récipient. Trempez-y la bandelette durant 3 secondes environ, puis posez le test sur une surface plane. Le résultat se lit en 3 à 5 minutes. Si la bande LH est de même intensité ou plus foncé que la bande de contrôle, votre ovulation devrait avoir lieu dans moins de 36 heures. Dans ce cas, afin de maximiser vos chances de concevoir, mettez l'accent sur les câlins avec votre compagnon ce jour-là et le suivant. Si aucune bande LH n'apparaît, ou cette dernière est plus claire que la bande de référence, la montée d'hormone n'est pas détectée et vous devez refaire le test le lendemain, si possible à la même heure.
Avantages de ces tests : leur facilité d'utilisation. Ils peuvent aider les femmes à repérer leur date d'ovulation et à rassurer celles qui tentent en vain de mettre en route un bébé depuis plusieurs mois sur le fait qu'elles ovulent bien.
Inconvénients : leur coût : une quarantaine d'euros pour une poignée d'essais. De plus, il faut déjà avoir établi la durée

Fécondation et nidation

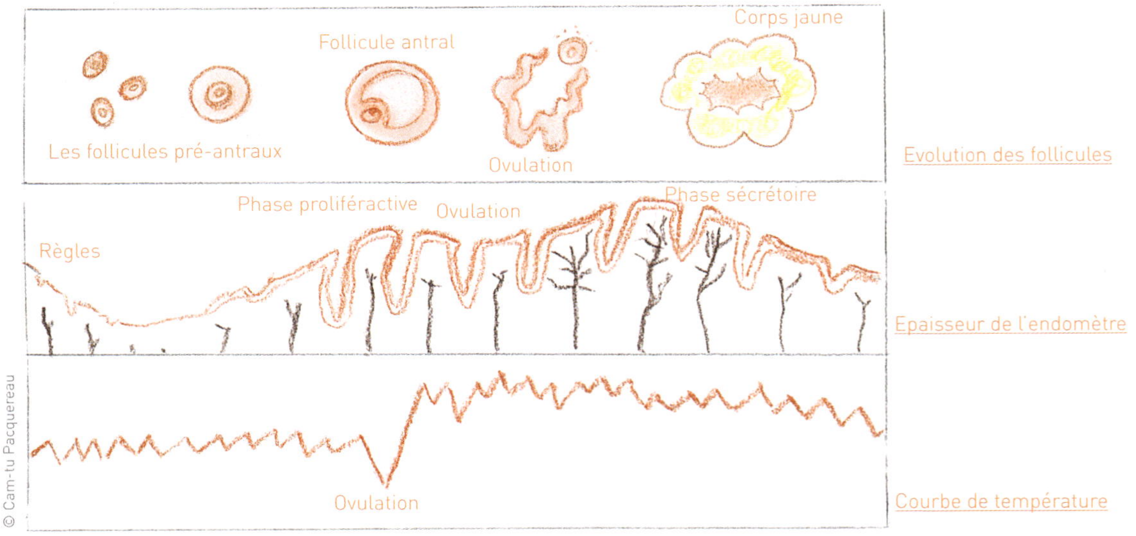

de son cycle pour savoir quand les pratiquer, sous peine de les dilapider tous au cours du même mois ! Peu efficace en cas de cycles très irréguliers...

• Les tests salivaires.

Depuis 2002, il existe sur le marché international un nouveau type de tests d'ovulation, basés sur l'observation au microscope des modifications de la salive en période de fécondité. Deux sortes d'appareils sont disponibles (on ne les trouve encore que sur Internet) (4) . Ces tests sont précis, mais coûteux (jusqu'à 200 euros!)

Si la longueur de votre cycle est de 21 jours ou moins, commencez les tests à J5. Si elle est de plus de 40 jours, commencez à tester 17 jours avant la date prévue de vos prochaines règles.

4. http://www.ovulationtester.com et http://www.lunafert.com

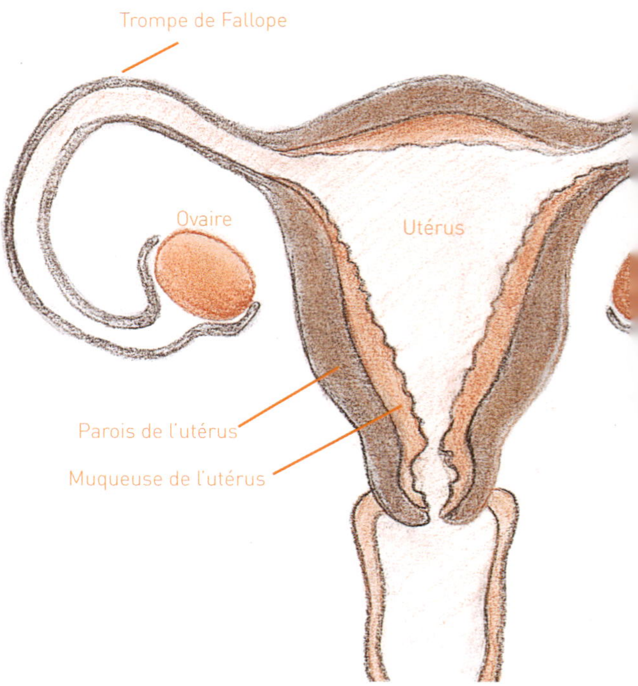

Confirmer sa grossesse

A l'intérieur de vous...

La fécondation

C'est la rencontre et la fusion entre un spermatozoïde et un ovule. Rencontre qui va conduire à la formation d'un œuf. Cette rencontre a lieu au moment de l'ovulation. Environ deux semaines après le premier jour des règles (plus tard en cas de cycle long), l'ovaire libère un ovule qui, protégé par une solide capsule, s'engage dans la trompe de Fallope, happé par le pavillon.

De leur côté, les spermatozoïdes, qui ont été projetés dans le vagin, lors du rapport sexuel, effectuent un périlleux voyage avant d'atteindre la trompe. Ils passent par le col et pénètrent dans l'utérus. Au passage, beaucoup se perdent dans le vagin. D'autres s'arrêtent dans les glandes de l'utérus. Si le rapport sexuel a eu lieu la veille de l'ovulation, ils pourront alors être gardés en réserve le temps que l'ovule soit libéré. A ce stade, les spermatozoïdes pénètrent indifféremment dans l'une ou l'autre trompe.

Pour ceux qui ont choisi la bonne, la rencontre avec l'ovule a lieu au tiers externe de la trompe. La fertilisation est en marche. Si plusieurs spermatozoïdes parviennent à pénétrer la capsule qui protège l'ovule, un seul réussit à percer réellement la membrane de ce dernier. Le vainqueur s'enfonce en oblique par rapport à la surface, perd sa queue de têtard et sa tête, et devient un noyau de taille identique à celui de l'ovule.

Les deux noyaux fusionnent pour n'en former qu'un seul, une cellule possédant 46 chromosomes équivalant au matériel génétique de la femme et à celui de l'homme : votre futur bébé.

La nidation

Elle survient huit jours après la fécondation et caractérise l'implantation de l'embryon sur l'endomètre, la face interne de l'utérus. Pour cela, l'œuf fécondé – l'embryon - a effectué un long parcours depuis la fécondation. Dès J+2, il progresse dans la trompe de Fallope. Entre temps, ses cellules se multiplient et une division des tâches s'établit : certaines se développent pour devenir embryon, d'autres le placenta. Aux sixième et septième jour, l'embryon atteint l'utérus et se dépouille de sa capsule avant de rechercher un endroit pour s'implanter. Peu de temps après la nidation, les cellules de l'embryon pénètrent profondément l'endomètre où des échanges de substances chimiques, de nutriments et d'oxygène se produisent. Les minuscules vaisseaux sanguins qui tapissent la paroi utérine reçoivent des signaux hormonaux délivrés par le placenta. Les premiers signes de grossesse apparaissent chez la future maman.

Comment savoir ?

Le premier signe annonciateur d'une future grossesse est bien entendu l'aménorrhée (absence de règles). Ceci est vrai pour les femmes ayant des cycles très réguliers. Mais pour celles dont les cycles sont courts ou à rallonge et dont la durée varie d'un mois à l'autre, difficile de prédire que ce mois-ci leurs règles arriveront tel jour à telle heure. Pour avoir la confirmation qu'un petit être s'est installé en soi, mieux vaut donc détacher son regard du calendrier et être à l'écoute de son corps, qui émet souvent des signaux forts. Des méthodes naturelles, gratuites, peuvent aussi vous renseigner sans pour autant confirmer une grossesse à 100 %.

Si toutefois, vous constatez un retard de règles important sans qu'aucun signe ne se manifeste, ni qu'aucune méthode naturelle ne vous donne d'information tangible, il peut être rassurant de prendre rendez-vous avec votre sage-femme ou votre gynécologue, qui soit confirmera que vous êtes enceinte, soit vous aidera, via un traitement naturel, à réguler vos cycles.

A savoir...

La fertilité féminine, optimale entre 15 et 25 ans (entre 40 et 50 % de chances de concevoir par cycle), est de 30 à 35 % entre 25 et 35 ans et s'abaisse à 15-20 % à partir de 35 ans. On estime généralement que la possibilité de mener une grossesse à terme chez un jeune couple en parfaite santé est d'environ 25 % par cycle menstruel. Il est donc normal de mettre en moyenne quatre mois pour tomber enceinte.

Les méthodes naturelles

L'observation du col

En début de grossesse, le col est dur, long et fermé, contrairement à l'approche des règles où il est davantage mou et légèrement ouvert. Vous aurez peut-être du mal à bien observer votre col la première fois, mais après quelques essais, l'exercice devient plus facile et relativement efficace pour savoir si oui ou non une grossesse s'annonce.

La prise de la température

Après l'ovulation, la sécrétion de progestérone par le corps jaune entraîne une légère augmentation de la température corporelle. En cas de fécondation, elle reste haute. Bien sûr, il est plus aisé d'interpréter sa température si l'on a déjà réalisé au préalable une courbe au cours d'un ou plusieurs cycles afin de repérer sa période d'ovulation. Néanmoins, si les règles tardent à débarquer et que l'on ressent un changement indicible dans son corps, prendre sa température – le matin, avant de poser le pied à terre – ne coûte rien et peut fournir un signe supplémentaire que oui, une grossesse s'annonce bel et bien.

L'écoute de son corps

Le corps parle de lui-même et il suffit souvent d'être à son écoute pour y lire les signes annonciateurs d'une grossesse. Ces derniers sont causés par le grand chamboulement hormonal qui accompagne le début d'une grossesse. Bien sûr, ce ressenti est propre à chaque femme. Certaines ressentiront des changements, très tôt, juste après l'ovulation, d'autres aucun. Pas d'inquiétude, certaines futures mamans traversent la grossesse sans la moindre nausée ou contraction, et se portent très bien. Certains de ces signes – douleurs dans le bas-ventre ou ballonnements - se confondent aussi parfois avec les symptômes prémenstruels. Attendez qu'ils s'installent avant de tirer des conclusions hâtives, dans un sens comme dans l'autre.

Voici quelques signes qui peuvent vous mettre la puce à l'oreille

• Vos seins sont gonflés, plus sensibles, voire douloureux, surtout sur les côtés et au niveau des mamelons, qui peuvent prendre une coloration foncée et être parsemés de petits tubercules. Si vous allaitez votre aîné, une sensibilité accrue au niveau des tétons peut se manifester très rapidement, rendant les tétées parfois difficiles. Votre enfant peut également se détourner lui-même du sein, en raison de la baisse de la quantité de lait contenu dans vos seins.

• Votre appétit augmente ou diminue, vous ne parvenez pas à manger ou au contraire vous n'arrivez pas à réguler votre appétit.

• Votre goût se modifie et votre sens de l'odorat est accru. Des aliments auparavant appréciés sont délaissés subitement, au profit d'autres. Parfois il s'agit d'un véritable dégoût, qui peut se manifester aussi bien pour certains plats que pour le vin ou la cigarette.

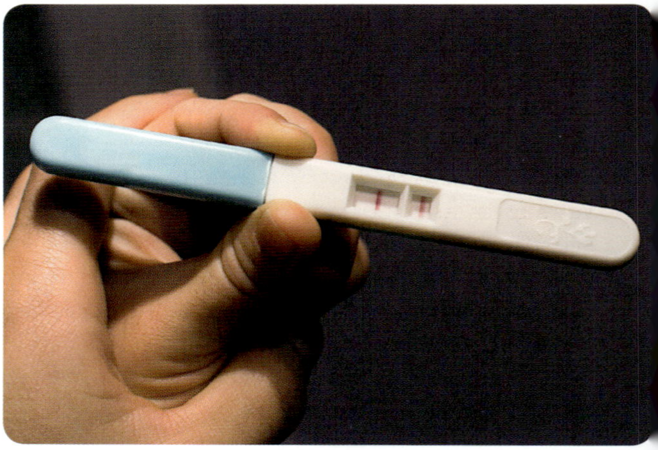

Un test de grossesse

• Un goût un peu métallique s'installe dans votre bouche, votre salivation peut augmenter considérablement.

• Des nausées matinales, accompagnées parfois de vomissements, se manifestent, de préférence le matin au saut du lit. Ces signes apparaissent parfois plus tardivement, à la fin du premier mois de grossesse. 50 % des femmes enceintes en seraient victimes.

• La fatigue vous gagne. Une somnolence, voire une envie irrépressible de dormir tout au long de la journée, est fréquente au début de la grossesse. Le sommeil nocturne peut, en revanche, être perturbé.

• Des douleurs au bas-ventre apparaissent.

• Des aigreurs d'estomac et des ballonnements

peuvent surgir aussi. Certaines femmes se plaignent de constipation.

• Vous constatez des pertes blanches abondantes.

• Vous êtes saisie d'une fréquente envie d'uriner.

• Votre humeur oscille entre irritabilité et hypersensibilité.

• Votre ou vos aînés changent, eux aussi de comportement : ils sont plus câlins ou au contraire plus distants. Les plus jeunes peuvent traverser des périodes de petites régressions : pipis dans la culotte, doudou dans les bras nuit et jour, etc. Il sont munis d'antennes sensorielles qui ont bien souvent détecté la grossesse qui s'annonce avant vous.

Les méthodes du commerce

Huit jours environ après la fécondation, l'œuf se fixe sur la paroi utérine ; l'hormone de grossesse appelée gonadotrophine chronique (béta HCG) commence à être sécrétée. C'est la présence de cette hormone que les tests de grossesse et l'analyse de sang réalisée en laboratoire détectent.

Votre grossesse peut avoir déjà été confirmée par la sage-femme ou le gynécologue qui aura constaté une forme bombée au niveau de votre pubis, observé le col de votre utérus par un toucher vaginal (avec votre accord) ou écouté le cœur du bébé si la grossesse date déjà de huit semaines.Test ou analyse de sang ne sont dans ce cas pas forcément nécessaires ni systématiques.

Les tests de grossesse

Vendus en pharmacie, ces tests urinaires permettent de détecter la présence de l'hormone de grossesse quelques jours avant la date présumée des règles. Si vous êtes impatiente d'avoir confirmation de votre grossesse, attendez quand même quelques jours car, effectués trop tôt, ces tests peuvent s'avérer négatifs, faute d'une assez grande concentration d'hormone dans les urines (« faux négatif »). Vous risquez d'être inutilement déçue et de devoir réinvestir dans un autre test quelques jours plus tard. N'oublions pas qu'ils coûtent entre 10 et 30 euros l'unité, qu'ils ne servent qu'une fois et qu'ils ne sont pas remboursés par la Sécurité sociale.

Evolution du dosage de l'hormone bHCG pendant la grossesse

Dosage en temps normal : 3 mIU/ml

Dosage pendant la grossesse :

- Semaine 1 : 10 à 30 mIU/ml
- Semaine 2 : 30 à 100 mIU/ml
- Semaine 3 : 100 à 1 000mIU/ml
- Semaine 4 : 1 000 à 10 000 mIU/ml
- 2ème/3ème mois : 10 000 à 100 000 mIU/ml
- 1er trimestre : de 30 000 à 100 000 mIU/ml
- 2ème trimestre : de 10 000 à 30 000 mIU/ml
- 3ème trimestre : de 5000 à 15 000 mIU/ml

Grossesse multiple et taux de bHCG.

En cas d'attente de jumeaux ou de triplés, le taux de bHCG est généralement plus élevé que la moyenne. En revanche, un taux élevé ne prédit pas pour autant une grossesse multiple. La concentration forte de l'hormone de grossesse peut être dû à un très bon fonctionnement du placenta ou s'expliquer par le fait que la grossesse est à un terme plus avancé que celui calculé par la future maman.

Carine, 30 ans, maman de trois enfants.
« Mon fils devenait agité pendant les tétées »

« J'attendais mes règles dans le doute, en me demandant si je n'allais pas être enceinte, en le pressentant vaguement. J'ai donc laissé passer une semaine, et puis j'ai commencé à ressentir quelques symptômes : mon second fils était agité et l'allaitement commençait à devenir pénible. Et, tout d'un coup, mon ventre a commencé à enfler. Au bout de quasiment deux semaines de retard de règles, je me suis dit que je pouvais réellement être sûre de moi et je l'ai donc annoncé à mon homme. Tout simplement. »

L'analyse en laboratoire

En cas de doute – si la grossesse est très récente et peu visible, par exemple - une prise de sang pourra vous être prescrite. Cette analyse peut se faire dès le jour présumé des règles et permet de calculer très précisément la concentration de l'hormone de grossesse. Fiable à 100 %, elle est également prise en charge par la Sécurité sociale. La seule contrainte est de se rendre dans un laboratoire puis d'attendre quelques heures les résultats.

« C'est pour quand ? »

C'est une question récurrente que les femmes enceintes entendent tout au long de leur grossesse : à quel moment leur bébé va-t-il pointer le bout de son nez ?

En théorie, une grossesse dure 273 jours, soit 39 semaines après la conception et 41 semaines depuis le premier jour des dernières règles, on parle dans ce cas de semaines d'aménorrhée (SA). A partir de ces indications, le praticien détermine une date prévue d'accouchement (DPA).

Marianne, 30 ans, maman d'une petite fille et enceinte de deux mois, compagne de Denis
« Un body taille naissance en cadeau »

« Le lendemain de mon test positif, j'entre dans le salon et je lui offre un petit cadeau surprise, emballé dans un joli paquet. Mon caméscope à la main, je lui dis, en me cachant derrière l'appareil pour ne pas trahir mon émotion : « c'est quelque chose que tu souhaites depuis longtemps et que tu n'as jamais eu ». Il ouvre et découvre... un body. Il ne comprend pas encore, il pense simplement que j'ai pris de l'avance car nous essayons de faire un bébé depuis à peine plus de 15 jours. Puis, au fond du paquet, il découvre le test de grossesse. Et là, le temps s'arrête, il se tourne vers moi, ne dit plus un mot. Ses yeux se troublent, il éclate en pleurs et me prend dans ses bras. »

Voilà pour la théorie. Mais en pratique, ce n'est pas si simple. Il est même illusoire de vouloir fixer un terme précis à une grossesse, et ce pour plusieurs raisons :

- il est difficile d'identifier au jour près la date de la conception, même si cette date est affinée par l'échographie du 1er trimestre (à 12 SG),
- partir de la date des dernières règles pour fixer le terme d'une grossesse peut convenir dans le cas d'une femme ayant eu une ovulation au 14ème jour de son cycle. Dans le cas d'une ovulation tardive, la date des dernières règles devra être révisée et retardée pour être cohérente avec la date réelle de fécondation,
- Certaines femmes ont des grossesses plus longues que la moyenne. En effet, comme le démontre une étude britannique, seuls 4 bébés sur 100 naissent le jour prévu, et environ 14 % des grossesses se prolongent à 42 semaines. Un chiffre qui serait certainement plus élevé sans l'intervention des médecins.

En résumé : il vous sera fixé une DPA, mais cette date doit être maniée avec précaution. Les sages-femmes préfèrent souvent parler de période d'accouchement, laquelle débute deux semaines environ avant la DPA et se prolonge une semaines ou plus après. Cela évite aux futures mamans de se focaliser sur une date et de stresser quand celle-ci approche et que leur bébé ne s'est pas décidé à pointer le bout de son nez. Cela permet également d'éviter des déclenchements inutiles pour cause de dépassement de terme.

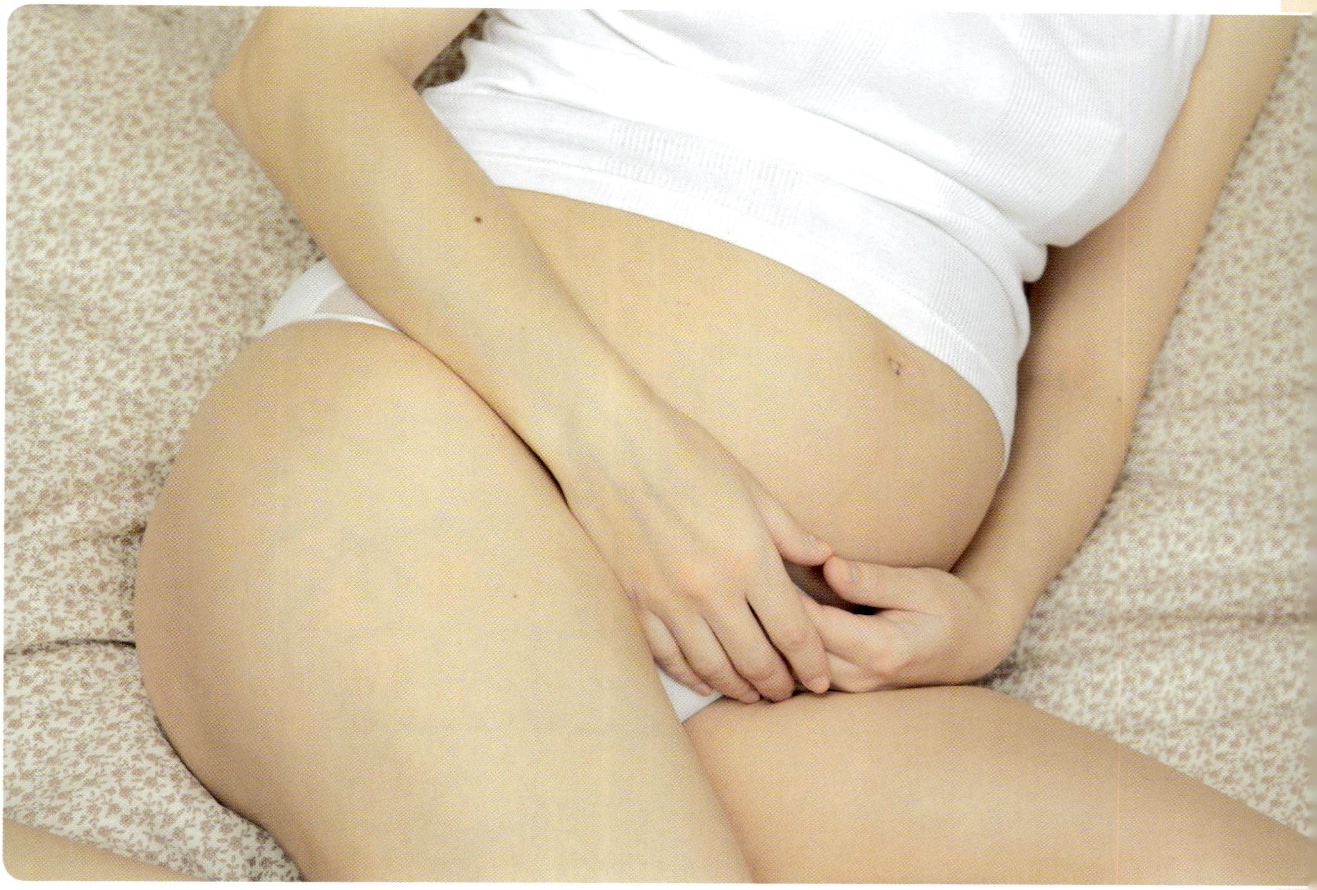

Ailleurs dans le monde...

En Egypte, il faut que l'absence de règles soit confirmée depuis quarante jours pour considérer qu'une femme est enceinte. Dans tous les pays d'Afrique, en général, l'annonce de la grossesse n'a pas lieu avant le quatrième mois, pour ne pas risquer d'attirer « le mauvais œil ».

À lire

Katherine Burke. *La cuisine de la fertilité et de la grossesse*. ADN, 2003.

Zita West. Je veux un enfant : Le guide pratique de la fertilité et de la procréation. Pearson Education, 2005.

Nikki Bradford. *La fertilité naturelle : Trucs et astuces pour maximiser vos chances de concevoir*. HMH Hurtebise, 2003.

Angélique Houlbert. *Naturellement femme : Les mots d'une femme pour les maux des femmes*. Sully, 2004.

Dr Claudette Rocher. *Homéopathie. La femme enceinte*. Marabout, 2003.

Christine Schweitzer. *Ostéopathie intrapelvienne et arbre gynécologique : Sexualité et identité*. Robert Jauze, 2005.

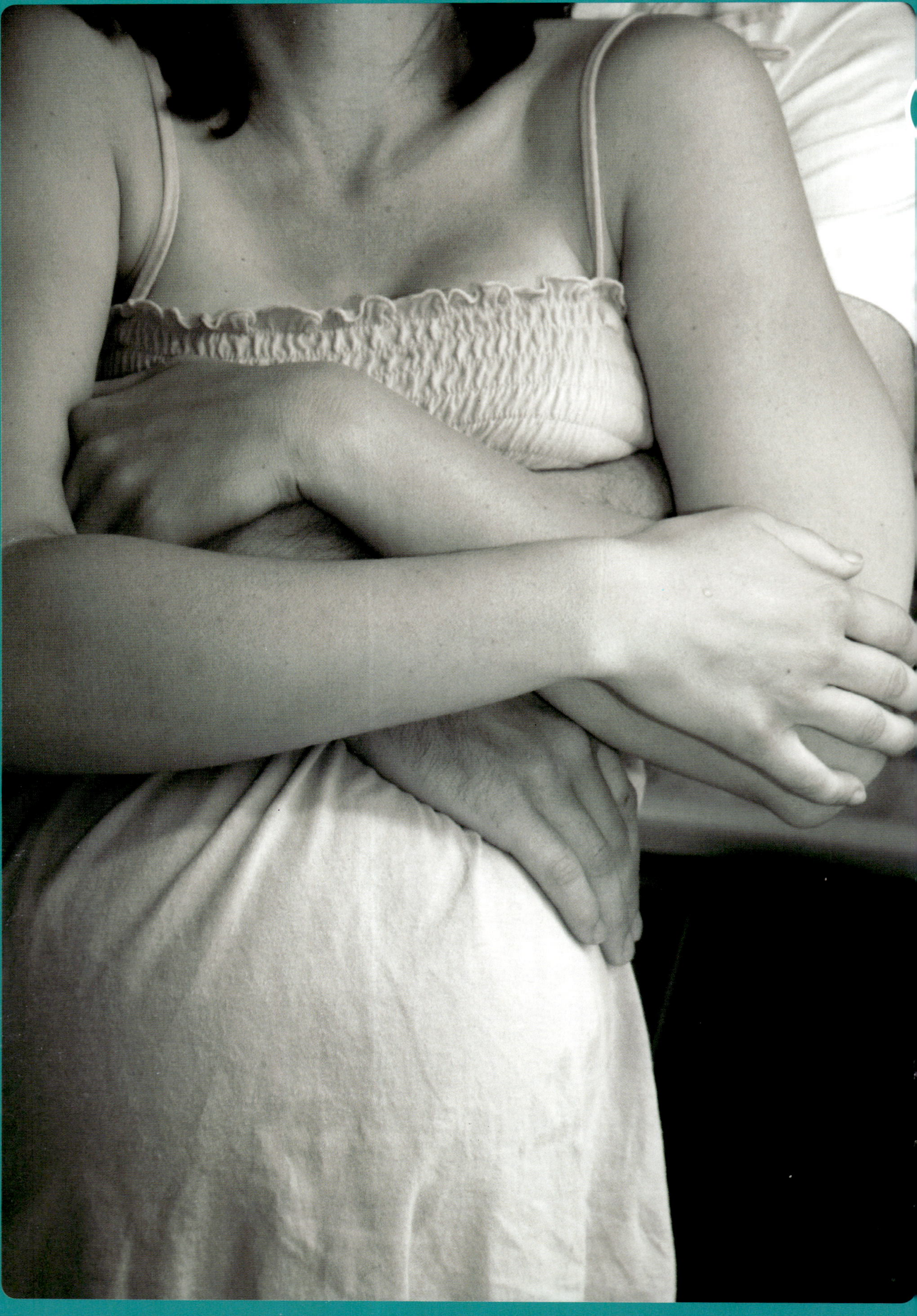

) Vivre une grossesse sereine (

) Premier trimestre : Le temps des choix (

Cette fois, vous en avez la certitude : un petit être est niché au fond de vous. Encore microscopique, mais déjà si présent dans votre cœur. Commence pour vous la plus merveilleuse des aventures, celle de la fabrication d'une personne humaine. Votre état est encore très discret, mais, déjà, votre vie est bouleversée du tout au tout.

Au cours de ces trois mois, votre organisme ne va pas chômer : l'afflux hormonal dont vous êtes inondée provoque en vous des sautes d'humeurs parfois impressionnantes, entre euphorie et crises de larmes. Il occasionne aussi fatigue et peut-être aussi nombre de petits désagréments physiques. Prenez patience : aussi déplaisants que passagers, ils disparaîtront tous d'ici la fin de ce trimestre. De plus, votre grossesse toute neuve a déjà certaines répercussions sur vos relations de couple, ainsi que sur vos éventuels aînés. Surtout, vous allez devoir, dès à présent, choisir le mode de naissance que vous souhaitez pour votre enfant. Si vous devez accoucher (comme la très grande majorité des femmes en France à l'heure actuelle) en structure hospitalière publique ou privée, sachez que vous n'êtes pas tenue de subir l'intégralité d'un protocole obstétrical très souvent anti-physiologique. Nous vous en détaillerons les excès, en vue de l'élaboration, en toute connaissance de cause, d'un projet de naissance. Mais vous avez aussi des alternatives (certes encore limitées) à l'accouchement hospitalier : maison de naissance, accouchement à domicile... Là encore, nous tenterons de vous donner toutes les clés pour choisir le lieu et la manière dont vous mettrez au monde votre bébé, en fonction de vos aspirations profondes.

Ce qui se passe dans votre ventre...

1er mois (de la conception jusqu'à la sixième semaine d'aménorrhée SA)

Vous ne me connaissez pas encore, vous ne savez peut-être même pas vraiment que j'existe, niché tout au cœur du ventre de maman. Si petit, mais si présent déjà. Je ne mesure encore que quelques millimètres, mais je suis déjà quelqu'un d'absolument unique. Le secret de mon originalité? Je suis le fruit de la fusion d'un ovule et d'un spermatozoïde, chacun possédant son propre ADN. Une union dont le résultat est une série de 46 chromosomes, qui déterminent toutes mes caractéristiques héréditaires depuis l'instant de ma conception. D'abord disque microscopique, puis minuscule virgule de chair, je suis déjà une future petite fille ou un futur petit garçon qui aura, à l'âge adulte, telle ou telle taille, telle couleur de cheveux, de peau, tels traits du visage. Ma personnalité elle-même est en racine dans mes quelques grammes de vie. Je suis un mélange unique de papa et de maman.

Au cours de ces premières semaines, se mettent en place en moi ce qui va devenir le cerveau, la moelle épinière et le système nerveux. Les fondations de mes os, muscles, reins, poumons, intestins et système digestif sont déjà là. Et si je n'ai pas encore figure humaine, mes yeux, mes oreilles et ma bouche commencent à se former. En parallèle, ma croissance est phénoménale : en six semaines, la minuscule graine que j'étais au tout début atteint la taille de 5 millimètres. Et à la fin de ce premier mois d'existence, mon cœur cogne déjà et bat la chamade : 150 pulsations par minute. Deux fois plus vite que le vôtre!

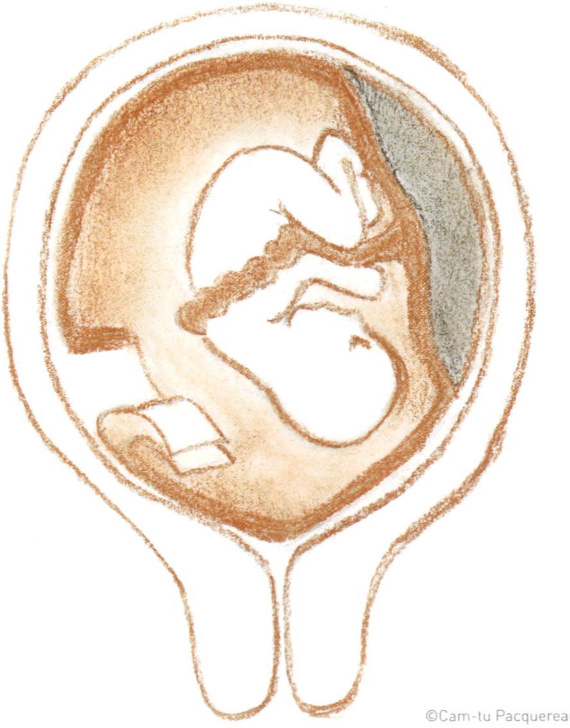

©Cam-tu Pacquereau

2ème mois (de la 7ème à la dixième SA)

Ma forme et mon apparence se transforment à vitesse grand V! A la fin de ce deuxième mois de vie, je ressemblerai à un vrai petit d'homme en miniature. Ce mois-ci, je vais perdre ma « queue » embryonnaire. Mes yeux, jusqu'alors très espacés, vont se décaler vers l'avant et il va me pousser des amorces de bras, de mains, de jambes et même de pieds. Les lignes de mes paumes et de ma plante des pieds sont déjà dessinées! Dans mes gencives naissent les germes de mes futures dents de lait. Quant à mon cerveau, il est proche, de par sa structure, de celui du bébé que je deviendrai.

Ma maman ne me sent pas encore, car je suis bien trop petit et léger : une dizaine de grammes seulement! Mais, dans ma bulle remplie de liquide amniotique, je commence à effectuer mes premiers mouvements, quoique encore de manière involontaire. Et j'éprouve mes toutes premières sensations, car je commence à avoir conscience de mes lèvres et de mon nez. A la fin de cette période, j'ai atteint la taille de 3 centimètres...

3ème mois (de la onzième à la quatorzième SA)

Semaine après semaine, je me rapproche du bébé que vous découvrirez au grand jour dans six mois. Si je suis un garçon, mon pénis est désormais apparent. Si je suis une fille, mes ovaires commencent à descendre dans mon abdomen. Mais peut-être souhaitez-vous garder la surprise jusqu'au bout... Aussi n'en dirai-je pas plus, même si j'ai des cordes vocales depuis ce mois-ci. Mes globes oculaires, eux, sont désormais cachés par mes paupières. J'ai l'air de dormir en permanence,

Pense-bête. Ce trimestre, penser à...

• Démarches obligatoires

Premier examen prénatal

Avant la fin de votre troisième mois de grossesse, prenez rendez-vous pour votre premier examen prénatal, qui confirmera votre grossesse et au cours duquel vous sera remis votre déclaration de grossesse.

Déclaration à la Caisse d'allocations familiales (CAF)

Dans le même délai que pour la CNAM, envoyez les volets 1 et 3 du formulaire de déclaration de grossesse. Selon vos revenus, cette démarche vous donne droit à la prestation d'accueil pour jeune enfant (PAJE), qui comprend notamment une prime de naissance.

• Démarches facultatives, mais conseillées

Déclaration à l'employeur

La loi n'impose aucun délai pour avertir son employeur de sa grossesse ; cependant il est préférable de le faire au plus tôt, afin de bénéficier des droits de la femme enceinte. Vous pouvez faire cette déclaration par oral ou par écrit (recommandé avec accusé de réception). Vous devrez y joindre un certificat médical indiquant la date supposée de votre accouchement.

S'inscrire à la maternité ou en maison de naissance, trouver sa sage-femme

Dès que vous prenez connaissance de votre grossesse, faites une demande auprès des maternités ou des maisons de naissance qui vous intéressent. Si vous souhaitez un accompagnement global, en vue d'une naissance à la maison ou en plateau technique, mieux vaut aussi commencer à chercher une sage-femme libérale avant la fin de ce trimestre.

• Démarches facultatives

Reconnaissance anticipée

Si vous n'êtes pas mariée, votre conjoint peut dès à présent reconnaître l'enfant devant un officier de l'état civil. La reconnaissance se fait en mairie, au service de l'état civil, muni de vos deux pièces d'identité et d'une attestation de grossesse.

Inscription en crèche ou chez une assistance maternelle

Cela vous semble sans doute très prématuré (et, réellement, ça l'est!). Mais si vous comptez reprendre votre travail dès la fin de votre congé maternité, il n'est peut-être pas trop tôt pour au moins commencer à vous interroger sur le mode de garde que vous allez adopter et pour prendre les premiers contacts nécessaires.

mais ne vous y trompez pas! C'est à une véritable sarabande que je me livre à présent dans le ventre de ma maman, sans qu'elle en ait encore conscience, surtout si je suis son premier enfant. Au bout de mon cordon ombilical, je gigote, je fais des roulades. Bref, je ne tiens pas en place!

Mes traits, quant à eux, s'affinent à vue d'oeil. Des ongles poussent aux extrémités de mes doigts et de mes orteils, tandis qu'un léger duvet apparaît au-dessus de ma lèvre supérieure et de mes yeux. Mes muscles, mon squelette et mes articulations se renforcent chaque jour davantage. Quant à mon système digestif, il est déjà bien opérationnel. Lorsque je ne suis pas occupé à sucer mon pouce, j'avale du liquide amniotique, que j'élimine régulièrement : hé oui, je fais mes premiers pipis! C'est que je suis déjà gourmand : quand ma maman a mangé quelque chose de sucré, l'eau qui m'entoure prend une saveur exquise... Et lorsque je suis bien, je souris déjà. Mais quand je ressens un désagrément, je fronce les sourcils. A la fin de ce mois, je mesure une dizaine de centimètres et pèse 45 grammes. Je ne suis plus un embryon, mais un fœtus!

Les organes annexes de l'embryon, puis du fœtus : une fonction nourricière, mais aussi fortement symbolique

Le placenta

En latin, placenta veut dire « gâteau ». Cet organe en forme de disque, intermédiaire vital entre la mère et l'enfant, s'est constitué lors du troisième mois de grossesse à partir du restant des villosités qui entouraient la partie externe de l'œuf. C'est dans ces villosités, qui ont des airs d'arbres en miniature, que passe le sang du bébé, drainé par le cordon ombilical. Tout au long de la grossesse, les échanges entre le sang de la mère et celui de l'enfant se font uniquement à travers les parois des villosités.

Le placenta joue un triple rôle dans la grossesse. Un rôle nourricier tout d'abord : il va puiser dans le sang maternel les matières premières et l'oxygène nécessaires au fœtus. Un rôle protecteur ensuite : il barre la route aux agents agresseurs de toutes sortes, aux microbes notamment. Le placenta est enfin l'organe qui prend le relais du corps jaune pour fabriquer les hormones nécessaires à la bonne survie de la grossesse, et notamment les œstrogènes et la progestérone.

L'accroissement du placenta est sensiblement parallèle à celui de l'utérus, dont il couvre 25 à 30 % de la surface. A la fin de la grossesse, il ressemble à un gros gâteau spongieux, de 20 cm de diamètre en moyenne et de 2 à 3 centimètres d'épaisseur. Quelques minutes à quelques heures après la naissance, il est naturellement expulsé : c'est la délivrance.

Dans la plupart des cultures traditionnelles, le placenta revêt une valeur particulière. *« Pour de nombreuses sociétés, il est commun de croire que le placenta expulsé est en quelque sorte le frère jumeau de l'enfant qui vient de naître »*, explique Lise Bartoli dans son livre « Venir au monde » (5) . Quand il n'est pas enterré symboliquement ou pour fertiliser le sol, le placenta est jeté à l'eau pour nourrir les poissons, comme en Allemagne au 16ème siècle. Ou encore brûlé, dans les pays nordiques, et sa cendre considérée tantôt comme médicament, tantôt comme poison. Souvent aussi, il est considéré comme instrument de fécondité : touché par une femme stérile, il est censé la rendre rapidement fertile...

De nos jours, après la délivrance, il est généralement détruit. Dans certains cas, il peut être récupéré par l'industrie pharmaceutique pour la recherche sur de nouveaux traitements. Vous pouvez vous opposer à ce « don d'organes », soit dans le projet de naissance, soit en en informant directement votre médecin ou votre sage-femme. Il est également de votre droit de récupérer tout ou partie de votre placenta après délivrance, notamment dans un but thérapeutique (isotropie ou isothérapie placentaire,

Le cordon ombilical

Le cordon ombilical de votre bébé, c'est le lien vital entre votre corps et le sien. Cette sorte de tige gélatineuse arrondie, de couleur blanchâtre, relie le fœtus au placenta. Formé en grande partie par les cellules de l'amnios, le cordon contient une veine et deux artères. La première amène au fœtus la nourriture et l'oxygène, prélevés et transformés par le placenta dans le sang maternel. Les secondes ramènent les déchets (urée, gaz carbonique...) au placenta, qui les déverse dans la circulation sanguine maternelle.

A la naissance, il présente un diamètre de 25 mm environ et mesure de 50 à 60 cm en moyenne. Solide et très souple, il supporte des tractions de l'ordre de 5 à 6 kg. S'il n'est pas coupé avant, les échanges cesseront d'eux-mêmes entre le cordon et le bébé au bout de quelques minutes. Il est néanmoins préférable d'attendre, avant de le sectionner, qu'il cesse de battre, afin de laisser au bébé le bénéfice de ses apports en oxygène et nutriments jusqu'à la dernière seconde. Sa section n'est douloureuse ni pour le bébé, ni pour la maman.

Tout comme le placenta, le cordon est parfois utilisé à des fins thérapeutiques. On peut vous demander l'autorisation de prélever du sang sur le cordon de votre bébé, afin d'utiliser les cellules-souches dont il est porteur pour aider au traitement de maladies génétiques. De votre côté, vous pouvez demander à le récupérer : il vous appartient au même titre qu'un de vos organes.

Une semaine après la naissance en moyenne, le cordon tombera de lui-même et laissera la place à la cicatrice indélébile de l'ombilic ou nombril. *« Dans nombre de pays, le cordon mort va être enterré, souvent avec un plant d'arbre, un arbre qui grandira en même temps que le bébé. L'enfant le recevra d'ailleurs en héritage à l'âge adulte. On pense que la santé de l'enfant est liée à l'état de cet arbre. Celui-ci sera donc entouré de soins attentifs, pour que l'enfant ne tombe pas malade »*, précise Lise Bartoli.

5. Lise Bartoli. *Venir au monde : les rites de l'accouchement sur les cinq continents*. Payot, 2007. Ouvrage dont est inspirée la grande majorité de nos éclairages ethnologiques.

Le liquide amniotique et les membranes

La cavité amniotique apparaît dès la période embryonnaire. Elle se remplit rapidement de liquide et occupe complètement la poche utérine vers la dixième semaine. La membrane qui la limite, l'amnios, va s'accoler au chorion et à la caduque, les deux couches de tissus qui recouvraient l'œuf. Le tout va former ce qu'on appelle les membranes. Sur les origines du liquide amniotique, on pense que le fœtus lui-même le sécrète par la peau (jusqu'à 20 semaines), par le cordon (à partir de 18 semaines), par les poumons et surtout par la vessie. Une autre partie du liquide semble venir de l'organisme maternel à travers les membranes, qui en sécrètent d'ailleurs elles-mêmes.

Clair, transparent, blanchâtre, d'odeur fade, le liquide amniotique est composé d'eau à 97 %. C'est un milieu vivant, perpétuellement renouvelé : toutes les trois heures à la fin de la grossesse ! On y trouve toutes les substances présentes dans le sang, mais aussi les cellules éliminées par la peau et les cellules du fœtus, qui en absorbe par la peau et en avale beaucoup : en moyenne 450 à 500 cm cube par jour. Côté quantité, on passe de 20 cm cube à la 7ème semaine à un litre en moyenne à terme. Quand la grossesse dépasse le terme, le volume de liquide diminue progressivement.

Utilité du liquide amniotique : il forme une sorte de matelas protecteur autour du fœtus, lui permet de se mouvoir et maintient une température égale autour de lui. Il lui apporte aussi de l'eau et des sels minéraux. Après la rupture des membranes, le liquide s'écoule à l'extérieur et sert à lubrifier les voies vaginales, facilitant l'accouchement. Il permet enfin des examens au cours de la grossesse, tels que l'amniocentèse et l'amnioscopie.

Comme le cordon, les membranes sont souvent précieusement conservées dans les sociétés traditionnelles (généralement après séchage) pour accompagner l'enfant comme porte-bonheur.

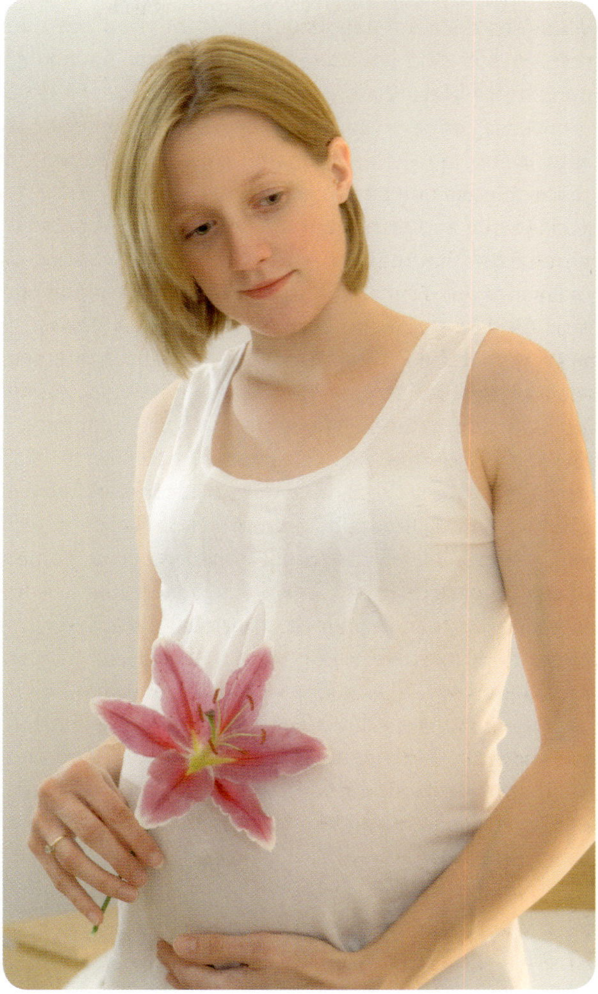

Choisir le mode de naissance de votre enfant

Vous êtes enceinte depuis quelques jours ou quelques semaines et déjà une foule de questions se bousculent dans votre tête. Vous pensez au déroulement de la grossesse, et pour certaines déjà, à la naissance de votre bébé, que vous souhaiteriez aussi naturelle et respectueuse que possible.

Sachez que contrairement à ce que l'on croit souvent, il n'existe non pas un, mais plusieurs modes de naissance en France. L'accouchement en maternité, au sein d'une clinique ou d'un hôpital, est de loin, le plus répandu dans notre pays. Les futures mamans sont en général suivies durant leur grossesse par un gynécologue ou une sage-femme et accompagnées le jour J par l'équipe médicale présente ce jour-là. Mais des alternatives existent, souvent méconnues, dont la première est la rédaction d'un projet de naissance, qui vous aidera à vous réapproprier votre accouchement dans un environnement souvent sur-médicalisé. Autre alternative : l'accompagnement global par une unique sage-femme, suivi d'une naissance soit en plateau technique, soit à domicile. Dernière solution, à mi-chemin entre la maternité et le domicile : les maisons de naissance (MdN), une possibilité encore très limitée en France hélas. Toutes options néanmoins réservées aux grossesses normales, ou physiologiques, nous en reparlerons.

Accoucher à la maternité

C'est, en France, le mode de naissance le plus répandu, pour ne pas dire unique : 99 % des futures mamans accouchent au sein de la maternité d'un hôpital public ou d'une clinique privée. Or, il s'avère que ce mode de naissance, et surtout dans sa version hyper-médicalisée telle qu'elle est encore bien trop souvent la norme, est souvent retenu par manque d'information sur les alternatives existantes ou faute d'avoir trouvé une autre solution. Bien souvent, ce n'est qu'après un premier accouchement décevant que les femmes découvrent qu'il existe des maternités plus « respectueuses » ou qu'elles s'informent sur d'autres modes de naissance.

Notre but, dans ce chapitre, est de vous donner le maximum d'informations : sur vos droits en tant que patiente, sur le pourquoi de l'inutilité de pratiques néfastes encore d'usage et sur les évolutions positives constatées dans certains établissements. Afin que vous puissiez, si tel est votre choix, donner naissance à la maternité en choisissant, sinon le lieu, du moins le maximum de modalités de votre accouchement.

Hexagone : l'ère du tout médical

Toutes les femmes ont en tête des récits d'accouchements où les termes « épisiotomie » et « forceps » reviennent. Elles ont souvent lu des témoignages de mamans, sur des forums ou dans la presse parentale, qui racontaient qu'on leur avait « volé » leur accouchement, qu'elles s'en étaient senties dépossédées.

Ces vols sont la conséquence directe de la logique de surmédicalisation des naissances dans laquelle se sont engouffrés les professionnels de l'obstétrique française depuis une trentaine d'années. Alors que dans 85 à 90 % des cas, les grossesses et les accouchements ne présentent pas de risques particuliers, les femmes sont, dès leur arrivée à la maternité, placées d'office en position gynécologique (allongées sur le dos), perfusées (leur est notamment injectée une dose d'ocytocine de synthèse en vue d'accélérer le travail), soumises à un monitoring en continu...

Avec 70 % de péridurales, 50 % d'épisiotomies, 20 % d'accouchements déclenchés et plus de 20 % de césariennes, notre pays fait figure de cancre face à ses voisins européens (6) et au regard des recommandations de l'Organisation mondiale de la Santé (OMS), qui préconise un taux de 10 à 15 % maximum de césariennes, de 10 % maximum de déclenchements et de 20 % d'épisiotomies (7). Comble du paradoxe français : cette surmédicalisation ne garantit pas forcément aux femmes enceintes une sécurité périnatale maximum, loin de là. Ainsi, le taux de mortalité maternelle est estimé à 15 pour 100 000, ce qui représente 75 à 80 femmes décédant chaque année des suites d'une grossesse. Le taux de mortalité infantile était, lui, de 7 pour 1 000 en 2001. Ce qui place l'Hexagone dans la moyenne européenne en terme de décès infantiles, mais en queue de peloton en terme de décès maternels...

Gros plan sur 18 pratiques obstétricales encore bien trop systématiques en France

Le déclenchement

Mythe : Depuis les années 60, la pratique du déclenchement artificiel s'est répandue comme une traînée de poudre dans les maternités françaises. Plus de 20 % des accouchements sont déclenchés aujourd'hui. Soit deux fois plus que le taux maximum recommandé par l'OMS (10 %). L'intervention s'effectue soit par voie chimique (lorsque le col n'est pas mûr, application de gel à base de prostaglandine dans l'utérus ou injection d'hormones de synthèse), soit (en cas de col mûr) par voie manuelle : décollement des membranes, voire rupture de la poche des eaux ou amniotomie.
Pourquoi une telle hâte à faire venir au monde ces bébés ? L'une des raisons invoquées par le corps médical est la crainte du syndrome post-maturité. Une pathologie rare, mais grave : le placenta n'assure plus correctement son rôle d'échanges, de nutrition et d'oxygénation, provoquant une souffrance fœtale avec risque de mort *in utero*.
Réalité : Bien sûr, il est des déclenchements salvateurs, dont le but est de sauver la vie de la mère ou de l'enfant (en cas de souffrance foetale, de diabète, d'hypertension...). Malheureusement, la grande majorité des déclenchements actuels ne sont pas décidés pour des raisons médicales avérées, mais, bien souvent, pour assurer le confort des équipes médicales (meilleure répartition des patientes au cours de la journée, optimisation du taux d'occupation des chambres, disponibilité du gynécologue ce jour-là, etc.). Il convient de rappeler que les déclenchements dits « de convenance » ne peuvent être pratiqués qu'après 39 SA, avec le consentement libre et éclairé de la future maman, et (normalement, du moins) sur un col mûr.

Certes, pour une future maman à bout de forces et impatiente de rencontrer son bébé, la tentation d'un déclenchement artificiel est parfois forte. A chacune d'apprécier la situation. Mais il convient de rappeler que déclenchement rime forcément avec accouchement surmédicalisé. La plupart des déclenchements artificiels se font sous monitoring continu, en position allongée. Le recours à la péridurale est donc presque inévitable, les contractions induites, étant, de surcroît, plus douloureuses dès le départ qu'en cas de travail spontané. Un accouchement déclenché est également parfois plus long et présente 1,5 à 2 fois plus de risques de se solder par une césarienne. Enfin, quelques praticiens, et

Zoom sur les trois niveaux de soins proposés par les maternités françaises

Les trois niveaux de maternités sont définies selon la nature des soins offerts aux nouveaux-nés.
- **Niveau 1** : établissements qui ne disposent pas de structures reconnues de néonatologie.
- **Niveau 2** : établissements dotés d'une structure de néonatologie, avec une prise en charge des prématurés de plus de 32 semaines.
- **Niveau 3** : établissements ayant une réanimation néonatale et adulte, pouvant accueillir les prématurés de moins de 32 semaines.

Dr V., 33 ans, maternité de niveau 3
« Des grossesses normales, il n'y en a plus »

Enquêteur : qu'est-ce que c'est pour vous une grossesse normale ?
Dr V. : C'est difficile... peut-être une grossesse dont on n'a pas entendu parler... (rires), parce que des grossesses normales, il n'y en a plus.
E : Il n'y en a plus ?
V : Non, pas en France. On impose à tout le monde des examens, des sérologies... Une grossesse normale c'est une grossesse au fin fond de l'Afrique avec un suivi comme on en a envie... en France, il n'y a pas de grossesse normale.
Extrait de : Béatrice Jacques. *Sociologie de l'accouchement*, PUF, 2007, page 59.

6. Le Royaume-Uni est parvenu à faire chuter son taux d'épisiotomies de 62 % en 1986 à 13 % en 2001 ; quant à la Suède, elle affiche un taux bas record de 6 %.
7. L'OMS distingue, dans son rapport intitulé **« Les soins liés à un accouchement normal »** (1997) quatre catégories de pratiques courantes dans la conduite d'un tel accouchement, selon leur utilité, leur efficacité et leur nocivité.
Texte intégral à consulter sur le web : http://www.who.int/reproductive-health/publications

notamment le docteur Claude-Emile Tourné, insistent sur les effets nocifs du déclenchement artificiel sur le bébé et la relation mère/enfant (8).

La position allongée sur le dos (décubitus dorsal)

Mythe : introduite dès le 17ème siècle pour favoriser les manœuvres pendant l'accouchement (notamment le recours aux forceps à partir du 18ème siècle), la position allongée sur le dos est encore largement imposée aux femmes en maternité. Les arguments avancés pour interdire la liberté de mouvement sont nombreux : nécessité du monitoring en continu et d'une perfusion, incapacité de se mouvoir avec une péridurale, sécurisation des interventions…
Réalité : cette position est la moins physiologique qui soit pour accoucher. *« La seule position qui soit pire pour accoucher, c'est en faisant le poirier! »* ironise Blandine Poitel. Et rien ne la justifie, si ce n'est tout l'arsenal médical déployé (monitoring, péridurale, etc.) lors d'une naissance. Il n'y a qu'à observer une femme qui accouche sans subir aucune intervention médicale : elle n'adopte pas une, mais de multiples positions tout au long du travail. Tour à tour suspendue, en appui, à quatre pattes, agenouillée, assise (9)… A l'écoute de son corps, elle accompagne instinctivement son bébé dans son cheminement. De plus, la femme allongée sur le dos n'utilise pas l'effet de pesanteur, qui favorise l'appui de la tête du bébé sur le col.
Conséquence première de cette position contre-nature : un accouchement plus long. Selon l'Association française de naissance aquatique, le temps de travail est réduit de 25 % si la future maman peut rester debout, bouger, marcher. De plus, dans cette position, les contractions sont plus intenses et difficiles à supporter, la pression sur le périnée est plus forte (augmentant le risque de déchirures), l'ouverture du bassin plus étroite qu'en position accroupie, à genoux ou à quatre pattes, la veine aortocave est comprimée et affecte le débit sanguin dans l'utérus. Des solutions permettant à la femme de rester mobile existent et peuvent être suggérées à l'équipe médicale, comme une simple voie veineuse au lieu d'une perfusion, une auscultation intermittente à la place d'un monitoring en continu, voire une péridurale ambulatoire si l'établissement en est équipé.

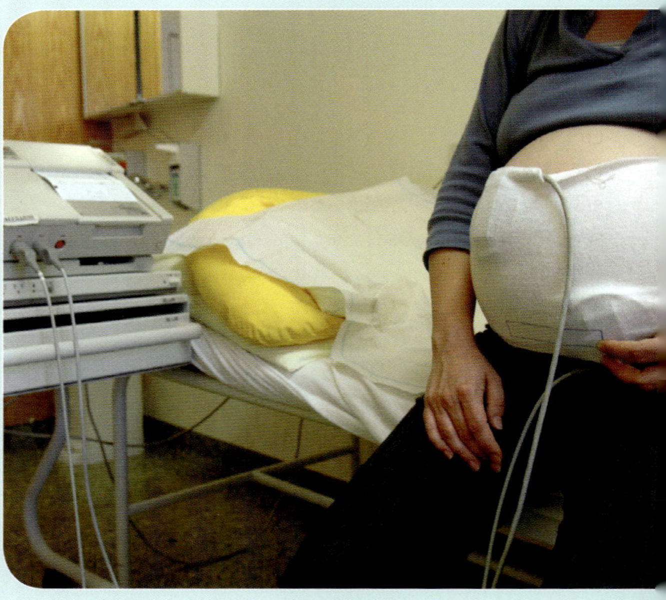

Le monitoring en continu

Mythe : apparue dans les années 1960, la technique d'enregistrement électronique du rythme cardiaque fœtal est utilisée, selon l'ANAES (10), dans 99 % des accouchements ! Le monitoring en continu est réalisé grâce à des capteurs reliés à un appareil enregistreur et placés sur le ventre de la femme. Son objectif ? Identifier d'éventuelles anomalies pouvant traduire un état de souffrance fœtale.
Réalité : cette pratique semble aujourd'hui inutile. L'OMS indique, en effet, qu'une auscultation intermittente selon un protocole strict est suffisante en cas d'accouchement normal. D'ailleurs, les protocoles médicaux n'imposent que 20 minutes de monitorage en continu au moins toutes les deux heures lors d'un accouchement (11). Pourquoi alors poursuivre cette pratique obsolète ? Tout simplement parce que la médicalisation de l'accouchement et notamment l'injection d'ocytocine de synthèse, qui élève le tonus de base de l'utérus et rend les contractions difficilement supportables par le bébé, la rendent obligatoire : c'est le serpent qui se mord la queue. La pratique répond de plus à une logique procédurière croissante : en cas de souci quelconque, ces tracés pourront être produits par les soignants lors d'expertises médico-légales, afin de les décharger, le cas échéant, de toute accusation de défaut de surveillance. C'est,

enfin, un moyen commode pour des équipes débordées de surveiller parfois plusieurs accouchements à la fois (!). Pourtant, des études réalisées sur deux groupes de femmes en travail, l'une sous monitoring continu, l'autre sous écoute intermittente, n'ont montré aucune différence entre les deux techniques en termes de mortalité ou de séquelles neurologiques chez le bébé (12). Pire : la technique d'enregistrement électronique aurait un effet anxiogène et pour conséquence majeure d'entraîner une hausse des césariennes, les alternations du rythme cardiaque étant souvent à tort interprétées comme des signes de souffrance du bébé...

La perfusion et l'ocytocine de synthèse

Mythe : une perfusion est encore très systématiquement posée aux femmes dès leur arrivée à la maternité, pour leur passer une solution glucosée (à cause du jeûne forcé) et leur injecter rapidement des médicaments en cas de besoin. Parmi ceux-ci, l'ocytocine de synthèse (Syntocinon) est administrée lors de 8 accouchements sur 10 en vue d'accélérer le travail. Cette hormone artificielle est même, selon Blandine Poitel, co-fondatrice du CIANE (13), utilisée quasi systématiquement dans certaines maternités, dès que la perfusion est posée, sans information faite à la maman, ni demande de son consentement (14).

Réalité : Dans ce cas précis, son administration semble davantage répondre à une recherche d'efficacité de la part des équipes médicales, amenées à assurer plusieurs naissances en simultané, qu'à une indication médicale d'accélérer le travail chez la mère. Or, l'injection de Syntocinon n'est pas sans conséquences. Empêchant l'utérus de se contracter normalement, elle peut entraîner une hypertonie utérine, source de souffrance fœtale et cause d'hémorragie du post-partum. De plus, la pose d'une perfusion dans le bras réduit fortement la mobilité de la femme. Une simple voie veineuse, couplée à une approche plus naturelle consistant à supprimer le jeûne forcé et à laisser le travail s'accomplir sans intervention, permettrait de se passer de ces artifices néfastes.

Les touchers vaginaux

Mythe : durant un accouchement, un toucher vaginal (TV) est fait en moyenne toutes les heures, dans le but de vérifier l'avancement du travail (lequel, autre mythe, est censé avancer d'un centimètre par heure en moyenne).

Réalité : Douloureux et invasif, ce geste est encore plus pénible pour la femme qui n'est pas sous péridurale. Ce geste peut, de surcroît, être réalisé, tout au long du travail par différentes personnes de l'équipe, parfois même en présence d'un véritable « public » de professionnels (sage-femmes, élèves sage-femmes, internes en médecine, etc.) (15). Le docteur Michel Odent a longuement expliqué au fil de ses ouvrages à quel point cette exposition de la femme en travail va à l'encontre du besoin qu'elle a pour accoucher, d'être placée dans un environnement confortable, rassurant, intime, où elle ne se sente, ni observée, ni contrôlée. De plus, aucune étude ne prouve l'utilité d'une telle fréquence de TV. L'OMS recommande, au contraire, de ne recourir à ce geste que toutes les quatre heures au maximum et réprouve la multiplicité d'intervenants. Quant à la Haute Autorité en Santé (HAS), elle vient de préciser dans de récentes recommandations qu' *« il n'y a pas d'arguments pour la réalisation en routine du TV chez une femme asymptomatique* (absence de contractions utérines douloureuses ou répétées) » (16). Sans compter qu'il existe d'autres facteurs permettant à un professionnel de santé d'évaluer à quel stade du travail la femme se situe.

8. « Le déclenchement », article de Claude-Emile Tourné. Texte intégral sur : http://www.quellenaissancedemain.info
9. Voir notre « patchwork naissances », P. 312
Texte intégral sur : http://www.who.int/reproductive-health/publications
10. Agence nationale pour l'accréditation et l'évaluation de la santé, aujourd'hui Haute autorité de la Santé (HAS) : ***Intérêts et indications des modes de surveillance du rythme cardiaque fœtal au cours de l'accouchement normal***, mars 2002.
A lire sur : http://www.has-sante.fr/portail/display.jsp?id=c_406991
11. Voir sur le site : http://www.cngof.asso.fr
12. ANAES, étude *op. cit.*
13. Collectif Interassociatif Autour de la NaissancE (CIANE).
14. Blandine Poitel. ***Les 10 plus gros mensonges sur l'accouchement***. Dangles, 2006.
15. Un « défilé » auquel vous avez tout à fait le droit de vous opposer, voir partie « Faire un projet de naissance », p. 105
16. ANAES. ***Comment mieux informer les femmes enceintes (recommandations pour les professionnels de santé)***, Avril 2005, p.88.

La péridurale

Mythe : jamais sans ma péri ! Cela pourrait être la devise de la grande majorité des futures mamans. Cette technique consiste en l'introduction, au moyen d'une longue aiguille, puis d'un cathéter, d'un liquide anesthésiant entre les troisième et quatrième vertèbres lombaires. 63 % des femmes enceintes en ont bénéficié en 2003, contre 49 % en 1995 (17).

Réalité : il est indéniable que la péridurale est le moyen le plus efficace de réduire la douleur de l'accouchement. 85 à 95 % des femmes ressentent une complète disparition de la douleur durant les phases de la dilatation du col et de la descente du bébé (18). Mais toutes les femmes enceintes redoutent-elles tant que cela la douleur ? Certaines ne préfèreraient-elles pas envisager d'autres alternatives avant d'opter finalement pour la péridurale ? Combien d'entre elles regrettent par la suite de « n'avoir rien senti » et d'être passé, en quelque sorte, à côté de la naissance de leur bébé ?

En réalité, le problème de la péridurale tient non pas dans son existence propre, mais dans sa banalisation. À ce jour, cette technique est rarement présentée aux femmes comme un véritable choix. Elle est imposée, incontournable : car, allongée sur le dos, le monitoring en place, la perfusion dans le bras, les contractions jusqu'alors gérables deviennent très rapidement proprement inhumaines. Dans son livre Sociologie de l'accouchement, Béatrice Jacques met le doigt sur des pratiques qui frisent l'inacceptable : *« Plusieurs racontent que toutes les sages-femmes ont des « techniques » pour faire prendre la péridurale : « on perce la poche des eaux et on pousse un peu le synto ; la femme a tellement mal qu'elle demande la péridurale » (B, 39 ans, mater de niveau 3) »* (19).

Comment ne pas alors accepter la proposition, maintes fois réitérée par l'équipe, de soulager cette douleur ? *« Moi, je dis aux femmes, ça sert à rien de lutter. On sait que les douleurs de l'accouchement sont intenses. C'est totalement archaïque de souffrir à l'heure actuelle. D'ailleurs, celles qui ne veulent pas de péridurale, c'est un problème d'éducation. Elles sont un peu arriérées »*, assène un médecin, cité par Béatrice Jacques (20) .

Pourtant, comme le souligne Blandine Poitel dans son dossier « Péridurale : choisir en connaissance de cause » (21) : *« Il apparaît que dans bien des cas, une information objective, une préparation bien conduite, un accompagnement attentif et discret, doublé de la liberté de mouvements et de positions au moment de la naissance, permettraient une baisse significative des demandes de péridurales »*.

Avant d'opter les yeux fermés pour cette analgésie, les femmes doivent savoir qu'elle peut induire des effets indésirables sur le déroulement de l'accouchement et sur leur santé. Premier point à considérer avec sérieux : le taux d'échec de cette pratique. Selon les témoignages, 10 à 25 % des péridurales ne « marchent » pas à 100 % ou ne fonctionnent que d'un côté ! Pour les femmes ayant toujours associé accouchement et absence de douleur, la naissance de leur enfant peut être mal vécue, faute de préparation pendant la grossesse.

Secundo, la péridurale peut entraîner un ralentissement des contractions, et par conséquent des difficultés d'engagement du fœtus, un réflexe de poussée aboli. Le risque est multiplié par deux ou trois de voir son enfant extrait par forceps ou par ventouse, et par conséquent de subir une épisiotomie, voire une césarienne. Enfin, l'impression d'avoir été déconnectée de son bébé pendant le travail et l'expulsion peut contribuer à déposséder la mère de cet instant qu'elle avait tant idéalisé. Bien souvent, cette ambivalence ne se manifeste pas au moment même de la naissance, mais quelques semaines ou mois plus tard. Elle peut, dans le pire des cas, venir altérer la mise en place de la relation mère/enfant et/ou de l'allaitement. Enfin, des complications sont possibles, même si elles restent limitées (sur 455 000 péridurales, 5 000 à 10 000 entraînent des problèmes de santé plus ou moins graves) : brèche de la dure-mère causée par l'aiguille péridurale, accidents liés à la ponction (douleur du dos, des fesses, des jambes), complications neurologiques (rarissimes, mais graves).

L'interdiction de boire et de manger pendant le travail

Mythe : une grande majorité des maternités françaises continuent d'interdire aux femmes enceintes de s'alimenter et de s'hydrater dès le début du travail.

Boire ou manger pendant l'accouchement exposerait les femmes au risque d'inhalation du contenu gastrique lors d'une régurgitation (vomissements), qui s'avère très dangereux sous anesthésie générale : c'est le syndrome de Mendelson. *Réalité* : l'anesthésie générale peut aujourd'hui, dans la plupart des cas (césarienne, hémorragie de la délivrance), être remplacée par la pose d'une péridurale ou d'une rachianesthésie (22), lesquelles ne nécessitent pas de jeûne. De surcroît, les femmes qui doivent être endormies totalement en cas d'intervention durant l'accouchement sont rares et en général identifiées pendant la grossesse. Le maintien de cette politique restrictive de jeûne forcé est très désagréable, voire dangereuse pour les femmes, dans la mesure où elle peut causer une déshydratation, entraînant d'office (comble de l'ironie!) la pose d'une perfusion d'eau glucosée pour tenir le coup. Laquelle peut, en outre, provoquer chez la femme des œdèmes au niveau de la poitrine et donc des difficultés dans la première mise au sein. Sans compter un retard de la reprise de la diurèse (volume d'urine sécrété par les reins) et un ralentissement du travail, pouvant se solder par une césarienne.

Le rasage du pubis

Mythe : le rasage pubien est encore assez largement pratiqué selon les maternités, prétendument pour des raisons d'hygiène. Il est supposé faire baisser les risques d'infection et rendre la suture du périnée abîmé plus facile.
Réalité : Ce geste est l'une des multiples conséquences de l'assimilation a priori de l'accouchement à un acte chirurgical. Dans son rapport « Les soins liés à un accouchement normal », l'OMS estime que les bienfaits du rasage du pubis ne sont pas prouvés : *« Les femmes sont gênées lorsque les poils repoussent et le risque d'infection n'est pas réduit, au contraire »* (23).

17. DREES, Etudes et Résultats, n°383, Mars 2005 : « La situation périnéale en France en 2003 ». Consultable sur : http://www.sante.gouv.fr/drees/etude-resultat/er-pdf/er383.pdf
18. Brownridge P., Cohen S. « Neural blockade for obstetrics and gynecologic surgery ». In: *Neural Blockade in Clinical Anesthesia and Management of Pain*, 1988, Philadelphia, J. P. Lippincott Company.
19. Béatrice Jacques. *Sociologie de l'accouchement*. PUF, 2007, p.138.
20. *Op. cit.* : http://www.has-sante.fr/portail/display.jsp?id=c_406991
21. Texte intégral : http://max.bonobo.free.fr/calin/peridurale.pdf
22. Technique d'anesthésie qui consiste à injecter le produit anesthésiant à travers la dure-mère, feuillet entourant la moelle épinière, et qui entraîne une insensibilisation plus complète de la partie inférieure du corps que la péridurale, mais avec une durée d'action plus courte.
23. OMS. « Les soins liés à un accouchement normal », p.14.

A la suivante!

Toute nue dans ma chemise qui me servait de cocon
J'avais le rouge au front et la perf à la main
A la suivante, à la suivante!

J'avais juste trente ans et nous étions 5020
A être la suivante de celle qu'on suivait
A la suivante, à la suivante!

J'avais juste trente ans et l'on m'accouchait
Au naissoir rutilant d'un chef lieu de canton
A la suivante, à la suivante!

Moi j'aurais bien aimé un peu plus de tendresse
Ou alors un sourire ou bien avoir le temps
Mais à la suivante, à la suivante!
Ce ne fut pas Waterloo mais ce ne fut pas Arcole
Toutes les heures on venait en bande me tâter le col
A la suivante á la suivante
Mais je jure que d'entendre cette surveillante de mes fesses
C'est des coups à vous faire des armées d'impuissantes
A la suivante, à la suivante!

Je jure sur la tête de mon premier toucher [vaginal]
Que cette voix depuis je l'entends tout le temps
A la suivante, à la suivante!
Cette voix qui sentait l'éther et la péridurale
C'est la voix des nations et c'est la voix du sang
A la suivante, à la suivante!
Et depuis chaque nourrisson à l'heure de s'enfanter
Entre mes cuisses trop raides semble me murmurer
A la suivante á la suivante!

Toutes les suivantes du monde devraient se donner la main
Voilà ce que la nuit je crie dans mon délire
A la suivante, à la suivante!
Et quand je ne délire pas j'en arrive à me dire
Qu'il est plus humiliant d'être suivie que suivante
A la suivante, à la suivante!

Un jour je me ferai stériliser ou bonne soeur ou pendue
Un de ces machins où je ne serai jamais plus
La suivante, la suivante!

Parodie de la chanson « *Au suivant* » de Jacques Brel, par Barbara Strandman, du Collectif « Initiative citoyenne »

Les lavements

Mythe : Les lavements sont encore fréquemment utilisés, car censés stimuler les contractions utérines et parce qu'un intestin vide facilite la descente de la tête du bébé. Ils sont aussi censés réduire le risque de contamination et donc l'infection de la mère et de l'enfant.
Réalité : Cette pratique est désagréable et comporte un certain risque de lésion de l'intestin. Selon l'OMS, elle n'apporte pas non plus davantage de « confort » à la femme durant le travail (24). Selon certaines études, le lavement n'aurait aucun effet sur la durée du travail, sur les infections néonatales ou celles du périnée.

Le vidage de la vessie

Mythe : cette pratique est réalisée lorsque la tête du fœtus est engagée. Pour les femmes sous péridurale, cette pratique est systématiquement réalisée par sonde urinaire, alors même que celles-ci pourraient se soulager seules.
Réalité : Selon l'OMS cette pratique est superflue et peut provoquer des infections de l'appareil urinaire (25). Il suffirait, pour la remplacer, d'encourager la parturiente à aller aux toilettes pendant le premier stade du travail.

La poussée dirigée

Mythe : il est fréquent, à la maternité, que le praticien intime à la femme : *« maintenant, il va falloir pousser »*. Le moment de pousser est donc décidé, plus ou moins arbitrairement, par le médecin, sitôt la dilatation du col totale. Cela consiste à vouloir contrôler un acte initialement réflexe et involontaire.
Réalité : cette pratique est inutile, car il existe une poussée naturelle, spontanée et très efficace, même sous péridurale si celle-ci est bien dosée. Une poussée réflexe qui protège le périnée : celui-ci n'est pas forcé, mais s'ouvre « telle une écluse », selon le terme du docteur Bernadette de Gasquet.

L'épisiotomie

Mythe : cette incision faite sur le périnée aurait pour but d'éviter les déchirures graves du périnée, de prévenir l'incontinence urinaire et de raccourcir le temps d'expulsion afin de permettre à un bébé en souffrance de sortir plus rapidement. Les médecins et sages-femmes apprennent, lors de leurs formations, que ce geste est à pratiquer en cas d'extraction instrumentale (forceps, spatules, ventouse), de présentation du siège, ou de certaines présentations par la tête sujettes à complications, de dystocie des épaules (absence d'engagement des épaules après expulsion de la tête), de macrosomie fœtale (bébé de 4 kg ou plus), de périnée « à risques » et de fœtus prématuré ou en souffrance. Dans la pratique, le taux d'épisiotomie augmenterait avec l'analgésie péridurale, probablement du fait de l'augmentation des extractions instrumentales qu'elle induit (26). Très fréquente (bien qu'en léger recul semble t-il), elle est encore pratiquée sur 50 % des femmes en couches (avec des pointes à 70% pour les primipares !) (27). Un taux bien supérieur à ce que préconise l'OMS : 10 % au maximum !

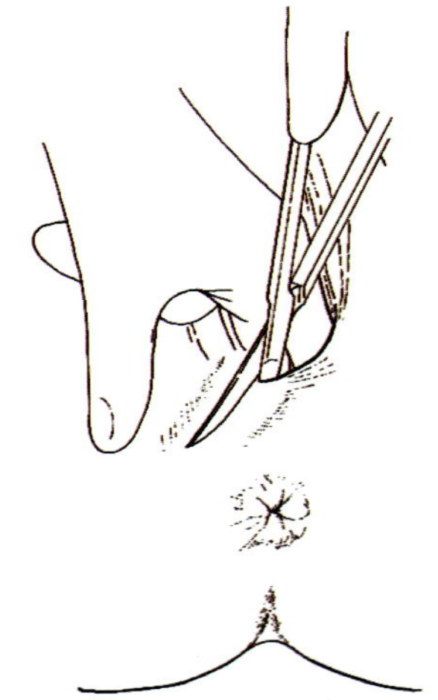

Schémas type d'une épisiotomie. Source : OMS

Réalité : ce geste ne doit se décider qu'au cas par cas, et après avoir étudié toutes les possibilités permettant de l'éviter. Aucune étude ne prouve en effet qu'une de ces situations justifie le recours d'office à l'épisiotomie. Pire, plusieurs ont au contraire prouvé qu'elle apportait plus d'inconvénients que de bénéfices. La liste des conséquences possibles, sur le long terme, de ce coup de bistouri présenté comme anodin, fait froid dans le dos : saignement excessif, infections, serrage des fils trop forts, rapports sexuels rendus difficile, voire insupportables (d'autant plus que l'incision endommage parfois une partie de la structure clitoridienne),

oedèmes, hématomes, allergie (aux fils utilisés pour la suture, aux produits employés), abcès sous-jacents non détectés parfois durant des années, incontinence urinaire ou fécale du fait de la section d'un nerf, aggravation des hémorroïdes...
Même lorsque la mère évite ces complications, la douleur et l'inconfort ressentis les jours ou les semaines qui suivent l'accouchement sont souvent très pénibles. Les jeunes mamans se voient contraintes de s'asseoir sur une bouée et de sécher comme elles le peuvent leur muqueuse à vif. Les pauses pipi prennent des airs de torture. De cet inconfort résulte parfois un démarrage difficile de l'allaitement, la jeune mère éprouvant des difficultés à trouver une position assise confortable durant les tétées. Au vu de tous ces désagréments, le Conseil National des Gynécologues-obstétriciens français (CNGOF) préconise depuis novembre 2005 un usage désormais restrictif de cet acte.

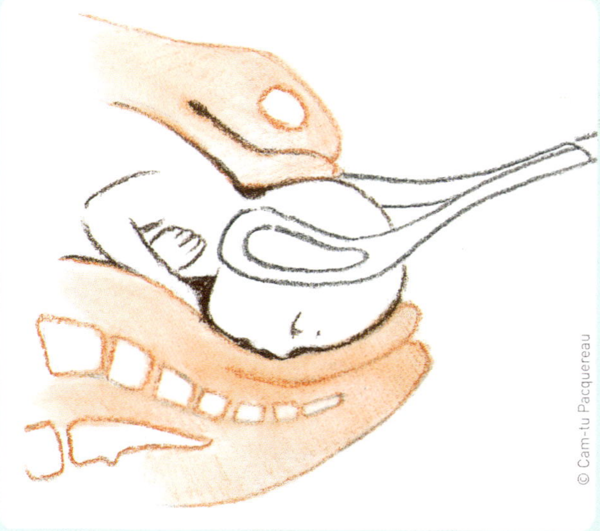

L'extraction du bébé par forceps

L'extraction instrumentale

Mythe : cette pratique consiste à faire « sortir » rapidement le bébé à l'aide d'instruments, les forceps (28), les spatules (29) ou la ventouse (30). Elle est encore largement usitée dans les maternités, puisque les statistiques AUDIPOG 2002 indiquent un taux de 17,5 % d'accouchements réalisés à l'aide d'une extraction instrumentale (31).
Son recours est justifié par le corps médical en cas de souffrance fœtale exigeant une extraction rapide, de pathologie ou de fatigue maternelle contre-indiquant ou rendant impossibles les efforts de poussée, de non progression du fœtus, d'inertie utérine, etc.
Réalité : l'utilisation de ces instruments est loin d'être sans risques. Elle peut entraîner chez le bébé des lésions des nerfs faciaux, des fractures de la face et du crâne, des déchirures et écorchures nécessitant parfois des points de suture. La mère, elle, risque des déchirures et lésions des voies génitales, voire une rupture utérine, le tout pouvant être à l'origine d'hémorragies importantes.

L'expression abdominale

Mythe : l'expression abdominale consiste à pousser le contenu utérin vers le vagin. Cela peut aller d'une simple pression de la main ou de l'avant-bras à la sage-femme

24. OMS. « Les soins liés à un accouchement normal », p.13-14.
25. OMS. « Les soins liés à un accouchement normal », p.32.
26. Venditelli F., Gallot D. « Quelles sont les données épidémiologiques concernant l'épisiotomie ? ». *J Gynecol Obstet Biol Reprod*. 2006, 35 (suppl. au n°1) : 1S12-1S23.
27. Les femmes dont c'est le premier enfant.
28. Un forceps est constitué de deux « cuillers » métalliques que l'obstétricien glisse l'une après l'autre à l'intérieur du vagin, puis le long du crâne foetal. Ces cuillers sont ensuite articulées l'une à l'autre.
29. Les spatules ont la même forme que les forceps, mais ne sont pas articulées. Leur rôle consiste uniquement à écarter les parois du vagin.
30. La ventouse obstétricale est une cupule en métal ou en silicone, reliée par un tuyau à un appareil à dépression, qu'on introduit dans le vagin et que l'on place sur la voûte crânienne de l'enfant. Contrairement aux forceps, cet instrument ne permet pas d'exercer une traction sur la tête du bébé, mais sert essentiellement à la fléchir, afin de faciliter la progression de l'enfant. La ventouse laisse sur le crâne fœtal une « bosse » bénigne, qui disparaît habituellement en 24/48 heures.
31. AUDIPOG est une association de professionnels de la naissance visant à surveiller la santé périnatale en France et à évaluer les pratiques médicales.

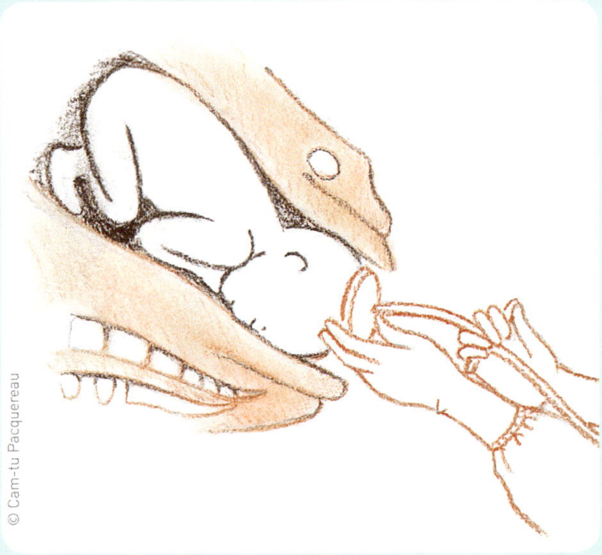

L'extraction du bébé par ventouse. Source : OMS.

carrément assise sur la femme. Objectif : aider le bébé à sortir de l'utérus. Ce geste très violent et choquant est encore, à ce jour, pratiqué sur une femme sur deux.
Réalité : des études ont montré que l'expression abdominale est un facteur de risque majeur de complications chez la mère, par déchirures du sphincter anal (risque multiplié par près de 5) ou déchirures du troisième degré (risque multiplié par près de 2) (32). Mieux vaut donc laisser la femme adopter en fin de travail la position qui lui convient, ce qui facilitera d'autant mieux la phase d'expulsion.

La délivrance dirigée

Mythe : La délivrance assistée est le lot quotidien des accouchements hospitaliers. La technique consiste en l'injection de Syntocinon en intraveineuse au moment du dégagement de l'épaule du bébé. Par ailleurs, par le massage utérin ou une légère tension sur le cordon, on cherche à tout prix à raccourcir le délai de délivrance. Résultat : aujourd'hui, le délai moyen d'expulsion du placenta est de 20 à 30 minutes, contre 1 à 2 heures, voire nettement plus, dans des conditions physiologiques de mise au monde. Raison invoquée : la crainte du risque hémorragique.

Réalité : cette peur de l'hémorragie n'est guère fondée. Celle-ci est peu probable si la femme n'a pas froid, se trouve dans un environnement calme et intime et si elle n'a pas absorbé de médicament. En réalité, plus encore que l'hémorragie, ce qui stresse le corps médical, c'est de ne pas en avoir définitivement fini avec l'accouchement. *« L'attente fait peur au professionnel, qui n'a pas été formé à « ne pas faire »*, commente Sophie Gamelin, présidente-fondatrice de l'Alliance francophone pour l'accouchement respecté (AFAR) (33), dans son livre *Préparer son accouchement, faire un projet de naissance* (34) .

La révision utérine

Mythe : La révision utérine est un geste médical qui consiste à introduire la main dans l'utérus afin de vérifier si tout le placenta a bien été évacué. Si ça n'a pas été le cas, elle permet aussi d'évacuer les débris restants. Elle est souvent pratiquée par le gynécologue, sous péridurale ou anesthésie générale. C'est un acte préventif réalisé afin de connaître l'état de l'utérus, et d'empêcher une possible hémorragie de la délivrance.
Réalité : selon l'OMS, « rien ne prouve que cette pratique soit utile. Elle peut au contraire entraîner une infection ou un traumatisme mécanique, voire un choc. Il en est de même d'une autre pratique, le « lavage de l'utérus », qui consiste à rincer ou à faire un lavement de la cavité utérine après l'accouchement » (35). Selon l'Organisation, une observation soigneuse de la mère dans l'heure qui suit la délivrance et l'évaluation de la pression artérielle, du pouls, de la température et du bien-être général de l'accouchée sont généralement suffisants.

La césarienne

Mythe : D'après un rapport de l'association Césarine, dédiée à l'information sur la césarienne et ses conséquences (36), le taux de césarienne a quasiment doublé en France depuis 1980, passant de 10,9 % en 1981 à 19,6 % en 2005. Un peu moins de la moitié de ces interventions chirurgicales (qui

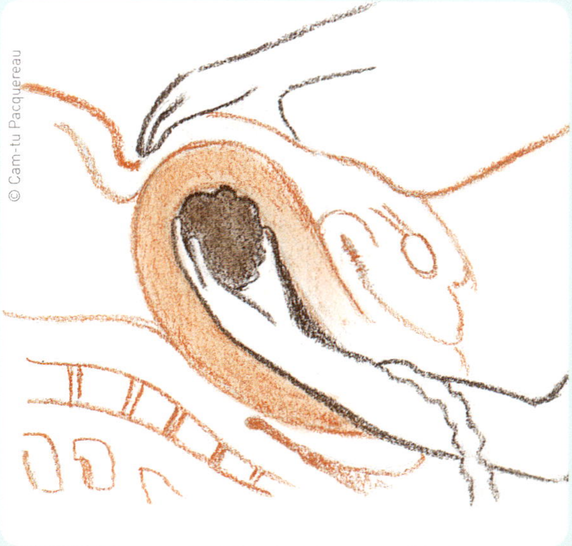

Une révision utérine manuelle. Source : OMS.

consistent, rappelons-le, à inciser l'utérus afin d'en faire sortir le bébé) est programmée, l'autre réalisée en urgence (37). Qui plus est, une femme ne présentant aucun facteur de risque identifié et qui se présente à terme pour un accouchement spontané par voie basse a néanmoins 7 % de risques de subir une césarienne en cours de travail. La fréquence des césariennes est très différente d'un établissement à l'autre, avec des variations allant en 2001 de 3 % à plus de 53 % des accouchements. Les établissements privés en réalisant légèrement plus que les établissements publics. Des chiffres qui, sous quelque angle qu'on les examine, vont toutefois au-delà des préconisations de l'OMS, selon laquelle un taux de césarienne supérieur à 15 % est forcément excessif. Comment les justifier ?

D'après une étude de 2003 (38), la multiplication des césariennes est liée à l'augmentation des grossesses chez les femmes de plus de trente ans et à une pratique plus fréquente de ces interventions chez les femmes présentant un ou plusieurs facteurs de risques. Ainsi, un bébé qui se présente en siège a 51 % de « chances » de naître par césarienne…

Réalité : Les vraies raisons à cette explosion de coups de bistouri sont tout autres. Tout d'abord, la césarienne s'impose souvent comme la conséquence directe d'autres pratiques obstétricales néfastes : position en décubitus dorsal, déclenchement, rupture artificielle des membranes… Elle est également parfois induite par la péridurale, qui ralentit les contractions, voire les bloque. De plus, on ne donne plus aux femmes le temps d'accoucher. *« Dans les années 50 et jusqu'au début des années 80, on considérait comme normal qu'il s'écoule 24 heures entre les premières contractions et la naissance du bébé. Aujourd'hui, bien souvent (…), on s'inquiète si la durée d'accouchement dépasse 12 heures (…),*

Les effets iatrogènes de l'accouchement surmédicalisé

En contrariant systématiquement le processus physiologique de la naissance, le personnel médical induit des effets iatrogènes (cela consiste à créer des pathologies inexistantes au départ). L'anxiété du praticien peut ainsi entraîner une série d'interventions médicales en cascade. Démonstration : la crainte d'une souffrance fœtale durant le travail mène à l'utilisation du monitoring en continu, ce qui « cloue » la femme sur la table d'accouchement, au risque de ralentir l'accouchement. Du coup, on rompt la poche des eaux et on injecte de l'ocytocine de synthèse pour accélérer le processus. D'où des douleurs intenses pour la femme, qui l'amènent à accepter (voire à réclamer !) la péridurale. Laquelle peut, à son tour, retarder la progression du travail. En parallèle, l'ocytocine et l'amniotomie peuvent être à l'origine de tracés anormaux des cardiogrammes. L'accouchement, pourtant tout ce qu'il y a de plus physiologique au départ, se termine ainsi parfois en césarienne, pour problème venant de la mère ou détresse fœtale !

32. ANAES. « Expression abdominale durant la deuxième phase de l'accouchement », Janvier 2007.
33. http://afar.naissance.asso.fr
34. Sophie Gamelin : *Préparer son accouchement, le projet de naissance.* Jouvence, 2006.
35. OMS. « Les soins liés à un accouchement normal ».
36. Consulter le site de Césarine : http://www.cesarine.org
37. Sur les détails techniques de l'intervention, voir p 306.
38. Direction de la recherche, des études, de l'évaluation et des statistiques, ***Etudes et Résultats***, n°275, Décembre 2003. « La pratique des césariennes : évolution et variabilité entre 1998 et 2001 ». http://www.sante.gouv.fr/drees/etude-resultat/er-pdf/er275.pdf

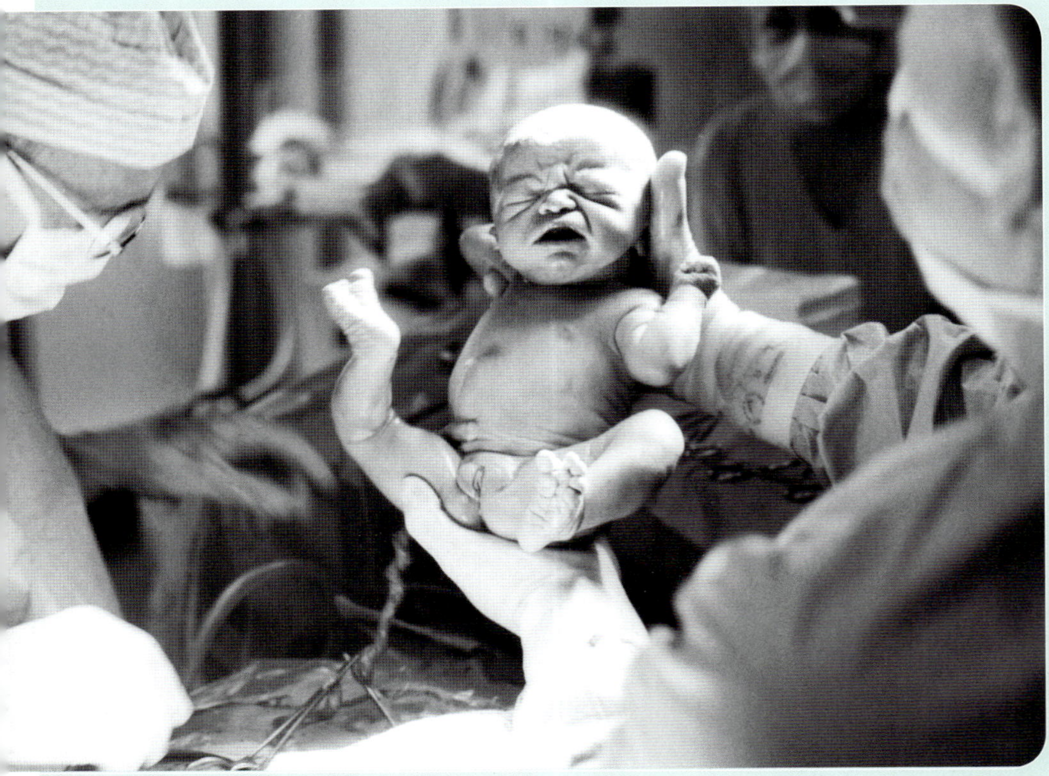

Photo : Césarine.

accuse l'association Césarine, *alors qu'il suffirait parfois de changer la patiente de position, de préserver son intimité et de lui apporter un véritable soutien par une présence continue pour débloquer la situation »*. Troisième vérité : le recours à la césarienne est parfois un moyen pour le corps médical de se prémunir contre d'éventuelles accusations de n'avoir pas tout mis en œuvre, en cas de drame, pour sauver la mère et l'enfant. Césarine accuse même ce geste, qui mobilise davantage de soignants, de médicaments et de matériel qu'un accouchement par voie basse, d'être *« un véritable pan de l'économie de la santé en France... »*.

Mais on passe de l'absurde au dramatique si l'on se penche sur l'argument le plus souvent cité pour justifier cette hausse alarmante : elle permettrait de réduire considérablement le taux de mortalité materno-fœtale. Or, il suffit de regarder les chiffres pour voir que ce dernier n'a que très peu évolué depuis 20 ans (le taux de mortalité maternelle passant de 10,9 à 10,2 pour mille, le taux de mortalité néonatale de 13 à 5 pour mille). Alors que ce laps de temps s'est soldé par 75 000 césariennes supplémentaires par an ! Sans compter que cette amélioration est due sans doute avant tout aux progrès médicaux dans leur globalité, et notamment à ceux de la réanimation néonatale. Par comparaison, les pays scandinaves ont depuis des années un taux de césariennes de l'ordre de 10-15 %. Avec, à la clé, des résultats en termes de mortalité périnatale bien meilleurs que les nôtres !

On peut considérer, de plus, les risques et complications diverses souvent entraînés par cet acte chirurgical. A commencer par des difficultés accrues lors des grossesses suivantes. Mais aussi les conséquences aujourd'hui connues sur la mise en place du lien mère-enfant et le démarrage de l'allaitement et les répercussions psychologiques sur la maman (baby blues, voire dépression du post-partum, due à la sensation d'avoir « raté » son accouchement ou d'en avoir été dépossédée, d'avoir subi une mutilation...) (39).

En savoir plus...

Michel Odent. *Césariennes : questions, effets, enjeux : Alerte face à la banalisation*. Le Souffle d'Or, 2005.

Les soins au nouveau-né

C'est un rituel encore malheureusement immuable. Celui où le bébé, à peine né, son cordon clampé, est emmené, sans trop de précautions, pour un check-up complet. Autant d'examens réalisés dans le louable but de vérifier que le bébé se porte bien, mais qui s'avèrent aussi inutiles que néfastes lorsque pratiqués de façon systématique. En effet, les deux premières heures qui suivent la naissance sont fondamentales à l'établissement du lien d'attachement et à la mise en route de l'allaitement. Durant ce laps de temps, la mère et son bébé doivent être le moins séparés et dérangés possible. Une étude a comparé un groupe « contact » de 38 nouveau-nés mis en « peau à peau » immédiatement après la naissance et pour une durée minimale d'une heure et un groupe « séparation » de 34 autres qui, après un contact immédiat d'environ vingt minutes, étaient séparés de leur mère pour subir les soins de routine, pour ne la retrouver que vingt minutes plus tard. Les résultats sont éloquents : 24 des 38 bébés du groupe « contact » tétaient correctement au bout de 49 minutes en moyenne, contre seulement 7 sur 34 du groupe « séparation » (40).

Et pourtant... Rien n'est épargné à nos bouts de choux en milieu hospitalier classique. Revue de détail.

Le clampage du cordon dès la sortie du bébé

Raison invoquée : une fois l'enfant sorti, le cordon est devenu inutile, et le fait de le couper permet une liberté de gestes sur le bébé.

Réalité : chez un bébé qui se porte bien, il est tout à fait possible – et même recommandé – d'attendre que le cordon ait cessé de battre avant de le couper. A la naissance en effet, l'oxygénation du nouveau-né est assurée par le placenta (comme lorsque le bébé était encore dans l'utérus) jusqu'au moment où ses poumons prennent le relais. Une fois que ces derniers fonctionnent correctement, les vaisseaux du cordon se ferment et il cesse de battre (au bout de 10-15 minutes au maximum).

Couper le cordon alors qu'il bat encore revient à priver l'enfant d'une source d'oxygène et à l'obliger à se « débrouiller » seul, alors que ses poumons ont peut-être encore besoin de quelques minutes d'adaptation. De plus, tant que le nourrisson est encore relié au placenta par le cordon, il continue de recevoir du sang du placenta (donc des globules rouges) ce qui réduit ses risques de déficit de plasma, d'anémie et de séquelles neurologiques.

Les pratiques non obstétricales dénuées de fondement

Mettre les vêtements de l'hôpital

Une habitude qui ne repose sur aucune question de sécurité. « *Imposer (cela) à la femme la dépersonnalise* », accuse Sophie Gamelin dans son livre *Faire un projet de naissance*. Et elle préconise : « *Afin de lui éviter stress et humiliation, il est important de laisser à la femme les vêtements qu'elle aura choisis et dans lesquels elle se sentira bien. Par ailleurs, certaines femmes éprouvent le besoin d'être nues avant l'expulsion. Il convient de respecter ce besoin particulier* ».

Subir une lumière violente

Pour la mère, la luminosité pendant ce moment entre tous où elle a soif de pénombre et d'intimité, la gène profondément. La lumière stimule son néocortex, ce qui inhibe le processus d'accouchement. Pour le bébé, son accueil est profondément perturbé et peut conduire à un état de choc. Comment est-il possible que la sortie des nouveaux-nés se fasse encore, dans l'immense majorité des cas, sous un faisceau de néons agressifs, alors que dès les années 70, le docteur Leboyer avait souligné l'importance d'un éclairage doux et tamisé pour accueillir le bébé sans violence ?

39. Il existe heureusement aujourd'hui des moyens pour « humaniser » la césarienne et mieux en vivre les suites de couches, voir p.306.
40. Righard L, Alade M : « Effect of delivery room routines on success of first breast-feed ». *Lancet*, 336 : 1105, 1990. Consultable sur : http://www.lllfrance.org

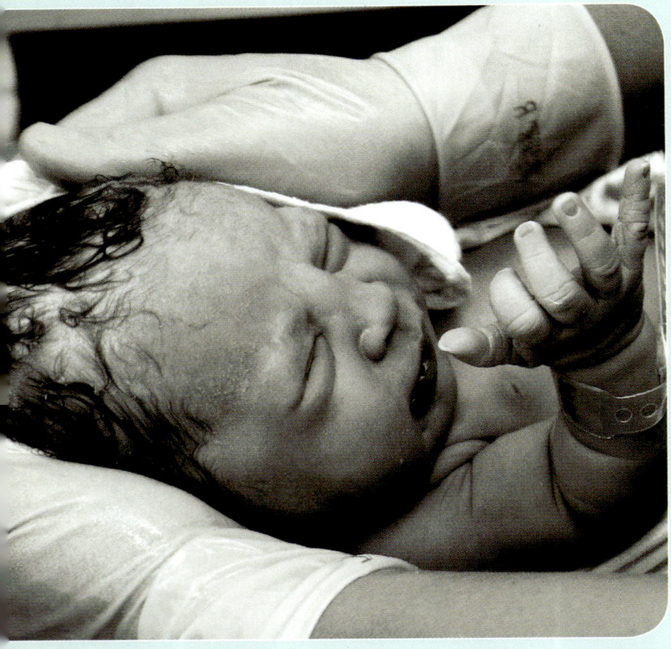

La mise en couveuse

Raison invoquée : réchauffer l'enfant, durant quelques minutes à quelques heures.

En réalité : ce grand classique des maternités est, là aussi, à bannir d'urgence : qui mieux que la mère peut réchauffer son nouveau-né en le gardant en peau à peau contre elle, avec une serviette chaude ou un drap enveloppant ? Pourquoi interférer dans cette première rencontre, si importante dans la création précoce du lien mère-enfant ?

Bref, aucun de ces gestes, intrusifs, douloureux, déstabilisants, pour le bébé, n'est justifié de façon systématique. Bien sûr, en cas de problème – et ils sont rapidement repérables par une équipe médicale aguerrie – certains d'entre eux s'imposeront. Mais seulement en cas de problème !

Sur le web...

Deux sites au deuxième degré qui décoiffent ! :
http://boob.over-blog.fr
http://dechaineesweb.free.fr

Parole de naissant

« Je viens de loin, si loin que vous ne pouvez imaginer. J'ai fait tant de chemin, évité tant d'obstacles, traversé tant d'orages, survécu à tant de naufrages, déjoué tant d'oracles pour vivre mes lendemains ! Je viens de loin ; je suis ce que vous avez été un jour, si lointain que vous l'avez enseveli au plus profond de vous. N'oubliez pas : je suis humain. Petit, maladroit, désarmé, mais... bien plus humain que vous ne me le laissez percevoir. (...)

Alors pourquoi, je ne comprends pas, expliquez moi... pourquoi m'arracher à celle que je viens de quitter, à celle que je viens de retrouver... pourquoi m'emmener loin de son corps, terre nourricière et chaleureuse, source de vie, source de ma vie... pourquoi ces lumières qui me déchirent... pourquoi ces bruits qui me lacèrent... pourquoi ces mots au fer rouge... pourquoi ces mains dures qui me triturent... pourquoi ces choses qui m'étouffent, me suffoquent, me torturent, qui se fraient un chemin inexorablement dans ma chair si neuve, si vierge de souffrance... pourquoi cet acharnement sans nom, sans mots qui m'expliquent... Vous ne savez pas. VOUS NE SAVEZ PAS...

... que je ne connais pas le temps,

... que chaque seconde de souffrance dure pour moi l'éternité,

... que mes sensations sont encore immatures : avoir mal à un endroit, c'est être mal partout,

... que quand je pleure, j'appelle au secours, et que la non réponse est négation de ma personne, de mes besoins, qui provoque une explosion d'angoisse anéantissante, d'autant plus si cela se répète,

... que ma mère est mon air, mon eau, ma vie ; me séparer d'elle, c'est une éternité de désert et de souffrance, une perte que je sens irrémédiable et sans fin,

... qu'être contenu EST LA VIE ; depuis le commencement, je suis en un lieu clos, obscur, chaud qui me contient ; être nu, avoir les jambes, les bras, la tête non soutenus me jette dans une détresse vitale, profonde.

Puisse ma voix vous atteindre, mes mots vous toucher. Puissiez-vous enfin être doux, compréhensif, salvateurs avec moi. Puissiez-vous vous souvenir de ces émotions si puissantes, quand tout était neuf (...) ».

Blandine Poitel. Texte paru dans les Dossiers de l'Obstétrique, 301, Janvier 2002, et dans Les nouveaux rites autour de l'accouchement, Blandine Poitel, L'Instant Présent, 2007.

Une prise de conscience et un retour au naturel... très progressifs !

Devant ce triste bilan, vous vous demandez peut-être dans quelle mesure une naissance naturelle et respectée peut s'envisager au sein d'une structure hospitalière. Rassurez-vous : la surmédicalisation des naissances semble avoir atteint ses limites. *« Au cours des dix dernières années, la publication d'études scientifiques prouvant l'inutilité et les effets néfastes de nombreux gestes de routine, ainsi que l'émergence d'associations d'usagers ont engendré une prise de conscience du corps médical et enclenché la remise en cause de la médicalisation à outrance de tous les accouchements»*, relate Paul Cesbron, ancien chef de clinique de la maternité de Creil. De là est née la volonté, chez certains médecins, de stopper cette surmédicalisation. Un mouvement, certes lent et progressif, mais indéniable, de retour au naturel, s'est donc mis en route. Il ne concerne encore qu'une minorité de maternités, mais *« des évolutions positives des pratiques ont eu lieu et sont en cours, y compris dans les grandes maternités à gros débit »*, souligne le docteur Cesbron.

Le CIANE, une association de 150 000 usagers au coeur du combat pour une naissance respectée

Fort de 140 associations adhérentes et de 150 000 usagers membres, le Collectif inter Associatif autour de la naissance (CIANE) (46) est aujourd'hui un acteur incontournable de la scène politique périnatale française. Né à l'issue des Etats Généraux de la Naissance (EGN) en juin 2003, le CIANE s'appuie sur les droits octroyés aux patients par la loi du 4 mars 2002 (47). Le CIANE a organisé les EGN 2006, trois jours de débats et d'échanges qui ont débouché sur une plate-forme de propositions (48). Ce document a été soumis aux organismes professionnels et aux élus, dans le but d'orienter la politique périnatale.

Des pratiques médicales en évolution positive

Durant le travail

• Les futures mamans ont désormais davantage la liberté de bouger, de déambuler et d'adopter les positions qui leur conviennent. Dans certains cas, le monitoring peut être réalisé de façon discontinue au début du travail, puis en continu et, dans ce cas parfois à l'aide d'un capteur sans fil, posé sur le ventre de la maman, qui permet de surveiller le cœur fœtal tout en lui laissant une entière mobilité. Ce système est notamment utilisé pour les accouchements dans l'eau.

• Certaines maternités proposent comme alternative à la perfusion de routine la pose d'un cathéter obturateur qui, implanté dans une veine, permet d'administrer certaines substances, seulement en cas de besoin. La mobilité de la femme est ainsi préservée.

Au moment de la naissance

• Les maternités les plus « respectueuses » essaient de limiter au minimum les épisiotomies, en laissant tout simplement le périnée « travailler » le temps nécessaire.

• La position dite « gynécologique » est moins systématique, et la position « allongée sur le côté », de plus en plus proposée aux futures mamans. Cette position présente l'avantage de favoriser l'ouverture du bassin et celle du périnée, et limite les épisiotomies ainsi que le recours aux forceps.

Après la naissance :

C'est une fois le bébé né, au moment de la rencontre entre la mère et son enfant, que les pratiques ont le plus favorablement évolué.

• Le peau à peau avec la maman – et avec le papa,

46. Sous statut associatif depuis juillet 2007. Site : http://ciane.info
47. Texte intégral sur : http://www.legifrance.gouv.fr
48. Les trois grands axes de cette plate-forme sont : la diversification de l'offre de soins par la création de filières physiologiques ; l'institution de pratiques davantage respectueuses des familles ; l'accès à une information transparente sur les établissements, pratiques et réseaux de soins.
Texte intégral sur : http://www.CIANE.info

notamment en cas de césarienne – est quasi systématique.

• L'aspiration et la désinfection oculaire systématiques des bébés sont de plus en plus rares.

• La mise au sein précoce est favorisée.

Les maternités « respectueuses »

Qu'entend-on exactement par maternités « respectueuses » ? Que font-elles (ou ne font plus) par rapport aux autres ? Partis de cette volonté de rompre avec le tout médical, ces lieux ont su faire évoluer leurs pratiques pour délaisser celles qu'elles jugeaient néfastes ou inutiles, se mettre davantage à l'écoute des futurs parents, ouvrir – pour certaines – des pôles physiologiques ou salles « nature », sur le modèle des « salles sauvages » naguère créées par Michel Odent à la maternité de Pithiviers. Bref, des établissements où naissance rime davantage avec naturel et physiologie. En parallèle, une formation de l'ensemble de leur personnel au « bien naître » et à l'allaitement est souvent menée. Certaines maternités sont à recommander en priorité car ayant déjà des pratiques très visibles, voire labellisées.

Les dix engagements des maternités « Amies des bébés »

1 - Adopter une politique d'allaitement maternel formulée par écrit.

2 - Donner à tous les membres du personnel soignant les compétences nécessaires pour mettre en œuvre cette politique.

3 - Informer toutes les femmes enceintes des avantages de l'allaitement maternel.

4 - Laisser le bébé en peau à peau pendant au moins une heure et encourager la mère à allaiter quand le bébé est prêt.

5 - Indiquer aux mères comment pratiquer l'allaitement au sein et comment entretenir la lactation même si elles se trouvent séparées de leur nourrisson.

6 - Ne donner aux nouveau-nés aucun aliment ni aucune boisson autre que le lait maternel, sauf indication médicale.

7 - Laisser l'enfant avec sa mère 24 heures par jour.

8 - Encourager l'allaitement au sein à la demande de l'enfant.

9 - Ne donner aux enfants nourris au sein aucune tétine artificielle ou sucette.

10 - Encourager la constitution d'associations de soutien à l'allaitement maternel et leur adresser les mères dès leur sortie de l'hôpital ou de la clinique.

Les maternités « Amies des bébés »

Depuis 1992, l'OMS et l'Unicef accordent le label « hôpital ami des bébés » à des maternités qui, en plus d'apporter un formidable soutien à l'allaitement, sont aussi très respectueuses des souhaits des parents pour la naissance de leur bébé (49). Les projets de naissance y sont généralement favorablement accueillis.

En France, cinq maternités sont aujourd'hui « labellisées » Amies des bébés, soit 0,7 % des 750 maternités de l'Hexagone. Un chiffre très bas au regard de notre natalité – plus de 800 000 naissances par an depuis plusieurs années –, des 2000 hôpitaux labellisés dans le monde (dont 650 en Europe) et de certains de nos voisins européens comme la Suède qui affiche, elle, 100% de maternités labellisées. À noter que depuis son inclusion au Centre hospitalier de Tourcoing, la clinique Saint-Jean-de-Roubaix, dans le Nord (détentrice du label national en 2002, et la seule à avoir obtenu le label international en 2006), a aujourd'hui perdu son accréditation. « *Néanmoins, elle a récupéré une bonne partie de l'équipe de Saint-Jean, les obstétriciens sont attentifs à la physiologie de l'accouchement et aux désirs des parents. C'est pourquoi elle était classée dans les deux premières maternités du Nord, dans une enquête faite en 2007 par un grand hebdomadaire* », souligne le docteur Marc Pilliot, pédiatre au CH de Tourcoing.

Les questions à poser à une maternité

• Acceptez-vous les projets de naissance? Les équipes y sont-elles familiarisées?
• Organisez-vous des réunions de parents, des groupes de parole spécifiques (pères, mères en difficultés, etc.?)
• En cas de rupture de la poche des eaux avant le début du travail ou de dépassement de terme, combien de temps attendez-vous avant de pratiquer le déclenchement artificiel?
• Pratiquez-vous la péridurale déambulatoire?
• Etes-vous équipé en appareils de monitorage permettant de marcher?
• En salle de naissance, la perfusion est-elle obligatoire ou acceptez-vous la pose d'une simple voie veineuse (NDRL : vide de tout produit, juste au cas où)?
• Autorisez-vous la femme à bouger durant le travail et à adopter une position autre que la position « gynécologique » au moment de la naissance de son bébé?
• Dans quelles circonstances pratiquez-vous des épisiotomies?
• Pratiquez-vous beaucoup d'extractions instrumentales (forceps, ventouses)?
• Quel est votre taux de césariennes?
• Quel est votre taux de péridurales?
• Disposez-vous de salles « natures » ou de « pôles physiologiques »? Si oui, du matériel est-il mis à la disposition des femmes : tabouret d'accouchement, baignoire, moyens de suspension...?
• Outre la présence du conjoint, acceptez-vous celle, en salle de travail, d'une doula?
• Peut-on amener de la musique, demander à tamiser la lumière en salle de naissance?
• En cas de césarienne, permettez-vous au père et/ou à la doula d'assister à la naissance?
• Favorisez-vous le peau à peau après la naissance?
• Favorisez-vous la mise au sein précoce?
• Quelle est votre politique en matière d'allaitement maternel?
• Les parents peuvent-ils toujours être présents durant les soins prévus pour leur bébé?
• Favorisez-vous la non séparation de la mère et de l'enfant durant le séjour à la maternité?
• Proposez-vous des lits « accompagnant », notamment pour le père?

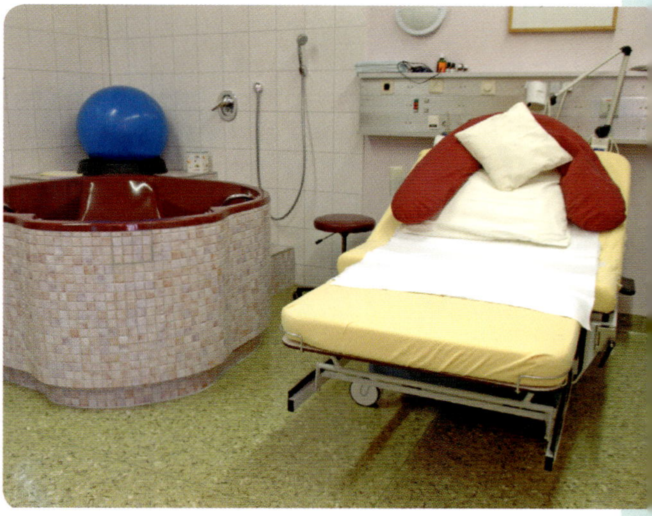

Espérons que le nombre des maternités labellisées « Amies des bébés » s'étoffera dans les années à venir...

• CH, Saint-Affrique (Aveyron) (label national en 2006)
• CH, Cognac (Charente) (label national en 2003, revalidée en 2007)
• CH, Arcachon (Gironde) (label national en 2007)
• CH, Lons-le-Saunier (Jura)(label national en 2000, revalidée en 2004)
• CH, Mont-de-Marsan (Landes) (label national en 2006)

Les maternités qui proposent l'accouchement dans l'eau
• Centre hospitalier (CH), Guingamp (Côtes d'Armor)
• CH, Arcachon (Gironde)
• Polyclinique d'Oloron (Pyrénées-Atlantiques)
• Clinique du Champ Fleuri, Décines (Rhône) [50]
• Maternité des Lilas (Seine-Saint-Denis).

49. Il existe un label international attribué à un établissement qui met en œuvre les dix conditions ci-contre et enregistre un taux d'allaitement maternel exclusif de la naissance à la sortie de maternité égal ou supérieur à 75 %. Pour obtenir ce label, délivré pour une durée de quatre ans, les dix conditions doivent être remplies mais il n'est pas exigé de taux minimum d'allaitement maternel exclusif de la naissance à la sortie de maternité. Il est également demandé un travail en réseau avec des liens ou des actions en dehors de l'établissement (PMI, groupes de mères, généralistes, sages-femmes libérales...)
50. Désormais incluse dans l'Hôpital privé mère-enfant Rockefeller, à Lyon, ensemble issu de la fusion des cliniques de Monplaisir, Champ-Fleuri et du service maternité et néonatalogie de la clinique Pasteur, à Saint-Priest.

La tendance actuelle aux maternités XXL : une nouvelle menace pour le retour au naturel ?

L'heure est à la création de gigantesques pôles médicaux, avec regroupement en leur sein des maternités à taille humaine, issues d'un même secteur géographique. La constitution de ces « usines à bébés », souvent de niveaux 2 ou 3, ne risque t-elle pas de nuire au mouvement engagé vers un retour au naturel en matière de naissance ? Certains exemples de fusions d'établissements parmi les plus ouverts avec des services plus protocolaires le laisseraient à craindre. Ainsi, la clinique Saint-Jean à Roubaix, de par son rattachement au centre hospitalier de Tourcoing (dont les équipes n'étaient pas formées à l'allaitement et à l'accueil des bébés selon les exigences du label), vient de perdre son label international Hôpital Ami des bébés. Une autre maternité de la région lyonnaise, la clinique des Minguettes, intégrée en 2000 au pôle de la Mutualité du Rhône, a dû faire, depuis, une croix sur ses velléités de respect de la physiologie de la naissance... Pourtant, en dépit de ces menaces, l'aspiration à une périnatalité plus physiologique continue à faire son chemin, établissement après établissement, dans les maternités françaises. Notamment grâce au remarquable travail pédagogique effectué par des praticiens engagés comme le docteur Bernadette de Gasquet.

Les maternités qui ouvrent leurs plateaux techniques aux sages-femmes libérales

- Polyclinique Bordeaux rive droite (Gironde)
- Centre hospitalier universitaire (CHU) de Bordeaux
- Groupe hospitalier Pellegrin (Gironde)
- Clinique Sainte-Thérèse, Sète (Hérault)
- Clinique Saint-Vincent, Epernay (Marne)
- Clinique Claude Bernard de Metz (Moselle)
- Clinique Sokorry de Saint-Palais (Pyrénés-Atlantiques)
- Clinique Champ Fleuri à Decines (Rhône)
- Clinique du Bien Naître (Paris)
- CH, Saint-Junien (Haute-Vienne)
- Clinique les Martinets, Rueil-Malmaison (Hauts-de-Seine)
- Centre d'Accueil et de Soins Hospitaliers de Nanterre
- Hôpital Max Fourestier, Nanterre (Hauts-de-Seine)
- CH des quatre villes, Saint-Cloud (Hauts-de-Seine)
- Centre hospitalier intercommunal (CHI) de Villeneuve
- Saint-Georges (Val-de-Marne)
- Clinique Girardin, Enghien-les-Bains (Val d'Oise)

Les pôles physiologiques et les salles « nature »

Des pôles physiologiques et des salles « nature » ont fait leur apparition depuis quelques années dans les maternités françaises : à Bordeaux, Rennes, Strasbourg, Caen, Nanterre... Ces espaces sont conçus pour les parents qui désirent accueillir leur bébé le plus naturellement possible. Ils sont, en général, équipés d'un matériel complet destiné à la femme en travail : grande baignoire, tabouret d'accouchement, ballons, moyens de suspension... Les futures mamans y disposent en général d'une totale liberté de mouvement et peuvent adopter la position de leur choix au moment de la naissance de leur enfant. Aucune injection d'ocytocine de synthèse n'est pratiquée. La péridurale ne leur est pas non plus proposée.

Renseignez-vous toutefois sur les pratiques en vigueur dans la maternité où vous envisagez d'accoucher et sur les habitudes de travail des équipes en place, car celles-ci peuvent différer sensiblement d'un établissement à l'autre. Le fait qu'une maternité dispose d'une salle nature ne garantit pas, en effet, qu'elle se place à 100 % dans une approche physiologique de l'accouchement.

Enfin, ces pôles ou salles « nature », logés au cœur des structures hospitalières, ne sont pas à confondre avec les maisons de naissance qui, par définition, sont des entités indépendantes des maternités, gérées à 100 % par des sages-femmes.

Autres maternités opérant un retour au naturel et au respect de la physiologie

Bien sûr, toutes les maternités n'en sont pas au même stade de leur démarche. Certaines débutent tout juste, quand d'autres approfondissent le sujet.

Dans la liste ci-dessous, vous trouverez les noms de maternités, publiques ou privées, qui ont intégré dans leur projet d'établissement l'importance due à la relation humaine et au dialogue (52). Au-delà de cela, cela reste des établissements de santé, où tout n'est pas possible. N'escomptez pas, par exemple, y accoucher « comme à la maison ». Mais si vous êtes ouverte et prête à discuter de votre projet, vous y trouverez une oreille attentive et l'assurance d'une équipe prête à tout donner pour que votre accouchement soit réellement le plus beau moment de votre vie.

- CH, Vitrolles (Hautes-Alpes)
- CH des Escartons, Briançon (Hautes-Alpes)
- Clinique Sarrus-Teinturiers, Toulouse (Garonne)
- CH Robert-Boulin, Libourne (Gironde)
- CH, Redon (Ille-et-Vilaine)
- CH du Chinonais (Chinon) (Indre-et-Loire)
- Clinique Mutualiste Universitaire des Eaux Claires, Grenoble (Isère)
- Clinique Jules Verne, Nantes (Loire-Atlantique)
- CH, Pithiviers (Loiret)
- CH, Jeanne-de-Flandre, Lille (Nord)
- Clinique Adassa, Strasbourg (Haut-Rhin)
- CH, Saint-Morand, Altkirch (Haut-Rhin)
- Hôpital des Métallurgistes-les Bluets à Paris (53)
- CHU Camille Desmoulin, Amiens (Somme)
- CH, Lavaur (Tarn)
- CH, Pertuis (Vaucluse)
- CH, Camille Guérin, Chatellerault (Vienne)
- CH, Dourdan (Essonne)
- Hôpital franco-britannique, Levallois (Hauts-de-Seine)
- Clinique d'Antony (Hauts-de-Seine).

Pour fournir une plus grande visibilité aux établissements qui tentent de respecter davantage les naissances, le CIANE a initié un projet de label, actuellement en cours d'élaboration, sur la base d'un questionnaire très complet sur leurs pratiques (54) .

En attendant la publication de ce précieux document, vous pourrez vous inspirer avec profit de ce questionnaire pour choisir votre maternité (55). Ou vous contenter de la liste de questions de la page précédente, synthétisant les principales interrogations à formuler auprès de la ou les maternités qui vous intéressent afin d'asseoir votre choix.

Pour mettre toutes les chances de votre côté de vivre un accouchement respectueux, pensez également à rédiger un projet de naissance (PN). Pour en savoir plus sur le PN et ses modalités pratiques de mise en œuvre, rendez-vous page 105.

Vous pouvez également vous faire accompagner et soutenir le jour J par une doula, ou accompagnante à la naissance. Si aucune maternité ne vous inspire confiance, vous pouvez aussi envisager une solution alternative : accouchement en maison de naissance (notamment à l'étranger) ou à domicile (voir les chapitres suivants).

52. Liste non exhaustive et en perpétuelle évolution !
53. Depuis octobre 2007, cette maternité a fusionné avec les hôpitaux Trousseau et Rothschild , au sein du Pôle périnatalité de l'Est parisien.
54. Projet de label « naissance respectée » : http://wiki.naissance.asso.fr/index.php?pagename=LabelNaissance
55. http://CIANE.naissance.asso.fr/pdf/quest-evaluation-etablismt.pdf

À voir aussi...

La liste des maternités dont les équipes ont été formées par le Dr Bernadette de Gasquet : http://www.degasquet.com

L'accompagnement global à la naissance

Imaginez : une même sage-femme qui vous suivrait pendant toute la grossesse, l'accouchement et les suites de couches. Ce rêve est tout à fait réalisable. Peu connu car peu répandu, ce suivi alternatif, baptisé « accompagnement global à la naissance » (AGN), permet aux femmes enceintes d'être accompagnées de A à Z par une seule et même sage-femme libérale.

L'AGN est aujourd'hui assuré par une petite poignée de sages-femmes libérales en France, à peine 80 sur les 2000 praticiennes indépendantes que compte notre pays (56). Cet accompagnement s'adresse aux futures mamans qui envisagent un accouchement à domicile, mais pas seulement. Depuis 1991, l'accès aux plateaux techniques (PT) hospitaliers est ouvert aux sages-femmes libérales pratiquant l'accompagnement global. La femme peut ainsi accoucher, certes à la maternité, mais avec la sage-femme qui l'a suivie tout au long de sa grossesse. Une alternative intéressante, qui a malheureusement du mal à « prendre » dans notre pays, les hôpitaux et cliniques acceptant d'ouvrir leurs portes aux sages-femmes libérales étant encore trop peu nombreux. Sur la naissance en plateau technique, voir p. 57.

Ce chapitre a donc pour but de vous faire découvrir ou mieux connaître l'AGN, son mode de fonctionnement et ses avantages. Mais aussi ses limites : ce suivi est, en effet, réservé aux grossesses physiologiques et aux femmes ayant la chance d'avoir dans leur périmètre une sage-femme libérale pratiquant ce suivi.

Un seul interlocuteur avant, pendant et après la naissance

C'est la grande différence entre l'accompagnement global et la prise en charge classique de la naissance : le nombre d'interlocuteurs de la future maman. Dans le cas d'un suivi classique, la femme rencontre, au long des neuf mois et après la naissance, de multiples interlocuteurs : son gynécologue obstétricien ou sa sage-femme hospitalière lors des visites prénatales, une sage-femme libérale pour les cours de préparation à la naissance, une ou plusieurs sages-femmes différentes et un gynécologue qui n'est pas forcément le sien le jour J, des puéricultrices et des infirmières lors de son séjour à la maternité, une autre sage-femme encore pour la rééducation du périnée, etc. L'accompagnement global propose un suivi par une seule et même personne – une sage-femme libérale dans la quasi-totalité des cas – tout au long de la grossesse, durant l'accouchement et après la naissance.

Habilitées – depuis 2004 – à assurer la première consultation (au cours de laquelle est remise la déclaration de grossesse) ainsi que la visite de la huitième semaine du post-partum, la sage-femme libérale peut donc se charger du suivi de la grossesse, de A à Z. Et son rôle est multiple. Avant la naissance, elle constate la grossesse, surveille médicalement son bon déroulement, prescrit et effectue les examens nécessaires à sa surveillance, assure la préparation à la naissance. Pendant l'accouchement, elle accompagne la femme durant le travail en favorisant la physiologie, surveille par des moyens cliniques et techniques son état et celui du bébé, pratique l'accouchement normal, l'examen et les soins immédiats du nouveau-né. Enfin, après la naissance, son rôle est d'assurer les soins de la mère pendant douze jours et ceux du nouveau-né durant un mois, d'accompagner la mise en route de l'allaitement, de répondre aux préoccupations familiales. C'est elle encore qui prescrit la contraception du post-partum, réalise la visite postnatale et assure la rééducation périnéo-abdominale.

Les contre-indications médicales à l'accompagnement global... et par conséquent à l'accouchement en plateau technique et à la maison

Les contre-indications médicales les plus fréquentes sont les suivantes : pour la maman, de l'hypertension, du diabète, un placenta praevia, une césarienne antérieure, une grossesse gémellaire ; pour le bébé, une présentation en siège, une malformation, un retard de croissance, une souffrance fœtale.

L'accompagnement global : un suivi en toute sécurité

Une pratique très encadrée

Il ne s'agit en aucun cas d'un suivi fantaisiste et irresponsable. Les sages-femmes libérales peuvent uniquement assurer le suivi des grossesses 100 % physiologiques.

Les sages-femmes choisissent les couples qu'elles vont accompagner

Certes, la santé de la femme et de son bébé est le premier paramètre que la sage-femme va prendre en compte avant de se décider à accompagner un couple. Mais elle va s'appuyer aussi sur des critères, autre que médicaux, comme la motivation et l'implication des futurs parents à envisager un accouchement en plateau technique ou à domicile. *« Si un couple me contacte à sept mois de grossesse pour un accompagnement global, je n'accède pas à leur demande »*, confie Virginie Lecaille, sage-femme libérale pratiquant l'AGN et les AAD (Aveyron). Le niveau de stress et d'anxiété de la future maman est également évalué par la sage-femme, notamment en perspective d'un AAD. La sage-femme sera très prudente face à des parents attirés par un accouchement non assisté et qui ne souhaiteraient pas sa présence le jour J.

En partenariat avec des gynécologues, pédiatres et thérapeutes

Les sages-femmes n'assurent pas l'accompagnement global des futures mamans toutes seules dans leur coin. Ce suivi respecte les dispositions réglementaires appliquées également en maternité et s'organise autour de partenariats multiples, visant à assurer la sécurité médicale de la mère et de l'enfant. La sage-femme travaille en lien avec des gynécologues obstétriciens (à qui elle peut adresser des parents en cas de nécessité ou si le couple le souhaite), avec un anesthésiste, un échographiste, un biologiste, un pédiatre, etc. Les futures mamans suivies par une sage-femme libérale dans le cadre d'un AGN sont invitées à rencontrer, à

L'AGN choisi par des femmes insatisfaites du suivi en maternité

Dans son mémoire [57], Mathilde Munier rapporte les résultats d'une enquête d'opinion qu'elle a menée auprès de 28 femmes ayant bénéficié d'un accompagnement global à la naissance dans le département de l'Ardèche, en 2004. Les femmes étaient interrogées, notamment, sur leur motivation à choisir l'AGN et sur leur vécu de ce suivi.

• Les raisons du choix de l'accompagnement global. Près de la moitié des mamans interrogées ont choisi ce suivi global car elles avaient été déçues par la prise en charge proposée par l'hôpital et déjà testée lors d'une précédente grossesse. Parmi les autres raisons de ce choix, la « grande disponibilité de la sage-femme » et « le contact humain qui existe dans ce type de suivi », sont évoqués par une femme sur quatre.

• Le vécu de l'accompagnement global. Plus de la moitié des interrogées confient avoir apprécié l'écoute attentive de la sage-femme et le dialogue qui s'est instauré entre elle et le couple, et précisent que le suivi « a totalement répondu à leurs attentes ». Autre ressenti, partagé par deux mamans sur trois: celui d'avoir pris confiance en elles grâce à ce suivi. Enfin, plus d'une femme sur cinq a apprécié que son conjoint soit impliqué au suivi de la grossesse et aux prises de décision.

56. Coordonnées complètes sur le site http://perinatalite.info ou http://www.ansl.org/images/Accoucheuses.pdf

la fin du huitième mois de grossesse, l'anesthésiste de la maternité dans laquelle elles envisagent un accouchement en plateau technique ou celle choisie pour un éventuel transfert en cas d'AAD.
Afin que l'accouchement ou le transfert se passe au mieux, il est ainsi conseillé (sans que cela soit obligatoire) aux parents de prendre rendez-vous, au moins une fois, pendant la grossesse, avec le gynécologue obstétricien référent de la sage-femme libérale. L'occasion de se familiariser avec les lieux et de rencontrer les équipes de la maternité.

Une approche humaine et globale de la naissance

Comme l'indique très justement la sage-femme Mathilde Munier dans son mémoire de fin d'études [57] : « *Dans ce type d'accompagnement, les sages-femmes s'adressent à une personne – pas à une patiente anonyme, surtout pas à un utérus – avec qui s'établit un contact humain complexe non strictement médical* ». On est loin ici des visites chronométrées chez le gynécologue qui, après la pesée, la prise de tension et le toucher vaginal de rigueur, remplit son ordonnance avant même que l'on ait fini de se rhabiller.

La garantie d'une bonne prévention des risques pendant la grossesse
L'Association nationale des sages-femmes libérales (ANSL) établit un lien entre la relation de confiance qui s'instaure entre les parents et la sage-femme, et une prévention efficace durant la grossesse. « *Le psychologique et le physique étant très liés, un tel accompagnement peut permettre à la femme d'éviter de reproduire un événement qu'elle a déjà vécu (ou bien sa mère, sa grand-mère), et de s'enfermer dans un dysfonctionnement*, explique Isabelle Bar, sage-femme libérale. *Pendant la grossesse, il peut s'agir d'une hypertension, d'une menace d'accouchement prématuré, d'un retard de croissance, d'un diabète gestationnel ; au moment de l'accouchement d'une stagnation de dilatation ou d'une hémorragie de la délivrance ; après la naissance, de difficultés pour allaiter* ». A noter que ces bienfaits se retrouvent généralement en cas d'accompagnement par une doula.

Dans le cadre d'un accompagnement global, les rencontres prénatales mensuelles sont au nombre de sept (comme lors d'un suivi classique) et durent en moyenne une à deux heures chacune. Un temps durant lequel la sage-femme prend le temps d'ausculter sa patiente (écoute du cœur du bébé, mesure de la hauteur utérine, prise de la tension, pesée), mais aussi de l'écouter, de la laisser exprimer ses doutes, ses interrogations, ses attentes, d'aborder de nombreux sujets relatifs à la grossesse, à l'accouchement, à la sexualité du couple, à la place du futur papa le jour de la naissance, aux réactions des aînés, etc. Bref, une préparation à la naissance à la carte. Et, plus encore, une préparation à la parentalité.

Une relation de confiance

Grâce à ces échanges et à l'empathie dont fait preuve la sage-femme, c'est une véritable relation de confiance qui s'instaure. Parce qu'elle connaît bien son interlocutrice, la future maman va oser poser des questions parfois intimes, confier sa crainte de la douleur ou exprimer ses doutes quant à sa capacité à se passer de péridurale le jour J. « *Je suis là pour les informer, répondre à leurs questions, mais je ne leur dis pas ce qu'elles doivent faire, j'essaie au contraire de les recentrer sur elles-mêmes et sur leurs capacités à mettre au monde leur bébé* », indique Virginie Lecaille, sage-femme libérale. Mathilde Munier insiste bien sur la différence entre la notion d'accompagnement dans l'AGN et celle de prise en charge classique : « *Ici, la femme est actrice de sa grossesse et de son accouchement, elle est au cœur du système de soins ; les professionnels (ne) vont (que) la seconder* ».

Des futurs parents entendus et respectés dans leurs choix

Dans le cas d'un accompagnement global, la femme et son compagnon vont pouvoir exprimer leurs envies et leurs souhaits pour la naissance de leur enfant. « *Lors de nos rencontres, nous parlons du déroulement futur de l'accouchement : quelles sont leurs attentes durant le travail, pendant la naissance et après ? Le papa souhaite-t-il sortir le bébé à quatre mains, veut-il couper le cordon une fois qu'il ne bat plus ? Etc.* », explique Géraldine Brunet, sage-femme libérale, pratiquant l'AGN et l'accouchement à domicile (Isère).

La présence de la sage-femme familière en plateau technique ou à la maison est bien entendu très réconfortante pour la femme. Et la communication s'avère bien plus simple qu'avec une inconnue. « *Je leur dis toujours pendant la grossesse : " osez dire les choses le jour J. Si je commence, par exemple, un massage qui ne vous convient pas, faites-le moi savoir"* », poursuit Géraldine Brunet. Le but ? Que les parents soient acteurs de cet évènement naturel qu'est la naissance de leur enfant. « *Chaque femme sait accoucher. Nous ne sommes là que pour les soutenir et les accompagner pour qu'elles aillent au bout de ce qu'elles doivent vivre*, confie Isabelle Bar, sage-femme libérale. *Elles sont libres de crier, de dire « j'ai mal » ou « c'est trop long »*. Il suffit souvent de leur répondre : « *mais tu vas y arriver, c'est bien ce que tu fais* », *ou de poser notre main sur une partie de leur corps, pour qu'elles reprennent confiance. A la maternité, la seule réponse, c'est la péridurale !* ».

Dans son guide « Les soins liés à un accouchement normal », l'OMS insiste sur les bénéfices (travail plus court et moins médicalisé, meilleur état de santé du bébé à la naissance, allaitement favorisé...) le jour J de la présence d'une personne de confiance.

Après la naissance, la venue de la sage-femme au domicile des parents est tout aussi bénéfique. Conseils, soutien, paroles apaisantes, mise en confiance de la jeune maman : en une ou deux heures de temps, la sage-femme va davantage rassurer et informer le couple que ne le font bien souvent les infirmières et les puéricultrices croisées durant le séjour à la maternité.

Choisir sa sage-femme

Si vous êtes en région parisienne ou dans un département bien « loti », vous pourrez sans doute choisir votre sage-femme. Si ce n'est pas le cas, ces conseils valent aussi,

57. Mathilde Munier. *Accompagnement global avec accouchement à domicile en France de 1997 à 2001*. Mémoire de fin d'études pour le diplôme d'Etat de sage-femme, 2005. http://www.ansl.org/images/MemoireMMunier.pdf

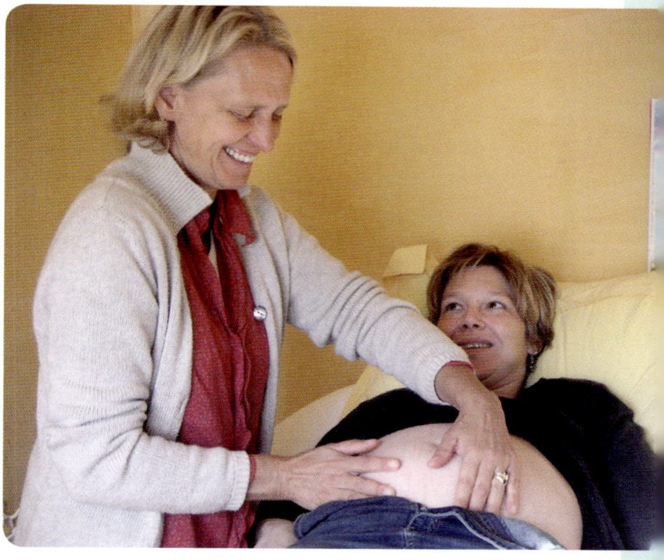

Une visite prénatale à la maison de naissance de Namur

Carine, 30 ans, maman de deux petits garçons « De l'écoute et des conseils précieux »

« J'ai profité d'un accompagnement global à la naissance avec une sage-femme libérale lors de ma deuxième grossesse. Les visites à son cabinet avaient lieu tous les mois. Par rapport à la prise en charge classique que j'avais connue la première fois, c'était le jour et la nuit. A commencer par l'examen médical, qui comprenait toujours, avec mon médecin, un toucher vaginal. Ma sage-femme, elle, a attendu le cinquième mois pour me faire le premier. Ensuite, le dialogue, lors de nos rencontres mensuelles, était très présent. Elle prenait le temps de m'écouter et de me conseiller. Elle m'a parlé de l'homéopathie pour lutter contre les nausées, et m'a aidée à équilibrer mon alimentation. Le jour de l'accouchement, qui a eu lieu chez nous, elle a respecté tous nos choix. J'ai accouché dans la position qui me convenait, allongée sur le côté. Nous sommes restés ensuite en peau à peau, au calme. Notre bébé n'a pas été aspiré et lavé seulement à la fin de la journée. Sa présence a également été d'un grand réconfort dans les jours qui ont suivi, car la mise au sein était assez douloureuse. »

même si votre marge de manœuvre est forcément plus restreinte.

A l'aide du répertoire des praticiens à domicile (58), vous pourrez identifier les sages-femmes libérales pratiquant des AGN dans votre périmètre. Appelez-les puis rencontrez-les. Le contact visuel est essentiel pour savoir si le « courant passe bien » entre elle, vous et votre compagnon. A la fin du rendez-vous, interrogez-vous : est-ce que je me sens bien avec elle ? A l'aise pour poser des questions ? Quel est mon ressenti général ?

Durant l'entretien, n'hésitez pas à l'interroger sur sa pratique et sa façon de travailler. Il est essentiel que vous soyez sur la même longueur d'ondes pour envisager sereinement la grossesse et l'accouchement.

Voici une liste de questions que vous pouvez poser à la sage-femme le jour de votre rencontre :

- Depuis quand exerce-t-elle en libéral ?
- Combien de femmes accompagne-t-elle par mois et par an ?
- Travaille-t-elle seule ? Avec une seconde sage-femme ? Avec une doula ? Et dans ce cas, allez-vous les rencontrer ?
- Comment voit-elle son rôle pendant l'accouchement ?
- Accepte-t-elle la présence d'une doula le jour J ?
- Quels sont ses honoraires ? *Si vous prévoyez un accouchement à domicile :*
- Depuis quand les pratique-t-elle ?
- Quelles sont ses contre-indications à l'AAD ? Accepte-t-elle d'accompagner des AVAC (59), des grossesses gémellaires ? Si votre bébé se présente en siège en fin de grossesse, assurera-t-elle l'accouchement ou passera-t-elle la main à un gynécologue ?
- Dans quel cas envisage-t-elle un transfert à l'hôpital en cours de travail ?...

Pourquoi si peu de sages-femmes adeptes de l'accompagnement global ?

On l'a vu, les sages-femmes libérales pratiquant l'accompagnement global à la naissance en France sont très peu nombreuses : environ 80, réparties, de surcroît, de façon inéquitable sur le territoire. Un département sur deux seulement, en moyenne, est pourvu de sages-femmes assurant l'AGN. Pourquoi ? Deux raisons principales à ce faible engouement.

C'est une activité difficilement rentable. L'AGN exige une très grande disponibilité de la part de la sage-femme, notamment les semaines précédant l'accouchement et le jour J. La contrepartie financière est bien maigre au regard du temps investi (60). Sachant, de surcroît, qu'elle ne peut guère accompagner plus de cinq couples par mois, sa rémunération mensuelle s'avère parfois maigre. Pourtant, développer l'AGN et l'accouchement à domicile (AAD) réduirait la note des dépenses de Santé : une naissance à la maison coûte en effet nettement moins cher à la société qu'un accouchement en structure (61).

Celles qui pratiquent des AAD ne sont pas assurées. Les sages-femmes accompagnant des AAD sont tenues de souscrire une assurance responsabilité civile. Or, en France, depuis 2000, du fait de la réticence des assureurs à inclure dans leurs contrats les AAD planifiés, cette prime est devenue exorbitante (autour de 20 000 euros par an, soit plus ou moins autant que leur chiffre d'affaires !). Ces sages-femmes travaillent donc sans filet, s'exposant à une amende et à une interdiction d'exercer leur profession durant une durée déterminée. Par ailleurs, elles peuvent à tout moment être attaquées au pénal par un médecin récalcitrant ou un parent hostile à cette pratique (62). Se sentant prises à la gorge, beaucoup ont cessé leur activité suite à ces obstacles. Développer ce mode de naissance serait possible en revalorisant, par exemple, les actes réalisés par les sages-femmes libérales lors d'un AGN et en leur permettant d'être assurées pour les AAD qu'elles réalisent.

Sur le web...

Association nationale des sages-femmes libérales :
http:/www.ansl.org. Email : contact@ansl.org
Association Femmes-sages-femmes :
http://pagesperso-orange.fr/femmessagesfemmes
Email : femmessagesfemmes@wanadoo.fr
Conseil national de l'ordre des sages-femmes :
http://www.ordre-sages-femmes.fr

58. Voir note 56.
59. Accouchement vaginal après césarienne (AVAC)
60. Les visites prénatales sont facturées aux parents 15,30 euros chacune et l'accouchement est remboursé à hauteur d'un forfait de 312 euros. Sur ces montants touchés, la sage-femme doit en plus déduire toutes ses cotisations.
61. Si l'on prend en compte le suivi de grossesse, l'accouchement et les suites de couches un AAD coûte environ 600 à 650 euros à la collectivité. Un accouchement en structure coûte en moyenne 3 000 à 5000 euros. (source : http://www.naitrechezsoi.org)
62. Pour les parents, cette absence d'assurance est une donnée à prendre en compte : en cas de problème, leur recours envers la sage-femme sera limité à la hauteur des biens personnels de celle-ci. Voir : http:// www.ansfl.org.

Accoucher en plateau technique

C'est une formule à mi-chemin entre l'accouchement classique à la maternité et la naissance à la maison : elle permet à la femme d'accoucher avec « sa » sage-femme dans l'une des maternités qui accordent aux sages-femmes libérales l'accès au plateau technique (PT). La sage-femme qui a suivi la future maman tout au long de sa grossesse dans le cadre d'un accompagnement global à la naissance (AGN), la rejoint le jour J à la maternité. Elle bénéfice ainsi de l'infrastructure hospitalière, mais assure seule le suivi de l'accouchement, aucun membre du personnel de l'établissement n'y prenant part (sauf en cas de complication).

Les sages-femmes pratiquant ce type d'accouchement ne sont qu'une petite vingtaine en France (63), car bien qu'il n'existe aucun obstacle réglementaire (64), l'accès aux PT ne leur est proposé que par une poignée de maternités à ce jour (cf. p. 50 pour la liste de ces maternités). « *Ce qui freine les maternités à nous ouvrir leurs portes, ce sont nos différences de pratiques,* analyse Doris Nadel, sage-femme libérale qui accompagne des accouchements en plateau technique à la clinique Sainte-Thérèse à Sète. *L'établissement doit donc faire preuve d'une certaine ouverture pour accepter notre présence et notre façon de travailler* ». Et selon Elodie David, sage-femme libérale installée à Périgueux et pratiquant des accouchements en PT au centre hospitalier de Saint-Junien, près de Limoges : « *Tout dépend de la volonté du chef d'établissement et de la politique des naissances qu'il souhaite développer,* explique t-elle. *Ainsi quand le dirigeant change, la sage-femme peut perdre son accès au PT...* ». Outre une approche physiologique de la naissance, la motivation d'une maternité, quand celle-ci est de petite taille, à ouvrir son PT aux sages-femmes libérales, peut être de maintenir un certain quota d'accouchements annuel et d'éviter ainsi la fermeture (65).

Le problème de l'assurance qui se pose aux sages-femmes pratiquant des AAD ne concerne pas celles accompagnant des naissances en PT. Les compagnies d'assurance acceptent de couvrir ces naissances.

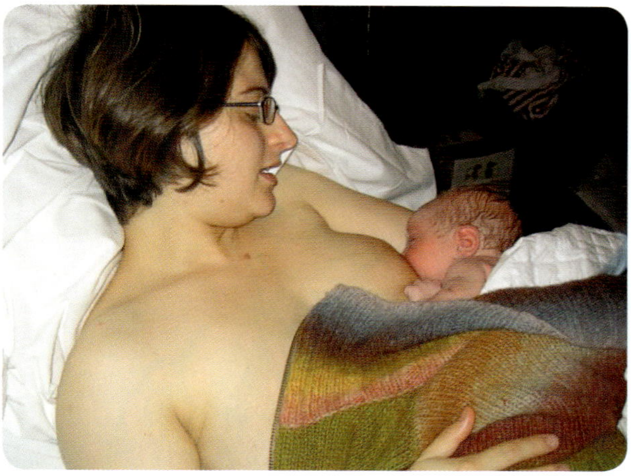

Olivia et son petit Ivy, après la naissance en plateau technique

Certaines sages-femmes ont aussi la chance de profiter de la couverture de la maternité pour les accouchements qu'elles accompagnent en leur sein.

Pourquoi opter pour ce mode de naissance ?

Pour certaines femmes, il s'agit d'un véritable choix. Elles souhaitent un accompagnement global et une naissance naturelle, mais n'envisagent pas pour autant un AAD : l'accouchement en PT est, pour elles, le bon compromis. Pour les mamans qui souhaitent un AAD mais qui ne peuvent accéder à ce choix, faute d'avoir dans leur périmètre proche une maternité, l'accouchement en PT peut s'avérer une bonne solution de repli : la notion de transfert en urgence n'existant pas dans ce mode de naissance, la maternité peut être plus éloignée du domicile qu'en cas d'AAD. Une solution qu'elles méconnaissent souvent. L'accouchement en

63. Voir le répertoire des praticiens proposant l'accompagnement global pour les AAD ou sur un PT : http://www.perinatalite.info

64. Le décret du 8 août 1991 permet l'accès aux plateaux techniques hospitaliers aux sages-femmes libérales.

65. Sur le ressenti d'une sage-femme face aux difficultés d'utilisation des plateaux techniques, lire : « L'accès aux plateaux techniques », texte écrit par Maïtie Trelaun http://www.Ansl.org/images/Plateaux_techniques.pdf

PT est également une alternative à l'accouchement non assisté (ANA) (cf. p. 65) choisi parfois par les parents ne pouvant avoir accès à l'AAD et refusant un accouchement en structure hospitalière.

Comment se déroule l'accouchement ?

En règle générale, la future maman se rend à la maternité une fois qu'elle juge le travail enclenché. Elle peut avoir prévenu sa sage-femme de son départ ou celle-ci peut être appelée par sa collègue de garde de l'hôpital qui a accueilli la femme enceinte. Dès que la sage-femme libérale arrive sur les lieux, c'est elle qui prend en charge la patiente et qui en devient juridiquement responsable. Le couple est installé dans une salle de naissance classique, ou dans une salle nature quand l'établissement en compte une.

Une fois installée, la femme enceinte va vivre un accouchement entièrement naturel, comme à la maison. A la différence près qu'elle n'est pas dans son salon, mais dans une salle de naissance à la maternité. Bien sûr, en cas de doute sur la bonne santé de la mère ou du bébé au cours du travail ou si la future maman émet le souhait d'avoir une péridurale, la sage-femme peut faire appel à un obstétricien de l'établissement. Dans ce cas, elle passe la main au médecin, qui prend la responsabilité de l'accouchement. « *La tentation de la péridurale est plus forte en plateau technique, que lors d'un AAD, car la femme sait qu'elle peut y accéder facilement,* souligne Elodie David. *Nous discutons alors de son souhait : pourquoi la veut-elle ? Désire-t-elle essayer autre chose avant de la prendre ?* (66) *Si elle a tout tenté et ne supporte plus la douleur, elle prend alors l'analgésie, mais sans regret, car elle a fait ce choix en toute conscience.* » La jeune maman est libre ensuite – après avoir signé une décharge – de rentrer chez elle dans les heures qui suivent la naissance, le suivi du post-partum étant assuré par sa sage-femme. Elle peut aussi préférer un séjour classique à la maternité.

Olivia, 34 ans, maman de Ivy, 4 ans et de Hamisch, 14 mois (né en plateau technique, à la Clinique du Bien-Naître, à Paris)
« Une naissance en douceur, entre intimité et sécurité »

« J'ai perdu les eaux en début de soirée. J'ai attendu que le travail s'installe et j'ai rejoint ma sage-femme à la maternité. Sur place, je me suis installée dans une salle de naissance classique avec elle et mon mari. J'ai demandé un ballon, j'ai baissé la lumière, allumé un diffuseur d'huile essentielle : nous étions dans notre intimité, à l'aise. A aucun moment, un membre de l'équipe médicale n'est venu nous déranger. Ma sage-femme a juste réalisé un toucher vaginal en arrivant. Ensuite, je n'ai eu ni perfusion, ni injection d'ocytocine, ni monitoring en continu. Je suis restée sur le ballon car c'est la position qui me convenait et j'ai accouché debout. J'ai gardé mon bébé en peau à peau toute la nuit. Le cordon a été coupé une fois qu'il a cessé de battre, mon enfant n'a pas été aspiré et n'a pas reçu de collyre dans les yeux. Je suis rentrée chez moi au petit matin, quelques heures après la naissance : notre fille nous attendait, impatiente de découvrir son petit frère. »

66. Sur les méthodes alternatives de soulagement de la douleur, voir p. 288

L'accouchement à domicile

Une pratique encore largement minoritaire en France

L'accouchement à domicile (AAD) est un mode de naissance tout à fait légal en France. Il est choisi, à ce jour, par des couples informés et soucieux de vivre pleinement cet événement majeur de leur vie, dans le respect de la physiologie, loin de toute surmédicalisation.
Selon l'INSEE, les accouchements à la maison accompagnés par un professionnel (et donc non inopinés) concernent à peine 1 % des accouchements, soit 2 000 à 4 000 naissances chaque année (ce qui est très peu au regard de nos voisins européens). Actuellement, environ 70 sages-femmes pratiquent l'accouchement à la maison, couplé à un accompagnement global à la naissance (les deux étant indissociables). Leur nombre se réduit comme peau de chagrin, du fait des bâtons dans les roues que leur mettent les compagnies d'assurance et le corps médical. En effet, aux yeux du personnel hospitalier – et de l'opinion publique en général – l'AAD est encore trop vu – à tort ! – comme un acte dangereux et inconscient choisi par une poignée de post babas cool hostiles à la blouse blanche, comme un retour en arrière.

L'accouchement à domicile hors de nos frontières : un espace largement plus ouvert...

La France est l'un des rares pays où l'AAD est si mal perçu et si peu développé. En voyageant un peu, on constate qu'en Grande-Bretagne, 2,6 % des naissances ont lieu à la maison (ce taux peut atteindre les 10 % dans certaines régions du sud du pays). « Là-bas, ce sont les hôpitaux eux-mêmes qui envoient parfois des sages-femmes pour accompagner les femmes enceintes le jour J », constate Frédérique Horowitz, du Collectif Naître chez soi (voir encadré p. 64).
Aux Pays-Bas, un tiers des mamans donnent naissance à leur enfant chez elles. En Allemagne, en Suisse et en Belgique, l'AAD n'a pas si mauvaise presse. Au Japon, les AAD sont très fréquents. Et dans de nombreux pays à travers le monde, ce mode de naissance persiste, soit parce que les femmes habitent en zone rurale (loin d'un hôpital), soit par tradition...

L'accouchement à domicile : pourquoi fait-il peur ?

Sage-femme libérale pratiquant des AAD dans l'Isère, Géraldine Brunet se souvient de ses débuts : « *Toute jeune diplômée, j'étais réfractaire à l'accouchement à la maison. Pendant mes études, on m'avait répété que ce mode de naissance était inconcevable, que c'étaient les fous qui accouchaient chez eux. J'étais conditionnée. Et puis j'ai fait un remplacement auprès d'une sage-femme pratiquant des AAD à Grenoble et j'ai très rapidement su que l'AGN et l'AAD correspondaient à ma vision du métier de sage-femme* ».
Diabolisé à l'intérieur même du cursus de formation des sages-femmes françaises – pourtant les professionnelles par excellence de la naissance physiologique – l'AAD ne peut être que dénoncé par les gynécologues obstétriciens et le personnel hospitalier, plus enclins à considérer la naissance comme un acte, certes naturel, mais pouvant présenter des risques à tout moment. Dans son mémoire [67], Mathilde Munier explique ce rejet de l'AAD par la définition même du risque obstétrical en France : « *Dans le système périnatal français, le mot d'ordre est la sécurité. Ainsi, un accouchement ne peut être considéré normal que deux heures après la naissance* ». Conséquence : la naissance ne peut avoir lieu que dans un endroit disposant d'un bloc opératoire et équipé 24h/24 d'une sage-femme, d'un obstétricien, d'un anesthésiste et d'un pédiatre.

67. Mathilde Munier. *op. cit.*,

On le voit, dans l'Hexagone, la reconnaissance de l'AAD comme une alternative possible – réservée certes à une catégorie de grossesses à bas risque –, implique une véritable remise en cause de leurs pratiques pour les personnels hospitaliers français. Mais aussi pour nombre de futurs parents, « conditionnés » par le discours médical. *« L'idée, en France, que l'hôpital détient la vérité et la sécurité, est fortement ancrée dans les esprits des usagers. De ce fait, les femmes elles-mêmes en ont oublié leur responsabilité et leur capacité à choisir leur accouchement, s'en remettant corps et âme au monde médical »*, déplore Frédérique Horowitz, co-fondatrice du Collectif Naître chez Soi.

De ce fait, l'AAD est souvent mal perçu par l'opinion publique elle-même, le plus souvent par manque d'informations sur le sujet. Il n'y a qu'à considérer les réactions souvent hostiles de l'entourage des couples envisageant un AAD. *« Lorsque Carine en a parlé à sa mère, celle-ci a été extrêmement surprise et lui a rétorqué : « mais tu es folle ! »*, se souvient avec amertume Gilles, dont le deuxième enfant est né à la maison... C'est pourquoi les parents intéressés se font souvent très discrets sur leur projet, même envers leurs proches.

Les « AADeuses » : déjà mamans, stables et diplômées... et Ardéchoises !

Qui sont les femmes qui optent pour l'AAD ? Sans dresser de portrait-robot réducteur, Mathilde Munier a relevé des informations intéressantes sur le profil de ces mamans : plus de la moitié d'entre elles ont entre 25 et 35 ans, plus des deux tiers ont déjà un ou plusieurs enfants, 96 % vivent en couple et plus de la moitié ont un niveau d'études supérieures. Par ailleurs, d'après Jacqueline Lavillonnière, présidente de l'ANSL, certains départements seraient plus coutumiers que d'autres de cette pratique. Ainsi, l'Ardèche compterait 8 % de naissances à domicile ! (68)

Le vrai visage de l'accouchement à domicile : une pratique sûre

Pourtant, l'AAD version actuelle n'a rien à voir avec les naissances à la maison d'antan, où l'hygiène et la technologie faisaient bien souvent défaut.

L'accouchement à domicile, au moins aussi sûr que l'accouchement à la maternité

A partir du moment où l'accouchement à la maison est envisagé avec des femmes à risque faible , les naissances accompagnées par une sage-femme à domicile ne sont pas moins sûres que celles prévues à l'hôpital.

Dans son mémoire (69), Cathy-Anne Pireyn-Piette, sage-femme à la clinique Adessa de Strasbourg a passé au peigne fin cinq études étrangères, portant sur plus de 12 000 AAD. De manière générale, les interventions médicales (déclenchement, perfusion, extraction instrumentale, césarienne...) sont bien moins fréquentes en cas de naissance à la maison qu'à l'hôpital. Surtout, les statistiques ne révèlent aucune différence significative entre les AAD et les accouchements hospitaliers en termes de mortalités périnatale et néonatale. Non seulement aucune mort maternelle n'est à déplorer sur l'ensemble des cas recensés, mais les retombées « négatives » de l'accouchement sont plus rares en cas d'AAD : environ 25 % de lésions périnéales en moins et deux à trois fois moins d'épisiotomies qu'à la maternité. Le risque d'hémorragies de la délivrance et du post-partum diminue lui aussi (70). Rien d'étonnant à ce que les quelque 2 200 jeunes mamans ayant accouché chez elles interrogées par Mathilde Munier se disent à 96 %, « satisfaites ou très satisfaites » et à 100 % prêtes à renouveler l'expérience pour un prochain enfant ! (71)

Sous la souplesse de la charte, une pratique étroitement encadrée

En France, une charte de l'AAD existe depuis 2001 (72). Charte relativement souple, qui rappelle la condition *sine qua non* de la naissance à domicile, à savoir une grossesse normale. Pour le reste, sur les conduites à tenir (consultation d'un spécialiste ou transfert) dans chaque situation sont laissées à l'appréciation de la sage-femme, qui juge quand la situation n'est plus de sa compétence. De ce fait, globalement, les praticiennes d'AAD fixent elles-mêmes leurs limites, au cas par cas. Certaines acceptant d'accompagner des Avac, d'autres, des grossesses gémellaires, voire des présentations en siège, mais ces cas sont rares.

Dans tous les cas, le suivi d'une grossesse en vue d'un AAD est étroitement encadré et rien n'est laissé au hasard. Au cours de la première visite, tout au long de la grossesse et durant l'accouchement, la sage-femme doit vérifier que tout se déroule bien. En cas de problème, elle est tenue d'orienter les parents vers un gynécologue obstétricien et doit prévoir un transfert le jour J.

À ce titre, la proximité du domicile des parents avec une maternité (moins de 30 minutes en voiture, toutes données de trafic et de météo prises en compte) constitue l'une des conditions d'acceptation de leur suivi pour un AAD par la sage-femme. La future maman est également invitée à prendre contact avec la maternité proche de son domicile au cours de sa grossesse et de se rendre à la visite chez l'anesthésiste à la fin du huitième mois. Un rendez-vous avec le gynécologue référent de la sage-femme libérale ou avec la sage-femme cadre de la maternité est également possible, si la future maman souhaite se familiariser avec les lieux et rencontrer les équipes en prévision d'un éventuel transfert. Toutefois, ceux-ci sont rares : dans son mémoire, Mathilde Munier indique un taux de transfert de 10 % en moyenne (21,8 % pour les primipares et 5,2 % pour les multipares) pendant le travail et de 0,6 % après l'accouchement.

Un transfert ne doit pas pour autant être vécu comme un échec : *« Je pense qu'on ne peut parler d'AAD qu'à posteriori. En effet, nous nous préparons pendant neuf mois en vue d'une naissance à domicile, mais ce n'est qu'une fois le bébé né qu'on peut dire que toutes les conditions étaient réunies pour un AAD (...). L'AAD est une façon de penser, une façon de concevoir la naissance, un but que l'on cherche à atteindre, mais qu'il faut parfois savoir abandonner pour la sécurité de son enfant »*, indique Sylvie sur son site web dédié à l'accouchement naturel (73).

L'AAD doit également s'inscrire dans un projet de couple mûrement réfléchi. La motivation des futurs parents est d'ailleurs largement prise en compte par la sage-femme avant d'accepter de les accompagner dans cette aventure. *« Les femmes qui choisissent l'AAD sont globalement plus âgées, en meilleure santé, d'un meilleur niveau socio-économique et avec moins d'antécédents médicaux que la moyenne des femmes. Mais elles peuvent être aussi plus à risque pour des raisons non reconnaissables : anticonformisme, peu disposées à suivre les conseils du professionnel qui les accompagne, régimes particuliers, refus total de la médicalisation... Dans ce cas, le choix du domicile peut être dangereux »*, estime Cathy-Anne Pireyn-Piette.

Accoucher à la maison... loin de chez soi !

Si vous habitez loin d'une maternité et/ou n'avez aucune sage-femme pratiquant des AAD dans un large périmètre géographique, la situation n'est pas facile, mais pas désespérée. De nombreux couples confrontés à cette situation décident de se rapprocher d'une sage-femme en s'installant quelques semaines avant le jour J, dans une location, dans un gîte ou chez des amis pour pouvoir réaliser leur rêve d'AAD, même s'ils ne sont pas chez eux...

Une aspiration qui dépasse largement la réalité chiffrée

Même si archi-minoritaire à ce jour, ce mode de naissance répond à une attente grandissante de parents désireux de mettre au monde leur enfant dans un cadre serein et respectueux, en accord avec leurs choix. Dans sa thèse sur l'AAD, le docteur Anne Théau indiquait ainsi que 5 à 10 % des femmes (soit 40 à 80 000, suivant les chiffres de natalité actuels) pourraient être concernées

68. Interview en version intégrale sur : http://www.france5.fr/maternelles/naissance/W00297/13/146552.cfm
69. Cathy-Anne Pireyn-Piette. *Accouchement à domicile, risque ou modèle ?* Mémoire de fin d'études pour le diplôme d'Etat de sage-femme, 2005. A lire sur : http://portail.naissance.asso.fr/memoires/Cathy-AnnePiette.pdf
70. Par contre, la fréquence des hémorragies est augmentée en cas de transfert avec des conséquences plus sérieuses, probablement liées au délai de transfert selon l'auteure.
71. Mathilde Munier, *op. cit.*
72. http://www.asnl.org/ rubrique « charte de l'accouchement à domicile ».
73. htpp://accoucherautrement.free.fr
74. Anne Théau. *L'accouchement à domicile a-t-il sa place dans le système obstétrical français actuel ?* Thèse de médecine, Montpellier 1, 1998.

par le choix du domicile comme lieu d'accouchement (74). Par ailleurs, une étude réalisée en 1999-2000 en région parisienne révélait que, même si seulement 2 % des 106 femmes enceintes interrogées souhaitaient effectivement accoucher à domicile pour la grossesse en cours, 52 % d'entre elles considéraient que l'AAD devrait ou pourrait être proposé (75).

Les motivations à accoucher à la maison

Le besoin d'intimité, d'un lieu familier

Pouvoir déambuler en début de travail, aller chercher de quoi grignoter dans son frigo, confectionner un gâteau, lire une histoire à son enfant... Puis, quand les contractions se font plus vives, être libre de chanter, de crier, de se glisser dans un bain chaud, de changer de position et de pièce, de se suspendre au cou de son compagnon, de réclamer un massage. Faire naître son enfant à son rythme, sans être pressée par le corps médical, dans le calme et la douceur de son nid, de son « chez soi » : voilà en substance ce qu'est un AAD. Comme le dit si bien Isabelle Brabant, une sage-femme québécoise : *« (...) cet indicible mélange d'intensité et d'ordinaire, tout cela contribue à donner à chaque accouchement une saveur unique qui ressemble aux gens qui habitent la maison »* (76).

Le respect de la physiologie

C'est l'un des avantages majeurs de l'AAD : pouvoir donner naissance à son enfant le plus naturellement possible. Loin de tout arsenal médical, le travail se déroule sans intervention ni geste invasif inutile : pas de monitoring en continu, ni d'injection d'ocytocine ou de rupture de la poche des eaux. Seul le cœur du bébé est écouté et un toucher vaginal peut être réalisé si des saignements surviennent ou si le travail semble ne plus avancer. Au moment de la naissance, la femme « pousse » quand elle ressent le réflexe d'expulsion, à son rythme et dans la position de son choix, ce qui présente le double avantage d'éviter le recours à l'épisiotomie et aux forceps.

Une naissance en douceur

Garder son bébé en peau à peau, ne pas le voir emporté par une sage-femme aux mains gantées au bout de deux minutes pour un check-up éprouvant et pas forcément utile : tel est également le souhait des parents choisissant l'AAD. A la maison, les soins du nouveau-né sont réduits au strict minimum. Pas d'aspiration, ni de désinfection oculaire. Le cordon n'est coupé que lorsqu'il cesse de battre. La pesée du bébé n'est réalisée que plusieurs heures après la naissance. Le bain étant bien souvent repoussé aux jours suivants.

Un papa plus actif qu'à la maternité

« A la maternité, le papa est bien souvent passif. Assis à côté de sa compagne sur une chaise, il ne sait pas trop quoi faire de ses dix doigts », commente Géraldine Brunet, sage-femme libérale. Lorsque la naissance a lieu à la maison, le futur père est chez lui, plus à son aise et libre d'agir. Il peut s'occuper de la « logistique » : faire chauffer des serviettes, amener à boire à sa femme, préparer un café, faire couler un bain. Il est aussi là pour soutenir sa compagne et l'aider à accueillir les contractions en la massant, la soutenant, l'encourageant. Au moment de la naissance, il peut « sortir » son bébé à l'aide de la sage-femme, couper le cordon quand celui-ci a cessé de battre, etc.

Une aventure familiale

Accoucher à la maison, c'est préserver la vie familiale, éviter la rupture causée par le séjour de la maman à la maternité. Comme le souligne Cathy-Anne Pireyn-Piette, *« les autres enfants, alors en pleine construction de leur nouveau rôle dans la famille, ne sont pas perturbés par une séparation d'avec leur mère, et celle-ci peut choisir de les inclure dans l'expérience de la naissance »*. Libre aux parents de garder leurs enfants auprès d'eux pendant la naissance ou de les confier le temps de l'accouchement. Dans tous les cas, la rencontre entre le ou les aînés de la fratrie et le nouveau-né se fait très tôt et très naturellement. Ce qui, selon de nombreux parents, facilite l'adoption du bébé par les plus grands...

Etre autonome, prendre ses responsabilités

Les parents qui optent pour un AAD veulent être pleinement acteurs de cet événement. *« (Ils) ne refusent pas la technologie mais en redéfinissent l'à-propos, ce qui est bien différent ! Ils pensent que la technologie n'est efficace qu'à sa place, dans les cas exceptionnels et sont*

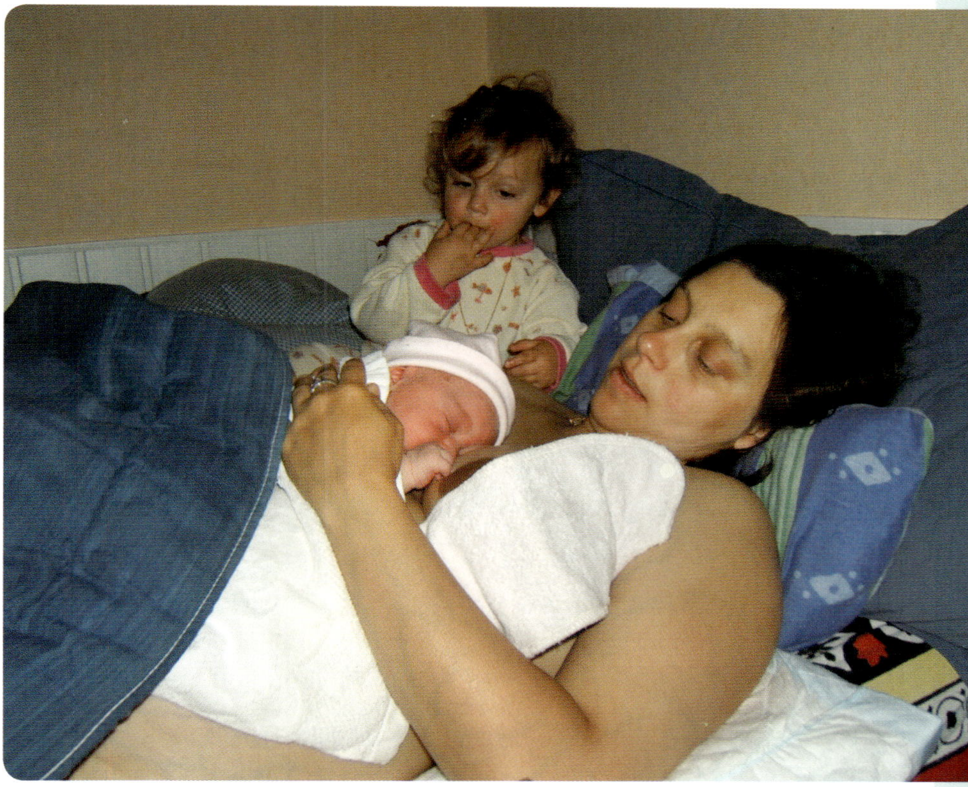

Frédérique, sa fille aînée et son bébé, né à la maison.

prêts à aller à l'hôpital si un problème se présente. C'est d'ailleurs pour s'occuper des problèmes que les hôpitaux existent. Accoucher comme je veux, où et avec qui je veux est un droit fondamental », s'insurge Isabelle Brabant dans son livre.

Un accomplissement, une façon de « réparer » une expérience inachevée

Une naissance est un moment clé dans la vie d'une femme. La vivre pleinement, selon ses propres choix, se confronter à la douleur, sentir son enfant naître, c'est un accomplissement, une façon d'aller au bout de soi-même. Pour beaucoup de couples, l'AAD est aussi une façon de « réparer » un premier accouchement trop médicalisé à leur goût et dont ils se sont sentis dépossédés.

L'accouchement à la maison : le dénouement d'un cheminement personnel...

« Se décider pour un AAD résulte d'une longue réflexion, d'un cheminement personnel. Ce mode de naissance correspond à un certain nombre de parents, à un moment de leur vie. Il ne faut pas non plus marteler à tous les couples qu'il faut accoucher à la maison ! », précise Géraldine Brunet. Le choix de l'AAD peut se faire dès le premier enfant ou pour le petit dernier. Tout dépend du parcours des parents, de leur vécu, de leur conception de la naissance, de leurs peurs aussi.

Pour certains, accoucher à la maison est une évidence. *« Enfant, j'ai toujours entendu dire que la naissance était un acte naturel. J'ai ensuite vécu dans le sud de l'Inde, où l'accouchement à la maison est une tradition. Plusieurs couples d'amis ont eux aussi donné naissance à leur enfant chez eux. Pour moi, l'AAD coulait donc de source. C'était un acte culturellement normal »*, raconte Frédérique Horowitz.

Pour d'autres, l'AAD s'impose plus tardivement. *« C'est Pascale, une doula que je connais, qui m'a parlé, la première, de l'AAD,* témoigne Claire, 35 ans, maman de

75. Dupuis O et al. « Home Birth : opinion of French women and perinatal risk ». *Gynecol Obs Fertil*, 30 (2002) : 677-683

76. Isabelle Brabant. *Vivre sa grossesse et son accouchement. Une naissance heureuse*. Chronique sociale, 2003, p.407.

deux enfants, dont le second est né à la maison. *Cela a provoqué un déclic en moi et je me suis dit : « pourquoi pas ? ». Nous avons ensuite rencontré la sage-femme, qui nous a confortés dans notre choix. Mon mari, qui était très réticent, a été pleinement rassuré. Le jour J, tout s'est merveilleusement déroulé, mieux que dans mes rêves : il y a avait de la chaleur, beaucoup de bonté humaine, de l'émotion. Tout cela m'a réconciliée avec la naissance ! »*

Accoucher à la maison : oui, mais comment ?

Opter pour l'accouchement à domicile implique de trouver une sage-femme qui vous accompagnera tout au long de la grossesse, le jour J et après la naissance. Et ce n'est pas si simple. Actuellement, on l'a vu, seules 70 sages-femmes accompagnent des AAD en France. C'est très (trop) peu. Leur répartition géographique est de plus inégale : des départements comme l'Isère ou l'Ardèche sont bien lotis, quand dans d'autres régions, comme l'extrême sud-ouest ou la pointe Bretagne, c'est le désert ! Si vous ne trouvez pas de sage-femme dans votre région, regardez au niveau des départements limitrophes : beaucoup d'entre elles acceptent de se déplacer une ou deux heures en voiture pour un AAD. Si vous habitez dans une région frontalière, n'hésitez pas à contacter des sages-femmes belges, suisses ou allemandes : elles sont nombreuses à accompagner des femmes enceintes françaises pour des AAD (77).

Il faut savoir aussi qu'un AAD peut nécessiter un transfert vers une structure hospitalière le jour J : vous devez avoir à proximité de votre domicile (30 minutes maximum en voiture) une maternité pouvant vous accueillir en cas de complication. *« C'est la distance entre l'habitation des parents et la maternité la plus proche qui est déterminante,* indique Géraldine Brunet. *Bien sûr, certains paramètres sont pris en compte : s'il s'agit ou non d'un premier bébé, si la maman a des antécédents de naissance rapide ou non... ».*

Le collectif Naître chez soi : pour que l'AAD soit un vrai choix...

Le collectif Naître chez soi, initié en 2006 par Frédérique Horowitz, maman et doula (78), a pour objectif de fournir une information objective et éclairée sur l'AAD et de mener des opérations de communication visant à valoriser et à légitimer la pratique. Une liste de discussion (79), qui compte aujourd'hui 348 inscrits, a été créée, ainsi qu'un site informatif dédié aux parents (80) et une pétition (81) pour la défense de l'AAD. Pétition qui avait recueilli, en avril 2008, plus de 2 500 signatures.

Et la maternité ?

En théorie, aucun hôpital n'a le droit de vous refuser le jour J si vous arrivez en plein travail. Il n'est donc pas obligatoire, à première vue, de s'inscrire à la maternité. Dans la pratique, il est conseillé aux femmes préparant un AAD de prendre contact avec une structure proche de chez elles. En effet, à tout moment au cours de la grossesse, la sage-femme peut annoncer au couple qu'il leur faut renoncer à l'AAD en raison d'un risque éventuel. D'autre part, un transfert peut s'avérer nécessaire pendant l'accouchement en cas de problème. Il est plus facile alors d'arriver dans une maternité qui connaît la femme et dispose d'un début de dossier médical sur elle (dossier que nous ne pouvons que vous conseiller d'assortir d'un projet de naissance).

77. Vous y serez, hélas, de votre poche, l'Assurance maladie refusant de rembourser ce type d'intervention !
78. Ses sites : http://accoucheradomicile.chez-alice.fr/index.html et http://doula81.googlepages.com
79. http://fr.groups.yahoo.com/group/naitre_chez_soi
80. http://www.naitrechezsoi.org
81. http://www.ipetitions.com/petition/aadsfl

Le livre sur l'accouchement à domicile

Intimes naissances, choisir d'accoucher à la maison
Juliette et Cécile Collonge, éd. La PLage. 28 témoignages de parents et de professionnels sur l'accouchement à la maison. Emouvant et très documenté.

Faire le choix de donner la vie seuls : la grossesse et l'accouchement non assistés

C'est un sujet qui dérange. Les intéressés eux-mêmes sont les premiers à hésiter à en parler, tant ils craignent de se voir jeter la pierre. Pourtant, chaque année, ils sont plusieurs dizaines de couples en France (et des milliers dans le monde occidental) à se passer de toute assistance médicale pour accoucher, voire pour toute la durée de la grossesse. Dans le premier cas, on parle d'accouchement non assisté ou non accompagné (ANA), dans le second, de grossesse non assistée (GNA).

Un dernier choix qui, lorsqu'il n'est pas dû à un déni de grossesse, est toujours la conséquence d'un choix militant, mûrement pesé. Refus de toute médicalisation par conviction personnelle ou par vécu antérieur malheureux dans le cadre d'un accouchement médicalisé... Confiance absolue de la future maman, qui vit une grossesse normale dans la plus grande sérénité, parce qu'elle a déjà accouché et/ou qu'elle connaît bien son corps, sur sa capacité à donner la vie par ses propres moyens... Des futurs parents qui considèrent être responsables de leur enfant de la conception à la naissance et qui se refusent à voir des étrangers intervenir dans un acte considéré comme strictement personnel, tant que tout se passe bien... Besoin viscéral d'être chez soi, dans la plus stricte intimité, dans le silence et l'absence de regards extérieurs, pour donner la vie...

Pour toutes celles qui font le choix de la GNA, puis de cette « naissance sauvage », selon les termes d'Andréine Bel, qui a donné naissance en 1979 à son fils sans assistance, la première difficulté à affronter tout au long de la grossesse est bien l'incompréhension, voire la condamnation absolue, de leur entourage. Néanmoins, pour la grande majorité des femmes, l'ANA a été précédé d'un suivi en accompagnement global par une sage-femme, de la même manière que pour celles qui planifient un AAD assisté.

Certaines d'entre elles, d'ailleurs, pensent jusqu'au bout qu'elles feront appel à leur sage-femme le jour J... mais le bébé arrive plus vite que cette dernière ! D'autres, dès le départ, ont joué cartes sur table : *« Pour mon troisième enfant, j'ai dit à ma sage-femme, qui m'avait déjà assistée en AAD pour le précédent, que j'appréciais son suivi de grossesse, mais que, ayant eu la sensation que son rôle dans mon accouchement avait été minime, voire inexistant, je préférais me débrouiller seule le moment venu »*, témoigne une maman.

Parmi celles qui ont finalement choisi l'ANA, elles ne sont pourtant pas si rares à avoir opté pour cette option en dernier recours, faute d'alternative satisfaisante à leurs yeux à une naissance en milieu hospitalier à laquelle elles se refusent à tout prix, pour cause de pénurie de sages-femmes pratiquant des accouchements en plateau technique ou à domicile. D'autres, encore, ont eu la chance d'avoir rencontré LA personne, mais la distance à parcourir pour venir jusqu'à elle et la rapidité du travail les ont définitivement privées d'aide médicale, une situation dont elles se sont accommodées du mieux qu'elles ont pu (et parfois très bien).

L'ANA, lorsqu'il se déroule bien, est souvent raconté a posteriori par la femme comme une expérience initiatique de la plus haute intensité. *« Je sais que l'enfantement est la plus sublime des conquêtes d'autonomie. Quelque chose d'unique pour moi en tant que femme. Il a comblé mon besoin de sacralisation »*, s'enthousiasme ainsi Casey Makela, une sage-femme américaine qui a donné naissance à la maison, sans assistance, à son dernier enfant (82) .

Une pratique contestée par les professionnels

Pourtant, dans le milieu même de la naissance douce, tous ne partagent pas ce bel enthousiasme, loin de là. La grande majorité des médecins gynécologues investis dans le combat pour une périnatalité plus respectueuse, mais aussi des sages-femmes, condamnent un acte qui, selon eux, frise l'inconscience, surtout s'il est précédé d'un non-suivi de la grossesse.

Au XXIème siècle, la condition sine qua non à un AAD, quel qu'il soit, semble de s'être préalablement assuré du caractère non pathologique d'une grossesse, tant du point de vue de la santé de la mère que de celle de l'enfant. *« Si la mère a perdu les eaux, il est ainsi indispensable de savoir si le bébé a sa tête bien appliquée sur le bassin, afin de déterminer s'il y a risque d'une procidence du cordon* (83), souligne le docteur Paul Cesbron, ancien chef de clinique de la maternité de Creil (Oise). Seul un examen médical préalable peut donner l'information de façon fiable. Idem en ce qui concerne le placenta praevia, dont le diagnostic doit

82. http://portail.naissance.asso.fr/docs/makela-fr.htm
83. Cas où le cordon, entraîné par le liquide, sort en partie de l'utérus, s'enroulant autour du cou du bébé et menaçant de l'étrangler.

être fait en cours de grossesse, soit du fait de saignements, soit par échographie. « *Et si le bébé à naître est très gros ?* poursuit Paul Cesbron. *Sans sage-femme ou médecin à ses côtés, on risque la dystocie des épaules* (épaules coincées), *Pour dégager l'enfant par la tête sans lui infliger de graves séquelles neurologiques, l'adoption de certains gestes très spécifiques, qui ne sont absolument pas à la portée d'un non professionnel, est indispensable* ».

Un discours relayé par Cathy-Anne Pyreyn-Piette, sage-femme. Selon elle, l'intérêt d'avoir une sage-femme à la naissance plutôt que de se livrer à un accouchement non assisté, c'est bien les premiers soins d'un bébé en détresse. « *C'est rare, mais ça arrive : toutes les sages-femmes pratiquant à domicile que je connais ont eu un jour à faire une grosse réanimation à la maison...* », se souvient-elle. Quant à la mère, elle n'est pas tirée d'affaire dès que le bébé est sorti ! « *La délivrance constitue une phase cruciale, avec la sortie du placenta entier à vérifier scrupuleusement, sous peine de risques hémorragiques ou infectieux considérables* », poursuit la sage-femme. Et de prévenir : « *Ne serait-ce que sur le plan psychique, la naissance fait partie de ces circonstances imprévues susceptibles de mettre des parents en danger s'ils ne sont pas assistés* ».

Si, en dépit de ces avertissements d'ordre médical, vous persistez dans votre idée de donner délibérément la vie à votre enfant sans assistance, c'est votre droit le plus strict. Sur le principe, aucun texte n'interdit en effet à une femme d'accoucher seule. Toutefois, vous devez savoir qu'en cas de problème quelconque lors de l'accouchement, votre responsabilité, civile et pénale, pourra être engagée, que ce soit pour conséquences délétères, violences, voire homicide involontaire...

La responsabilité est, en revanche, en partie transférée dès lors que les parents font appel à un moment ou à un autre à un professionnel de santé, par exemple s'ils passent un coup de téléphone à leur sage-femme en cours de travail. Ce qui revient à prendre, purement et simplement, celle-ci en otage si on lui spécifie, dans le même coup de fil, qu'elle ne doit surtout pas se déplacer. Le simple fait de prendre l'appel engage en effet la responsabilité professionnelle (civile) du soignant, qui se retrouve alors lié par un contrat de soins tacite envers la femme qui accouche. Seule alternative pour lui afin de transférer cette responsabilité : faire appel au Samu ou à la maternité la plus proche en vue d'un transfert. Pour toutes ces raisons, les sages-femmes libérales qui acceptent d'accompagner dans son projet une femme qui se prépare délibérément à un ANA sont une denrée extrêmement rare. En tout état de cause, les parents pourront tout de même être poursuivis si l'on peut retenir qu'ils ont fait prendre un risque à l'enfant (moment de l'appel, qui a été appelé, vrai accouchement inopiné ou non...).

Enfin, d'un point de vue plus « politique », certains militants de l'accouchement respecté considèrent qu'ils se tireraient une balle dans le pied en se tournant de manière inconsidérée vers l'ANA. « *L'ANA ? Je me suis posée la question, c'est vrai,* témoigne ainsi Morgane Aubergé, 31 ans, qui a donné naissance à ses deux enfants chez elle, avec une sage-femme. *Mais je ne me « sentais » pas de donner la vie sans assistance, en faisant tout reposer sur mon compagnon. De plus, par esprit strictement militant, je me refusais à donner du grain à moudre, si jamais les choses se passaient mal, aux détracteurs de l'AAD, déjà si nombreux : ils auraient vite fait l'amalgame entre naissance assistée et non assistée, au détriment de la cause de l'accouchement naturel...* ».

Ailleurs dans le monde...

Chez les Wahgis de Nouvelle-Guinée, la règle est que les femmes mettent au monde leurs enfants seules. D'autres femmes peuvent encourager l'accouchée de l'extérieur de la case. Mais elles ne peuvent y pénétrer, quoi qu'il arrive. Explication : il serait impur de toucher les organes génitaux d'une femme en couches, leurs mains étant destinées à cuisiner pour le reste de la tribu. D'où, parfois, des conséquences tragiques pour la mère et son bébé.

Sur le web...

Quelques informations générales sur l'AAD :
http://accoucherautrement.free.fr/Questions-AAD.htm
Une liste de discussion sur l'AAD :
http://groups.msn.com/accouchementadomicile/

« Vivre un accouchement non assisté est un acte de confiance totale envers soi-même, envers la vie »

Rencontre avec Joëlle Terrien, sage-femme indépendante (Loire-Atlantique).

Que recouvre, selon vous, le terme d'accouchement non assisté ?

J. T. : Le terme d'ANA est apparu en France au début des années 2000, avec Internet (84), et a pris tout de suite une dimension militante que n'avaient pas forcément entrevue celles qui enfantaient spontanément sans assistance. Il me semble que ces ANA délibérés marquent le pas aujourd'hui en France, ce choix étant fait principalement par défaut de sage femme à proximité. Cependant, il est toujours d'actualité dans les pays anglo-saxons, et notamment aux Etats-Unis (85).

Qui sont ces couples qui choisissent l'ANA?

J. T. : L'ANA vrai est le résultat d'une démarche mûrement pesée et réfléchie, de mamans ou de couples qui sentent avec ferveur leurs capacités respectives : celles de la femme à mettre son enfant au monde, celles de l'enfant à venir dans la vie.

Quelles sont leurs motivations lorsqu'ils viennent à vous?

J.T. : Certaines femmes ont déjà, chevillée au corps, l'évidence que l'expérience est pour elles. Reste à partager la détermination avec leur compagnon... D'autres viennent pour tester leur confiance, ou pour se rassurer sur leur capacité à y arriver. Côté vécu, je rencontre parfois des personnes qui souhaitent donner une vraie dimension intime et sexuelle à l'événement.

Quels conseils leur donnez-vous pour la menée à bien de leur projet?

J.T. : Je leur confirme que la naissance est un événement éminemment naturel, qu'il faut aborder avec sérénité. Je souligne, néanmoins, que nous faisons partie d'une société, et qu'on ne peut pas passer outre certaines obligations, ne serait-ce que dans son propre intérêt et celui de l'enfant. Que suivre un instinct issu du fond des âges n'exclut pas de se livrer à une naissance non assistée de manière moderne. D'abord le plan administratif avec la nécessité de faire une déclaration de grossesse, tant pour définir la date des congés légaux que pour prétendre aux diverses allocations. Ensuite le plan de la sécurité vitale, il faut réfléchir, par exemple, au sujet de l'échographie qui permet de vérifier l'intégrité des organes du fœtus. Evidemment en cas de doute sur la bonne santé de la maman ou de l'enfant il ne faut pas repousser une consultation médicale. Ces femmes recueillent elles-mêmes les infos sur leur corps, elles sont très attentives au moindre signe d'anormalité...
Je les préviens aussi, ces parents : tout problème à la naissance les rendra pénalement responsables. Je les prépare, enfin, aux tracasseries administratives auxquelles ils peuvent être soumis après la naissance.

Y a-t-il des cas où vous essayez de les décourager?

J.T. Oui, si je les sens trop méfiants envers la médecine classique. De mon point de vue, autant vous pouvez tout faire lorsque vous êtes porté par une dynamique positive, autant si vous vous braquez, vous pouvez aller directement dans le mur. Ainsi, certains repartent plus déterminés que jamais, alors que d'autres opteront finalement pour un AAD, voire pour un accouchement en structure.

Comment vos consoeurs considèrent-elles votre approche?

J.T. C'est un euphémisme que de dire que je ne fais pas l'unanimité! Notre formation est basée sur la conviction que sans nous, les gens sont incapables. Alors, aller dans le sens des couples qui estiment qu'un bébé n'a pas besoin d'assistance pour naître, ça fait un peu désordre... Pourtant, j'ai, au contraire, la sensation de contribuer directement à ma mission de sage-femme en fonctionnant comme cela. Je suis convaincue que les femmes n'ont, en profondeur, besoin de personne pour accoucher si la confiance est au rendez-vous. Et notre boulot, ce n'est pas de casser cette confiance, mais de la renforcer. Après, si elles ne se « sentent » pas de le faire sans nous, nous sommes là... ».

84. Voir notamment le portail Naissance : www.naissance.ws
85. Voir notamment www.unassistedbirth.com

Accoucher en maison de naissance, une possibilité encore en demi-teinte et très limitée en France

Les maisons de naissance en France : une arlésienne vieille de dix ans

Les maisons de naissance, telles que le Groupe national de travail sur les MdN en a déposé le terme en 1999 auprès de l'Institut national de la Protection industrielle, répondent à trois critères. Primo, les sages-femmes en assurent le fonctionnement et l'entière responsabilité médicale. Secundo, la naissance en MdN se couple toujours avec un accompagnement global à la naissance (AGN). Tertio, la structure « MdN » est physiquement, juridiquement et administrativement différenciée de la maternité à laquelle elle est rattachée. Elle peut se situer dans l'enceinte de la structure hospitalière ou à distance, dès lors que le transfert des femmes peut se faire dans des délais compatibles avec l'urgence.
Des conditions auxquelles répondent, depuis des années déjà, les MdN existant à l'étranger. Aux États-Unis, depuis la fondation de la première MdN en 1975, à New York, quelque 150 ont poussé Outre-Atlantique. Le Québec compte, lui, huit maisons de naissance, placées sous responsabilité de l'Etat. En Europe, la première « Maison d'accouchement » a ouvert à Berlin en 1987. Aujourd'hui, on en compte 120 Outre-Rhin. Le reste de l'Europe n'est pas en reste : il existe des maisons de naissance en Suisse, en Autriche, en Belgique, en Grande-Bretagne, en Italie, en Espagne, au Portugal... Bref, partout... sauf en France !
Certes, il y a bien eu feu Sainte-Thérèse à Sarlat, en Dordogne, la seule MdN indépendante en France à avoir réellement fonctionné, entre 1986 et 1999, autour de Suzanne de Béarn, une sage-femme libérale. Mais l'établissement a été fermé par décision de justice en 1999. Une autre MdN a disparu à Montpellier en 2003... avant même son démarrage officiel ! Aujourd'hui, seul demeure, de cette « ancienne époque », le gîte rural du Bosquet, à Vals-les-Bains, en Ardèche, qui accueille une poignée de naissances par an, sous l'égide de Jacqueline Lavillonnière. Une initiative locale n'ayant a priori pas vocation à se développer. Pour le reste, c'est encore le désert le plus total.
En effet, à l'heure où nous écrivons ces lignes, les MdN n'ont aucune existence juridique sur le sol français. Pourtant, cela fait dix ans que la mise en place de structures expérimentales est prévue chez nous. Inscrite dans les décrets de périnatalité du 9 octobre 1998, cette mise en place a été réaffirmée dans le plan périnatalité 2005-2007. Las ! De gouvernement en gouvernement, les décrets d'application se font attendre. Sur fond de polémique croissant sur la définition même de ces lieux de naissance.
En effet, début 2007, les services du Ministère de la Santé ont estimé que la notion de « distance compatible avec la sécurité » impliquait une proximité MdN-structure hospitalière telle qu'aucun moyen motorisé ne soit nécessaire au transfert éventuel de la mère et/ou de l'enfant en cas de complication. Et, de fait, le dernier plan périnatalité définit les MdN comme « attenantes » (c'est-à-dire non séparées par une voie de circulation) à un plateau technique de maternité hospitalière. Les associations de soutien aux MdN estiment que si tel était le cas, l'esprit initial de ce type de structure serait dénaturé. Par ailleurs, la question de l'assurance des sages-femmes exerçant dans ces structures n'est toujours pas tranchée. Tant que l'Etat refusera de prendre celle-ci en charge, leurs garanties seront précaires...
Alors, à quand des maisons de naissance en France, sous quelle forme et où ? Sur la première question, le plan de périnatalité 2005/2007 stipule que « L'expérimentation pourrait commencer pour les projets déjà bien avancés, dès parution des textes ». Le décret en Conseil d'Etat initialement prévu pour le second semestre 2007, afin d'attribuer à certains projets le statut de « Projet pilote » à titre expérimental, se faisait toujours attendre, et de manière plus incertaine que jamais, au printemps 2008. Dans ses propositions les plus récentes au groupe de travail, le Ministère ne parlait d'expérimenter que des organisations déjà existantes : cliniques ouvertes et pôles physiologiques. « *Aucune solution viable n'est apportée au problème du financement ou de l'assurance pour des structures indépendantes, qui constitueraient*

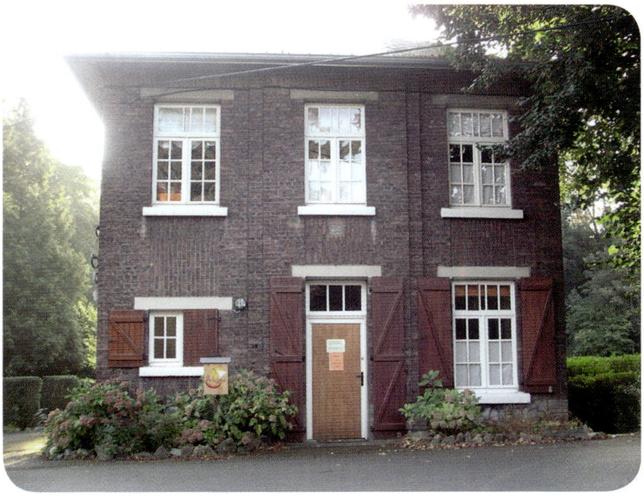

La maison de naissance «L' Arche de Noé », à Namur (Belgique).

la véritable innovation », dénonce le CIANE. Par ailleurs, les pouvoirs publics excluent la création de structures non attenantes aux maternités, alors qu'une grande partie des projets en cours de montage correspondent à ce cas de figure.

En effet, si l'administratif tarde singulièrement à prendre le relais, les initiatives n'ont pas manqué ces dernières années. On en a dénombré 11 au total, répartis sur tout le territoire : Paris (les Bluets), Pontoise, Bordeaux, Le Kremlin-Bicêtre, Beauvais, Annecy, Lyon, Rennes, Nantes, Nancy, et Pau. Cependant, si l'on se cantonne à la définition de « proximité immédiate avec une structure médicalisée », ne devraient demeurer éligibles qu'une poignée d'entre eux, qui disposent déjà de locaux intra muros, voire d'une installation finalisée et d'un début d'activité. C'est le cas pour les cinq premiers, ce qui circonscrirait le périmètre des MDN (à la seule exception de Bordeaux) à Paris et sa région. Un chiffre très bas pour un pays comme la France, fort de plus de 65 millions d'habitants et l'une des plus fortes natalités d'Europe. Bien qu'à l'heure actuelle la demande de ce type d'accompagnement reste encore très minoritaire (moins de 5% de la population), le CIANE estime que 25 % des naissances au minimum pourraient, à terme, être concernées par les MdN, soit 200 000 naissances par an (89).

Dans l'attente toujours plus longue du feu vert gouvernemental, les futures mamans françaises désireuses d'accoucher en MdN ne peuvent guère que se rabattre sur les établissements frontaliers à l'Hexagone. Notamment en Belgique, Suisse ou Allemagne. Et encore, à leurs frais : à l'heure où nous écrivons ces lignes, la Caisse nationale d'assurance maladie des travailleurs salariés (CNAMTS) refuse toujours le remboursement aux femmes ayant accouché dans des hôpitaux ou des MdN des pays limitrophes, ou à leur domicile avec des sages-femmes de ces pays ! (90)

A quoi ressemblent un suivi de grossesse et un accouchement en maison de naissance ?

C'est le compromis idéal entre l'accouchement en structure hospitalière et la naissance chez soi. Les appareils, sondes et autres monitoring sont bien présents, au cas où, mais ils se font tout petits et ne sont destinés à servir qu'en cas de problème. Dans les « chambres d'accouchement » : vaste lit comme à la maison, baignoire pour vivre son travail dans l'eau tiède si on le souhaite, suspensions et ballons pour accompagner les contractions... La péridurale n'est bien sûr pas prévue, mais elle peut, le cas échéant, être remplacée par des techniques d'anesthésie douces. Le bébé est accueilli en douceur, sans bruit ou en musique, et ne reçoit que les soins strictement nécessaires. On est dans l'intime, dans l'humain. La famille (conjoint, mais aussi doula ou autre proche) est la bienvenue dans le suivi de la grossesse, puis le vécu de l'accouchement si elle le souhaite. Si tout se passe bien, la mère ne demeure que 24 heures au plus sur les lieux après la naissance. En cas de complications pendant l'accouchement (rares, du fait de la sélection faite en amont), un transfert en centre hospitalier peut être facilement et rapidement organisé. De fait, une étude américaine, publiée par le *New England Journal of Medecine* en 1989, a conclu que la maison de naissance était plus confortable et plus sécuritaire que l'hôpital pour les femmes ayant une grossesse normale !

89. CIANE. Modélisation des coûts de fonctionnement d'une Maison de naissance, février 2007. http://chaumont.catherine.free.fr/mdn/modelisation.pdf

90. L'attitude des pouvoirs publics est d'autant plus incompréhensible que le développement des maisons de naissance permettrait aussi une économie pour la collectivité de 750 euros par femme suivie, selon le CIANE. Voir http://CIANE.naissance.asso.fr/pdf/forfait-agn-mdn.pdf

Quelques coordonnées de MdN parmi les plus proches de nos frontières

En Belgique (6 MdN)

• Geboortehuis, à Zwinaarde (près de Gand) (environ 70 km de la France).
Tél. : 09/245.50.45

• Clinisoins, à Haine-Saint-Paul (une centaine de km de la frontière)
Tél. : 064/22.36.83
contact : michael.visee@skynet.be

• L'Arche de Noé, à Namur (environ 150 km de la frontière)
Tél. : 0498/81.32.05
http://www.maison-de-naissance.be

• La Maisonnée, à Liège (environ 200 km de Lille)
Tél. : 04/341.51.00 et 0496/51.17.09
http://www.maisonnee.be

En Suisse (18 MdN)

• La Grange Rouge, à Grens (environ 70 km)
Tél. : 022 362 03 72

• Zoé, à Moudon (environ 130 km)
Tél. : 021 905 35 33
http://www.naissance-zoe.ch/main/accueil.php

• Aquilia, à Aigle (environ 150 km)
Tél. : 079 437 09 87
http://www.maison-de-naissance.ch/iggh/Aquila/Aquila.html

En Allemagne (120 MdN)
Soixante d'entre elles font partie d'un réseau répondant à des exigences de qualité bien précises.

• A Rastatt (environ 60 km de Strasbourg)
Tél. : 07222 / 37222
http://www.beratung-fruehekindheit-frauengesundheit.de/index.html

• A Freiburg (environ 90 km de Strasbourg)
Tél. : 0761. 44 24 23
http://www.geburtshaus-lichtblick.de/NOms
contact : info@geburtshaus-lichtblick.de

• A Lörrach (environ 150 km de Strasbourg)
Tél. : 07621 171-4910
http://www.geburtshaus-loerrach.de
contact : mail@geburtshaus-loerrach.de

• A Stuttgart (environ 160 km de Strasbourg)
Tél. : 0711/60 57 51
http://www.hebammenpraxis-stuttgart.de

Liste intégrale des MDN Outre-Rhin (site en allemand) :
http://www.hebammensuche.de/suche/gebhaus.shtml
Voir aussi : http://perinatalite.chez-alice.fr/mdn/index.html

Autres projets plus ou moins aboutis en attente de feu vert...

• Les Bluets (Paris)
Association pour la MdN des Bluets
http://www.mdncalm.org
Contact : marine.piejus@mdncalm.org

• Le Kremlin-Bicêtre (Val-de-Marne)
contacts : Francine Dauphin, sage-femme
E-Mail : caumel@club-internet.fr
et Willy Belhassen, sage-femme
contact: wib@free.fr

• Beauvais (Oise)
contact : Béatrice Baby, sage-femme
Tél. : 03 44 11 23 03
http://www.ch-beauvais.fr

• Bordeaux (Gironde)
contact : Isabelle Noël, sage-femme
contact : naissancepbrd@aol.com
http://www.sagefemme.org

Zoom sur la « maison de naissance » de Pontoise (Val d'Oise)...

Quatre « chambres de naissance » lumineuses enroulées autour d'une magnifique terrasse en teck, équipées de baignoires, de ballons, de stéréo pour diffuser de la musique douce pendant le travail. Des fauteuils, des gravures colorées aux murs, des plantes vertes, deux salles de consultation, une salle de préparation à l'accouchement, une cuisine-salle à manger, et même une « chambre des familles » garnie de canapés, de jouets pour les frères et sœurs ou les papis-mamies qui souhaiteraient dormir sur place...

Ces 250 mètres carrés presque paradisiaques, des milliers de futures mamans en ont rêvé, le Val d'Oise les a faits. Le département abrite en effet depuis novembre 2006 le projet pilote de maison de naissance le plus abouti de France. La « MdN de Pontoise » [91] se tient au dernier étage du bâtiment flambant neuf qui abrite la maternité de l'hôpital René Dubos, un établissement de niveau 3.

« C'est l'aboutissement de plus de sept ans de travaux et de luttes », souligne Isabelle Chevalier, sage-femme à l'hôpital de Pontoise, à l'origine du projet et qui anime la MdN main dans la main avec cinq consoeurs.

La « MdN de Pontoise » a connu un début en fanfare. Quelque 80 naissances avaient déjà eu lieu au cours de la première année d'exercice. Néanmoins, en l'absence de publication des textes validant officiellement l'expérience, l'activité de la MdN demeure partielle. *« A ce jour, pour des raisons d'assurance principalement, nous sommes obligées de transférer les mamans en salle de naissance au sein de la maternité pour la phase finale de l'accouchement. Quant à l'organisation actuelle, elle ne permet pas de sortie plus précoce que 48 heures et, pour cause de sous-effectif, il n'y a pas encore de suivi de suites de couches »*, déplore Isabelle Chevalier. La situation demeure, de plus, très précaire sur le plan juridique, car en l'absence de garanties venues d'en haut, Pontoise repose essentiellement sur l'implication de son chef de clinique... *« Si le feu vert n'arrive pas bientôt, rien ne garantit que nous fonctionnerons encore dans les mois et les années à venir »*, déplore Isabelle.

Toutefois, en dépit des contretemps et des difficultés, l'espoir demeure ancré en Isabelle et son équipe. *« Nous espérons réaliser, à terme, 300 accouchements par an »*, précise-t-elle.

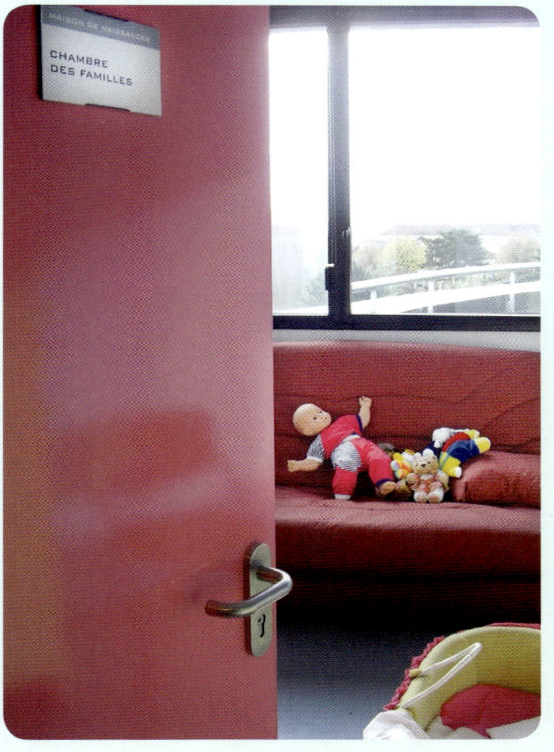

La chambre des familles
de la « maison de naissance » de Pontoise

Une association des usagers de la « MdN de Pontoise » s'est constituée début 2007 pour promouvoir et pérenniser l'établissement.

Maison de naissance du CH René Dubos
Tél. : 01 30 75 42 78
Association de parents soutenant le projet de « MdN de Pontoise » : http://www.pamana.fr

91. Au-delà de son appellation officielle, cette structure ne correspond pas aux critères définis par le groupe de travail sur les MdN, notamment en ce qui concerne son indépendance physique et administrative par rapport à la maternité. C'est donc, techniquement parlant, un pôle physiologique.

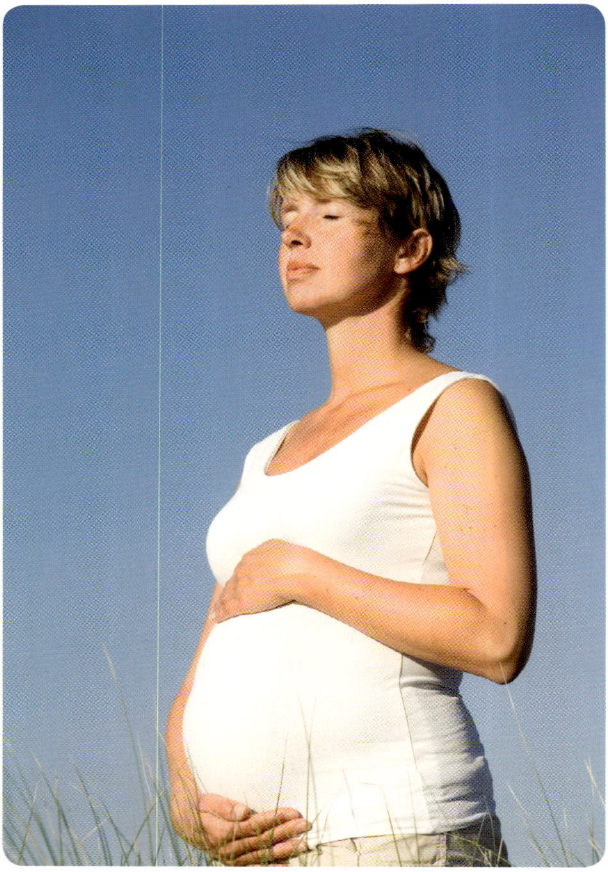

À lire

Claude-Suzanne Didierjean-Jouveau. *Pour une naissance à visage humain*, deuxième édition revue et augmentée, Jouvence, 2007.
Blandine Poitel. *Les nouveaux rites autour de l'accouchement*, L'Instant Présent, 2007.
Blandine Poitel. *Les 10 plus gros mensonges sur l'accouchement*, Dangles, 2006.
Juliette et Cécile Collonge. *Intimes naissances, choisir d'accoucher à la maison*. La Plage, 2008
Frédérick Leboyer. *Pour une naissance sans violence*, Seuil. 2000.
Les livres de Michel Odent :
Votre bébé est le plus beau des mammifères, Albin Michel, 1990.
Le fermier et l'accoucheur. Médicis, 2004.
L'amour scientifié. Jouvence, 2001.
Césariennes : questions, effets, enjeux : alerte face à la banalisation, Le Souffle d'Or, 2005.
Jacqueline Lavillonnière et Elisabeth Clementz. *Naître tout simplement*, L'Harmattan. 2001.
Paloma Chaumette. *Parents et sage-femme : l'accompagnement global*, Yves Michel. 2005.
Myriam Szejer, Francine Caumel-Dauphin. *Les femmes et les bébés d'abord. Pour une médicalisation raisonnée de la maternité*, Albin Michel, 2001.
Madeleine Akrich et Bemike Pasveer. *Comment la naissance vient aux femmes : les techniques de l'accouchement en France et aux Pays-Bas*, Empêcheurs de Penser en Rond, 1996.
Margot Thieux. *Attendre un enfant et accoucher. Propos libres d'une sage-femme*, Bayard, 2000.
Barbara Harper. *Choisir son accouchement*, Vivez Soleil, 1996.
Grandir Autrement. Hors Série n°2. *Naître... chez soi !*, Octobre 2007.

Sur le web...

Lien bibliographique très complet :
http://www.idees-parents.com
Portail du CIANE, un regroupement très complet d'études et d'informations : http://wiki.asso.naissance.fr
Sur l'état des lieux des MDN, voir le remarquable site de Catherine Chaumont :
http://chaumont.catherine.free.fr/mdn
Pétition pour l'officialisation des MdN :
http://www.mesopinions.com

Santé : la grossesse n'est pas une maladie !

Le « package médical » de la grossesse : que prendre, que laisser de côté ?

Non, tous les examens de la grossesse ne sont pas obligatoires !

Si on en croit les recommandations « officielles », bien sûr, la grossesse n'est pas une maladie... mais elle y ressemble furieusement ! Visites médicales, examens de contrôle, tests de dépistage tous azimuts, échographies... À peine sa grossesse en route, la future maman française se voit bombardée de pas moins d'une bonne quinzaine d'examens et dépistages en tous genres. Dans l'immense majorité des cas, on lui présente le tout comme un « package » tellement incontournable qu'elle ne songe même pas à se faire préciser dans quelle mesure certains examens sont réellement obligatoires ni quelle est leur légitimité ni leur raison profonde.

Pourtant, il faut savoir que pour nombre de ces examens et dépistages, vous avez absolument le droit de passer outre si vous le souhaitez. Et que le ciel ne va pas vous tomber sur la tête pour autant, notamment si vous êtes suffisamment informée pour vous décider en toute connaissance de cause. Un point fondamental à toujours garder en tête : en matière de calendrier de grossesse, l'obligation est d'abord du côté de la médecine, et non pas du vôtre ! Certes, il existe une batterie de tests réellement « obligatoires » d'un point de vue administratif, en l'absence desquels la déclaration de grossesse ne sera pas établie, privant la future mère des droits ouverts par les Allocations familiales et la Sécurité sociale. Mais nombre d'autres ne sont que la conséquence de l'obligation faite par la loi au médecin ou à la sage-femme de prescrire ou de proposer certains contrôles aux femmes enceintes [92]. Contrôles auxquels celles-ci peuvent très bien refuser de se soumettre : dans ce cas, elle s'exposent uniquement à voir leur praticien refuser de continuer à les suivre. Enfin, plusieurs autres examens, devenus si courants au cours de la grossesse que la plupart des images d'Epinal de celle-ci passent par eux, comme les échographies par exemple, sont tout sauf des obligations légales. Et d'autres pays occidentaux (comme la Grande-Bretagne ou les pays d'Europe du Nord, pour ne citer qu'eux) les pratiquent nettement moins souvent, sans pour autant courir à la catastrophe périnatale (loin de là) !

Les procédures et examens obligatoires : pourquoi, comment ?

La déclaration de grossesse, une étape fondamentale pour bénéficier de ses droits

Depuis la loi du 9 août 2004, les sages-femmes peuvent effectuer, outre l'ensemble des visites prénatales, la déclaration de grossesse, la visite postnatale et la rééducation périnéale. Aucune obligation, donc, d'aller consulter un médecin gynécologue afin de faire officialiser administrativement votre état. Mais, quel que soit votre choix, une visite s'impose avant la fin du troisième mois, sous peine de ne pouvoir bénéficier de vos droits. En fixant de manière administrative une date hypothétique d'accouchement, la déclaration de grossesse conditionne en effet l'obtention de la totalité des droits sociaux afférents à celle-ci.

• Vis-à-vis de la Sécurité sociale, ce document vous permettra de faire valoir vos droits au congé maternité, voire à des aménagements de votre temps et/ou rythme de travail avant celui-ci. Sans compter le remboursement à 100 % de tous vos frais médicaux à partir du sixième mois.

• Vis-à-vis de la Caisse d'allocations familiales (CAF), il entraîne le versement de prestations diverses, à commencer par la prime à la naissance de la Prestation d'Accueil du Jeune Enfant (PAJE), octroyée sous conditions de ressources au septième mois de grossesse. Par la suite, c'est la production des trois certificats médicaux exigés pour l'enfant (aux 8 jours de l'enfant, de son neuvième ou dixième mois et de son 24ème ou 25ème mois) qui conditionnera le maintien de ces ressources [93].

92. Décret n° 92-143 du 14 février 1992 relatif aux examens obligatoires prénuptial, pré et postnatal : http://admi.net/jo/19920216/SANP9102747D.html

93. La déclaration de grossesse peut aussi être une preuve de votre état, utile à produire en cas de litige ultérieur sur votre lien de filiation avec l'enfant au moment de la déclaration de naissance (notamment en cas d'accouchement non assisté)

Attention : pour déclarer votre grossesse, il y a une date butoir à respecter : dans les 14 premières semaines de la grossesse (soit 16 SA).

Les visites prénatales et postnatale : une obligation discutable dans son fondement, mais qu'il est généralement dans votre intérêt de respecter

Longtemps cantonné à une visite par trimestre, le calendrier périnatal a été profondément remanié et complexifié par le décret du 14 févier 1992, dans une optique de prévention des pathologies de la grossesse, notamment de la prématurité. D'où un bien-fondé discutable pour ce qui concerne le suivi des grossesses normales, qui constituent, s'il faut encore le rappeler, près de 90 % des grossesses...

Sept visites sont prévues au cours de la grossesse ainsi qu'une visite postnatale dans les huit semaines suivant l'accouchement (voir tableau). Ce calendrier vaut pour toutes les femmes et pour tous les types de suivi.

Le contenu général de ces visites

Ces rencontres avec le praticien qui assure le suivi de la grossesse ont trois objectifs principaux.

• La réalisation d'un examen clinique de la femme enceinte : prise de la tension artérielle, mesure de la hauteur utérine, écoute du cœur du bébé, pesée (non systématique) et toucher vaginal (ce dernier ne devant être pratiqué qu'avec le consentement de la patiente).

• La diffusion d'informations (sur les examens et les rendez-vous à venir pour la femme, etc.) et de conseils sur l'alimentation, la santé, le sommeil, etc.

• La mise en place et le suivi d'échanges personnalisés entre la future maman et le professionnel de santé sur la manière dont la première vit sa grossesse.

Voilà pour la théorie. Dans la pratique, la prise en charge classique laisse plus ou moins de temps aux échanges et à la confidence. Seul l'accompagnement global permet une véritable écoute de la femme, de son vécu, de sa vie au quotidien (enfants, sexualité, etc.) grâce à des consultations prénatales d'1 heure à 1 h 30. Les visites classiques sont plus courtes et durent au plus vingt à trente minutes.

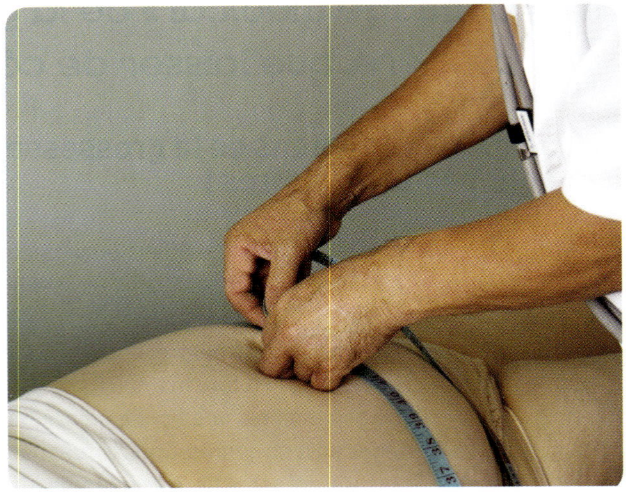

Mois par mois...

• <u>La consultation du premier trimestre</u>

Cette 1ère consultation doit avoir lieu assez tôt, tout du moins avant la fin du troisième mois de grossesse, car c'est au cours de cette visite que le praticien établit la déclaration de grossesse.

Cette consultation est importante. Elle permet, tout d'abord, d'établir le diagnostic de la grossesse. En cas de doute, une prescription de recherche de l'hormone de grossesse (B HCG) en laboratoire est faite. C'est le moment où sont aussi détectées les anomalies immédiates telles les menaces de fausse couche et décelés les risques pour la grossesse.

Si la grossesse est confirmée et si son déroulement est bon, le praticien va la dater et établir un terme en semaines d'aménorrhée, en tenant compte des informations fournies par la femme : la date de ses dernières règles ou celle de son ovulation présumée. Il remplira ensuite le document relatif à la déclaration de grossesse, puis prescrira une batterie d'examens à réaliser (cf. tableau). Cette première consultation est – théoriquement – l'occasion pour le praticien d'informer sa patiente sur le suivi de sa grossesse : comment celui-ci va se dérouler, quels sont les examens auxquels elle va être soumise, lesquels sont obligatoires, lesquels facultatifs.

Enfin, cette visite est le point de départ d'une relation de confiance qui va durer neuf mois. « *C'est un moment où j'apprends à connaître le couple, son vécu, son histoire. J'essaie de comprendre ses attentes, ses éventuelles*

Tableau récapitulatif des examens de la grossesse

EXAMENS OBLIGATOIRES	EXAMENS OBLIGATOIREMENT PROPOSES	EXAMENS FACULTATIFS
7 visites prénatales et 1 postnatale Une au premier trimestre puis une chaque mois (du quatrième au neuvième inclus) + une postnatale : dans les 8 semaines qui suivent l'accouchement.	Dépistage VIH.	3 échographies : première : entre 11 et 13 SA deuxième : entre 20 et 22 SA troisième : entre 31 et 32 SA.
Recherche d'albuminurie et de glycosurie dans les urines Tous les mois.	Triple test (dépistage trisomie 21). Entre 14 et 17 SA + 6 jours.	Test O'Sullivan (dépistage du diabète gestationnel). Entre la 24ème et la 28ème semaine.
Détermination du groupe sanguin en cas d'absence de carte Première détermination au premier trimestre, seconde détermination à 6 mois de grossesse.	Entretien du quatrième mois. avec une sage-femme.	Amniocentèse si facteurs de risque. A partir de 16 SA et jusqu'à la fin de la grossesse.
Dépistage syphilis, rubéole et toxoplasmose Premier trimestre sauf si preuve écrite de l'immunité, puis sérologie toxoplasmique mensuelle pour les femmes non immunisées et sérologie pour la rubéole au quatrième mois.	Visite pré-anesthésique. Fin du huitième mois.	
Recherche d'anticorps irréguliers (si rhésus négatif ou transfusion récente) Premier trimestre, puis vérification aux sixième, septième, huitième et neuvième mois.		
Recherche d'hépatite B Premier trimestre ou sixième mois.		

difficultés. C'est un temps de parole très important », confie Virginie Lecaille, sage-femme libérale.

• La surveillance mensuelle du quatrième au septième mois

La future maman va ensuite rencontrer son praticien, à raison d'une visite tous les mois. Les dates de ces consultations sont fixées réglementairement et figurent sur le carnet de maternité adressé par la Sécurité sociale. Leur objectif : s'assurer du bon déroulement de la grossesse.

Au programme de ces rendez-vous :

- le suivi médical (prise de tension, poids, écoute du cœur du bébé, mesure de la hauteur utérine et prescriptions d'examens complémentaires (cf tableau),
- le dialogue et l'échange d'information initiés au premier trimestre entre le praticien et la femme enceinte. Les sujets sont divers et varient selon l'attente des futures mamans : petits maux de la grossesse, peur de l'accouchement, gestion de la douleur, etc.,
- la préparation à l'accouchement. Les sages-femmes libérales assurant l'accompagnement global à la naissance proposent souvent aux femmes des préparations à l'accouchement de type sophrologie, haptonomie...

• Les huitième et neuvième mois : cap sur l'accouchement

Ces deux dernières consultations visent à assurer le bon déroulement de la fin de grossesse et à prévoir l'accouchement qui se rapproche.

Pour vérifier qu'il n'y a pas de contre-indications à l'accouchement par voie basse, le praticien va vérifier la position du bébé, ainsi que l'état du bassin osseux. En cas de doute, il peut prescrire une radiopelvimétrie (radiographie du bassin) à la femme. À l'issue de la visite du huitième mois, la future maman est orientée vers la consultation préanesthésique.

La consultation du neuvième mois pourra s'accompagner d'autres visites de contrôle, notamment à l'approche du terme.

Soyons clairs : dans l'immense majorité des cas, il semble dans l'intérêt le plus strict des femmes de se plier à ce suivi pour faire valoir leurs droits. Faute de vous plier aux sept visites prénatales, vous pourrez vous voir refuser le remboursement des soins par la Sécurité sociale. Selon Sophie Gamelin, *« il existe très peu de situations où les femmes ont un bénéfice à ne pas déclarer leur grossesse (par exemple une femme qui ne travaille pas et qui ne tient pas à la prime de naissance, ou un couple au RMI et bénéficiant de la Couverture maladie universelle) »* (94) .

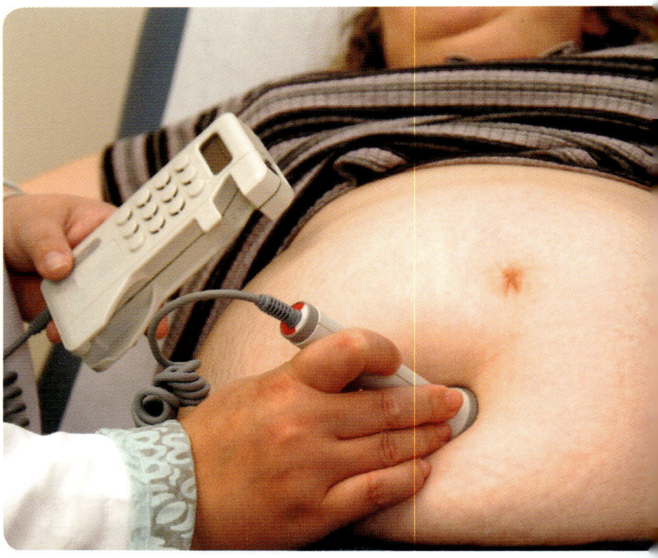

• La consultation postnatale

Elle a lieu dans les 8 semaines qui suivent l'accouchement. Son objectif ? Faire le point sur les suites de couches et les éventuelles complications pouvant se présenter, réaliser un examen gynécologique, proposer une contraception et prescrire, si besoin, des séances de rééducation du post-partum.

Recherche d'albumine et de glucose

Tous les mois, votre gynécologue ou votre sage-femme vous prescrira une « recherche d'albuminurie (protéinurie) et de glycosurie ». Cet examen consiste à rechercher dans vos urines la présence d'albumine (albuminurie) et de sucre (glycosurie). La présence d'albumine dans les urines peut révéler un mauvais fonctionnement des reins et donc des anomalies rénales, une infection urinaire ou de l'hypertension artérielle. De son côté, un taux anormalement élevé de sucre peut révéler un diabète gestationnel.

Zoom sur le toucher vaginal, un acte intrusif et souvent inutile, auquel vous pouvez vous opposer

Le toucher vaginal (TV) est un examen effectué avec deux doigts (l'index et le majeur) introduits dans le vagin par le praticien, avec une main gantée de latex. Ce geste invasif est encore très (trop) fréquemment usité chez la femme enceinte, lors de chacune de ses visites prénatales, sans que son accord ait été obtenu au préalable.

Selon le discours du corps médical, cet examen est essentiel. Il permet de réaliser le diagnostic de grossesse, puis au cours des neuf mois, de mettre en évidence les éventuelles modifications du col utérin (ramollissement, raccourcissement, etc.), prémices d'un éventuel risque d'accouchement prématuré.
En réalité, ce toucher n'est pas à effectuer de façon systématique si le praticien ne perçoit aucun signe d'alerte chez la future maman. La plupart des sages-femmes libérales effectuent ainsi les TV au compte-goutte, sur demande de la future maman ou parce que l'état de cette dernière le justifie, après avoir obtenu son consentement. Le TV systématique en cours de grossesse n'est pas non plus à la « mode » chez nos voisins européens, en Grande-Bretagne et aux Pays-Bas, par exemple. Ce qui prouve que son usage n'est pas aussi nécessaire qu'on nous le laisse entendre.

Ainsi, pour déterminer un début de grossesse, le TV ne se justifie nullement. L'œil avisé du professionnel peut remarquer un aspect bombé au niveau du pubis de la femme quand elle est en position allongée, et si la grossesse date de 8 ou 9 semaines, il peut écouter le cœur du bébé. « *Si la grossesse est trop récente et/ou en cas de doute, je propose à la femme un TV ou une prise de sang. C'est elle qui choisit* », indique Virginie Lecaille, sage-femme libérale.
De même, en cours de grossesse, cet examen est loin d'être aussi important qu'on veut bien le faire croire. « *Il faut savoir qu'un col ne s'ouvre pas comme cela*, commente la sage-femme. *Si la femme ne ressent ni contractions, ni douleurs, un TV ne s'impose nullement.* » Et Amandine Osorio, sage-femme libérale elle aussi, de renchérir : « *Je n'effectue de TV que sur signe d'appel. Si la femme ressent des contractions, si elle a fait beaucoup de route ou encore si elle a une activité soutenue. Par ailleurs, je lui explique en début de la grossesse ce qu'est une contraction et qu'en deçà d'une dizaine par jour, il ne faut pas s'inquiéter inutilement* ».

Mieux informée, la femme enceinte peut-elle pour autant refuser les TV? « *Oui, elle peut s'y opposer mais elle subira la pression de son gynécologue* », prévient Virginie Lecaille. Mieux vaut donc choisir d'entrée de jeu un praticien respectueux ne réalisant pas ce geste sans l'accord de ses patientes, ni de façon systématique.

Aucun geste ne peut vous être imposé

Il faut savoir qu'aucun texte ne définit le détail des examens cliniques. Un geste de quelque nature qu'il soit ne pourrait donc, en tout état de cause, être pratiqué sans le consentement de la patiente, conformément à l'article L1111-4 du Code de la Santé Publique, qui stipule, dans son alinéa 2 : « *Aucun acte médical ni aucun traitement ne peut être pratiqué sans le consentement libre et éclairé de la personne et ce consentement peut être retiré à tout moment* ».
La principale intrusion dans votre intimité concernée par ce texte est le toucher vaginal.

94. http://www.perinatalite.info

• Pourquoi est-ce important ?

L'hypertension artérielle et le diabète gestationnel sont deux complications courantes de la grossesse qui, nécessitent un suivi spécifique afin de ne pas entraîner de pathologies plus graves, pour la mère et le bébé. Voici pourquoi.

L'hypertension artérielle est la complication de la grossesse la plus courante, puisqu'elle touche 10 % des femmes enceintes. « *Bien souvent, les mères vont déclencher une hypertension isolée en fin de grossesse* (plus de 14/9), explique Cathy-Anne Pyreyn-Piette, sage-femme. *Hypertension qui, en elle-même, est généralement sans gravité. Ce qui est plus dangereux, c'est lorsqu'à cette hypertension se joint une hausse du taux d'albumine dans le sang. Ce qui peut entraîner, si ce n'est pas détecté à temps, une toxémie gravidique – maladie qui se manifeste par des œdèmes pour la mère et qui entraîne un risque d'hypotrophie fœtale – et sa complication la plus grave, l'éclampsie, qui est un œdème du cerveau suivi d'un coma* ».

Le diabète gestationnel touche, lui, 2 à 3 % des femmes enceintes. Contrairement au diabète classique, il n'est que très rarement insulino-dépendant et donc, dans la plupart des cas, sans gravité particulière. Il est néanmoins porteur de risques non négligeables : au premier trimestre, de malformations fœtales et de fausses couches essentiellement; au deuxième trimestre, de troubles de certaines fonctions cérébrales du fœtus (langage, intelligence); au troisième trimestre, le plus grand danger provient d'une augmentation du poids et de la taille du fœtus, ce qui entraîne des accouchements prématurés et parfois difficiles, ainsi que des problèmes de santé du nouveau-né (hypoglycémies, convulsions, difficultés respiratoires), parfois même mortels. La mère, quant à elle, encourt des infections des voies urinaires, une hypertension artérielle et des œdèmes, ainsi qu'un risque accru de développer ultérieurement un diabète de type II (non insulino-dépendant).

La détermination du groupe sanguin en cas d'absence de carte et la recherche d'anticorps irréguliers

En cas d'absence de carte, une détermination de votre groupe sanguin sera réalisée au cours du premier trimestre, accompagnée d'une seconde détermination, à six mois de grossesse.

• Pourquoi est-ce important ?

Notre sang est de type A, B, AB ou O. Connaître le groupe sanguin est important à double titre.

Primo, en vue d'une éventuelle transfusion sanguine lors de l'accouchement. « *Le risque d'hémorragie de la délivrance existe et il est important de savoir avec précision quel type de sang utiliser si une transfusion s'impose* », souligne Amandine Osorio, sage-femme libérale.

Secundo, la détermination du groupe sanguin permet de savoir si la future maman est (comme c'est le cas pour 85 % des femmes) porteuse d'un facteur rhésus (antigène présent dans les globules rouges) et donc considérée comme rhésus positif (Rh+). Pour ces femmes, pas de souci.

Pour les 15 % dépourvues de facteur rhésus dans leur sang (Rh-), leur grossesse peut poser problème si elles font un bébé avec un homme Rh+ et que ce bébé est lui aussi Rh+. S'il s'agit du premier enfant Rh+, la grossesse ne représente généralement aucun danger : la mère n'a le plus souvent jamais été auparavant en contact avec ce facteur. En revanche, lors d'une deuxième grossesse avec un nouvel enfant Rh+, les anticorps anti-Rhésus contenus dans le sang maternel peuvent traverser le placenta et s'attaquer aux globules rouges du fœtus. C'est l'origine de la maladie hémolytique du nouveau-né, qui se traduit par une anémie sévère, une atteinte grave du foie et de la rate, aboutissant souvent à la mort. De nos jours, ce phénomène peut généralement être évité, car il existe un traitement préventif de l'incompatibilité fœtale consistant en une injection d'anticorps à la mère, 72 heures après le premier accouchement. Mais cela ne suffit pas à écarter tout risque pour les grossesses ultérieures. C'est pourquoi on recherche systématiquement chez les futures mères Rh-, dont le partenaire est Rh+, la présence de ces anticorps néfastes.

La rubéole

Cette maladie virale, aux symptômes (tâches rosées, ganglions, fièvre) souvent très discrets, est l'une des bêtes noires des futures mamans. Pourtant, notamment grâce à la généralisation de la vaccination avant la procréation pour les jeunes filles non immunisées, elle ne menace plus guère aujourd'hui que moins de 10 % des femmes enceintes en France, les autres étant immunisées. Et même chez celles-ci, le risque de contracter la maladie est faible : environ 4 pour 10 000. Toutefois, une contamination ferait courir un grave danger au fœtus, surtout au cours de la période embryonnaire (entre la sixième et la huitième semaine). Les organes le plus souvent atteints sont les yeux, les oreilles, le cœur, le système nerveux central. Passé le troisième mois, il n'y a plus qu'un risque de 10 % d'anomalies, généralement bénignes.

La toxoplasmose

Maladie parasitaire souvent bénigne et inapparente chez l'adulte, la toxoplasmose est due à un parasite du chat, le toxoplasme. La future mère peut s'infecter soit au contact des chats (surtout de leurs excréments et donc de leur litière) soit en mangeant de la viande contaminée mal cuite (mouton, porc...) ou des légumes souillés mal lavés. Les conséquences d'une contamination du fœtus par le biais de la mère, dont les risques sont maximaux entre la dixième et la 24ème semaine, peuvent être gravissimes : hydrocéphalie, retard mental, mort *in utero*...

Toutefois, le risque est à relativiser : si en France, entre 30 à 50 % des femmes ne sont pas immunisées avant leur grossesse, seules moins de 5 % d'entre elles contracteront la maladie pendant la gestation. Et même dans ce cas, l'enfant ne sera atteint que dans 40% des cas. Il est cependant important de savoir si vous êtes immunisée ou pas, car si vous ne l'êtes pas, il vous faudra prendre certaines précautions importantes (en matière d'alimentation et d'éviction des contacts avec les chats). En cas de contamination malgré ces précautions pendant la grossesse, le traitement par un antibiotique diminue de beaucoup le risque de transmission à l'enfant.

La syphilis

Cette maladie sexuellement transmissible, qui se présente sous forme d'une petite plaie (un chancre) indolore situé sur les organes génitaux, le rectum ou dans la bouche, connaît une recrudescence depuis quelques années. C'est à partir du cinquième mois que la syphilis peut se transmettre au fœtus. Non soignée, une femme atteinte n'a qu'une chance sur trois de mettre au monde un enfant sain. Une syphilis non traitée peut entraîner des complications obstétricales ou néonatales graves (jusqu'à des morts in utero), mais aussi des lésions du squelette, du foie, des muqueuses et de la peau du bébé. C'est pourquoi le test est prescrit de manière systématique et obligatoire. Si celui-ci est négatif, il est important de ne prendre aucun risque de contamination après. S'il est positif, la maladie se soigne très bien à la pénicilline, et l'enfant naîtra en bonne santé.

La recherche d'hépatite B

Cette hépatite virale, qui se manifeste parfois par une jaunisse accompagnée de démangeaisons, mais qui peut aussi passer totalement inaperçue, s'attrape surtout par voie sanguine, mais aussi par voie sexuelle. Inoffensive si survenant en début de grossesse et si guérie normalement, l'hépatite B peut avoir des conséquences sérieuses pour le fœtus si elle se déclare au cours du troisième trimestre, entraînant dans la moitié des cas un accouchement prématuré. L'enfant lui-même peut contracter la maladie, soit par passage du virus à travers le placenta, soit par contamination maternelle directe à la naissance. Qui plus est, dans 10% des cas, le virus, même guéri depuis longtemps, reste dans le sang, ce qui concernerait environ 1% des femmes enceintes. Seule manière de lutter efficacement contre la contamination du bébé : lui injecter, immédiatement après la naissance, des gamma-globulines antihépatite et le vacciner. C'est pourquoi la recherche dans le sang maternel d'anticorps antihépatite (dits antigènes Hbs et Hbe) est prescrite de manière systématique, au sixième mois de grossesse, parfois dès le premier trimestre.

Les examens obligatoirement proposés : les faire ou non ?

Le dépistage du VIH (virus de l'immuno-déficience humaine, ou sida)

Les femmes enceintes séropositives sont environ 1 500 chaque année en France. Une femme sur quatre ne découvre sa séropositivité qu'au moment de la grossesse. Aussi, une circulaire de janvier 1993 oblige-t-elle les médecins à proposer à chaque future maman un dépistage systématique. Dans les faits, 10 % seulement des femmes ne s'y soumettent pas. Choisir de faire ce test ou non est un droit qu'elles ont pourtant.
Cela dit, il semble fondamental de se faire dépister. Certes, tous les bébés nés de mère séropositive naissent séropositifs, les anticorps antisida maternels traversant le placenta. Néanmoins, si la contamination est connue et traitée (par l'administration de traitements appropriés (AZT) à la mère et au bébé après l'accouchement), cela permet de faire chuter de 20 % à moins de 5 % les risques d'infection à la naissance. L'association à ce traitement d'une césarienne faite avant la rupture des membranes semble même capable d'abaisser ces chiffres au-dessous de 1 %. Rappelons que le sida est plus grave encore chez les bébés que chez l'adulte. Pour un tiers environ des nouveaux-nés infectés, le délai de survie ne dépasse pas trois ou quatre ans.

Si vous êtes porteuse de l'une ou l'autre des maladies listées ci-dessus, vous entrez dans les grossesses dites « à risques ».

Le dépistage de la trisomie 21

C'est un dépistage obligatoirement proposé par les praticiens mais qui peut être refusé par les parents une fois que ces derniers en ont pris connaissance. Notre objectif, ici, est de vous fournir le maximum d'informations pour que vous puissiez faire votre choix de façon éclairée.

La trisomie 21, qu'est-ce que c'est ?

La trisomie 21 (ou syndrome de Down) est la plus fréquente des anomalies chromosomiques. Elle est due à la présence d'un chromosome surnuméraire (la personne affectée a 47 chromosomes au lieu de 46) et peut se traduire par de multiples malformations anatomiques, des traits morphologiques particuliers et un retard mental plus ou moins élevé (le QI moyen étant de 8 ans d'âge). Sa fréquence moyenne en France est de 1 pour 800 naissances.

Le principe du dépistage de la trisomie 21

Il s'agit d'un dépistage en deux étapes.

• Première étape

Un calcul de risque est réalisé, sur la base de trois éléments : l'âge de la mère, la clarté nucale et les marqueurs sériques.
L'âge de la mère. Il faut savoir que l'hérédité est exceptionnelle en matière de trisomie 21 : en clair, le fait d'avoir un lien de parenté avec une personne trisomique ne place pas d'office la future maman dans la catégorie des femmes à risque. En revanche, la fréquence des naissances trisomiques augmente de manière importante avec l'âge de la mère (96). On passe ainsi d'une prévalence totale de 7 cas sur 10 000 grossesses à 20-24 ans contre 59 sur 10 000 à 35 ans et plus. Ce qui ne signifie pas pour autant que toutes les femmes âgées de 35 ans et plus soient à risques majeurs. D'autres facteurs entrent en effet en ligne de compte.
La mesure de la clarté nucale. Elle est faite systématiquement à l'échographie de la fin du premier trimestre. La clarté nucale est une zone de quelque dixième de millimètres, située au niveau de la nuque. C'est une structure fugace (mesurable seulement entre 10 et 14 SA). Les anomalies de caryotype (essentiellement les trisomies) s'accompagnent d'une augmentation de l'épaisseur de cette zone. De manière générale, toute clarté nucale supérieure à 3 mm entre 10 et 14 SA amènera le médecin à proposer une amniocentèse ou un prélèvement de villosités choriales.
Le tri-test ou dosage des « marqueurs sériques ».
A priori, si la mesure de la clarté nucale est bonne, que l'échographie montre un bébé en bonne santé et que la maman n'est pas dans une tranche d'âge avancée (35 ans et plus), l'utilité de passer à l'étape suivante – le dosage des marqueurs sériques ou tri-test – n'est en rien une évidence. Toutefois, le tri-test vous sera systématiquement proposé par votre médecin. Il s'agit

L'amniocentèse...

Vers un diagnostic génétique fiable par simple test sanguin?

Afin de limiter le nombre d'amniocentèses et d'améliorer le taux de détection de la trisomie 21, la réalisation d'un diagnostic sanguin capable de reconnaître prématurément (dès le premier trimestre) les marqueurs génétiques de diverses maladies, et notamment la trisomie 21, est soutenue par les associations d'usagers et par la HAS. Ce test, fiable, lui, à 100 % et peu invasif, permettrait de contourner la procédure lourde, anxiogène et invasive de l'amniocentèse, tout en se substituant au tri-test. Il est aujourd'hui en cours d'élaboration, mais des querelles financières font que sa mise sur le marché n'est pas encore à l'ordre du jour à l'heure où nous écrivons ces lignes...

d'un dosage effectué par prise de sang, réalisé entre 14 et 17 SA et destiné à mesurer les taux d'au moins deux marqueurs sériques (l'hormone de grossesse, la b hCG et l'alpha-foeto-protéine ou oestriol). A vous de décider. Sachez toutefois que le tri-test n'est pas un test totalement rassurant, car il n'est pas fiable à 100 %. En effet, il ne pose pas de diagnostic, mais évalue un niveau de risque. Si, comme trois femmes sur quatre en France, vous avez décidé de vous plier à ce test, sachez qu'au moment des résultats, vous n'aurez donc aucune certitude que votre enfant est atteint ou non de trisomie, mais juste connaissance de votre niveau de risque, faible ou élevé. Dans l'Hexagone, le seuil de risque est fixé à 1/250 (97). Or, les marqueurs sériques, assez peu fiables on l'a vu, engendrent un nombre important de « faux positifs » et par conséquent, un nombre notable d'amniocentèses inutiles. Pourquoi, alors, se livrer à ce dépistage – surtout si la mesure de la clarté nucale est bonne?

• Deuxième étape

L'amniocentèse (examen, rappelons-le, éminemment facultatif, même s'il est systématiquement proposé

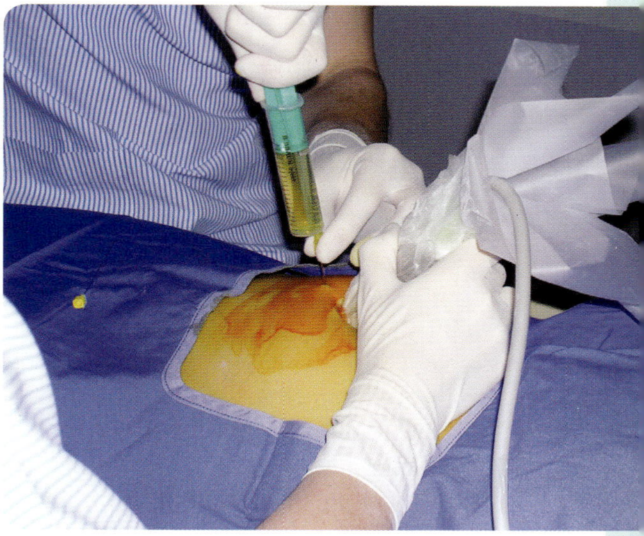

Pratique d'une amniocentèse.
Photo : clinique du Belvédère (Mont-Saint-Aignan).

Le prélèvement de villosités choriales (PVC) ou biopsie du trophoblaste

C'est une alternative à l'amniocentèse. Cet examen se fait plus tôt, entre deux et trois mois de grossesse et consiste à prélever un échantillon de trophoblaste (le futur placenta), en passant par le col de l'utérus ou par voie abdominale. Il permet d'étayer un diagnostic plus précocement. Les résultats sont également obtenus plus rapidement.
Toutefois, compte tenu du risque plus élevé de fausses couches (1 à 2%), il est réservé à des cas particuliers : signes d'appel échographiques précoces, diagnostic de sexe pour les antécédents de maladie génétique liée au sexe, maladies métaboliques, maladies génétiques connues.

96. Haute autorité de santé. *Evaluation des stratégies de dépistage de la trisomie 21*. Juin 2007.

97. Ce seuil est aussi celui qui a été fixé par la Sécurité Sociale pour la prise en charge. En cas de risque inférieur à 1/250, vous pouvez aussi faire l'amniocentèse, mais vous devez en assumer les frais (500 euros environ).

aux femmes de 38 ans et plus ou sur signes d'appel (98). Si votre taux est égal ou supérieur à 1/250, une amniocentèse vous sera proposée par votre médecin afin de confirmer ou infirmer (avec 100 % de certitude cette fois) le diagnostic de trisomie 21. Ce test de diagnostic prénatal vise à détecter certaines anomalies chromosomiques du bébé (en particulier la trisomie 21), mais aussi les maladies héréditaires liées au sexe de l'enfant ou encore les maladies du système nerveux central.

L'amniocentèse se pratique à partir de 16 SA et tout au long de la grossesse, en cas de besoin (99). Elle consiste en un prélèvement d'une petite quantité de liquide amniotique (10 à 30 ml) dans l'utérus à l'aide d'une longue aiguille (le niveau de douleur est le même que pour une piqûre et ne nécessite aucune anesthésie), après qu'une échographie ait localisé avec précision le bébé et le placenta. L'examen se déroule sous surveillance échographique permanente. Les cellules fœtales que contient le liquide amniotique sont ensuite isolées, puis mises en culture, le temps de se multiplier pour être analysées. Il est alors établi un examen des chromosomes du bébé : le caryotype. Les résultats de cet examen sont disponibles dans un délai variant de 8 jours à trois semaines. Une source de forte anxiété, donc, pour les parents... Surtout, l'amniocentèse est à l'origine d'un nombre non négligeable de fausses couches : le taux de pertes fœtales liées à la ponction est estimé entre 0,5 et 1 %... soit souvent nettement plus élevé que le risque d'avoir un enfant malade ! Au couple, donc, de peser le pour et le contre, en fonction notamment de son approche de cette maladie : si par exemple, au final, ils n'excluent pas de garder leur bébé, même trisomique, alors pourquoi prendre un tel risque ?

L'entretien du quatrième mois

Cet entretien (individuel ou en couple) de début de grossesse – appelé entretien du quatrième mois ou du premier trimestre – existe depuis 2006 (100). Il s'agit d'une rencontre à finalité préventive, qui a pour but d'éviter les troubles du développement psychoaffectif de l'enfant en améliorant la sécurité émotionnelle des parents. Elle se rajoute désormais – si vous le voulez bien – aux sept consultations prénatales existantes.

Ce n'est pas une visite comme les autres : le praticien

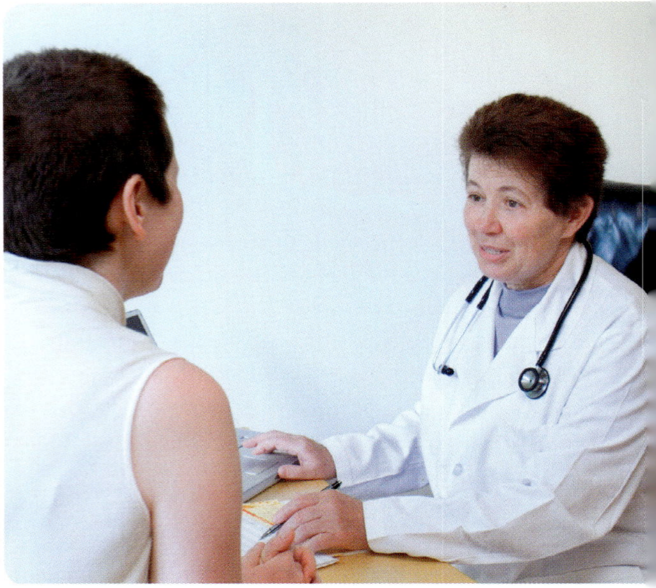

(sage-femme libérale le plus souvent, mais aussi médecin généraliste ou gynécologue-obstétricien), n'y pratique aucun examen médical, ni de dépistage. Il ne déroule pas non plus un catalogue de conseils. La future mère (accompagnée ou non de son compagnon) doit se sentir libre d'exprimer ses attentes, ses besoins d'information, d'éducation et de prévention, de signaler une situation de vulnérabilité (problèmes affectifs, violences conjugales...). En retour, le praticien doit l'informer des ressources disponibles près de chez elle et évaluer sa santé psychosociale pour envisager, si besoin, des interventions adaptées.

Cet entretien devrait vous être systématiquement proposé par votre praticien dès la première rencontre prénatale. Même si vous estimez ne pas faire partie des populations « à risques » d'un point de vue psychosocial, l'accepter peut s'avérer utile pour obtenir des informations sur le déroulement de votre grossesse, exprimer vos doutes, parler de la naissance de votre enfant, notamment si vous bénéficiez d'une prise en charge classique (les consultations prénatales habituelles « express » chez le médecin généraliste ou chez le gynécologue laissant en général peu de temps à la confidence).

A noter que dans le cadre d'un accompagnement global, cet entretien s'inscrit dans la continuité des visites, qui laissent déjà largement la place à l'écoute des futurs parents. « *L'entretien dure au moins trois quarts d'heure. Les parents parlent, se confient. C'est un temps de parole et d'échanges privilégiés* », assure Amandine Osorio, sage-femme libérale (Marne).

La consultation pré-anesthésique

Cette visite, qui a lieu habituellement à la fin du huitième mois, n'est pas obligatoire, contrairement à ce qui est trop souvent cru par les futures mamans. Il faut dire que les professionnels de santé font tout (et c'est un euphémisme !) pour ne pas les détromper. « *L'argument donné à toutes les femmes est que si elles font cette visite, elles auront tout loisir de changer d'avis au dernier moment et ne dérangeront personne pour un éventuel bilan au milieu de la nuit. Mais dans cette manière de voir les choses, il est manifeste que la femme a déjà ainsi le pied à l'étrier, ce qu'elle cherche en général à éviter si elle veut aussi choisir sa (ses) position(s) d'accouchement* », dénonce Sophie Gamelin sur son site projetcenaissance.com.

L'effet « nocebo » des consultations prénatales

Selon le docteur Michel Odent, la multiplication des consultations et contrôles prénataux peuvent avoir pour conséquence un « effet nocebo » sur les futures mamans. A savoir que, contrairement à l'effet placebo (qui fait du bien, en l'absence même d'un traitement effectif), ce suivi intrusif peut entraîner chez les femmes enceintes une angoisse profonde, voire – ironie du sort ! – l'aggravation de leur état de santé. Avec, à long terme, des conséquences possibles sur le fœtus et sur l'enfant à venir (103). Michel Odent, comme tous les défenseurs d'une périnatalité plus douce, appelle de ses vœux le développement dans l'Hexagone d'une médecine non plus fondée sur des protocoles pré-établis, mais sur un suivi plus personnalisé, avec des examens effectués seulement sur signes d'appels. Cette « médecine factuelle », déjà répandue dans le monde anglo-saxon, est encore bien timide en France. Elle révolutionnerait pourtant l'obstétrique nationale...

En réalité, cette consultation ne s'impose à la future maman que lorsque l'intervention (en l'occurrence, une césarienne, acte chirurgical, ou à la rigueur un accouchement déclenché) est programmée (101). « *On peut considérer qu'elle l'est éventuellement pour une femme qui choisit délibérément à l'avance une péridurale, mais elle est facultative pour les autres* », commente Sophie Gamelin. Si au départ l'accouchement est prévu à domicile, elle peut aussi être faite pour que son dossier soit complet en cas de décision de transfert à la maternité le jour J.

Par ailleurs, il est important de savoir que la consultation pré-anesthésique ne se substitue pas à la visite du même nom, qui est effectuée par un médecin anesthésiste-réanimateur dans les heures précédant le moment prévu pour l'intervention (102). En clair : même si vous n'avez pas effectué cette visite, si, le moment venu, vous souhaitez bénéficier d'une péridurale ou si les circonstances exigent une intervention chirurgicale d'urgence, les examens cliniques et sanguins prévus lors de cette consultation (numération des plaquettes, notamment) pourront être faits. D'ailleurs, même si ces bilans ont été pratiqués lors de la consultation, ils sont souvent renouvelés à quelques heures de l'intervention. Et, en tout état de cause, la pertinence de se plier à toute la batterie de tests prévus lors de cette consultation pré-anesthésique est remise en question par certains

98. L'amniocentèse est également systématiquement proposée aux parents ayant déjà eu un enfant atteint d'une anomalie génétique, qui ont dans leur famille une personne atteinte d'un trouble génétique ou tous deux porteurs d'un tel trouble. Elle peut aussi être préconisée suite à des anomalies fœtales détectées à l'échographie.
99. L'amniocentèse peut être prescrite plus tardivement, au troisième trimestre de la grossesse, dans le suivi de certaines conditions pathologiques très particulières (incompatibilité de facteurs rhésus par exemple), si l'on soupçonne une malformation digestive ou neurologique ou en cas de recherche d'une éventuelle souffrance fœtale qui nécessiterait une intervention.
100. Il est également prévu une visite médicale facultative pour le père, prise en charge à 100 % par la Sécurité sociale. Elle consiste principalement en une série d'analyses de sang, comprenant la détermination du groupe sanguin.
101. Article D 6124-91 du Code de la santé publique.
102. Article D 6124-92 du CSP.
103. Article paru dans la revue « *Naître & Grandir* », Juin-Août 2001, n°11, T 7122. Texte intégral et références disponibles sur le lien suivant : http://portail.naissance.asso.fr/docs/nocebo.htm

professionnels eux-mêmes (104). Qui plus est, les variables biologiques prises en compte pour autoriser ou non le recours à la péridurale diffèrent parfois sensiblement d'une maternité à l'autre ou brillent par leur imprécision. Ce qui explique peut-être pourquoi 38 % des anesthésistes interrogés reconnaissent ne pas prendre connaissance des résultats de ces examens au moment de l'anesthésie (105) !

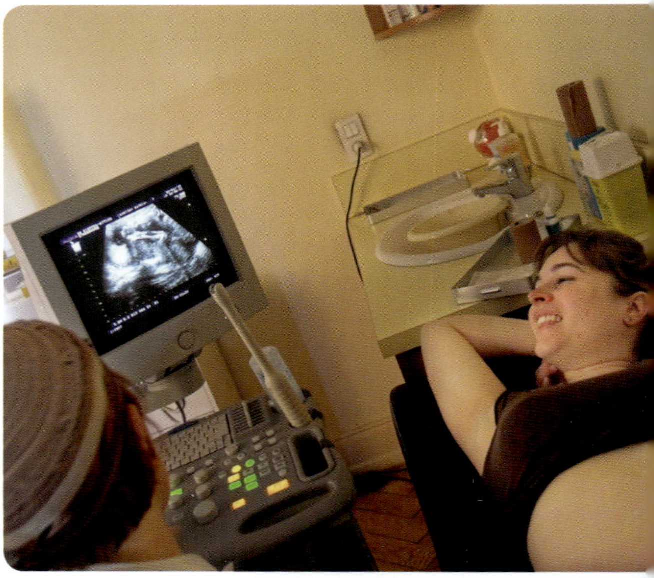

L'échographie du premier trimestre est souvent une source d'émotion pour les futurs parents... Photo : Raphaël Goetter.

Examens optionnels : qu'en penser ?

Les échographies

Il est fréquent d'entendre dire ou de lire que « trois échographies sont obligatoires durant la grossesse ». Il n'en est rien ! Aucune échographie n'est impérative du point de vue de la loi durant les neuf mois de grossesse. Et, si cet examen s'avère souvent un formidable outil de diagnostic en cas de problème en cours de grossesse, il apparaît moins pertinent dans son usage le plus fréquent qu'est le contrôle de routine. Explications.

Intérêt premier de l'échographie : confirmer ou infirmer des signes d'appels (signaux d'anomalies)

Dans de nombreuses indications, cet examen se révèle être un outil de diagnostic précieux, par exemple pour dater précisément une grossesse lorsque les observations cliniques ne concordent pas ou pour identifier la position du bébé en prévision d'une version de fin de grossesse ou d'une amniocentèse. Elle est aussi précieuse pour le dépistage de complications ou de problèmes spécifiques, soupçonnés pour cause de douleurs abdominales, de saignements ou d'une palpation anormale de l'utérus : suspicion de grossesse extra-utérine, menace de fausse couche, détection de jumeaux, évaluation de la quantité de liquide amniotique, risque de retard de croissance fœtal, etc.

Les limites de l'échographie obstétricale

Elles sautent aux yeux sitôt que l'on se penche sur le principe même de cet examen. L'échographie est basée sur le principe d'émissions des ultrasons par une sonde. Ces ultrasons vont pénétrer dans l'organe à explorer, puis une partie d'entre eux revient à la sonde, qui les transforme en signaux électriques. Une fois traités par l'appareil d'échographie, ces signaux apparaissent sur l'écran sous forme d'images. Des images qui ne sont pas des photographies des organes étudiés, mais seulement les ombres de cet organe. *« Qui dit ombres, dit de temps en temps des points d'ombres invisibles ou d'interprétation impossible : cela explique que l'on ne peut pas tout voir à l'échographie et qu'une échographie fœtale normale n'est pas obligatoirement synonyme d'un enfant normal à la naissance »*, note sur son site le docteur Aly Abbara, gynécologue-obstétricien (106).

Du coup, l'échographie est loin d'être infaillible. Si elle permet de détecter certaines malformations avérées, elle peut également passer à côté de sérieuses anomalies. Toutes les études montrent que cette technique ne détecte que 60 % des malformations fœtales et 75 % des fœtus atteints par la trisomie 21 (107). Pourtant, à la suite de l'arrêt Perruche qui, en 2000, avait accordé une indemnisation à un enfant dont la maladie n'avait pas été détectée au cours de la grossesse de sa mère, les praticiens se livrent aujourd'hui à une véritable course à l'échographie, au nom du principe de précaution. Seulement voilà : si l'échographie peut passer à côté d'anomalies, elle peut en suggérer qui, au final n'en sont pas, l'enfant allant parfaitement bien ! Quant à l'estimation du poids du

L'échographie...

Ultrasons : l'échographie est-elle dangereuse ?

L'utilisation des ultrasons lors des échographies est-elle dangereuse pour le développement du fœtus ? Aucune étude à ce jour n'est parvenue à déterminer un lien entre les ultrasons et l'augmentation de certaines maladies chez l'enfant, comme l'otite, par exemple. Mais on n'a pas prouvé non plus qu'il n'existe aucun effet néfaste de l'usage de ces ultrasons pendant la grossesse, sur l'enfant puis sur l'homme ou la femme parvenu à l'âge adulte, voire sur les générations à venir. Une chose est sûre : en l'absence de certitudes scientifiques sur le sujet, mieux vaut limiter le nombre d'échographies durant la grossesses. Et ne pas exposer inutilement son bébé aux ultrasons. En évitant, notamment, à son bébé, les échographies grand spectacle en 3 D en vogue depuis quelques années...

Existe-t-il une échographie plus importante qu'une autre* ?

(Nous parlons bien évidemment ici des échographies de routine)*

La majorité des médecins aura tendance à répondre par la négative à cette question, en affirmant que chaque échographie est nécessairement utile et qu'en refuser une peut être lourd de conséquences. Certains praticiens ouverts au questionnement des futurs parents auront tendance à dire que, dans le cas d'une grossesse normale, les deux premières échographies sont importantes (la seconde notamment) et que la troisième et dernière peut être plus facilement évitée (toujours dans la mesure où la grossesse se déroule bien).

« La première échographie fournit des informations clés pour la suite de la grossesse comme la datation de la conception, l'existence ou non d'une grossesse gémellaire, la mesure de la clarté nucale, explique Virginie Lecaille, sage-femme libérale. *La seconde, quant à elle, est, essentielle, notamment si l'on envisage un accouchement à domicile, car elle permet d'identifier d'éventuelles malformations pouvant nécessiter une prise en charge immédiate après la naissance et induire un accouchement en structure hospitalière ».*

Concernant la dernière échographie, souvent indiquée pour vérifier l'insertion du placenta, Amandine Osorio, sage-femme libérale, précise : *« Cela ne se justifie que si le placenta n'était pas bien positionné et bas à la deuxième écho. Au contraire, s'il était bien inséré, il n'y a aucune obligation de vérifier sa position au cours d'un troisième examen. »*

bébé, combien de futures mamans sont sorties de leur troisième échographie complètement stressées car on leur avait prédit un « gros bébé » ? Lesquelles avaient finalement mis au monde un bébé de 3 kilos à peine. Ou inversement...

Les trois échographies : à quoi servent-elles ?

C'est à vous qu'il incombe d'accepter ou non de réaliser les échographies recommandées pendant la grossesse. Sachez que vous pouvez en accepter une, deux, trois ou aucune. Votre décision de départ peut aussi évoluer en fonction du déroulement de votre grossesse. Plus vous aurez d'information sur le rôle de chacune, mieux votre choix sera éclairé.

• La première échographie : l'échographie de datation

Elle est réalisée entre 11 et 13 SA, donne une image globale de l'embryon et a pour but de :
- s'assurer de la grossesse ;
- localiser celle-ci (et identifier une éventuelle grossesse extra-utérine) ;
- la dater avec précision ;
- détecter les grossesses multiples ;
- vérifier la vitalité et le bon développement du ou des fœtus ;
- mettre en évidence certaines anomalies détectables à ce terme (les grossesses molaires, les anomalies majeures comme l'anencéphalie, etc.) ;
- mesurer la clarté nucale dans le cadre du dépistage précoce de certaines anomalies chromosomiques fœtales (en particulier la trisomie 21) ;

104. Suite à un questionnaire effectué en novembre 1995 sur 435 maternités françaises, le département d'anesthésie-réanimation de l'Hôpital Saint-Vincent-de-Paul, à Paris, a publié les conclusions suivantes : *« Aucun examen biologique n'est jugé indispensable avant réalisation d'une péridurale obstétricale chez une parturiente ASA (NDRL : en bonne santé, vivant une grossesse normale) par 35 % des anesthésistes nous ayant répondu. Dans un grand nombre de cas, une partie seulement du bilan prescrit de manière systématique est jugée indispensable »*.

105. Enquête citée dans la note précédente.

106. www.aly-abbara.com/livre_gyn_obs/termes/echographie_obstetricale.html

107. D'après une étude, l'échographie morphologique du deuxième trimestre ne permet ainsi de détecter que 86 % des malformations du cerveau et de la moelle épinière, 42 % des malformations graves du cœur, 25 % des fentes labiales (bec de lièvre), 85 % des malformations graves des reins et de la vessie et 67 % d'absences complètes d'un membre.

108. Absence de cerveau chez le fœtus.

• La deuxième échographie : l'échographie morphologique

Elle est réalisée entre 20 et 22 SA et a pour but de :
- vérifier la bonne croissance du fœtus en prenant les mesures de son crâne (périmètre et diamètre), de son abdomen et de son fémur ;
- étudier le comportement du fœtus : ses mouvements, sa déglutition, son rythme cardiaque ;
- réaliser une étude morphologique approfondie, dans le but de vérifier le bon développement des organes fœtaux et de tenter de mettre en évidence certaines anomalies morphologiques graves (cœur, systèmes digestif, nerveux et sanguin, appareil urinaire, membres et colonne vertébrale) ;
- mettre en évidence des anomalies morphologiques fœtales mineures qui peuvent conduire à la réalisation d'une amniocentèse et au diagnostic éventuel d'une trisomie 21 ;
- étudier les annexes fœtales, afin de s'assurer que les échanges se font bien entre la mère et le fœtus : l'épaisseur du placenta et son niveau d'insertion, le volume de liquide amniotique et le cordon.

• La troisième échographie : l'échographie de croissance fœtale

Elle est réalisée entre 31 et 32 SA et a pour but :
- d'assurer les vérifications habituelles (s'assurer de la croissance du fœtus et de sa mobilité, rechercher des anomalies ou des malformations d'apparition tardive et examiner les annexes fœtales et notamment le placenta : si celui-ci est placé bas et trop près du col, il peut être source d'éventuelles hémorragies le jour J et requérir une surveillance spécifique de la femme) ;
- d'obtenir des informations en vue de l'accouchement : déterminer la présentation du fœtus – céphalique (par la tête), en siège, transversale, évaluer le poids du bébé à terme. Ces informations peuvent amener le praticien à envisager une version (pour changer le fœtus de position) ou une radiopelvimétrie de la patiente (pour s'assurer qu'un accouchement par voie basse est envisageable).

Le test O'Sullivan (dépistage du diabète gestationnel)

Le diabète gestationnel, caractérisé par une augmentation anormale du taux de sucre dans l'organisme, favorise des complications différentes selon le stade de la grossesse auquel il apparaît. Vu sous cet angle, il s'agit d'une maladie qu'il semble donc essentiel de dépister et de traiter.

Néanmoins, les choses sont plus complexes dès qu'on les regarde de plus près. La première interrogation porte sur le mode de dépistage de la maladie. Les femmes enceintes présentant un ou plusieurs facteurs de risques particuliers se voient proposer ce dépistage dès le début de la grossesse (voir encadré). Pour les autres (la grande majorité), outre les contrôles mensuels obligatoires de glycémie dans les urines, qui ne sont qu'un indicateur, un test supplémentaire est systématiquement proposé entre la 24ème et la 28ème SA.

Ce test, du nom du docteur O'Sullivan, médecin américain qui le mit au point en 1965, est réalisé sur la base d'une stratégie en deux temps, en laboratoire. D'abord, l'absorption de 50 grammes de glucose pur, suivi d'une prise de sang au bout d'une heure, visant à déterminer la glycémie. Il n'est pas nécessaire d'être à jeun. Si cette glycémie s'avère supérieure à 1,4 g/litre de sang, l'absorption de sucre est portée à 100 grammes dans les jours qui suivent. Si le taux dépasse 2 g/l, le diagnostic de diabète gestationnel est posé immédiatement.

Or, ce test ne fait pas l'unanimité, loin de là. Outre son caractère éminemment désagréable (aucune femme enceinte ayant été contrainte d'avaler sans vomir ce verre de mixture atrocement sucrée n'oubliera cette épreuve), cette pratique est placée par Blandine Poitel, dans son livre *Les 10 plus gros mensonges sur l'accouchement* (109), parmi les pratiques médicales inutiles, pour ne pas dire nocives, de notre calendrier de grossesse... Elle cite une étude très importante, à l'échelle de la population canadienne, qui a révélé que le recours systématique aux tests destinés à déceler des diabètes gestationnels n'améliore en aucune façon les statistiques et n'a donc aucune raison d'être (110).

Selon elle, non seulement le métabolisme de la femme enceinte rend fréquents les malaises à l'ingestion brutale d'une telle dose de glucose, mais la barre fixée implique de facto un certain nombre de faux positifs. « *De plus*, accuse t-elle, rejoignant ainsi la thèse de l'obstétricien Michel Odent sur l'effet nocebo des consultations prénatales (voir encadré), *la glycémie est aussi largement influencée par le stress, et nombre de positifs sont dus uniquement au stress induit par l'examen* ». Enfin, certains traitements médicaux (notamment contre les menaces d'accouchement prématuré) induisent des O'Sullivan positifs.
Un rapport de la Haute Autorité de Santé d'avril 2005 sur le diabète gestationnel conclut ainsi que le dépistage à partir de 24 SA n'a pas fait la preuve de son efficacité pour réduire la mortalité périnatale (111). A noter qu'il n'existe aucun consensus international sur l'efficacité d'un tel dépistage systématique. S'il est universel aux Etats-Unis (où le taux d'obèses et de diabétiques est sans commune mesure avec le nôtre), la France est le seul pays européen à le pratiquer massivement...
Certains, comme le docteur Michel Odent, vont encore plus loin et réfutent même, dans la plupart des cas, le terme de « maladie » pour l'augmentation du taux de glycémie dans le sang au cours de la grossesse. En effet, il est prouvé que le placenta sécrète une hormone spécifique, « hpl », qui induit une résistance à l'insuline et une plus grande intolérance au glucose, ce qui induit une plus grande quantité de sucre dans le sang, pas forcément synonyme pour autant de pathologie. « *De nombreux professionnels de la santé n'hésitent pas à utiliser l'expression « diabète gestationnel » à propos de ce qui n'est qu'un signe d'activité placentaire* », regrette ainsi Michel Odent dans son livre *L'amour scientifié* (112).

Si vous n'entrez dans aucune des catégories recensées comme « à risques » et que par ailleurs, vous ne ressentez aucun symptôme particulier tel que fatigue inhabituelle, mictions abondantes ou soif intense, à vous, donc, de vous poser la question du choix avec lequel vous vous sentirez le plus à l'aise, quoi qu'il arrive. Sachant que le choix 100 % sécuritaire n'existe pas, optez librement pour ce que vous pensez être le meilleur, pour vous et pour votre bébé.

Les facteurs de risques de diabète gestationnel (113)

• Un âge compris entre 25 et 40 ans selon les études et/ou recommandations internationales ;
• Un surpoids ou une obésité ;
• Des antécédents familiaux de diabète ;
• L'origine ethnique (les femmes d'origine caucasienne sont à plus faible risque) ;
• Un diabète gestationnel lors d'une grossesse précédente ;
• Des naissances antérieures de gros enfants (poids de naissance > 4 kg) ou d'enfants malformés, des bébés morts in utero ou à la naissance, des antécédents de fausses couches précoces.

On doit aussi le rechercher chez toute femme en cas d'apparition au cours de la grossesse d'une des situations suivantes :
• Découverte d'une hypertension artérielle ;
• Découverte à l'échographie d'un excès de liquide amniotique ;
• Découverte d'une glycosurie dans les urines.

109. Blandine Poitel. *Les 10 plus gros mensonges sur l'accouchement*. Dangles, 2006.
110. Wen SW, Liu S, Kramer MS, et al. « Impact of prenatal glucose screening on the diagnosis of gestational diabetes and on pregnancy outcomes ». *Arn J Epidemiol*, 2000; 152(11): 1009-14.
111 . *Rapport de synthèse sur le dépistage et le diagnostic du diabète gestationnel. Service des recommandations professionnelles.* Haute Autorité en Santé, juillet 2005, page 107. Site : http://www.has-sante.fr
112. Michel Odent. *L'amour scientifié*. Jouvence, 2001.
113. Source : HAS, rapport *op. cit.*, voir la note 111.

Les petits maux de début de grossesse : comment les surmonter avec l'appui des médecines douces

Les nausées

Du lever au coucher, vous avez l'estomac au bord des lèvres ou êtes sujette à des vomissements. Votre odorat, beaucoup plus sensible aux odeurs qu'auparavant, provoque des crises de dégoût aussi intenses qu'imprévisibles, face à la nourriture, à la fumée de cigarettes, à la peinture fraîche ou même à votre parfum préféré ! Ces nausées peuvent s'accompagner d'une hypersalivation assez désagréable.

Les nausées touchent une majorité de futures mamans en début de grossesse. Responsable : la progestérone. Cette hormone, qui a pour rôle d'empêcher les contractions de l'utérus, agit aussi sur le tube digestif, avec une intensité plus ou moins forte selon les femmes et selon les grossesses. Tenez bon : ces malaises, qui vous gâchent parfois littéralement la vie, cesseront spontanément, presque d'un jour à l'autre, vers 12 à 14 semaines.

Quels remèdes ?

- Fractionner ses repas en les préférant plus légers, mais plus fréquents. Le but étant de ne jamais rester l'estomac vide, ce qui intensifie le malaise.
- Boire régulièrement de l'eau pour éviter la déshydratation.
- Prendre un complément alimentaire adapté à la femme enceinte, vitamine B6, zinc, fer ou chrome. Voir avec son médecin.
- Mais aussi : l'ostéopathie, l'acupuncture, la phytothérapie (tisanes de gingembre, de feuilles de mélisse, de fleurs de lavande, de camomille, de menthe et de menthe poivrée), l'aromathérapie (voir encadré), l'homéopathie : Nux Vomica, Pulsatilla, Cocculus, Lobelia Cardinalis, Ipeca, Tabacum... Ces informations sont indicatives : consulter un médecin homéopathe.

La fatigue, les accès de somnolence

Vous vous sentez épuisée du matin au soir, et une irrépressible envie de dormir vous prend après le déjeuner. Un état de fatigue intense encore plus difficile à gérer si vous travaillez... Mais on ne peut plus normal, et le signe que votre corps, inondé de progestérone, « accroche » bien votre enfant.

Quels remèdes ?

- Se reposer autant que possible tout en essayant de maintenir une activité physique régulière (marche ou natation), dont l'effet stimulant sur l'organisme est très bénéfique.
- Renforcer son alimentation en vitamines et minéraux, en mettant l'accent sur les aliments qui contiennent de la vitamine C (voir notre dossier « alimentation pendant la grossesse ».
- Se faire prescrire un complément en vitamine C, en vitamines du groupe B, magnésium et fer. Faire une cure de l'association Cuivre-Or-Argent en oligo-élements, particulièrement revigorante
- Mais aussi : l'acupuncture et les élixirs floraux, comme les Fleurs de Bach. Ces élixirs floraux à base d'essence de fleurs marinées au soleil dans de l'eau de source seraient porteurs d'une énergie propre à soulager les problèmes émotionnels et les états d'esprit négatifs. Il en existe 38, pour tous les troubles du comportement. A commencer par « Rescue », qui devrait vous soulager rapidement en cas de stress intense. Vous les trouverez en pharmacies et dans les bons magasins de diététique. Renseignez-vous auprès d'un professionnel.

Le stress, l'angoisse, l'émotivité

Alors que votre entourage se complait à répéter que vous devriez vous sentir la plus heureuse des femmes, vous alternez sautes d'humeur, crises de larmes et accès d'angoisse face au défi qui vous attend : mettre au monde et élever un enfant ! Bref, vous avez le moral dans les chaussettes et, la fatigue aidant, vous vous sentez parfois à ramasser à la petite cuillère ! Une fois de plus, ce sont ces satanées hormones qui vous jouent des tours.

Les huiles essentielles : des trésors de bienfaits... à manipuler avec précautions pendant la grossesse

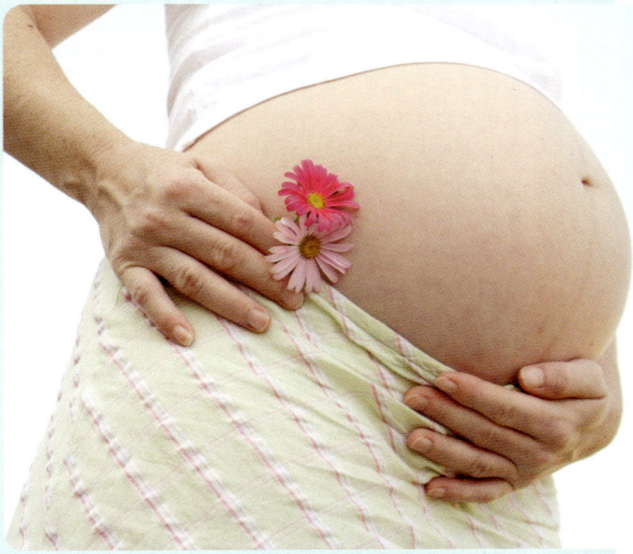

Les huiles essentielles (HE) sont des liquides concentrés des composés aromatiques volatiles d'une plante. Ces essences renferment des composants chimiques qui leur confèrent de remarquables propriétés médicinales (selon les essences : antiseptiques, immuno-stimulantes, désintoxicantes, revitalisantes, anti-douleur, digestives, etc.). Outre la voie sanguine, elles agissent également sur l'organisme par l'odorat, par réaction neuro-chimique.

Attention : « médecine naturelle » n'est pas forcément synonyme de « médecine douce » ! Ces substances hautement actives sont potentiellement dangereuses et sont donc à manier avec la plus grande précaution, surtout en état de grossesse.

Cinq conditions absolues sont à respecter :

- Durant les trois premiers mois de la grossesse, il faut proscrire totalement l'utilisation des HE par la peau (massages, compresses...) ou par voie interne (absorption orale). Seule est autorisée l'utilisation des HE en diffusion (brûle-parfum), à condition de choisir parmi celles reconnues sans risques et à des concentrations raisonnables. En tout état de cause, pendant toute la grossesse, ne jamais prendre les HE par voie orale. Et toujours, par précaution, rechercher d'abord l'accord d'un professionnel (médecin aromathérapeute, sage-femme...) ayant l'habitude de ces produits.
- Ne pas utiliser celles qui sont contre-indiquées aux femmes enceintes, anis, arnica, basilic, fenouil, géranium indien, hysope, palommier, immortelle italienne, niaouli, menthe poivrée, myrrhe, myrte à cinéole, sauge sclarée, cèdre de l'Atlas, estragon, thym vulgaire, persil, genièvre, marjolaine, romarin, fenouil, bergamotte (liste non exhaustive). Attendez le deuxième trimestre pour utiliser lavande (attention : à hautes quantités, effet neurotoxique), jasmin et camomille. De manière générale, les HE riches en cétones, phénols ou aldéhydes doivent être évitées systématiquement pendant la grossesse et toute la durée de l'allaitement.
- A partir du troisième mois de grossesse, les HE suivantes peuvent éventuellement être utilisées, toujours avec l'accord d'un professionnel. Jamais d'automédication ! Lavande fine, néroli, zeste de citron, petit grain bigarade, palmarosa, bois de rose, eucalyptus radié, thym doux à linalol, ravintsara, niaouli, tea tree. Privilégier les produits à base d'HE nobles (néroli, rose de damas, laurier noble, camomille noble...).
- N'employez jamais les essences pures à même la peau. Diluez-les toujours dans une huile végétale pour vos massages, dans du shampoing ou un bain moussant pour vos bains aromatiques. « En diffuseur, mélanger une à trois HE différentes si vous le souhaitez, à raison de cinq à six gouttes en tout à chaque utilisation (maximum 3 à 4 utilisations par jour), conseille Christine Coquart, médecin et naturopathe. Et pour les utilisations externes, telles les massages, ne pas dépasser deux à trois gouttes : en général, la préparation est d'environ 5 % d'HE pour un flacon d'huile de massage. Le tout à renouveler au maximum deux à trois fois par jour : attention aux surdosages ! Les personnes les plus sensibles peuvent appliquer uniquement sur les plantes de pied, où la peau est plus épaisse ».
- Veillez, enfin, à les choisir d'excellente qualité, pures et naturelles, bio, ou issues de plantes sauvages si possible. Conservez-les dans un petit flacon opaque pour éviter l'oxydation. Evitez les huiles synthétiques : elles n'ont aucune propriété thérapeutique.

Si vous suivez ces recommandations, les HE peuvent se révéler de précieuses alliées de votre grossesse, contre tous les maux physiques et aussi contre le stress et l'angoisse.

Quels remèdes ?

• Penser aux élixirs floraux : avec, en cas d'anxiété ou de stress intenses, le remède « miracle » de la gamme des Fleurs de Bach, Rescue, dilué ou pur.
• Suivre une préparation à la naissance comme le yoga ou la sophrologie.
• Mais aussi : en oligothérapie, l'association Cuivre-Or-Argent et l'homéopathie.
• Utiliser éventuellement certaines HE relaxantes ou revitalisantes, après avis d'un professionnel (en diffuseur uniquement, voir encadré page précédente).

La constipation

Toujours cette fichue progestérone qui ralentit votre transit, sans compter la masse de votre utérus qui augmente de jour en jour et qui vient peser sur vos intestins. Résultat : les passages à la selle tiennent du parcours du combattant ! Soyez toutefois particulièrement vigilante si vous étiez déjà sujette à la constipation avant votre grossesse et si vous prenez une supplémentation en fer.

Quels remèdes ?

• Soigner son alimentation. Augmenter sa consommation d'eau (jusqu'à deux litres et demi par jour, en privilégiant les eaux aux vertus laxatives, comme Hépar ou Contrex) et d'aliments riches en fibres (crudités, légumes verts, céréales complètes, fruits et légumes secs). Si ces mesures simples n'améliorent pas les choses, en parler à son praticien, qui veillera notamment à arrêter ou à modifier la prise de fer, hautement constipante.
• Miser sur un exercice physique modéré (marche à pied, yoga, natation, gym douce...), ce qui contribuera à masser vos intestins.
• Boire des tisanes de feuilles de mauve ou de racines de pissenlit, aux vertus laxatives.
• Mais aussi : l'ostéopathie qui permet de régulariser le système digestif dans son ensemble par la manipulation en douceur de vos différents organes et l'homéopathie, à adapter à votre cas spécifique.

Des saignements : comment réagir ?

Vous êtes toute à votre joie d'être enceinte et un matin, en vous levant, vous constatez avec angoisse que vous perdez du sang. Pas de panique. Sachez que les saignements sont fréquents au cours des premières semaines de grossesse, puisqu'une future maman sur quatre est concernée. Sachez aussi qu'ils ne sont pas forcément les prémices d'une fausse couche et qu'une foule de causes bénignes peuvent être à l'origine de ces pertes de sang.
A l'inverse, d'autres hémorragies – plus ou moins conséquentes – peuvent aussi être les symptômes de pathologies sérieuses, comme la grossesse extra-utérine, nécessitant une prise en charge immédiate. C'est pourquoi tout saignement – qu'il soit ou non abondant, qu'il perdure ou non, que le sang soit rouge vif ou marron – doit être pris au sérieux et faire l'objet, dans les plus brefs délais, d'une consultation chez sa sage-femme ou son gynécologue, qui en identifiera la cause.

Les saignements « bénins »

Leurs causes possibles :

la nidation

L'implantation de l'embryon sur la face interne de l'utérus – appelée nidation –, qui survient huit jours après la fécondation, peut causer des saignements précoces. *« Ces saignements surviennent avant même le retard de règles,* indique Virginie Lecaille, sage-femme libérale. *Ils sont en général très légers et brefs. Il n'y a pas raison, ici, de s'inquiéter. »*

le col fragilisé au cours de la grossesse

Des saignements peu abondants peuvent survenir après un examen ou un rapport sexuel. Ils sont souvent dus à une lésion de la muqueuse externe du col de l'utérus, fragilisée par la grossesse. Ces saignements ne persistent en général pas plus d'un jour ou deux.

le décollement partiel du placenta

Les saignements peuvent provenir d'un petit hématome – zone où s'est produite une petite poche de sang – qui s'est constitué entre l'œuf et la paroi utérine, suite à un décollement mineur du placenta. « *En général, si le décollement est peu important, il se résorbe sans problème, à condition que la future maman se repose bien* », poursuit la sage-femme. Cet incident n'empêche pas le fœtus de se développer normalement et la grossesse d'aller jusqu'à son terme.

les « règles anniversaires »

Chaque mois, certaines femmes continueront à avoir des saignements aux jours où elles auraient dû avoir leurs règles si elles n'étaient pas enceintes. Phénomène sans conséquence aucune sur le bon déroulement de la grossesse.

Les saignements à « complication »

La fausse couche précoce

La survenue de pertes de sang en début de grossesse peut être aussi – dans un cas sur deux – le signe qu'une fausse couche (ou avortement spontané) se prépare. En général, les saignements deviennent vite abondants, avec la présence de caillots, et s'accompagnent de douleurs similaires à celles ressenties au moment des règles. Dans ce cas, il est impératif de consulter rapidement.

On ne le sait pas forcément, car la fausse couche reste encore à ce jour un sujet tabou, mais les avortements spontanés concernent entre 15 et 25 % des grossesses. Ces estimations prennent aussi en compte les fausses couches ignorées, survenues très tôt après la fécondation et passées quasi inaperçues aux yeux de la femme, qui n'a pas eu le temps de réaliser qu'elle était enceinte. Il est à noter que l'âge maternel est un facteur de risque : le nombre de fausses couches étant deux fois plus élevé à 40 ans qu'à 20 ans.

Pourquoi une fausse couche ?

Dans 90 % des cas, les fausses couches sont dues à une anomalie chromosomique de l'embryon. Il s'agit donc d'un processus naturel d'élimination par l'organisme de la femme d'un fœtus porteur de graves malformations, qui n'aurait pas pu vivre. La fausse couche peut aussi, et dans une moindre mesure, être causée par certains virus (rubéole, varicelle, herpès…) ou infections, par une malformation utérine empêchant l'œuf de s'implanter correctement, (utérus cloisonné ou bicone (114), présence de polypes, fibromes, endométriose) (115), un dérèglement hormonal ou une maladie chronique.

Comment ça se passe ?

« *Dans la plupart des cas, l'expulsion de l'embryon se fait naturellement, sans médicalisation, ni hospitalisation* », indique Virginie Lecaille, sage-femme libérale. Si l'hémorragie est importante ou si l'échographie révèle que le sac embryonnaire et des débris du placenta n'ont pas été totalement évacués, une aspiration sous anesthésie du contenu utérin est pratiquée. Il s'agit d'une intervention courte : la femme peut en général rentrer chez elle le soir.

Les fausses couches à répétition : en trouver la cause

Deux fausses couches successives sont considérées comme liées à l'effet du hasard. C'est à partir du troisième avortement spontané que les médecins commencent à parler de « fausses couches à répétition ». Cette situation, qui se rencontre chez 1 à 3 % des couples, nécessite une réelle prise en charge médicale, afin d'identifier la cause de ces accidents et permettre une grossesse ultérieure. Un bilan minutieux est entrepris : échographie afin de déceler d'éventuelles malformations utérines, caryotype du couple afin de mettre en évidence des anomalies chromosomiques, bilan hormonal, recherche détaillée des antécédents de la famille et du conjoint, etc. Le traitement ad hoc est ensuite administré à la femme. Il arrive néanmoins que des fausses couches à répétition restent inexpliquées. Le facteur psychologique est, dans ce cas, à ne pas négliger (cf interview de la psychologue Véronique Meyer, page suivante).

114. Un utérus bicone est un utérus à deux cavités.
115. L'endométriose se caractérise par la prolifération des tissus utérins en dehors de l'utérus.

Quel que soit le terme de la grossesse, une fausse couche précoce est une épreuve pour la femme, qui doit faire le deuil de cet enfant qu'elle ne connaissait pas encore, mais dont elle sentait déjà fortement la présence en elle et qu'elle avait déjà idéalisé dans son esprit.

Tomber enceinte après une fausse couche ?

Rien, sur le plan physique, ne contraint la femme ayant vécu une fausse couche à attendre un certain nombre de cycles avant d'entamer une nouvelle grossesse. C'est davantage sur le plan psychologique que cela se joue. En effet, tout dépend de l'état d'esprit dans lequel se trouve le couple au sortir de cette épreuve : a-t-il fait son deuil ? Se sent-il prêt à s'investir dans une nouvelle grossesse ? Sachez, en tous cas, que dans 85 % des cas, la grossesse succédant à une fausse couche se déroule sans accroc.

Plus la perte de bébé est tardive, plus un travail de deuil « lourd » est à effectuer pour les parents. C'est pourquoi nous avons choisi de consacrer un dossier entier à la question. Voir p. 210.

La grossesse extra-utérine (GEU)

Si la plupart des grossesses se développent normalement dans le fond de l'utérus, il arrive que l'œuf fécondé se fixe en dehors de la cavité utérine, le plus souvent dans les trompes de Fallope, plus rarement dans l'ovaire ou dans le col de l'utérus. Quand l'œuf reste bloqué dans l'une des trompes de Fallope, on parle de grossesse extra-utérine tubaire. Cette pathologie n'est pas rare puisqu'elle touche environ 1,7 % des grossesses en France, soit 14 000 femmes chaque année.

Les risques de la GEU sont très importants : une fois implanté dans la trompe, l'œuf continue de se développer, risquant de fissurer, voire de rompre la trompe et d'entraîner une hémorragie. Il est donc très important d'en connaître les symptômes, afin de réagir rapidement.

La GEU se caractérise par des saignements peu abondants et brunâtres, parfois intermittents, et des douleurs intenses et persistantes, à droite ou à gauche de l'abdomen. Face à ces signes, rendez-vous rapidement chez votre médecin qui, à l'aide d'une échographie vaginale, pourra confirmer la suspicion de GEU.

Autres causes d'interruption précoce d'une grossesse

L'œuf clair

Les saignements peuvent être aussi provoqués par l'expulsion naturelle d'un œuf clair. Le terme désigne une grossesse dont le développement embryonnaire n'a pu débuter convenablement. L'échographie ne révèle aucune trace d'embryon, d'où cette notion de vide, de « clarté ». En cause, dans deux cas sur trois, une anomalie chromosomique. Quelquefois, ce rejet ne s'opère pas. On aide alors l'œuf à sortir par un traitement médical ou par une aspiration (116).

La grossesse molaire

De façon assez exceptionnelle (1 cas pour 2 000 grossesses, soit 400 cas par an), les saignements du premier trimestre peuvent être causés par une grossesse molaire. Celle-ci est caractérisée par un placenta qui se développe sans limite, au détriment de l'embryon, et qu'on appelle alors « môle hydatiforme ». En tête des facteurs de risque : l'âge maternel. Symptômes : saignements, vomissements importants, augmentation excessive de la taille de l'utérus, taux anormalement élevé de béta HCG. Le traitement est réalisé par l'aspiration, sous perfusion d'ocytocine, de la môle, qui se présente comme un gros fibrome.

Il existe ensuite plusieurs traitements médicaux pour stopper une grossesse extra-utérine.

- La solution médicale : si la GEU a été détectée très tôt, il est possible de la traiter à l'aide d'un médicament : le méthotrexate, qui, injecté dans la trompe, stoppe le développement des cellules et donc la croissance de l'embryon.
- La solution endoscopique : quand le diagnostic est posé plus tardivement, il est possible de traiter la GEU par coelioscopie. Le chirurgien ouvre la trompe et aspire l'œuf. La trompe peut ainsi être conservée.
- La solution chirurgicale : en cas d'urgence (s'il y a eu rupture de la trompe), le chirurgien incise la paroi abdominale et enlève la trompe.

116. A noter que l'embryon n'est visible à l'échographie qu'à partir de 7 SA. L'absence de battements cardiaques et d'image d'un embryon au cours d'une échographie réalisée trop précocement ne laisse donc pas forcément présager d'un œuf clair.

« La fausse couche précoce est encore trop banalisée »

Rencontre avec Véronique Meyer, psychologue clinicienne spécialiste en périnatalité

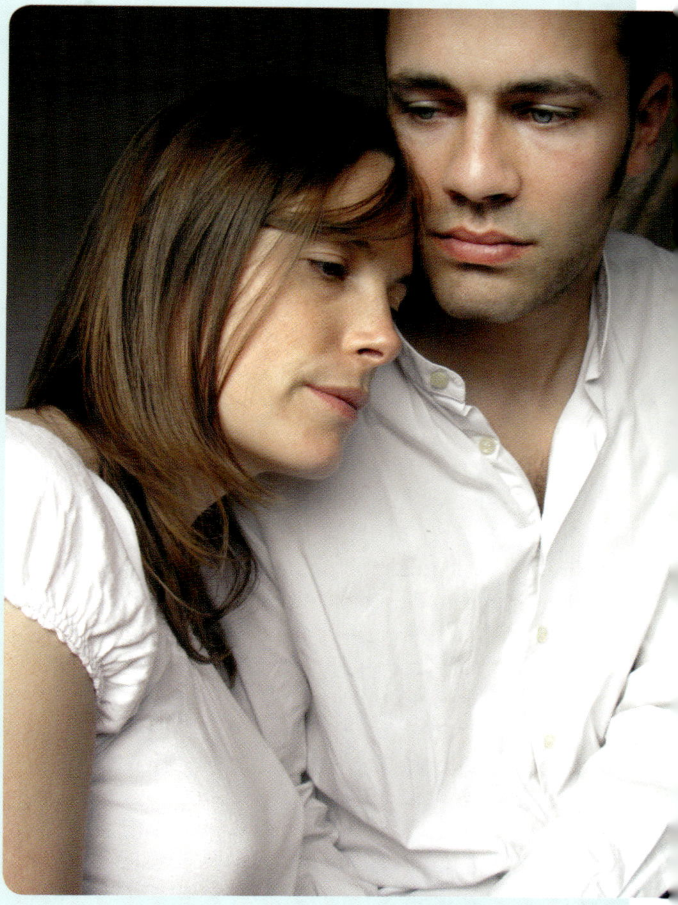

La fausse couche précoce reste un événement très douloureux à vivre pour la femme. Que ressent exactement cette dernière ?

V.M. : Elle est dans une réelle souffrance car ce bébé, même si elle ne l'avait pas encore rencontré, existait vraiment dans son corps et dans sa tête. Elle est donc sidérée que tout s'arrête brusquement, et sa souffrance est d'autant plus grande qu'elle n'est pas reconnue : ni par le corps médical, ni par son entourage, qui maladroit, lui fait remarquer que « ce n'est rien, tu en auras d'autres » ou « c'est mieux ainsi, il n'aurait pas vécu de toute façon ». Elle ne sait plus alors si sa douleur est «normale ». Elle finit par se renfermer sur elle-même, ne parvenant plus à exprimer ses émotions.

Pourquoi cet événement si douloureusement vécu par la femme est-il si peu pris en considération par l'entourage, par les médecins ?

V.M. : La souffrance est difficile à entendre et il est parfois plus simple de la nier que de l'affronter. Par ailleurs, même si l'on sait aujourd'hui que dès les premières semaines de grossesse, l'embryon a déjà un cœur qui bat et des organes qui se développent, nombre de personnes ne le personnalisent pas encore comme un « vrai » bébé à naître et banalisent donc sa perte.

Que faire pour accompagner la femme ayant vécu une fausse couche ?

V.M. : Lui permettre de faire son deuil et pour cela, lui prêter une oreille compatissante qui écoute, reconnaît sa souffrance. Lui permettre de pleurer ce bébé qui s'en est allé, de faire son deuil, par des phrases simples : « C'était vraiment un bébé que tu portais et ta souffrance est normale » ou « je suis à tes côtés et tu peux compter sur moi ». Si aucune personne de son entourage proche n'est en mesure de l'écouter et surtout si la femme sent qu'elle commence à ne pas aller bien du tout, elle peut tout à fait consulter un psychologue. Elle pourra ainsi exprimer sa douleur et ne pas s'enfermer dans sa souffrance. C'est important, car certaines femmes n'ayant pas fait leur deuil revivent des fausses couches ultérieures ou ne parviennent plus à tomber enceintes.

A lire...

Stéphane Clerget. *Quel âge aurait-il aujourd'hui ? Le tabou des grossesses interrompues*. Fayard, 2007.
Micheline Garel, Hélène Legrand, Michel Tournaire. *L'attente et la perte du bébé à naître*. Albin-Michel, 2005.
Muriel Flis-Trèves et René Frydman. *Le deuil de la maternité*. Calmann-Lévy, 2004.
Chantal Haussaire-Niquet. *Le deuil périnatal : Le vivre et l'accompagner*. Le Souffle d'Or, 2004.
Et *L'enfant interrompu*, Flammarion, 1998.
René Frydman, Muriel Flis-Trèves. *Mourir avant de n'être?* Colloque Gynécologie Psychologie I. Odile Jacob, 1997.

La grossesse, un bouleversement pour toute la famille

Vous, votre homme et votre couple : le grand chambardement !

La grossesse s'apparente souvent à un mini cataclysme, surtout s'il s'agit d'un premier bébé. Le premier trimestre est une période teintée d'ambivalences, durant laquelle la femme enceinte se familiarise avec son nouvel état, découvrant la joie intense de porter en elle un petit être et s'interrogeant sur sa vie future, son travail, son organisation, sa capacité à être une bonne maman. Pour l'homme, cette grossesse paraît parfois abstraite dans les premiers temps. Il peut alors manifester un enthousiasme un peu « tiède » aux yeux de sa compagne, qui, elle, a les yeux déjà rivés sur son ventre naissant. Cette différence de perception est susceptible de venir quelque peu ternir les relations de couple. Sans compter qu'une baisse de libido de la femme est souvent au rendez-vous des premiers mois ! Ne vous inquiétez pas, tout cela est normal et même bon signe : cela prouve en effet que vous et votre compagnon êtes conscients du changement qui s'amorce dans votre vie, et que vous êtes prêts à vous y adapter.

La femme : des émotions en montagnes russes

Si la société véhicule une image rose bonbon de la grossesse, elle oublie de préciser que ces neuf mois ne sont pas toujours un long fleuve tranquille. A commencer par le premier trimestre, moment où la femme apprivoise son nouvel état. « *La grossesse c'est nouveau pour elle, mystérieux, sacré*, souligne Karine Fridman, psychologue clinicienne. *De plus, au début, la femme ne perçoit pas toujours grand-chose, alors elle s'inquiète. C'est l'inconnu.* » Il est fréquent qu'au cours des premières semaines, la femme éprouve des sentiments ambivalents : joie et excitation face à cette aventure, mais aussi angoisse de voir son corps changer et crainte de moins plaire à son compagnon, inquiétude face à l'avenir. Le bouleversement hormonal que connaît son organisme et les petits désagréments (nausées, fatigue, etc.) peuvent aussi lui malmener le moral ! Cette émotivité à fleur de peau se traduit par un caractère changeant, la future maman pouvant alterner périodes d'euphories et crises de larmes, sans comprendre toujours ce qui lui arrive et avouant parfois qu'elle ne se « reconnaît plus ».

Pour l'homme, ce n'est pas forcément facile non plus...

Certains hommes manifestent un très grand désir d'enfant et se retrouvent comblés à l'annonce de la grossesse de leur compagne. Durant ces neuf mois, ils vont protéger et accompagner la future maman, allant jusqu'à ressentir, pour certains, une pointe de regret de ne pas pouvoir « porter » ce bébé. D'autres – pour ne pas dire une majorité ! – ne vont pas, d'emblée, réaliser la portée de l'événement et se sentir pères dès l'annonce de la grossesse.

C'est normal. L'homme vit la grossesse dans sa tête et non dans son corps. Et au cours des premiers mois, rien ne change, ou presque, pour lui : son corps n'est pas modifié, il n'est pas harassé de fatigue ni nauséeux du matin au soir. Et devant le ventre de sa compagne qui ne s'arrondit pas encore, il peine à imaginer qu'un petit être se développe déjà à l'intérieur. Peuvent venir s'ajouter certaines craintes : de ne pas être un bon père, de ne pas réussir à pourvoir aux besoins de la famille,

Perrine, 25 ans, maman de Noah, 6 mois
« Des crises de larmes pour un rien ! »

« Je peux dire que le premier trimestre a été une période très intense, émotionnellement parlant. Entre le stress de la fausse couche et le bonheur d'être enceinte, j'étais un peu chamboulée. Il m'arrivait le matin de me lever, de m'habiller et de fondre en larmes, au moment de partir, parce que mes chaussettes étaient dépareillées ! Des moments de joies pouvaient aussi être suivies de périodes de mélancolie, de tristesse, de peur même. »

de voir sa femme malade ou son enfant anormal. Le futur papa peut aussi être désarçonné face aux sautes d'humeur de celle qu'il aime : il a l'impression de ne plus la reconnaître et s'inquiète pour l'avenir.
Si la grossesse de sa compagne éveille chez lui un sentiment de fierté (cela assoit sa virilité), elle le renvoie également à son père, et à la crainte de ne pas faire aussi bien que lui, ou au contraire, de ne pas réussir à s'en démarquer comme il le voudrait. Bref, lui aussi est confronté à des sentiments ambivalents. Il faut donc essayer, dans la mesure du possible, de lui laisser le temps de se faire à l'idée qu'il va être papa et de ne pas le brusquer.

Le couple : pas forcément toujours sur la même longueur d'onde !

Avant d'être les futurs parents d'un bébé, une femme enceinte et son compagnon sont deux personnes distinctes, qui, nous l'avons vu, ne vivent pas ce début de grossesse de la même façon. C'est cette différence de perception qui peut être à l'origine de conflits dans le couple. La femme ne comprend pas que son compagnon ne soit pas dans le même état d'euphorie qu'elle. L'homme, de son côté, s'inquiète des changements survenus chez sa compagne et s'interroge : « cet enfant ne va-t-il pas la changer totalement ? ». Inconsciemment, ce bébé est alors parfois perçu comme un rival par l'homme, celui qui monopolise déjà toute l'attention de la femme (et la monopolisera plus encore au fil des mois). « *Dès le début de sa grossesse, la future maman s'inscrit dans une relation privilégiée, exclusive, avec son bébé, et opère une sorte de repli narcissique qui la rend moins disponible dans sa relation amoureuse. De cela, l'homme peut être jaloux* », explique Karine Fridman. Sans compter que la libido de la femme enceinte, parfois nauséeuse, et qui tombe dans les bras de... Morphée sitôt la dernière bouchée du dîner avalée, n'est franchement pas à son apogée au cours de ce trimestre ! Là encore, cette situation est normale et évoluera favorablement les mois suivants.

Fabrice, 30 ans, papa de Lyna, 16 mois (117)
« Un début de grossesse à la fois abstrait et stressant pour moi ! »

« Quand ma compagne m'a annoncé qu'elle était enceinte, je me souviens m'être dit : « là, tu bascules dans quelque chose de totalement inconnu ! ». Au début, c'était très abstrait : ne portant pas l'enfant, je ne ressentais rien de différent et il m'était difficile de percevoir les changements chez ma compagne. Comme elle n'a connu aucun petit désagrément de début de grossesse et que son comportement ne s'est pas modifié à outrance (elle a juste fait deux crises de larmes car elle ne parvenait pas à faire un créneau en voiture !), j'avais encore plus de mal à réaliser. Et puis, ma belle-sœur ayant vécu deux fausses couches précoces, j'attendais un peu la fin du premier trimestre pour être plus serein et laisser éclater ma joie. »

A lire...

Benoît le Goedëc et Lionel Paillès. *Papa débutant, le guide que tous les jeunes pères attendaient*. First, 2007.
Bernard This. *Le père : acte de naissance*. Seuil, 1991.

117. Fabrice Florent est l'auteur du blog : http://futurpapa.blogspot.com et du livre : *Futur papa !* Timée, 2007.

Votre bout de chou va devenir l'aîné (e)...

Quand le lui dire ?

Dans l'immense majorité des cas, l'enfant qui s'annonce était désiré. Votre bonheur est donc immense, et votre conjoint et vous mourez d'envie de partager cette joie avec la chair de votre chair. Pourtant, quelques précautions s'imposent. « *Ne vous précipitez pas dès le retard de règles ou le test positif pour lui apprendre la nouvelle*, conseille Françoise Peille, psychologue clinicienne [118]. *Pour un bébé, cela ne voudra rien dire et pour des bambins âgés de deux à quatre ans, neuf mois, c'est très long ! D'autant plus que pour un petit enfant, faire le lien intellectuel entre ce ventre qui grossit et un nourrisson en chair et en os est tout, sauf évident. Une petite fille de trois ans de ma connaissance à qui sa maman faisait caresser son ventre pendant la grossesse, continuait d'agir ainsi une fois le bébé né. Comme celle-ci lui demandait pourquoi elle faisait cela, elle a répondu : « Ben, je caresse celui qui est dans ton ventre ! »*.

De plus, cette si bonne nouvelle pour vous ne le sera peut-être pas pour votre enfant, qu'il soit a priori désireux ou pas d'avoir une petite sœur ou un petit frère. « *Le partage des parents est toujours une épreuve, même si la plupart des enfants la surmontent très bien* », souligne Françoise Peille. Sans compter les risques d'accidents éventuels : si jamais votre grossesse devait s'arrêter précocement, pas forcément facile de le lui expliquer sans le heurter... A chacun de voir, donc, comment concilier prudence et communication, afin de naviguer entre précipitation malvenue et silence pesant pour tous.

A noter que, dans nombre de cas, la question de « lui dire ou non ? » sera dénouée d'elle-même, tôt ou tard, par l'enfant lui-même, qui bien souvent sait que sa maman est enceinte, alors même que celle-ci n'en a pas encore eu la confirmation !

118. Auteure de *Frères et sœurs, à chacun sa place*. Hachette pratique, 2005.

Comment le lui annoncer ?

Il y a les partisans de l'annonce solennelle à la famille réunie, de manière plus ou moins élargie. Une approche déconseillée par des psychologues comme Françoise Peille : « *Mieux vaut intégrer l'information de la manière la plus naturelle possible, au cours de la vie quotidienne, sans se cacher, mais sans en faire non plus un évènement extraordinaire, à mettre forcément en avant. L'enfant pourrait en ressentir de l'angoisse. Une nouvelle grossesse est un évènement normal de la vie de la famille, et il faut l'aborder comme tel* ».

Aurélie, 28 ans, maman de Norah, trois ans, et enceinte de trois mois
« On ne lui avait rien dit, et pourtant... elle savait que j'étais enceinte ! »

« Nous ne souhaitions pas annoncer ma grossesse à nos proches avant la première écho. Et, du coup, on ne voulait pas l'apprendre à notre fille, car elle aurait sûrement vendu la mèche ! On ne lui a donc rien dit sur le moment. Pourtant, quelques jours après, elle s'est mise à parler tout le temps de bébés. Mais le plus troublant, ce fut lorsque, un matin, j'ai sorti un pantalon pour m'habiller, et qu'elle m'a dit « C'est le pantalon à maman pour bébé ! ». Je lui ai demandé de quel bébé elle parlait et elle m'a répondu : « Ben, le bébé à maman ! ». Je lui dis que maman n'avait pas de bébé et elle a insisté : « Mais si ! ». « Mais il est où le bébé ? ». Et elle m'a indiqué : « Dans le ventre à maman, le bébé ! ». J'avais déjà entendu parlé du sixième sens des enfants, je ne sais pas si c'est ça, mais c'est troublant... Et super à la fois, car on a eu l'impression qu'elle pouvait vraiment commencer à vivre cette aventure avec nous. Du coup, on n'a pas attendu l'écho des 12 SA comme prévu, mais juste celle que nous avons faite à 8 SA, histoire de s'assurer que tout allait bien... »

Vous allaitez toujours votre aîné ? Ce qui peut changer au cours de ces neuf mois...

Tout d'abord, un préalable : n'écoutez pas les rumeurs qui vous prédisent, en vrac, une fatigue excessive, un « empoisonnement » de votre bambin, des contractions précoces ou une sous-alimentation du bébé que vous portez si vous décidez de poursuivre votre allaitement tout au long de votre grossesse. Si vous vivez une grossesse normale, le sevrage de l'aîné ne s'impose en aucune manière. L'allaitement demeure non seulement bénéfique pour la santé de votre enfant, mais en cette période propice aux doutes ou à la jalousie de l'aîné, il peut être un lien supplémentaire entre vous, en le rassurant sur le caractère intact et entier de votre amour.
Il faut néanmoins que vous soyez informée des inévitables modifications que les hormones de la grossesse peuvent entraîner sur votre lactation, mais aussi sur votre ressenti face à un geste que vous viviez jusque-là dans le bonheur et la sérénité. En 1977, une étude fut réalisée sur plus de 500 femmes membres de La Leche League qui se retrouvèrent enceintes alors qu'elles allaitaient toujours. 65 % notèrent une baisse de leur production de lait ; 74 % d'entre elles dirent ressentir des douleurs aux mamelons à des degrés divers ; et 57 % ressentirent un certain malaise ou de l'irritation pendant les tétées.

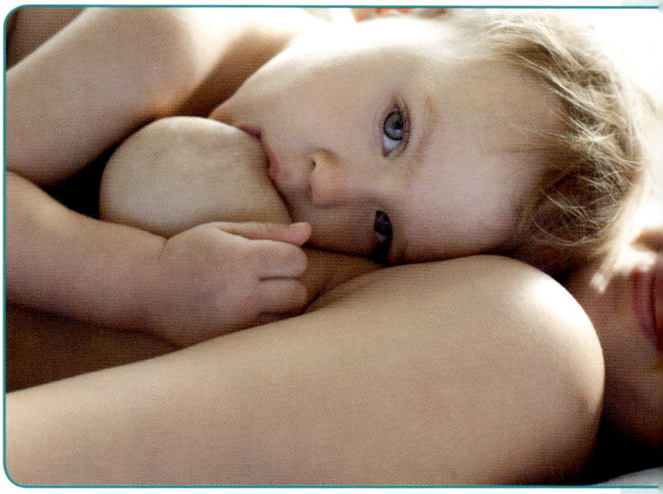

Continuer à allaiter enceinte est possible, même si c'est parfois difficile.

La baisse et la modification prévisibles de votre lactation

Celle-ci sera plus ou moins forte et plus ou moins tardive, mais, dans la majorité des cas, inéluctable. La quantité de lait contenue dans les seins diminue progressivement, pour être peu à peu remplacée par le colostrum. On observe généralement une baisse notable de la lactation aux alentours du cinquième mois. De plus, si votre lait est toujours « bon » pour votre enfant, son goût change. Il devient plus salé. Cela peut décourager certains bambins et les amener à se sevrer d'eux-mêmes plus ou moins rapidement... Mais cela ne présage pas du fait qu'ils ne voudront pas reprendre les tétées après la naissance de leur petit frère ou sœur !

Que faire ?

Pas grand-chose, malheureusement. Aucun aliment ou complément galactogène ne semble de taille à contrer ces modifications d'ordre hormonal. Ce n'est qu'au terme de votre accouchement, une fois la montée de lait faite, que votre lactation reprendra sa vitesse de croisière... en s'adaptant si besoin à la succion de deux enfants d'âges différents ! En attendant, si votre aîné est à un âge où il a encore besoin de beaucoup de lait, il pourra être utile de compléter son apport par d'autres laitages (yaourts ou fromages) ou de lui donner un lait de substitution au lait de vache si vous préférez éviter celui-ci.

Une sensibilité accrue de vos mamelons

Vous pourrez ressentir une plus grande sensibilité des seins et des mamelons, notamment au cours du premier trimestre, sensibilité pouvant aller jusqu'à une douleur ressentie comme insupportable lorsque le « grand » vient téter.

Que faire ?

Pour vous soulager, les traitements recommandés pour les mamelons douloureux dans le post-partum ne vous seront, hélas, guère utiles. Variez vos positions d'allaitement. Essayez certaines techniques respiratoires apprises dans les cours de préparation à l'accouchement. La baisse de production de lait entraînée par la grossesse semble être l'une des causes des douleurs mammaires : exprimez un peu de lait à la main pour amorcer l'éjection avant que votre enfant ne commence à téter. Vous pouvez aussi lui demander de téter plus doucement et/ou pendant moins longtemps pour ne pas vous faire mal. Cela peut très bien marcher en le valorisant en tant que « grand » !
Sachez, en tous cas, que la gêne ressentie devrait cesser presque aussitôt après l'accouchement. Sachez aussi que le colostrum ne s'épuise pas quand un bambin tète : aucun danger de « priver » votre nouveau-né à sa naissance ! Au contraire, s'il y a un effet quelconque à cette tétée durant la grossesse, ce sera de produire une plus grande quantité de colostrum. Par ailleurs, le lait « mature » arrive plus tôt après l'accouchement lorsque la mère a allaité pendant la grossesse, et ce lait est plus riche, et plus longtemps, en colostrum.

Des sentiments négatifs envers votre enfant

Inconfort physique, désir inconscient et/ou irrépressible de protéger leur enfant à naître... Certaines mères peuvent éprouver des sentiments négatifs pendant les tétées lorsqu'elles sont enceintes. Une sorte de ressentiment ou d'irritation envers l'enfant plus âgé lorsqu'il tète, qui peut se traduire par un véritable mouvement de rejet. A l'agacement s'adjoint alors souvent la culpabilité...

Bérangère, 28 ans, maman de Calliste, 23 mois et enceinte de six mois
« C'est elle qui a choisi de se détourner du sein... »

« Lorsque je suis tombée enceinte, Calliste avait 17 mois. Elle avait deux à trois tétées par jour. Assez vite, j'ai eu les mamelons plus sensibles. Puis, dès le troisième mois, une très nette baisse de ma lactation, laquelle perdure encore aujourd'hui. Mais je n'ai eu aucun ressenti négatif envers ma fille. C'est Calliste elle-même qui a commencé, très vite, à se détourner du sein. Elle me disait qu'il n'y avait plus de lait. Et puis, progressivement, elle y est revenue. Depuis quelques mois, elle reprend à nouveau le sein, mais de manière assez aléatoire : cela va de deux ou trois petites tétées par jour à une seule sur deux ou trois jours... Par contre, les tétées sont plus brèves. Je crois ne plus avoir vraiment de lait, mais du colostrum dont le goût, au début, l'a perturbée (elle m'a dit que ce n'était pas bon !). Mais elle s'accroche quand même, car c'est affectif et je pense qu'elle sent que cela va revenir avec la naissance de sa soeur... »

Que faire ?

Essayez des techniques qui vont vous distraire en dirigeant vos pensées ailleurs : chantez, lisez, écoutez de la musique ou surfez sur Internet. Concentrez-vous sur les raisons pour lesquelles vous tenez à poursuivre l'allaitement. Mettez en pratique, une fois encore, les techniques respiratoires apprises pendant la préparation à l'accouchement ou faites appel aux médecines douces anti-stress pour vous décontracter. Allaitez moins longtemps à chaque fois.

Quel que soit votre vécu, la décision de sevrer votre enfant ou de poursuivre l'allaitement prendra forme au cours de ces neuf mois. Votre orientation finale devra néanmoins prendre en compte, de manière fréquente, l'avis de votre compagnon (qui peut être opposé au co-allaitement futur, ou inquiet pour votre santé et celle du bébé à venir).

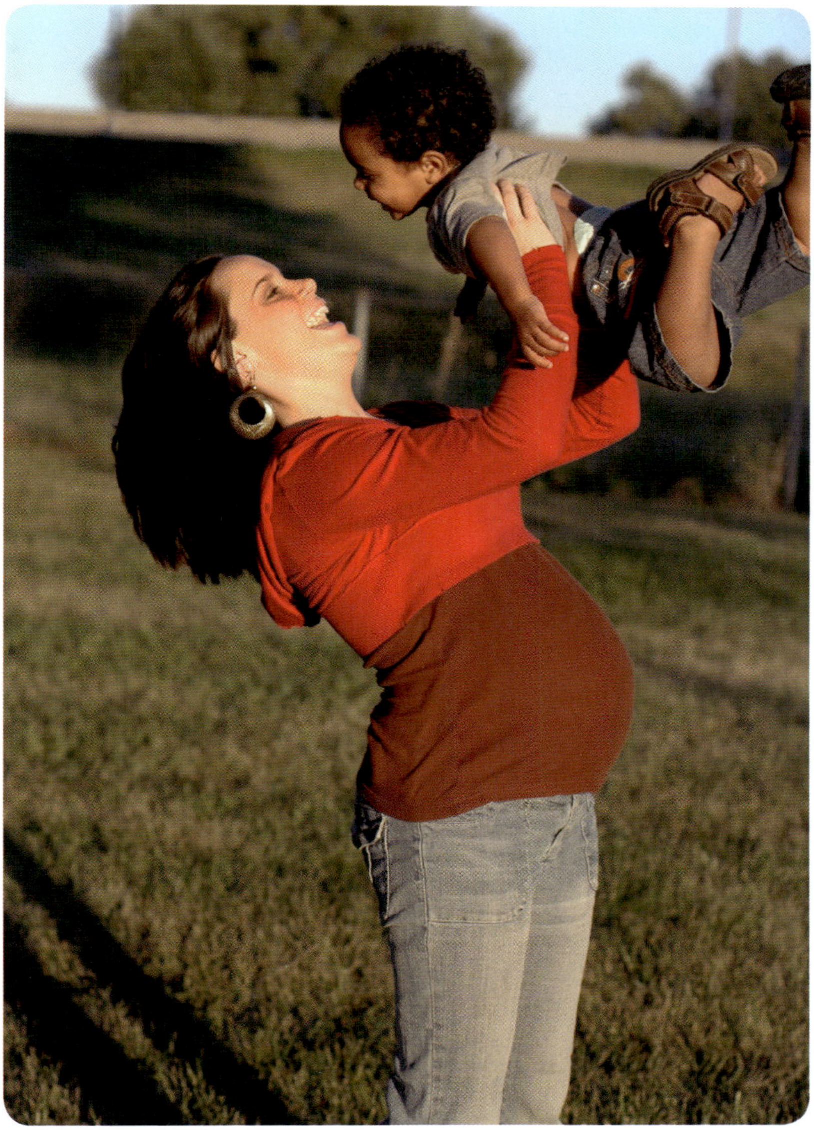

L'âge de l'enfant allaité, son besoin de téter et vos expériences passées en matière d'allaitement entreront aussi en ligne de compte... Notons seulement que lors de l'enquête citée plus haut, deux participantes sur trois sevrèrent leur enfant à un moment ou un autre de la grossesse. Mais sur les 158 femmes qui avaient poursuivi l'allaitement jusqu'au terme et qui avaient ensuite co-allaité les deux enfants, la plupart (77 %) dirent qu'elles recommenceraient probablement...

Ailleurs dans le monde...

Chez les Yao, en Thaïlande, le sevrage est automatique lorsque la mère est à nouveau enceinte. Les femmes de ce peuple estiment en effet impossible de nourrir simultanément un enfant « de l'intérieur » et un autre « de l'extérieur ». Mais une fois le bébé né, l'aîné ne se verra jamais refuser sa part de lait maternel...

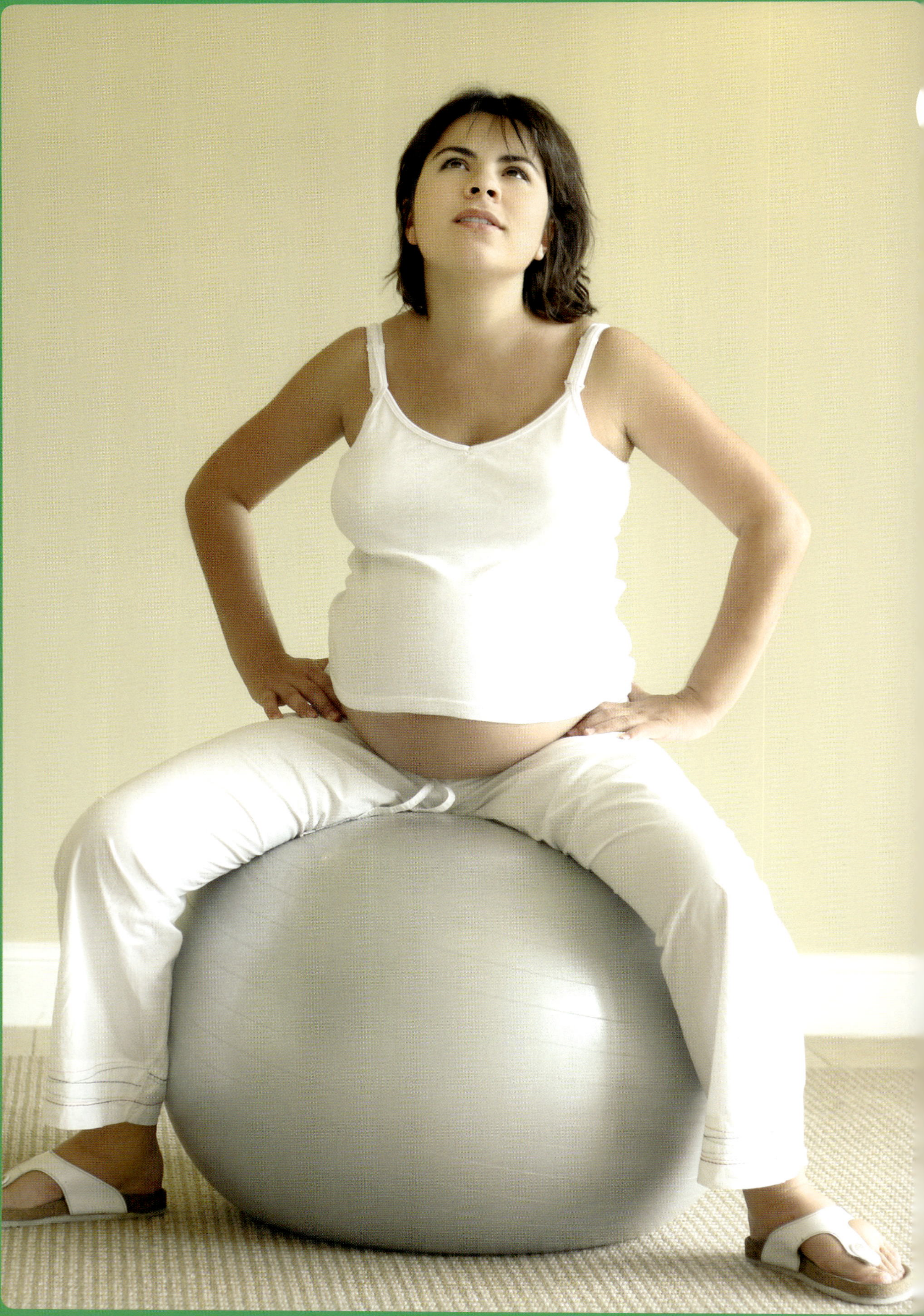

Deuxième trimestre : le temps de la préparation

Qu'il est beau, ce deuxième trimestre! Finis, les petits tracas et les « coups de barre » des trois premiers mois. Envolée, la crainte que votre grossesse ne « tienne pas » : ce trimestre, elle prend réellement figure humaine. Parce que votre enfant est désormais un fœtus, un mini-bébé, dont tous les organes sont en place et se renforcent de jour en jour. Parce que, si vous le souhaitez, vous allez pouvoir savoir s'il s'agit d'une petite fille ou d'un petit garçon. Parce qu'enfin, ces prochaines semaines, vous allez enfin le sentir bouger, vivre en vous.

Pour autant, ces trois mois ne sont pas forcément synonymes de bonheur sans nuage : dans votre couple, il vous faudra peut-être trouver de nouveaux repères affectifs et sensuels. Peut-être, aussi, faites-vous partie de celles qui ne vivent pas leur grossesse de façon extatique. Si c'est le cas, nous tenterons de vous donner des pistes pour vous libérer de certaines angoisses liées à votre histoire personnelle, qui peuvent vous empêcher de profiter à plein de votre statut de future maman.

Dans cette partie, outre de nombreux points touchant à votre vie quotidienne (alimentation, activité sportive, beauté...), toujours abordés de préférence avec une approche naturelle, nous vous présenterons l'ensemble des préparations à la naissance. Nous en avons recensé une vingtaine : classiques, alternatives, douces, ludiques, etc. Si vous vous apprêtez à accoucher en maternité, nous vous donnerons les clés du projet de naissance, essentiel pour vous faire entendre en douceur du corps médical. Nous vous parlerons aussi de tout ce que peut vous apporter une doula. Nous verrons, aussi, que même dans le cas d'une grossesse dite « à risques », il est envisageable, au cas par cas, d'accoucher sans médicalisation excessive... Enfin, cela concerne un nombre infime de parents, mais il est aussi des cas où la grossesse s'arrête trop tôt : le deuil périnatal est un sujet douloureux et souvent tabou, auquel nous avons choisi de consacrer quelques pages.

Ce qui se passe dans votre ventre...

Quatrième mois (de 15 à 19 semaines d'aménorrhée 1/2 environ)

Ce mois est celui d'une véritable explosion pour mes sens. J'avais déjà le goût et l'odorat, ces quatre semaines vont développer mon sens du toucher. A l'âge de 20 semaines, tout mon corps est parsemé de petites papilles tactiles, qui me font réagir si on me touche au travers du ventre de maman ou si je me cogne contre la paroi utérine. Je commence à entendre aussi, et les nombreux bruits qui me parviennent du corps de maman font de mon cocon un véritable auditorium : les battements de son cœur, les bruits de sa respiration, les gargouillis émis par son système digestif... Autant de sons qui me rassureront mieux que tout autre chose, plus tard, lorsque je serai blotti en peau à peau contre elle ou contre papa...

Côté look, j'ai bien changé également. Sur ma tête, que je tiens désormais droite, poussent mes premiers cheveux. Quant à mes jambes, elles sont à présent plus longues que mes bras : j'ai ma morphologie de bébé. Si ma peau paraît toujours très rouge, c'est que sa finesse laisse entrevoir mes vaisseaux sanguins. Elle est entièrement recouverte d'un duvet fin comme la soie, le laguno. Mon corps réalise chaque jour des prouesses plus étonnantes : ce mois-ci, je deviens capable d'ouvrir la bouche, de tourner les yeux et de froncer les sourcils. Mon cœur exécute désormais de 110 à 120 battements par minute : quoique deux fois plus rapide, mon électrocardiogramme s'apparente à celui d'un adulte. Mon intestin commence à réintégrer ma cavité abdominale, qui s'est considérablement agrandie. S'y accumule déjà une substance verte, le méconium, principalement formé par la bile que rejette ma vésicule : mes premiers cacas! Mon foie est déjà en activité, tout comme mes reins : mes urines se déversent dans le liquide amniotique, qui occupe désormais un volume de 250 cm cubes. Ma glande thyroïde commence à être fonctionnelle. Mes glandes sébacées et sudoripares aussi : je transpire déjà!

Je bouge de plus en plus, et de manière de plus en plus vigoureuse, à tel point que maman ressent déjà comme des frôlements d'ailes de papillon ou des bulles qui éclatent dans son ventre si je suis son premier enfant, de légers coups de pieds si je ne suis pas le premier! Ce qui, de toutes les manières, la remplit de joie. A la fin de ce 4ème mois, je mesure 9 cm de la tête au coccyx et 14 cm de la tête aux talons. Je pèse 110 grammes et ma tête a une circonférence de 3,6 cm.

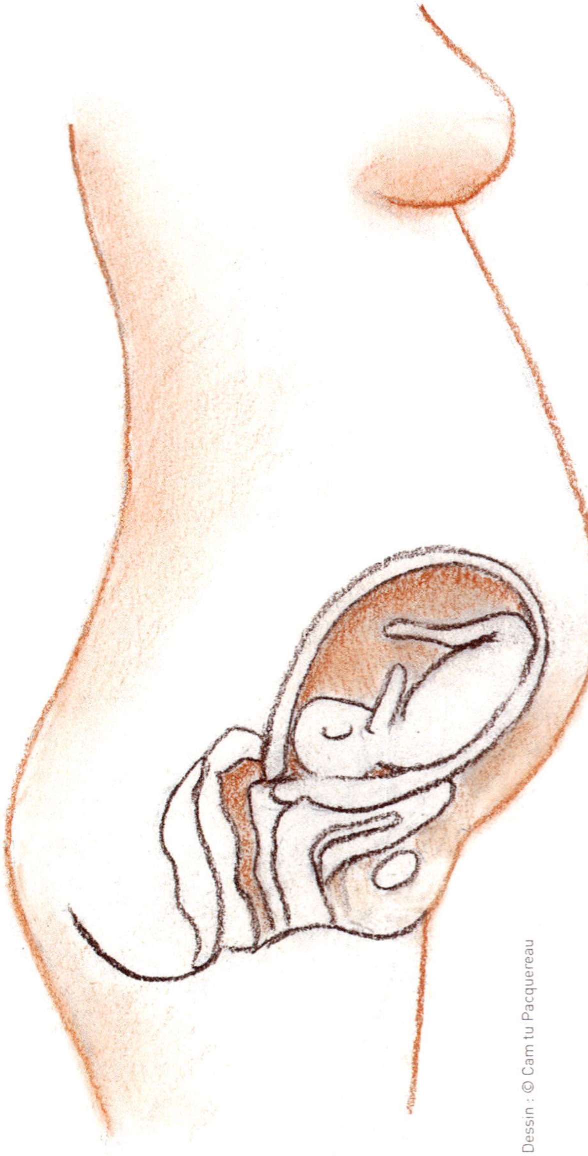

Dessin : © Cam tu Pacquereau

Le développement de votre bébé au cinquième mois de grossesse

Cinquième mois (de 19 SA 1/2 à 23 SA 1/2)

Ce mois-ci, victoire ! J'ai réussi à attraper mon pouce avec ma bouche : désormais, je n'aurai de cesse que de perfectionner ce réflexe de succion, qui sera ainsi parfaitement au point à la naissance, pour prendre le sein de maman. Pour m'entraîner, je passe mes journées à déglutir et à avaler le liquide qui m'entoure, que j'élimine ensuite sous forme d'urine. Je dors 16 à 20 heures par jour, et commence à alterner des phases de sommeil profond et paradoxal, comme celles que j'aurai à la naissance. Pendant ces dernières, une simple pression sur l'abdomen de maman peut me faire sursauter. Mais quand je ne dors pas, je fais preuve d'une activité débordante, suspendu, tel un ludion, au bout de mon cordon : sauts, cabrioles, roulades, pédalage... Des mains et des pieds, je teste les limites de mon univers, profitant de ce que j'ai encore beaucoup de place dans les 500 cm3 de liquide que contient désormais l'utérus. Ce mois-ci, maman va enfin ressentir distinctement mes ruades si je suis l'aîné. D'ailleurs, ces périodes de gymnastique effrénée ne correspondent pas forcément aux siennes : au contraire, c'est souvent de la sentir immobile qui me stimule ! Dites-lui, si d'aventure je la réveille en pleine nuit d'une ruade, de caresser douceme nt son ventre : cela m'apaisera...

Et si elle me parle doucement, ce sera encore mieux ! Car non seulement j'entends, mais je reconnais désormais sa voix. C'est que mon oreille est devenue si fine que je perçois les sons venus de l'extérieur. Je suis même sensible aux changements de rythme et d'intonation de voix, aux notes de musique qui peuvent me parvenir. Entendre mon papa est aussi un grand plaisir, car il émet des tonalités graves, que je perçois mieux que les aiguës et que je mémorise. Par contre, je déteste les bruits violents : si le volume sonore m'agresse, je sursaute, lève les mains pour couvrir mes oreilles ou m'enfouis au fond de l'utérus pour m'en protéger.

La multiplication de mes cellules nerveuses est à présent terminée : j'en possède 12 à 14 milliards, un nombre qui commencera à décroître dès la maturation complète de mon cerveau, vers l'âge de 18 ans. Mes mouvements respiratoires sont de plus en plus réguliers, même si encore très rapides. Mes poumons commencent à sécréter du surfactant, précieuse substance qui leur permet de se dilater plus facilement et de se protéger contre les infections. Mon cœur bat aujourd'hui de manière si puissante que pour l'entendre, un simple stéthoscope suffit à présent. Ma peau est toujours fripée, car elle ne recouvre aucune couche de graisse, mais elle perd son aspect rougeâtre. Sur mon crâne, mes cheveux sont plus abondants. Au bout de mes doigts, mes ongles sont achevés et continuent de pousser : ceux de mes mains seront prêts avant ceux de mes pieds. Sous mes paupières closes, mes globes oculaires sont formés, même si mes iris n'ont pas encore de couleur. Ils sont pour le moment très sombres, presque noirs. Dans ma bouche, les bourgeons des dents définitives commencent à apparaître derrière ceux des dents de lait. Si je suis une fille, mon vagin commence à se former : mes ovaires contiennent plus de six millions d'œufs primitifs, dont un grand nombre vont progressivement dégénérer : à la naissance, il m'en restera environ un million. Mon pancréas commence à fabriquer de l'insuline, hormone qui permet la régulation du taux de sucre dans le sang.

A la fin de ce mois, je mesure 25 centimètres, soit cent fois plus qu'à la fin de mon premier mois, et ma tête presque 6 cm de diamètre. Désormais, je grandirai moins vite, puisqu'à la naissance, je ne ferai que le double de cette taille. Par contre, dans le même temps, mon poids sera multiplié par six...

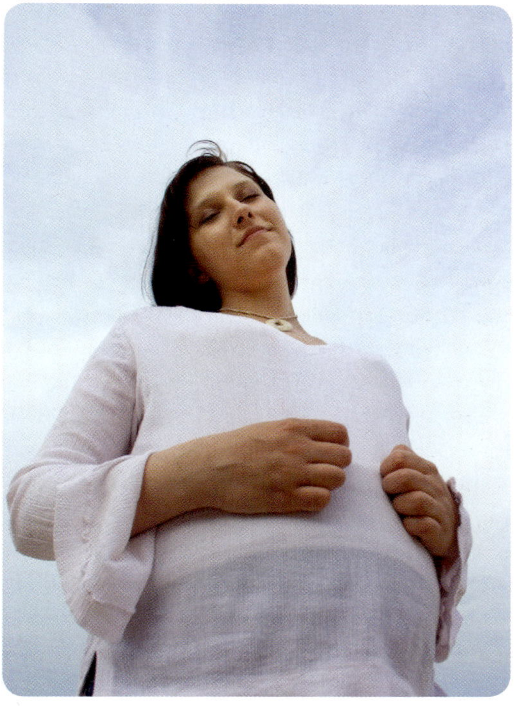

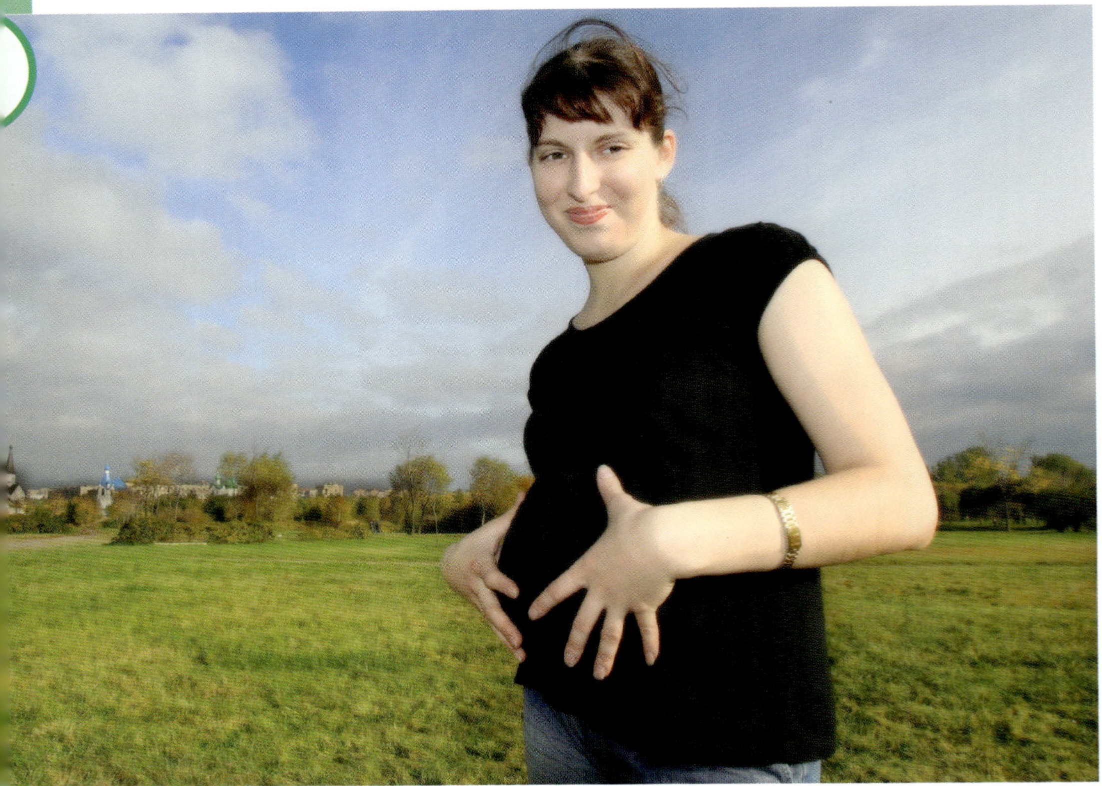

Sixième mois (de 23 SA 1/2 à 27 SA 1/2)

Dans ma poche de chair, où je suis désormais de moins en moins au large, je gigote toujours terriblement : j'exécute en moyenne de 20 à 60 mouvements par demi-heure. Mon agitation peut être directement fonction de celle de maman. Si elle ressent une forte émotion, cela provoque une brusque décharge d'adrénaline et de cortisol (hormones du stress), qui me fait aussitôt réagir... De même, une consommation excessive de tabac ou d'alcool de sa part fait grimper mon rythme cardiaque et m'agiter davantage. Lorsque je ne suis pas bien, je grimace. Mais si je me retrouvais à l'air libre, je serais désormais en mesure de pleurer.

Je pourrais naître, d'ailleurs, sans risque majeur pour ma survie. Car non seulement tous mes organes sont en place, mais ils se perfectionnent à vitesse grand V : des petites lignes apparaissent sur mes doigts et mes paumes : mes futures empreintes digitales ! Mon cœur est si costaud que papa peut désormais l'entendre rien qu'en collant son oreille sur le ventre de maman. Les bourgeons de mes futures dents de lait commencent à se recouvrir d'émail. Mes os sont à présent bien durs, mes articulations se forment. Et grâce aux cellules graisseuses qui commencent à s'accumuler sous ma peau, je m'arrondis de jour en jour. Si je suis un garçon, mes testicules descendent dans mon scrotum... un voyage qui va durer environ 3 jours ! Néanmoins, mes poumons et mon système digestif, même si désormais théoriquement en état de marche, doivent encore beaucoup évoluer et mûrir afin de me permettre d'affronter au mieux l'existence hors de mon abri chaud, stérile et capitonné.

Et puis, surtout, je suis si bien dans ce berceau de chair ! Je continue à beaucoup dormir, alternant mes phases de veille et de sommeil à un rythme régulier. Lorsque je dors profondément, il est difficile de me réveiller, tant par le bruit que par le contact. Si j'ai trop avalé de liquide amniotique, je suis pris de crises de hoquets qui amusent beaucoup maman, car elle les ressent sous forme de petits soubresauts... et cela arrive plusieurs fois par jour ! C'est en me frottant à la paroi utérine que j'entraîne mon sens du toucher, celui, avec l'odorat et le goût, qu'il me sera si essentiel de satisfaire une fois né. Et quand maman caresse doucement son ventre, là où il y a une bosse, je bouge pour lui montrer que je l'ai perçue... Arrivé au terme de ce mois, je me tiens les bras repliés sur la poitrine et les genoux remontés sur le ventre. Je mesure 34 centimètres et pèse environ 1 kilo.

Organiser la naissance

Faire un projet de naissance

Dans notre système de santé où l'accouchement physiologique est encore, bien trop souvent, considéré comme tout sauf naturel, la plupart des médecins, sages-femmes et infirmières n'ont pas de formation ni d'expérience dans le soutien continu du travail. Beaucoup d'entre eux n'ont probablement que rarement assisté un accouchement réellement « nature ». Si votre rêve est d'accoucher naturellement sans surmédicalisation et d'être, avec votre compagnon, acteurs à part entière de la venue au monde de votre bébé, le projet de naissance est un outil pour vous aider à le réaliser.

Le projet de naissance, qu'est-ce que c'est ?

Le projet, également appelé plan de naissance (PN) ou projet d'accouchement, est un accord informel passé avec l'équipe médicale, en vue d'un plus grand respect de vos attentes. En la matière, la France a un train de retard par rapport à ses voisins américains ou britanniques, chez lesquels le « birth plan » fait partie du paysage habituel des accouchements (notamment hospitaliers) depuis de longues années déjà (119). Dans les établissements hexagonaux, il commence néanmoins à être connu des équipes dans son principe. Mais il est accepté de manière plus ou moins ouverte selon les maternités et les praticiens.

Raison d'être du PN : vous permettre de préciser ce que vous souhaitez pour cette naissance (liberté de bouger, présence de votre doula, etc.) et ce que vous ne souhaitez pas (monitoring continu, péridurale, etc). *« Je conseille généralement aux parents de le rédiger par écrit,* souligne Chantal Ducroux-Schouwey, co-fondatrice et présidente du CIANE. *Cela les aide à éclaircir leurs idées. Cette forme écrite aura, de plus, l'avantage de permettre au PN de circuler parmi les soignants et d'être porté au dossier médical de la future maman».*

Pense-bête. Ce trimestre, penser à...

- **Rendez-vous périnataux**

Au cours du 4e mois, prenez rendez-vous, si vous le souhaitez, pour votre deuxième échographie, l'échographie morphologique.

Si le praticien qui vous suit ne pratique pas l'entretien du 4ème mois et si vous souhaitez en bénéficier, prenez rendez-vous pour passer celui-ci avec une sage-femme libérale.

- **Inscriptions diverses**

Ce trimestre, inscrivez-vous aux préparations à la naissance de votre choix Vous pouvez y adjoindre le support de différentes médecines douces : acupuncture, ostéopathie et dérivés, réflexologie, shiatsu, relaxation, musicothérapie, massage prénatal...

- **Démarches diverses**

Si vous ne l'avez pas fait, il est grand temps d'informer votre employeur de votre état, afin de bénéficier des droits ouverts aux femmes enceintes. C'est aussi l'occasion de commencer à organiser votre remplacement pendant votre congé. Si vous vivez une grossesse à risques ou que vous attendez des jumeaux, vous pourrez être arrêtée dès ce trimestre.

Vous pouvez aussi demander l'attribution d'une carte de priorité dans les administrations et les transports publics, délivrable à partir de 4 mois de grossesse par votre CAF, sur simple demande.

Au cas où celle-ci n'a pas déjà eu lieu et si vous n'êtes pas mariée, votre conjoint peut procéder à la reconnaissance anticipée de votre enfant.

119. En Grande-Bretagne, suite à l'avis du comité d'experts « Changing Childbirth » en 1992, la pratique des « birth plan » est devenue courante dès 1993.

Quand faut-il commencer à y réfléchir ?

Un PN ne se fait pas en un jour. Il est susceptible d'être modifié au fil des neuf mois (et jusqu'à la dernière minute !), en fonction de vos aspirations et de l'évolution médicale de votre grossesse. Sans compter que les « négociations » avec l'équipe obstétricale risquent d'être d'autant plus délicates que la grossesse sera avancée. Il est donc dans votre intérêt d'y travailler le plus tôt possible.

Commencez par jeter sur le papier vos aspirations, en fonction de votre personnalité, de votre vécu. Cette première étape doit venir de vos tripes : pas question de faire un copié-collé d'un modèle de projet trouvé sur Internet ! C'est un face-à-face intime avec vous-même, VOTRE projet, qui sera unique.

Une fois que vous y voyez un peu plus clair sur vos attentes, commencez à vous informer sur les pratiques en vigueur dans les maternités avoisinantes avant d'en choisir une. Si vous avez la chance d'avoir, dans un périmètre proche, une maternité ouverte aux naissances physiologiques, contactez-la en priorité. Dans le cas contraire (ce qui est encore le cas de la très grande majorité d'entre vous), nous vous encourageons à utiliser la liste de questions présentée au premier trimestre (voir p. 49) auprès des établissements avec lesquels vous serez en contact. Ces questions sont ouvertes et ont pour vocation d'engager un dialogue. *« Il faut éviter à tout prix, surtout au cours de cette première approche, de donner au corps médical une impression d'agressivité »*, conseille Chantal Ducroux-Schouwey.

Vous pouvez soumettre ce questionnaire, de manière écrite ou orale (plus informelle) au secrétariat du service gynécologie-obstétrique de la maternité, et/ou à la sage-femme responsable du service, qui connaît bien les pratiques en vigueur dans l'établissement. Si vous sentez votre interlocuteur sur la défensive, allez-y en douceur. Complétez votre information en faisant jouer le bouche-à-oreille, tant sur des forums de discussion ou des sites Internet spécialisés qu'en échangeant avec votre entourage (120). A noter que certaines maternités parmi les plus « respectueuses » commencent à proposer des suggestions de PN à leurs patientes (121).

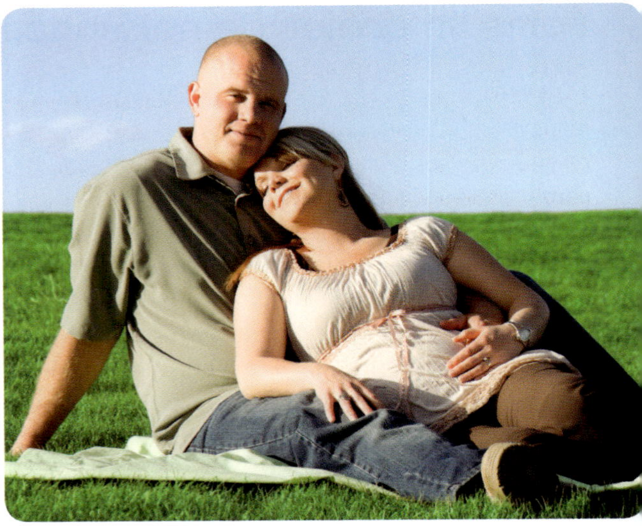

Les fondements juridiques du projet de naissance

- Le PN est la concrétisation du « contrat de soins » entre médecin et patient prévu par l'article 32 du Code de déontologie médicale (122). Un « contrat de soins » réaffirmé par une jurisprudence constante (123).
- Il trouve aussi son relais dans l'article L-1111-4 du Code de la Santé publique, qui permet à la personne soignée d'opposer un refus à tout acte médical. Selon l'alinéa 1 de ce texte, *« toute personne prend, avec le personnel de santé et en fonction des informations et des préconisations qu'il lui fournit, les décisions concernant sa santé. Le médecin doit respecter la volonté de la personne après l'avoir informée des conséquences de ses choix* (124) *»*.
- Par ailleurs, la création d'un tel projet est recommandée par l'OMS. Dans son rapport « Les soins liés à un accouchement normal », l'organisation stipule qu'il convient d'encourager la pratique d'un *« plan individuel déterminant où et avec l'aide de qui l'accouchement se déroulera »*. Ce plan doit être « établi avec la femme pendant la grossesse » (125)
- Elle est également préconisée dans le rapport Mattéi de 2003 (126), dans le plan périnatalité 2005-2007 (127) et dans un rapport de la Haute Autorité de Santé de 2005 (128).

Comment le rédiger ?

• Le PN n'est ni un contrat, à valeur impérative, ni un « outil » devant vous servir à exprimer vos revendications. Son rôle est de créer un espace de parole entre vous et le corps médical. Sur ces deux plans, jouez la diplomatie. *« Gardez toujours à l'esprit deux choses : d'une part, qu'une naissance, c'est toujours une aventure. D'autre part, que ce sont des êtres humains que l'on a en face de soi : les personnels médicaux, qu'il faut d'autant plus ménager que, pour eux, ce projet remet en cause des habitudes de travail de toute une vie parfois. Un seul mot d'ordre, donc : rester ouvert et respectueux ! »*, souligne Chantal Ducroux-Schouwey.

• Adaptez votre ton, vos demandes aux « pratiques » de la maternité choisie. Par exemple, ne pas clamper le cordon avant sa dernière pulsation est désormais chose courante, tandis que dans d'autres pas du tout.

• Commencez toujours par mettre en avant vos souhaits, vos refus ne venant qu'en seconde partie. *« De manière générale, toutes exigences ou tous refus systématiques sont à bannir : arrangez-vous toujours pour formuler vos demandes de manière ouverte, en utilisant le conditionnel – « je souhaiterais », « je préfèrerais ne pas... » – et en expliquant les raisons de vos choix*, conseille Chantal Ducroux-Schouwey. Par exemple : *« je préfèrerais ne pas subir de monitoring en continu, afin de pouvoir conserver ma liberté de mouvements. »*

Faut-il faire un projet de naissance dans le cadre d'un accompagnement global ?

De par sa nature, ce document trouve sa plus grande justification et sa diffusion la plus large en milieu hospitalier, lors d'un suivi classique où vous serez amenée à rencontrer des soignants différents au cours de votre grossesse et notamment lors de l'accouchement, où vous ne connaîtrez pas tout ou partie de l'équipe obstétricale présente ce jour-là. *« Dans le cadre d'un accompagnement global à la naissance, où le suivi est personnalisé, on se trouve souvent face à un PN tacite*, souligne Chantal Ducroux-Schouwey. *Néanmoins, il est tout à fait envisageable d'en élaborer un, que ce soit en vue d'un accouchement en maison de naissance, en plateau technique ou salle nature ou même à domicile »*. Et ce pour deux raisons.

• **Primo, l'intérêt de rédiger un PN dépasse le strict cadre du rapport parents-soignants** : coucher sur le papier vos aspirations en vue de ce moment si crucial de votre vie est toujours utile et permet de faire le point sur ce que vous désirez ou refusez vraiment. *« Un point valable tant pour le futur papa que pour la maman*, souligne Chantal Ducroux-Schouwey. *Il y a des femmes qui découvrent à cette occasion le souhait de leur compagnon d'être actif le jour J : c'est l'occasion de parler ensemble de sa place et de son rôle au moment de la naissance. »*

• **Secundo, le PN peut s'avérer très utile si votre sage-femme se retrouve dans l'impossibilité d'être présente le jour J.** *« Certaines sages-femmes libérales travaillent en binôme : il peut être bon de communiquer un exemplaire du PN à l'autre sage-femme lorsque vous la rencontrerez, afin de faire le point avec elle sur vos attentes le jour J »*, conseille-t-elle.

120. Pour des informations sur les pratiques dans le ou les établissements en question, deux sources très intéressantes : http://maternites.doctissimo.fr et http://www.topdesmaternites.com
121. Citons notamment la maternité de Villeneuve Saint-Georges, dirigée par le docteur Bernard Maria. Voir http://ddata.over-blog.com/xxxyyy/0/33/11/36/infos-villeneuvestgeorges.pdf.
122. Titre II du Code de déontologie médicale – Devoirs envers les patients. Texte intégral : http://www.web.ordre.medecin.fr/deonto/decret/codedeont.pdf
123. *Cass. Civ.*, 20 mai 1936, Mercier, D.P. 1936, I, 88, rapp. Josserand, concl. Matter, note E.P. Voir aussi http://afar.naissance.asso.fr/loi-arretmercier.htm
124. Quelques précisions de Stéphanie Falzone-Soler, juriste du CIANE : *« La loi de 2002 dit que le médecin ne peut passer outre le refus, mais doit informer le patient des conséquences de celui-ci. Si la personne ne change pas d'avis, il ne peut pas passer outre. Et c'est là que le PN démontre toute sa force. Un refus bien exprimé, cela renverse en effet la charge de la preuve, qui incombait jusque-là au patient en cas de problème ou réclamation »*.
125. Rapport *op. cit.* note 7. Pratiques dont l'utilité peut être démontrée et qu'il convient d'encourager.
126. Texte intégral sur : http://www.sante.gouv.fr/htm/actu/31_030917.htm
127. Texte intégral sur : http://www.santor.net/pdf/sfmp/planperinat.pdf
128. Texte intégral sur : http://www.has-sante.fr/portail/display.jsp?id=c_269939

• Pas question non plus de dégainer d'emblée l'arsenal juridique (voir encadré page 111), qui vous ferait passer illico pour l'emm... de service. « *Si le patient peut s'opposer à un acte médical, le médecin, de son côté, peut refuser de prendre en charge une patiente qui n'adhère pas à sa pratique !* » soulignait déjà Sophie Gamelin, présidente-fondatrice de l'Alliance francophone pour l'accouchement respecté (AFAR) au printemps 2007 dans une interview (130).

• N'oubliez pas d'inclure dans votre PN, si vous le souhaitez, vos demandes concernant le post-partum. « *Le PN, ce n'est pas juste un projet d'accouchement : cela concerne l'ensemble du séjour à la maternité !* » souligne Chantal Ducroux-Schouwey. Soins au bébé, démarrage de l'allaitement, sortie précoce... Mettez tout noir sur blanc !

• Point important et auquel les parents ont tendance à penser encore moins qu'au précédent : si vous avez des risques (ou savez déjà) que vous aurez une césarienne programmée (notamment en cas de grossesse après césarienne) (131), et même si ce n'est pas le cas, prévoyez quelques lignes dans votre PN consacrées à la question. Car même en cas de césarienne, vous avez la possibilité de négocier certains droits qui vous rendront l'intervention plus humaine et vous aideront, le cas échéant, à la « digérer » (132). Voir sur ce point notre dossier « Césarienne », page 256.

A qui confier le projet de naissance ?

Remettez un premier jet de votre PN à votre médecin traitant ou à votre sage-femme, lors d'un de vos rendez-vous. Point par point, le praticien, s'il est ouvert et disponible, prendra le temps d'analyser votre texte, en vous donnant, son avis sur son caractère réaliste ou pas, en fonction des habitudes de la maternité. « *Montrez-le aussi, pour avis, à l'une des sages-femmes responsables des salles de naissance, conseille Chantal Ducroux-Schouwey. Pas entre deux portes : essayez de prendre rendez-vous avec elle, c'est plus efficace !* » Ces avis pourront vous amener à d'autres propositions auxquelles vous n'aviez pas pensé ou à en modifier certaines, irréalistes ou trop pointues . « Prenez le temps de peaufiner et de mûrir votre projet *: ce n'est qu'entre le septième et le huitième mois qu'il sera temps d'en porter une version « définitive » (mais néanmoins toujours modifiable !) au dossier médical* » (133), ajoute Chantal Ducroux-Schouwey. N'oubliez pas de toujours en garder un exemplaire sur vous le jour J, par précaution !

Et si le projet pose des difficultés insurmontables à votre praticien traitant ?

Il faut savoir que tout praticien peut refuser de contracter, sauf en cas d'accouchement imminent, vis-à-vis d'une femme enceinte, en vertu de ses obligations déontologiques. « *Le Code de déontologie médicale dispose ainsi, à l'article 47, qu'à moins d'une urgence, le médecin peut refuser un soin, pour des raisons tant professionnelles que personnelles*, soulignent Sophie Gamelin et Martine Herzog. *Tel pourrait notamment être le cas s'il estimait que les demandes de la patiente n'étaient pas en accord avec les protocoles médicaux.* » Pour ce qui concerne les sages-femmes, une disposition équivalente existe dans leur Code de déontologie, à l'article 28.

En cas d'un désaccord de fond entre vous et votre praticien, vous n'avez plus que deux options. Primo, prendre conseil auprès d'une association de défense de la naissance respectueuse comme le CIANE ou l'AFAR. Celle-ci pourra vous apporter une aide précieuse, en soutenant votre PN par une lettre voire, le cas échant (mais nous ne vous souhaitons pas de devoir en arriver là !), par l'assistance d'un avocat. Deuxio, changer de maternité. L'article 47 du Code de déontologie médicale prévoit qu'en cas de refus du médecin de continuer à prendre en charge un patient, celui-ci est tenu d'appuyer le transfert de ce dernier vers le praticien de son choix, ce qui se fait généralement par une lettre de recommandation et facilite grandement les choses.

130. *Grandir Autrement* n°5, mai-juin 2007.
131. Voir aussi, sur ce point, notre dossier AVAC, page 341.
132. Elaborer un projet de naissance est également envisageable pour mieux vivre une IMG, voir p. 211.
133. Constitué dès votre inscription à la maternité, le dossier médical « *comporte tous les résultats d'examens, les comptes rendus de consultation, d'intervention, d'exploration ou d'hospitalisation, les protocoles et prescriptions thérapeutiques mis en œuvre pour le traitement, les feuilles de surveillance et les correspondances entre professionnels de santé* » (S. Gamelin-Lavoie, M. Herzog-Evans. *Les droits des mères, la grossesse et l'accouchement*. L'Harmattan, 2005, p. 81).

Négocier son projet de naissance avec l'équipe médicale

Avec Chantal Ducroux-Schouwey, présidente du CIANE

En entrant dans un protocole médical, vous ne pourrez sans doute pas imposer tous vos désirs. Sachez aussi que certaines formulations peuvent être mal perçues par le personnel médical, comme :

• Refuser d'office tout geste médical sur votre personne à votre arrivée à la maternité (prise de tension, analyse d'urine, pose d'une voie veineuse...).

L'avis de Chantal Ducroux-Schouwey, présidente du CIANE : *« Ce sont des gestes relativement peu invasifs, dont le personnel soignant a besoin pour avoir une base de départ. A discuter au cas par cas avec eux, plutôt que d'y opposer un refus en bloc qui les braquerait d'emblée. »*

• S'opposer à tout monitoring.

L'avis de C.D.S. : *« Les protocoles médicaux imposent, pour des raisons médico-légales, au moins 20 minutes de monitorage en continu toutes les deux heures lors d'un accouchement (134). Toutefois, ce délai passé, vous pouvez demander à être débranchée et déambuler hors de la salle de naissance à votre convenance. Quitte à revenir toutes les heures ou toutes les heures et demi pour un court enregistrement, histoire pour l'équipe de s'assurer que le bébé va bien. A négocier directement avec les praticiens qui vous entourent. »*

• Déclarer souhaiter accoucher accroupie.

L'avis de C.D.S. : *« Personne ne peut prévoir à l'avance dans quelle position se fera un accouchement. Préférez la formulation : Je souhaite conserver ma mobilité. »*

• N'accepter aucun toucher vaginal.

L'avis de C.D.S. : *« Ce n'est pas une position tenable dans toutes les maternités. Si l'équipe y tient vraiment, négociez plutôt la diminution de la fréquence des TV. »*

• Demander que la table d'accouchement soit inversée par rapport à la porte, afin de préserver son intimité.

L'avis de C.D.S. : *« Déménager le matériel médical est généralement inenvisageable. Par contre, vous pouvez refuser la visite des stagiaires médecins ou sages-femmes, même en CHU, et demander à ce qu'on vous couvre d'un drap. »*

• S'opposer à ce que soit pratiquée toute extraction instrumentale.

L'avis de C.D.S. : *« Encore une fois, personne ne peut prévoir le déroulement d'un accouchement. L'usage de ces instruments d'urgence peut s'avérer vital pour la survie de votre bébé : impossible, donc, de s'y opposer a priori. Il serait plus simple de demander en amont : « je voudrais que tout geste me soit expliqué, afin que je puisse donner mon accord le cas échéant ». Par contre, vous pouvez très bien refuser d'office une épisiotomie, même en cas de déchirure et même en cas de forceps (135). »*

• Souhaiter que le bébé soit mis au sein dès sa sortie, même en cas de césarienne.

L'avis de C.D.S. : *« Au bloc opératoire, on entre dans des protocoles d'hygiène et de sécurité encore plus contraignants qu'en salle de travail. Au personnel soignant de décider, donc, ce qui peut être envisageable en ce sens. Par ailleurs, il faut bien voir qu'en cas de césarienne, vous ne serez peut-être pas libre de tous vos mouvements au niveau des bras, qu'il peut être délicat de poser bébé sur votre ventre et que l'état de santé de celui-ci peut nécessiter des soins urgents. Mais si l'état de l'enfant est satisfaisant, rien n'oblige à le placer en couveuse : son père peut le prendre en peau à peau, afin de leur permettre de se découvrir et de se rassurer mutuellement. »*

134. http://www.cngof.asso.fr/D_PAGES/PURPC_18.HTM

135. Quelques précisions de Stéphanie Falzone-Soler, juriste du CIANE : *« Juridiquement, la loi Koucher de 2002 a encore renforcé l'article 111-4 du CSP, en posant le principe de l'autonomie du patient et de son consentement à TOUT acte médical, y compris lorsque le pronostic vital est en jeu. A partir du moment où, dans son projet de naissance, un couple a écrit qu'il a été informé par les professionnels de santé des risques auxquels il s'expose en refusant l'épisiotomie et en confirmant qu'il en prend la responsabilité, le praticien ne peut donc passer outre. »*

Le projet d'acouchement d'Élodie,

35 ans, maman de quatre enfants dont Titouan, né à la maternité de l'hôpital d'Aurillac

Etabli par Mr et Mme...
Pour la maternité de l'hôpital d'Aurillac

Pour tout le déroulé de l'accouchement

• Je souhaite être installée avec mon mari dans une pièce calme où je me sente le moins possible à l'hôpital ;

• Je souhaite un minimum de touchés vaginaux (maximum toutes les 4 heures), par un minimum de personnes (la même sage-femme, du début jusqu'à la fin, si aucun changement de garde n'intervient) ;

• Je ne souhaite pas que le travail soit déclenché ou accéléré chimiquement ou mécaniquement (perfusion d'ocytocine, rupture artificielle de la poche des eaux, décollement des membranes...), ni ralenti chimiquement, sauf en cas de réel danger pour notre bébé ;

• Je souhaite pouvoir me désaltérer et me restaurer si l'envie se présente sans restriction aucune ;

• Plutôt qu'un monitoring en continu, je souhaite une auscultation par intermittence ;

• Je désire pouvoir me déplacer librement et adopter les positions qui me conviendront ;

• Je ne souhaite pas avoir d'intraveineuse dés le début ;

• J'accepte avec plaisir le soutien empathique de la sage-femme, ses conseils pour soulager la douleur des contractions, sa présence, sa tendresse...

• Je dois pouvoir aller aux toilettes librement (pas de lavement, ni de sonde) ;

• Je ne souhaite pas avoir recours à l'analgésie péridurale (si je la demande, rappelez-moi cette requête). Par contre des bains, de l'acupuncture, de l'homéopathie, du soutien... seront les bienvenus ;

• Je souhaite pouvoir m'exprimer librement (cris, chants etc.) dans la gestion de ma douleur ;

• Je souhaite pouvoir accoucher dans la position physiologique qui me conviendra, y compris debout ou accroupie par terre et pouvoir changer de position si le travail n'avançait pas comme prévu ;

• Je souhaite attendre le réflexe de poussée et ne pas subir de poussée dirigée ;

• Je souhaite pouvoir toucher la tête de mon bébé pendant la phase d'expulsion ;

• Je ne souhaite pas d'épisiotomie, même s'il existe une menace de déchirement ;

• Je ne veux pas d'expression abdominale ;

• J'accepte un stagiaire, si le contact passe, et qu'il est prévenu qu'il ne m'auscultera pas ;

• Je ne veux pas de tension sur le cordon ;

• Dans la mesure où tout va bien, même si la délivrance tarde, je ne veux aucune médicalisation. Je préfère l'attente et les méthodes douces (telle que la mise au sein) pour provoquer des contractions ;

• Je refuse l'exploration de la cavité utérine systématique. Je la refuse également si c'est une partie des membranes qui manque (et non une partie du placenta).

En cas de problème de santé chez le bébé après sa naissance

• Je veux que la proximité mère-enfant soit maintenue au maximum, ou du moins que la présence du papa soit maintenue en permanence auprès du bébé ;

• Je souhaite pouvoir allaiter mon bébé et tirer mon lait afin de le nourrir, même s'il ne peut pas téter directement au sein.

Après la naissance (dans la mesure où notre bébé va bien)

• Je désire le garder sur moi autant que je le souhaite ;

• Je refuse qu'on l'aspire (désobstruction des voies respiratoires) ;

• Je refuse les gouttes dans les yeux et tout acte médical inutile ;

• Je refuse qu'il sorte de la pièce, même accompagné de son papa ;

• La pesée et la prise de la température seront faites quelques temps (heures) après, au moment où j'accepterai de m'en séparer un peu ;

• Sa taille sera mesurée quelques jours après la naissance (évitant ainsi de l'étirer) ;

• Le bain ne sera pas donné le jour de la naissance ou alors par moi-même ou le père, quelques heures après.

Le départ

• Je souhaite, dans la mesure où l'accouchement s'est bien passé, quitter la maternité quelques heures après l'accouchement, le jour même, ou le suivant si la naissance a lieu tard le soir.

Souhaits spécifiques

• Lumière tamisée pour la naissance ;

• Etre appelée par mon prénom...

Zoom sur quelques-uns de vos droits

• Même si mes refus sont consignés dans mon PN, peut-on m'imposer certains gestes le jour J ?

L'un des fondements principaux du projet de naissance, l'article L-1111-4 du Code de la Santé publique, permet à la personne soignée d'opposer un refus devant tout acte médical. Ce qui implique pour la patiente, en premier lieu, le droit de *« refuser des gestes qu'elle estime intrusifs ou dont elle refuse d'assumer les conséquences iatrogènes possibles »*, soulignent Sophie Gamelin et Martine Herzog. En second lieu, *« aucun acte thérapeutique, sauf nécessité vitale, (...) ne peut lui être imposé »*.

• Je n'ai pas prévenu ou pas obtenu l'accord de l'équipe quant à la présence de ma doula à mes côtés pour la naissance, puis-je la mettre devant le fait accompli le jour J ?

Surtout pas ! Si vous souhaitez être assistée de votre doula au cours du travail en plus de votre conjoint ou d'une autre personne, il est indispensable de le préciser dans le PN et de vérifier en amont l'accord de l'équipe médicale. En effet, la présence en salle de travail d'un second accompagnant n'est pas un droit et ne relève que du bon vouloir de l'équipe en place (137). Si vous les preniez en traîtres, les choses risqueraient de mal se passer.

• Mon conjoint et moi sommes-nous en droit d'exiger notre présence à tous les soins pratiqués sur notre bébé ?

Non seulement vous en avez le droit le plus strict, mais vous pouvez aussi vous opposer à la réalisation de certains actes sur votre nourrisson. Sophie Gamelin-Lavoie et Martine Herzog-Evans relèvent, dans *Les droits des mères*, volume 2 (138) : *L'autorité parentale appartient aux seuls parents, et relève précisément de l'autorité parentale sur les décisions relatives à la santé de l'enfant. Ce n'est qu'en présence d'une décision manifestement et objectivement dangereuse pour la santé de celui-ci que le praticien pourrait passer outre, ce qui supposerait la saisine du juge des enfants. (...) Il n'en irait notamment pas ainsi du nettoyage, de la pesée, voire du clampage immédiat du cordon »*.

• Suis-je tenue de me plier à une surveillance de 48 heures minimum à l'hôpital après l'accouchement ?

Absolument pas. L'article D 712-80 du Code de la Santé Publique précise que la mère et l'enfant bénéficient d'une surveillance prolongée dans les deux heures qui suivent la naissance. En France, un accouchement n'est en effet définitivement considéré comme sans danger qu'au bout de ces 120 minutes... Nous vous recommandons très fortement de vous plier à ce contrôle minimal, afin de pallier tout risque d'hémorragie du post-partum.

A partir de là, rien ne vous oblige à rester dans la structure médicale du lieu de l'accouchement si vous ne le souhaitez pas, pour des raisons de confort ou parce que d'autres enfants vous attendent à la maison. *« Prenez toutefois en compte les impératifs de surveillance des équipes*, conseille Chantal Ducroux-Schouwey, du CIANE. *Tout d'abord en prenant soin de parler en amont – dans votre projet de naissance notamment – de votre désir de sortie précoce. Ensuite, en prévoyant l'assistance d'une sage-femme libérale en hospitalisation à domicile (HAD). Cela rassurera les équipes et diminuera fortement leurs réticence à vous laisser si tôt « dans la nature », surtout si c'est votre premier enfant »*.

Si vous souhaitez sortir tôt, on vous demandera parfois de signer une décharge, notamment vis-à-vis de votre bébé s'il n'a pas eu le temps d'être vu par le pédiatre de la maternité (mais il a forcément été examiné à sa naissance par une sage-femme ou par un pédiatre et de toutes manières, il le sera à nouveau, en ville, lors de l'examen obligatoire des 8 jours (139). Rappelons que dès ses premiers instants, hors danger particulier connu, l'autorité parentale sur leur bébé est acquise de plein droit par les parents.

Notons toutefois qu'à l'inverse, sortir précocement de la maternité n'est pas une obligation non plus, comme certains établissements auraient parfois tendance à vous le laisser entendre, faute de place. Si, pour X raisons (fatigue, douleurs, angoisse, manque d'assurance, etc.) vous préférez prendre votre temps pour « récupérer », dans un cocon médical qui vous rassure, profitez à plein des 4 ou 5 jours habituellement consacrés aux suites de couches en maternité.

137. L'article D 712-80 du CSP indique que *« l'agencement de la salle tient compte de la présence éventuelle d'un accompagnant auprès de la parturiente lorsque cette présence est autorisée »*. En clair : la présence du père elle-même n'est pas un dû !

138. Sophie Gamelin-Lavoie, Martine herzog-Evans. *Les droits des mères, La grossesse et l'accouchement.* L'Harmattan, 2005, page 70.

139. La visite dite « obligatoire » par la CAF (qui sert à mettre en route les allocations familiales) est à faire dans les huit jours qui suivent la naissance. Vous avez donc tout votre temps pour emmener votre bébé chez un médecin que vous appréciez, pédiatre ou généraliste, ou le faire examiner par une sage-femme.

• Avant ou après mon accouchement, puis-je avoir accès librement à mon dossier médical?

Oui, absolument. La loi du 4 mars 2002 a inséré dans le CSP un droit à l'accès direct des patients à l'ensemble de leur dossier (article L 1111-7). Il est prévu que chacun peut personnellement accéder, sur demande, à son dossier médical et autres informations relatives à sa santé, sans l'intermédiaire d'un médecin (140). Toutefois, le patient conserve la possibilité de demander à un praticien de l'assister (art.L.1112-1 CSP).

• En cas d'accouchement insatisfaisant ou de complications pour moi ou mon bébé, quels recours ai-je contre l'équipe médicale?

Si vous êtes déçue de la manière dont s'est déroulé votre accouchement, nous ne saurions trop vous conseiller de vous tourner d'abord vers une voie intermédiaire plutôt que de vous lancer tout de go dans une bataille judiciaire harassante et à l'issue improbable, qui risquerait (ironie du sort!) de donner du grain à moudre à ceux qui défendent la stricte application de ces protocoles.

Sachez que dans chaque structure hospitalière, il existe, depuis la loi du 4 mars 2002, une commission tripartite chargée de traiter des réclamations et plaintes des usagers. Composés de personnels médicaux (médecins, sages-femmes, de représentants d'associations d'usagers et d'administratifs, les Comités des Relations avec les Usagers et de la Qualité des Soins (CRUQS) peuvent jouer un efficace rôle de médiateur entre vous et l'équipe incriminée. Les CRUQS se réunissent deux fois par an pour étudier les plaintes non juridictionnelles et informer les usagers et leurs proches sur les voies de conciliation et de recours et les assister pour un éventuel recours. Par ailleurs, vous pouvez demander à l'AFAR ou à une autre association de défense de la naissance respectueuse d'appuyer votre demande.

A lire...

Sophie Gamelin-Lavois et Martine Herzog-Evans. *Les droits des mères. La grossesse et l'accouchement.* L'Harmattan, 2003.

Sophie Gamelin-Lavois (préf. Doc. Bernard Maria). *Préparer son accouchement, faire un projet de naissance.* Jouvence, 2006.

Comment procéder le jour J ?

Faites plusieurs exemplaires du projet (dossier, équipe médicale, doula..) et prenez-en un avec vous le jour J. Gardez toutefois à l'esprit que même si votre projet a reçu un excellent accueil tout au long de votre grossesse, rien n'est pour autant acquis à 100 % à l'avance. A moins de bénéficier d'un accompagnement global avec une sage-femme libérale, pour un accouchement à domicile, en maison de naissance ou en plateau technique, vous n'avez aucun moyen de choisir les soignants présents lors de votre accouchement. Ceux qui vous assisteront ce jour-là ne connaîtront pas forcément votre PN par cœur. Il faudra donc leur rappeler certains détails à chaud, improviser en fonction de la situation.

Tout dépendra aussi du déroulé de l'accouchement. En cas de complications, les praticiens peuvent être amenés à refuser certaines requêtes pour assurer le bon déroulement de la naissance. A l'inverse, la négociation se joue à tout moment : même si un point du PN n'a pas été discuté avec l'équipe, vous pouvez toujours refuser un acte médical, en vertu du fameux article L 1111-4 du Code de la Santé Publique. Si vous êtes déjà en travail avancé, avec incapacité de tenir une conversation élaborée, votre conjoint ou votre doula peut prendre le relais de la négociation.

140. La réponse doit être adressée au plus tard dans les huit jours suivant la demande du patient, délai porté à deux mois lorsque les informations médicales datent de plus de cinq ans (art. L 1112-7, al.2 CSP).

Sur le web...

Le site du CIANE : http://CIANE.info - Contact : Chantal Ducroux-Schouwey, mail : b.si@tiscali.fr

Le site de l'AFAR : http://www.fraternet.org/afar

Pour une liste exhaustive des associations susceptibles de vous aider, région par région, voir le portail : http://wiki.naissance.asso.fr

Voir aussi : http://www.sophiegamelin.com et http://www.perinatalite.info

Se faire accompagner par une doula

Enceinte, on se pose un millier de questions. Sur l'accouchement, sur l'allaitement, sur sa sexualité après bébé, sur sa capacité à être une bonne maman. Bien sûr, ces questions peuvent être posées à un gynécologue, à une sage-femme, à sa meilleure amie ou à sa propre mère. Mais pas toujours. Parce que c'est trop intime ou simplement parce qu'on n'ose pas. Pour s'épancher pendant sa grossesse, parler de ses petits maux, de ses ras le bol et de ses joies, il existe les doulas. Sortes de bonnes fées de la grossesse, ces mères expérimentées offrent aux femmes enceintes une oreille attentive et bienveillante ainsi que du soutien, des conseils et du réconfort, dans le cadre d'un accompagnement humain de la grossesse.

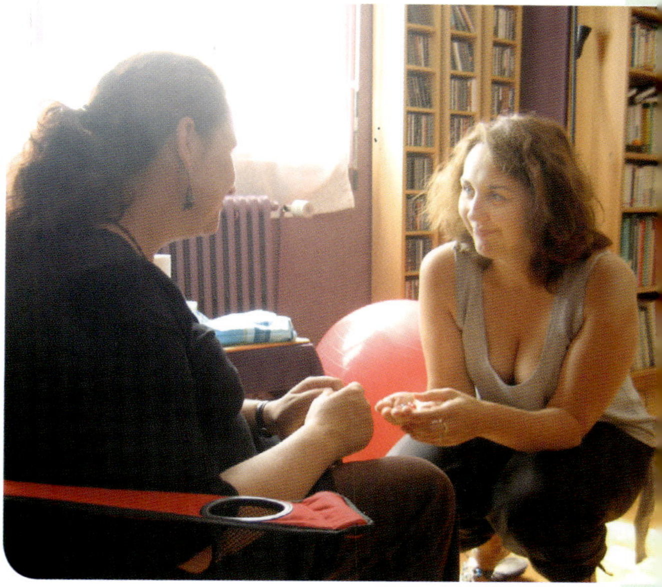

Les rencontres avec la doula sont des moments privilégiés d'échange et de confidences. Photo : Doulas de France

Des femmes auprès des futures mères

Doula est un terme grec qui désignait autrefois des servantes assurant l'accompagnement des femmes lors de leur accouchement. Les doulas ne sont apparues en France qu'en 2002. Si quelque 5 % des femmes ayant accouché aux Etats-Unis avaient employé une doula en 2002, en France, on est encore très loin de ce chiffre. *« En 2006, les doulas ont accompagné 138 naissances, ce qui est une goutte d'eau par rapport au nombre total d'accouchements »*, précise Pascale Gendreau, doula en Gironde et co-présidente de Doulas de France. En cause, le manque d'information des parents et surtout leur nombre encore très réduit. L'association Doulas de France, créée en 2006, recense dans son annuaire 43 doulas en exercice et 150 en formation (contre 250 en exercice en Angleterre par exemple). Toutefois, le nombre de ces recours augmente chaque année, par intérêt croissant des parents et parce que l'offre en nouvelles accompagnantes croît régulièrement. Un afflux que la mise en place récente d'un cursus de formation « officiel » devrait encore accélérer.

Qui sont les doulas ? Ni sages-femmes, ni gynécologues, les doulas ne pratiquent aucun acte médical et n'établissent aucun diagnostic, mais accompagnent humainement et émotionnellement la femme enceinte. *« Une doula est avant tout une femme déjà maman, qui se situe dans une transmission de femme à femme »*, explique Pascale Gendreau. Une compagne de route qui va permettre à la future maman et au futur papa de reprendre confiance en eux et d'être acteurs de la naissance de leur bébé.

Voici les questions que vous pouvez poser à une doula (141) :

- qu'est-ce qui vous a motivée à devenir doula ?
- quelle est votre expérience de la naissance, personnelle et en tant que doula ?
- quelle est votre philosophie de l'accompagnement à la naissance ?
- quelle formation avez-vous suivie ?
- pratiquez-vous éventuellement des massages ou des soins touchant aux médecines naturelles (142) ?

141. Source : http://www.doulas.info
142. Si elle répond « oui », c'est a priori mauvais signe, car elle est censée ne pas toucher aux domaines médical ou paramédical, voir la partie « La doula, ni sage-femme, ni médecin ».

• combien de rencontres sont-elles prévues, avant et après l'accouchement ?
• dans quelle période êtes-vous disponible 24h sur 24 pour nous ?
• quelles sont vos compétences pour la période postnatale en matière de soins à la maman, d'allaitement, etc., ?
• travaillez-vous avec d'autres doulas pour vous remplacer le jour J si vous êtes absente ?
• quels sont vos honoraires ?

Les questions que vous pouvez vous poser à vous-même :

• vous sentez-vous bien en présence de cette personne ?
• vous inspire-t-elle confiance ? Répond-elle à vos attentes ?

La doula, nécessaire dans le cadre d'un accompagnement global à la naissance?

La présence de la doula aux côtés des parents bénéficiant d'un suivi classique en maternité se comprend parfaitement. 65 % des accompagnements réalisés en 2006 par des doulas concernaient d'ailleurs des naissances prévues en structure hospitalière. Mais qu'en est-il de la valeur ajoutée de la doula auprès des parents ayant fait le choix de l'AGN ? Son rôle ne fait-il pas doublon avec celui de la sage-femme ?

Non : de l'avis des femmes concernées, la doula remplit un rôle différent et complémentaire de celui de la sage-femme. Elle est davantage considérée comme une amie avec laquelle on peut parler de tout et de rien, sans complexe. Le cadre de ces discussions est, lui aussi, moins formel qu'avec la sage-femme : la femme rencontre sa doula tous les mois mais elle peut aussi l'appeler (pas tous les jours non plus!) ou lui envoyer un mail ou un texto pour lui poser une question spécifique.

Et après la naissance, les femmes osent aussi plus facilement « déranger » leur doula pour lui demander conseil pour l'allaitement, le change ou le bain de leur bébé.

• aimez-vous qu'elle soit à vos côtés, qu'elle vous parle ?
• comment vous sentez-vous après l'avoir rencontrée ?
• et votre partenaire, comment réagit-il à l'idée qu'une doula soit là, est-il à l'aise avec elle ?

L'accompagnement à la naissance : mode d'emploi

Les rencontres

La doula propose en général cinq à dix visites, à répartir avant et après la naissance, et une disponibilité complète lors de l'accouchement. Elle est également joignable 24 h sur 24 les jours qui précèdent et qui suivent la naissance.

Le coût

Chaque doula fixe ses tarifs. Une séance coûte entre 40 et 70 euros, et l'accouchement entre 250 et 400 euros. Beaucoup de doulas proposent un forfait qui offre plus de liberté aux parents (environ 500 euros).

Le remboursement

L'accompagnement par une doula n'est pas remboursé par la Sécurité sociale. Pour le financer, pensez à la prime de naissance de votre mutuelle ou inscrivez-le sur votre liste de naissance.

Une relation amicale, de confiance

Les rencontres avec la doula débutent en général au deuxième trimestre et se déroulent au rythme d'une chaque mois environ. Ces rencontres n'ont rien à voir avec un rendez-vous chez le médecin. Elles durent deux à trois heures et se déroulent en toute simplicité, en général au domicile du couple. « *Je me souviens d'un couple chez lequel je me rendais pour la deuxième fois*, relate Pascale Gendreau. *J'étais arrivée à 19 heures. Comme l'entretien se prolongeait, ils m'ont proposé de dîner avec eux et m'ont alors raconté leur rencontre, la façon dont était né leur projet de bébé.* » Sans être intrusive, la doula entre ainsi dans l'intimité du couple. Une relation de confiance s'installe entre elle et les futurs parents.

Valérie Dupin a été doula en Ecosse durant de longues années avant de revenir en France. Elle voit la doula comme « *une grande sœur, mais sans lien de filiation* »

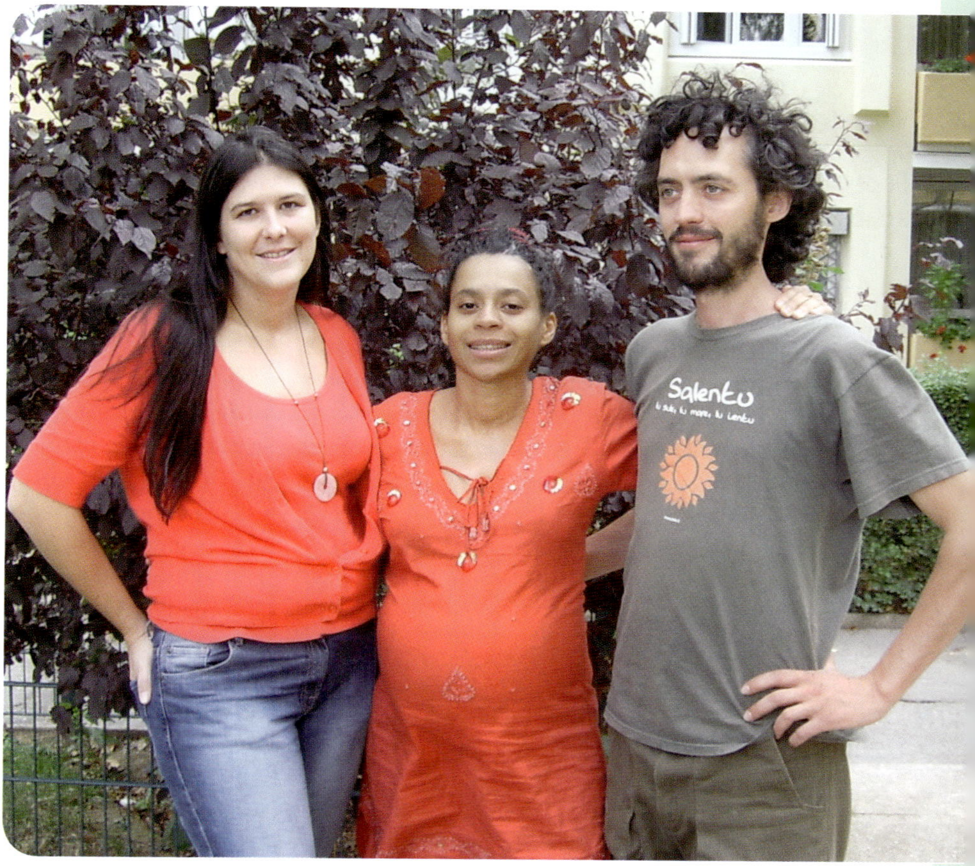

La doula accompagne la future maman et son compagnon tout au long de la grossesse.
Photo : Doulas de France

à laquelle on peut se confier sans peur d'être jugée. Et les interrogations des futures mamans sont multiples. *« On m'a dit que l'expulsion provoquait une sensation de brûlure, est-ce vrai ? » « Et si je n'avais pas assez de lait pour nourrir mon bébé ? »*, etc. Avec une doula, tous les thèmes peuvent être discutés. Aucun tabou. Selon les interrogations de la future maman, les sujets abordés au fil des rencontres peuvent varier d'un accompagnement à l'autre. Toutefois, une « trame » existe et des thématiques clés comme la douleur le jour J, la place du papa pendant l'accouchement, l'allaitement, les premiers jours avec bébé, sont, en général, abordés.

Une naissance plus naturelle

Les bienfaits de l'accompagnement à la naissance sur le déroulement de l'accouchement sont prouvés. Une étude américaine a démontré les avantages d'un soutien émotionnel et physique pendant le travail :
50 % de diminution du taux de césarienne ;
25 % de réduction du temps de travail ;
60 % de réduction de demande de péridurale ;
30 % de réduction d'utilisation d'analgésique ;
40 % de réduction de l'utilisation des forceps.(143)

143. Source : *The Doula Book. How a trainder labor companion can help you have a shorter, easier and healthier birth*. Second edition, by Marshall, Phyllis Klaus and John Kennell. Perseus Press, 2002.

Trouver de l'information objective et élaborer un projet de naissance

Grâce à son expérience personnelle de la maternité, à sa formation et à ses lectures, la doula possède une bonne connaissance de la physiologie de la grossesse, de la naissance et de la période post-natale. Son rôle est donc aussi de soutenir les futurs parents dans leur quête de renseignements et de les orienter vers des sources d'informations objectives, afin qu'ils soient autonomes dans leur décision. En aucun cas, la doula n'anticipe les questions du couple ou n'oriente leur choix. « *Le but de la doula n'est pas de garantir un accouchement le plus naturel possible, mais de faire en sorte que les choix de la femme soient respectés afin qu'elle ait un ressenti positif de la naissance de son enfant* », souligne Pascale Gendreau.

Les rencontres avec la doula sont aussi l'occasion, pour les parents, de plancher sur leur projet de naissance. La doula les invite à faire le point sur les naissances qu'ils ont déjà vécues et à exprimer clairement leurs souhaits pour le jour J. Le rôle de la doula lors de l'accouchement peut être abordé. S'il est prévu en structure hospitalière, la doula connaît en général bien les maternités de son secteur ainsi que leurs protocoles et peut aider les parents à élaborer un projet réaliste. En cas d'AAD, les parents peuvent, là aussi, exprimer leurs souhaits et définir avec leur doula son rôle le jour J.

Doulas et sages-femmes : une entente en demi-teinte...

Acceptées dans les maternités et reconnues par les sages-femmes aux Etats-Unis et en Grande-Bretagne, les doulas reçoivent un accueil plus mitigé de la part des sages-femmes françaises. Leur Conseil de l'Ordre met en garde les sages-femmes qui « cautionneraient ces pseudo praticiennes ». Dans un communiqué publié en septembre 2007, le Collège national des Gynécologues et Obstétriciens français (CNGOF) et celui des sages-femmes (CNSF) ont réitéré leur opposition à la reconnaissance des doulas et à leur professionnalisation, reconnaissant toutefois que l'émergence de cette profession soulève la question de l'accompagnement actuellement insuffisant des femmes enceintes en France.

Pourquoi cette « hostilité » ? Tout simplement parce que les sages-femmes, notamment celles exerçant en milieu hospitalier, voient dans les doulas des rivales assurant un accompagnement humain des femmes enceintes qu'elles ne peuvent plus assurer faute de temps. Leur frustration est donc légitime. Tout comme la demande des parents qui, en faisant appel à une doula, veulent être soutenus et entendus pendant la naissance de leur enfant et non pas infantilisés par les protocoles.

Le papa, dans tout cela ?

Les futurs pères peuvent être un peu réticents à l'idée qu'une tierce personne s'immisce dans la vie de leur couple durant la grossesse et, surtout, pendant l'accouchement. Voici quelques arguments pour convaincre votre compagnon du bien fondé de l'accompagnement à la naissance :

• la doula peut être une interlocutrice pour le père, qui, bien souvent, n'a pas de lieu de parole, ni de personne référente à qui poser des question durant la grossesse. Elle peut lui apporter une aide morale et lui transmettre des outils pour accompagner sa femme.

• Lors de l'accouchement, la doula peut l'aider à trouver sa place en le guidant dans ses gestes et ses paroles pour mieux accompagner sa compagne. La présence de la doula peut aussi donner au père la liberté d'aller et venir, voire de s'absenter, sans culpabiliser.

• Au moment de la naissance, le père peut se trouver dépourvu face à la douleur exprimée par sa compagne en travail et avoir besoin d'un soutien lui aussi.

Le jour J, à la maternité ou à la maison...

La présence de la doula lors de l'accouchement n'est pas systématique : c'est aux parents de choisir. Vous avez le droit d'hésiter et de ne vous décider qu'au dernier moment, la doula ne vous en tiendra pas rigueur !
Le rôle de votre accompagnante le jour J sera différent selon votre lieu d'accouchement ...

A la maternité :

Vous aurez pris soin durant votre grossesse, de faire part à votre gynécologue et/ou à votre sage-femme de votre souhait d'avoir votre doula à vos côtés le jour de l'accouchement. Un travail de persuasion aura peut-être été nécessaire. Si vous avez essuyé un refus, il se peut que l'équipe de garde soit davantage ouverte au dialogue. Dans tous les cas, ne vous braquez pas et expliquez calmement votre désir. Votre doula pourra, elle aussi, trouver les bons arguments pour convaincre le personnel médical.
Son rôle pendant l'accouchement est de vous soutenir et de penser à tout ce qui peut vous soulager pendant le travail. Elle prend soin d'apporter ballon ou tabouret d'accouchement, lecteur de CD, élixirs floraux, coussins, etc. Elle vous suggère des positions pour vous sentir mieux, vous propose de chanter, vous encourage. Elle est là, aussi, pour faire le lien entre vous et le corps médical.

A la maison :

Votre doula est là pour vous accompagner pendant toute la durée du travail et au moment de la naissance de votre enfant. Elle vous propose des positions pour vous soulager au moment des contractions et vous encourage. Elle seconde également la sage-femme en installant le matériel (alèzes, coussins, draps) en vue de l'accouchement, en vous faisant couler un bain ou en préparant un bon café chaud. Elle peut également jouer avec vos aînés s'ils sont présents voire les prendre en charge à 100 %. C'est encore elle qui fait tourner les machines de draps et qui les étend, si besoin, après la naissance.

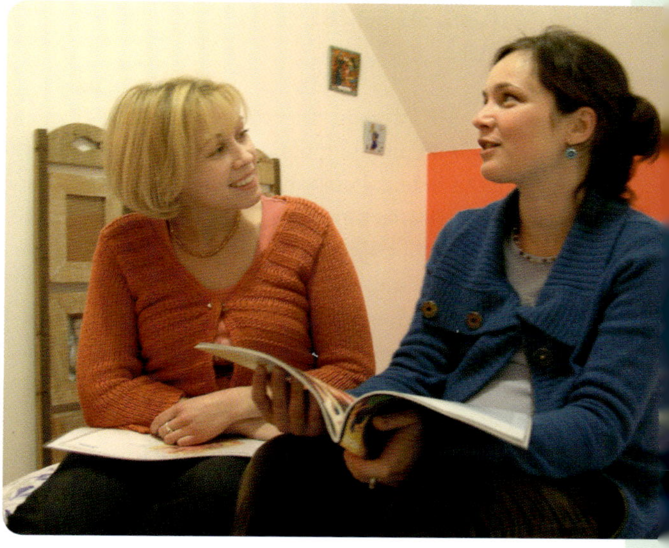

La future maman peut évoquer librement avec sa doula ses souhaits pour le jour J. Photo : Doulas de France.

Marianne, 30 ans, maman d'Emilie et de Margot
« A mes côtés tout au long de l'accouchement... »

« Durant tout le travail, Sandrine est restée à mes côtés, tantôt me massant le bas du dos, tantôt me proposant de nouvelles positions. Quand je suis entrée dans la baignoire de la salle de travail, elle s'est mise à me lire, à voix basse, un extrait du livre d'Isabelle Brabant « Une naissance heureuse ». Cette voix maternante, la chaleur de l'eau et le regard attendrissant de mon compagnon, m'ont fait fermer les yeux pour me concentrer sur mon bébé. Pour moi, les contractions étaient les plus faciles à gérer que toutes celles que j'avais eues jusqu'à présent. J'ai pourtant décidé de sortir du bain pour rejoindre la salle d'accouchement. La sage-femme a accepté que Sandrine me suive, tout en me précisant qu'elle devrait sortir à l'arrivée de l'obstétricien. Je me suis assise sur le bord de la table, ma main dans celle de ma doula, ma tête sur son épaule : les contractions étaient fortes mais je n'avais pas envie de péridurale. Puis tout s'est accéléré. L'obstétricien est arrivé. Sandrine est sortie. En quelques poussées, ma puce était dehors. Le bonheur! »

Les doulas, ni sages-femmes, ni médecins !

La doula n'étant ni sage-femme, ni obstétricien, elle ne peut établir aucun diagnostic médical ni pratiquer le moindre geste médical ou paramédical [144]. De ce fait, la doula ne peut être aux côtés d'une femme enceinte lors de son accouchement sans la présence d'une sage-femme ou d'un médecin. Elle doit, soit retrouver les parents à la maternité, soit demander que la sage-femme soit prévenue avant elle par les parents en cas d'AAD et les rejoindre, une fois la praticienne parvenue sur les lieux. Elle ne peut pas non plus conseiller par téléphone une femme dont le travail a déjà commencé et qui hésite à partir pour la maternité. Dans ce cas et dans tous les autres cas précités, elle peut être accusée d'exercice illégal du métier de sage-femme [145] et de non assistance à personne en danger [146].

Un soutien précieux après la naissance

Disponible 24h sur 24 durant les jours qui suivent l'accouchement, la doula apporte réconfort et soutien à la jeune maman. Elle lui rend visite le lendemain et le surlendemain de l'accouchement, puis tous les deux jours environ pendant une à deux semaines. Elle est aussi joignable sur son mobile ou par mail pour répondre aux interrogations qui assaillent les jeunes parents. Elle écoute, rassure et aide la maman à mettre son bébé au sein ou à nouer correctement son écharpe de portage. Cette présence attentive permet aux parents d'entrer en communication avec leur enfant en douceur. La maman peut lui parler de ses angoisses, de sa fatigue, de ses baisses de moral. Puis, au fil des semaines, les rencontres s'espacent. « *Il ne s'agit pas de créer un lien de dépendance entre nous, la maman et le papa mais, au contraire, de les rendre autonomes pour qu'ils vivent sereinement leur vie de parents* », précise Pascale Gendreau.

Doulas : une formation de base et un cadre nécessaire à la profession

Permettre aux doulas de pouvoir exercer en France dans le cadre de l'accompagnement à la personne, leur reconnaître un statut et une existence juridique réels : tel est le cheval de bataille de l'association Doulas de France. Car le flou artistique qui entoure la pratique des doulas a laissé la porte ouverte aux dérives. Cette nouvelle profession a suscité un véritable engouement chez les mères de famille, qui pour certaines ont vu, dans cet accompagnement à la naissance, une opportunité en or de se « reconvertir » facilement.
En parallèle, de multiples organismes (une bonne dizaine en France) proposant à ces femmes des formations – payantes – au métier de doula et débouchant sur une certification sans aucune reconnaissance officielle sont sorties de terre. Certains organismes sont même allés jusqu'à proposer des modules de formation aux médecines naturelles (massages, shiatsu, réflexologie, etc.), contribuant à brouiller les cartes quant au rôle des doulas, qui se veut non médical et non paramédical. En réaction, l'association Doulas de France a exclu de son annuaire une dizaine d'accompagnantes qui revendiquaient à leur actif la pratique de médecines naturelles ou adoptaient un comportement en opposition totale avec la charte de l'association.

Afin de structurer davantage la profession et de lui conférer une légitimité, l'association a ouvert en février 2008 un cursus de formation de base au métier de doula (tronc commun de 144 heures programmées sur 25 jours) [147]. A ce jour, le dossier des « doulas » est entre les mains du Ministère de la Santé. « *Nous souhaitons une mise sous tutelle d'un ministère, celui de la Famille par exemple, qui pourrait valider officiellement notre formation et reconnaître notre pratique dans le cadre de l'accompagnement à la personne* », indique Pascale Gendreau.

144. Seule exception à cette règle : une doula peut, si elle a suivi la formation de Lise Bartoli, devenir animatrice en hyponatal.
145. Article L 4161-3 du Code de la Santé publique.
146. Article 223-6 du Code pénal.
147. http://www.doulas.info/cursusDDF.php

Accoucher à domicile : un choix et une préparation à deux

Vous en êtes désormais profondément, intimement, convaincue : vous souhaitez que votre bébé naisse chez vous, dans le chaleur de votre foyer. Mais qu'en pense votre compagnon ? L'initiative de l'AAD revient très souvent (toujours !) aux femmes et les hommes affichent parfois devant ce projet un enthousiasme un peu tiède, voire une franche hostilité. Si tel est le cas, pas de panique. Les hommes ont besoin de temps et d'informations concrètes pour se rassurer et adhérer au projet. Si vous avez mené cette réflexion de concert avec votre compagnon ouvert à cette idée ou si vous l'avez déjà convaincu, vous pensez désormais à la préparation à la naissance, au matériel à prévoir, au budget, etc. Nous ferons le point sur tous ces aspects pratiques. Enfin, si vous avez dû convaincre le papa, allez-vous devoir faire de même avec votre entourage, pas toujours follement optimiste face à votre projet ? Des témoignages recueillis auprès de couples vous aideront à y voir plus clair.

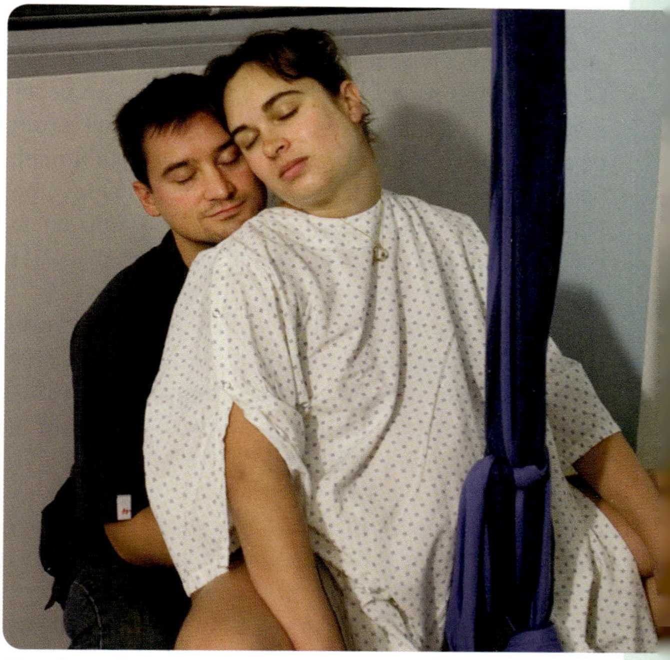

Photo : Raphaël Goetter

Convaincre le papa

« Quand Florence m'a parlé d'accouchement à la maison, j'avoue que j'ai mal réagi. Pour moi, c'était tout bonnement impensable : le seul endroit pour accoucher était la maternité. Il faut dire, à ma décharge, que mon père est médecin. » A l'instar de Sébastien, papa de deux enfants, dont le plus jeune est né à la maison, bon nombre de futurs pères peuvent, au départ, se montrer réticents à l'AAD. Ils jugent les conditions de sécurité de ce mode de naissance insuffisantes et craignent qu'une grande partie de la responsabilité de l'accouchement, en l'absence d'équipes médicales étoffées et malgré la présence de la sage-femme, ne repose sur leurs épaules le jour J. *« Mes craintes étaient claires : quels étaient les risques pour la maman et le bébé en cas de complication ? Que ferions-nous si la sage-femme n'arrivait pas à temps à notre domicile ? »*, confie Sébastien. Ces inquiétudes peuvent être renforcées par l'histoire et le vécu personnels du futur papa (propre naissance à domicile qui s'est mal déroulée, etc). Enfin, le choix de l'AAD peut être perçu par le futur père comme marginal, hors normes et ce positionnement peut lui poser problème, le regard social étant important pour lui.

Les solutions pour faire adhérer votre homme à l'AAD

Le maître mot, ici : la douceur. Inutile de faire pression sur votre compagnon et de l'arroser d'arguments : ceux-ci le laisseront de marbre s'il n'est pas prêt à les entendre. *« L'homme est souvent moins « courageux » dans les démarches alternatives que la femme et il a besoin de plus de temps pour se faire à l'idée de l'AAD »*, souligne Pascale Gendreau, doula. Votre compagnon a, avant tout, besoin d'être informé et rassuré sur l'aspect sécuritaire de l'AAD. Dans ce sens, la rencontre avec la sage-femme est souvent déterminante dans la décision finale du futur papa. *« Il va pouvoir l'interroger sur le matériel de réanimation prévu, l'organisation du transfert*

s'il a lieu, poursuit la doula. *La sage-femme va le rassurer en lui parlant très concrètement de sa pratique et en lui montrant le matériel dont elle dispose.* » C'est ce qui a rassuré et convaincu Sébastien. « *En écoutant la sage-femme, j'ai réalisé que l'AAD était une pratique cadrée et qu'elle-même s'engageait à ne prendre aucun risque.* »
Si cette rencontre ne suffit pas, vous pouvez proposer à votre compagnon de rencontrer des couples ayant déjà vécu un ou plusieurs AAD. Les pères, notamment, pourront lui faire part de leur expérience et le rassurer. N'hésitez pas non plus à lui fournir de l'information concrète sur l'AAD au travers de témoignages, d'articles et d'études objectives.
Enfin, si votre compagnon s'était montré un peu frustré, car passif, lors d'une première naissance à la maternité ou s'il est tout simplement très impliqué dans votre grossesse, insistez sur le fait qu'en cas d'AAD, il pourra remplir un vrai rôle au moment de l'accouchement. Ainsi, Sébastien s'est finalement montré très actif le jour de la naissance de sa fille à la maison, soutenant sa compagne pendant le travail, lui appliquant de l'eau chaude sur le bas des reins, et sortant même lui-même son bébé, une fois sa tête et ses épaules dégagées !

Le coût d'un AAD...

La Sécurité sociale prend en charge la consultation prénatale à hauteur de 15,30 euros, la première séance de préparation à la naissance à hauteur de 38,25 euros (les suivantes étant remboursées sur la base de 30,60 euros). Pour l'accouchement, un forfait de 312,70 euros est prévu. Néanmoins, certaines sages-femmes pratiquent des dépassements d'honoraires, notamment en région parisienne : jusqu'à 1 300 euros pour un AAD sur Paris. De même, à la campagne, les frais de déplacement peuvent être facturés. Toutefois, beaucoup acceptent de moduler leurs tarifs en fonction des revenus des couples qu'elles accompagnent. Parlez-en librement avec elles. Pensez également à interroger votre mutuelle, qui peut prendre en charge une partie des dépassements d'honoraires ou offrir une prime à la naissance.

Se préparer en vue du jour J...

Un accouchement à domicile, c'est bien sûr, avant tout, une naissance, mais c'est aussi une aventure hors du commun. Ce n'est pas mieux qu'une naissance prévue en structure hospitalière, c'est simplement différent. Différent, car un AAD est par définition non médicalisé, ce qui exclut le recours à l'analgésie péridurale et induit une préparation toute particulière de la maman à la douleur. Différent, aussi, parce que cette naissance aura lieu chez vous et qu'il vous faudra aménager votre nid douillet pour accueillir comme il se doit votre bébé.

Etre sur la même longue d'onde que sa sage-femme

Un AAD, c'est le résultat du cheminement d'un couple. C'est aussi la rencontre avec une sage-femme. Si vous l'avez choisie, c'est que le courant passait bien entre vous. Il faut aussi vous mettre clairement d'accord sur ce que vous souhaitez pour cette naissance, car même si un AAD se profile comme un accouchement physiologique, certaines sages-femmes peuvent pratiquer certains gestes qui ne vous plairont pas. Les rencontres mensuelles serviront à établir ensemble un projet de naissance, de manière moins formelle qu'à la maternité. Il est important, aussi, que la sage-femme réitère sa position sur un éventuel transfert le jour J en cas de complication. Sachez que si vous ne vous sentez pas à l'aise avec votre sage-femme ou que vos positions respectives diffèrent sur certains points, libre à vous d'en changer en cours de grossesse. A condition, bien sûr, d'avoir dans votre périmètre plusieurs professionnels pratiquant l'AAD, ce qui n'est pas le lot de toutes les femmes enceintes, malheureusement.

Faire connaissance avec la douleur

L'accouchement à domicile a ceci de spécifique qu'il est physiologique, sans intervention médicale inutile et sans péridurale. Cela induit pour la femme enceinte – et pour son compagnon, qui la soutiendra le jour J – une solide préparation pendant la grossesse. Bien sûr, cette démarche est similaire chez une future maman accouchant en plateau technique ou à la maternité,

et ayant choisi de se passer de la péridurale. Mais, comme le souligne Elodie David, sage-femme libérale accompagnant des AAD : *« A la maternité, la possibilité de recourir à l'analgésie est toujours possible. A la maison, sauf en cas de transfert bien entendu, cette possibilité n'existe pas. Le rapport à la douleur et aux contractions est donc différent. Sachant qu'elle ne peut faire disparaître cette douleur, la future maman va l'accueillir, l'accepter et lui donner un sens pour la surmonter. »*
Apprivoiser la douleur au cours de la grossesse, grâce à une préparation à la fois mentale et physique, est donc primordiale. Dans le cadre d'un AGN, elle est assurée par la sage-femme qui accompagne le couple, au cours des rencontres mensuelles ou lors d'ateliers thématiques.

Quelle préparation à la naissance en vue d'un AAD ?

Pour se préparer en vue d'un AAD, il est tout à fait possible (mais non obligatoire) d'associer à la préparation globale assurée par la sage-femme une autre préparation à la naissance. Nombre de sages-femmes libérales pratiquant l'AGN dispensent en parallèle, des cours de yoga, de sophrologie ou encore d'haptonomie. Des disciplines particulièrement adaptées en vue d'une naissance naturelle. Si votre sage-femme n'en dispense pas, vous pouvez vous inscrire à un cours assuré par un autre praticien : vérifiez toutefois que l'orientation donnée à cette préparation correspond bien à vos attentes et que votre projet d'AAD, s'il est évoqué, est bien accueilli. Dans le cas contraire, il est préférable de stopper cette préparation – quitte à en chercher ou non une autre – plutôt que de laisser ce travail « de sape » se faire et votre confiance disparaître aux oubliettes.
Des lectures de témoignages d'AAD bien vécus [148] et d'ouvrages traitant spécifiquement de cette approche de la douleur peuvent trouver leur place dans la préparation de la femme. L'ouvrage d'Isabelle Brabant, *Une naissance heureuse* [149], y consacre un chapitre entier, intitulé « la rencontre avec la douleur ». Le livre de J. et C. Collonge, *Intimes naissances*, présente aussi un article très détaillé sur la douleur écrit par une sage-femme [150].

L'aménagement de son « nid »

C'est chez vous que votre bébé va naître. Même s'il ne s'agit pas de transformer votre salon en salle d'accouchement (et heureusement !), il convient de préparer un minimum votre logement, pour accueillir dans des conditions confortables et sécuritaires votre enfant. Là encore, c'est le rôle de votre sage-femme de vous accompagner dans cette dimension pratique de la naissance. Isabelle Bar, sage-femme accompagnant des AAD en Bretagne, se rend chez les parents avant l'accouchement pour discuter des aspects organisationnels. *« L'endroit précis où accouchera la femme est difficile à prévoir, mais le couple peut me dire s'il affectionne une pièce en particulier pour la naissance de son bébé. Dans ce cas, je m'assure que l'endroit est assez chauffé et je prévois éventuellement un chauffage d'appoint. Je regarde aussi quels sont, dans cette pièce, les vis-à-vis éventuels avec les fenêtres des voisins afin d'éviter à la femme, le jour J, une exposition au regard d'autrui. »*

Tous ces aspects pratiques, importants pour la sérénité et le bien-être du couple le jour de la naissance, pourront aussi être vus avec votre doula, si vous avez fait le choix

Hélène, 25 ans, maman d'un garçon et d'une fille née à la maison
« Pouvoir parler ouvertement de mon projet à domicile, quel soulagement ! »

« J'ai la chance d'avoir des parents et des frères et sœurs très ouverts, auxquels j'ai pu confier mes doutes, puis parlé de notre décision finale tout naturellement. Ma sœur, qui a accouché classiquement à la maternité, m'a même dit : « oh c'est super ce que tu fais, si j'avais su que ce mode de naissance était possible, je l'aurais bien tenté ». Du côté de la famille de mon compagnon qui est Algérien, nous n'avons pas rencontré non plus d'incompréhension : ma belle-mère a eu dix enfants, tous nés à domicile ! »

148. http://accoucherautrement.free.fr/Temoignages.htm; http://www.perinatalite.info, rubrique témoignages...
149. Isabelle brabant. *Une naissance heureuse*. Chronique sociale. 2003. p. 185.
150. Article de Verena Schmidt, sage-femme, «La douleur de l'accouchement, significations et fonctions», dans : Juliette et Cécile Collonge (dir.). *Intimes naissances, choisir d'accoucher à la maison*. La Plage, 2008, p. 381-399.

de cet accompagnement. Outre le matériel à prévoir et l'organisation concernant la garde éventuelle des aînés, la doula Pascale Gendreau aborde avec le couple la question de la ritualisation de la naissance. « *Souhaitent-ils allumer des bougies, écouter de la musique, entendre un poème ? Veulent-ils être seuls à un moment précis du travail ? Ce questionnement permet au couple d'apporter une attention très particulière à la préparation de cet événement, qui revêt un caractère sacré.* »

Parler ou non de son projet à son entourage ?

La femme enceinte est souvent questionnée de toutes parts par son entourage familial, amical et même professionnel. Est-il préférable ou non de tenir informé son entourage de son projet, sachant que l'AAD est encore bien loin d'avoir bonne presse au sein de l'opinion publique ? La réponse dépend bien évidemment du degré d'ouverture de vos parents, amis et collègues. En fonction des positions des uns et des autres, il est possible d'informer certains de votre démarche et de ne pas en toucher mot aux autres.

Tout dépend aussi de votre caractère et de votre état d'esprit au cours de cette grossesse : si vous êtes d'un naturel angoissé et réservé et que votre entourage n'est absolument pas enclin à adhérer à votre projet, vous préférerez peut-être le garder secret pour vous y préparez le plus sereinement possible. Au contraire, si vous êtes dotée d'un fort tempérament, vous ne vous gênerez pas pour informer tous les membres de votre entourage, qu'ils adhèrent ou non à votre démarche. Dans tous les cas, si vous décidez d'en parler, ayez confiance en vous et faites savoir à vos proches que vous êtes ouverte au dialogue, mais que vous n'entrerez pas dans une polémique.

Lucie, 32 ans, maman de deux enfants, dont le second est né à la maison
« En parler, mais sans le crier sur les toits... »

« Nous n'avions pas envie de cacher notre projet à notre entourage, mais pas non plus envie de le revendiquer haut et fort. Alors quand on me demandait : « où t'es-tu inscrite pour accoucher? », je répondais simplement : « nulle part! » puis je parlais de notre projet d'AAD. Les personnes présentes étaient en général très intriguées et posaient beaucoup de questions, mais sans porter aucun jugement. A certaines relations, moins proches, nous ne l'avons annoncé qu'après la naissance. »

Florence, 26 ans, maman d'un garçon et d'une fille, née à la maison
« Ne pas en parler pour ne pas subir de pressions »

« Nous avons fait le choix de ne parler de notre projet d'AAD qu'à trois de nos amis seulement, que nous savions sur la même longueur d'ondes que nous, ainsi qu'à un groupe de parents « nature » que nous fréquentions. Personne, en revanche, dans nos familles respectives, n'était au courant. J'ai adopté la même discrétion d'un point de vue professionnel : je suis sage-femme hospitalière et l'AAD est très mal perçu par mes collègues. »

Se préparer à la naissance

Se pencher sur les préparations à la naissance, c'est chercher à répondre à une question fondamentale : « Faut-il apprendre à accoucher ? ». En effet, partout sur la planète et de tous temps, les femmes ont mis au monde leurs bébés sans avoir besoin de nulle « technique » pour donner la vie. Dans nos pays industrialisés, toutefois, diverses méthodes de préparation à la naissance co-existent.

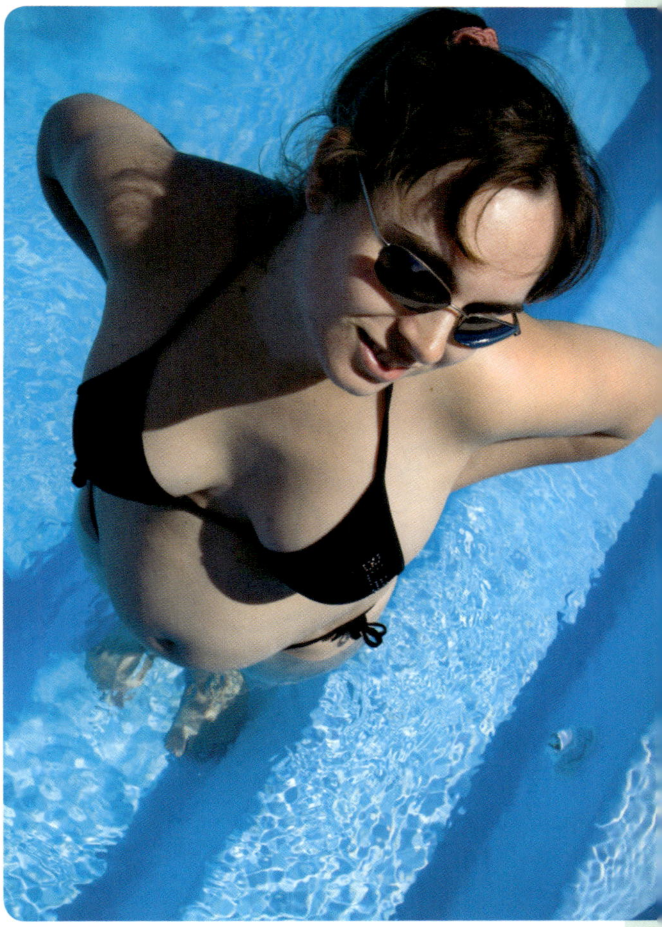

© Raphaël Goetter

Certaines, comme la « préparation psychoprophylactique à la naissance », ou préparation classique proposée par les maternités, datent des lendemains de la seconde guerre mondiale, dans la mouvance de « l'accouchement sans douleur ». Mais la plupart sont bien plus récentes, et se sont développées au fur et à mesure, en complément à cette approche classique souvent considérée comme insatisfaisante par les femmes enceintes.
Elargissant cette approche centrée sur l'accouchement en tant que simple aboutissement d'un processus normé et médicalisé, ces disciplines complémentaires (voire radicalement alternatives) ont une approche plus globale de la grossesse, de la naissance et des suites de couches. Elles permettent de quitter la sphère du rationnel pour entrer doucement en contact avec cette partie de nous qui sait parfaitement comment accoucher. En visant à permettre, dès le début de la grossesse, de tisser des liens affectifs intenses entre la maman, le papa et le bébé, certaines (comme l'haptonomie notamment) vont encore plus loin et parlent de préparation à la parentalité.

Autant de méthodes qui nous semblent valables à conseiller, notamment si vous souhaitez vivre une naissance moins médicalisée. Vous pouvez en suivre une ou plusieurs, en fonction de vos besoins et de vos aspirations. Nous vous les présentons toutes en détail au travers des fiches ci-dessous. Côté sous, il faut savoir que l'Assurance Maladie prend en charge à 100 % huit séances de préparation à la naissance. Il est parfois possible de jongler entre les formules, notamment en fonction du bon vouloir des sages-femmes qui les pratiquent.

Mais, d'une manière générale, si les cours classiques sont toujours remboursés, c'est moins systématiquement le cas pour les autres, notamment pour ceux qui ne sont pas conventionnés comme préparations à la naissance (chant prénatal, préparation aquatique, eutonie, etc.), surtout lorsqu'ils ne sont pas dispensés par un professionnel de santé. Vous pouvez aussi voir avec votre mutuelle si elle prend en charge certaines séances supplémentaires, et à quelles conditions.

« La préparation idéale ? Une préparation 100 % sur mesure pour chaque femme »

Rencontre avec Isabelle Chevalier, sage-femme à la maison de naissance de Pontoise (Val d'Oise).

Dans de nombreuses sociétés traditionnelles, les femmes ne se préparent pas à accoucher et donnent pourtant naissance à leur enfant le plus naturellement du monde. Les nombreuses préparations qui sont proposées aux femmes dans notre pays sont-elles vraiment utiles ?

I.C. : Elles le sont dans la mesure où elles répondent aux besoins induits par notre monde occidental, qui ne laisse plus de place à la transmission de femme à femme. Ainsi, les séances de préparation à la naissance, à condition qu'elles se déroulent en petit comité (quatre personnes au maximum), constituent pour la femme enceinte un temps privilégié durant lequel elle va pouvoir laisser libre cours à son ressenti. Ressenti qui n'est pas toujours, comme tout le monde voudrait le croire, positif.
Pendant mes cours, beaucoup de futures mamans avouent que c'est dur, qu'elles sont gênées par leur poids, qu'elles ne dorment plus. Je les écoute, simplement, sans porter de jugement. Et ce qui est positif, c'est qu'il se crée, entre elles, un véritable échange. Un climat de confiance s'instaure. Certaines vont jusqu'à sympathiser. Ces rencontres permettent ainsi à ces femmes de sortir de leur isolement car avec un mari qui travaille et une famille éloignée, certaines se sentent bien seules.

Parler de leur grossesse, confier leurs doutes par rapport à l'accouchement, tout cela aide-t-il aussi les femmes à se préparer mentalement à la naissance de leur enfant ?

I.C. : Oui. La parole, mais aussi le temps passé à redécouvrir leur corps et à appréhender les changements induits par la grossesse, les amènent progressivement à prendre conscience de leur état et à mûrir tranquillement leur transformation. Pour les femmes dont c'est le premier enfant, il s'agit de passer de l'état de jeune fille à celui de mère. Les multipares, elles, se préparent dans leur tête à devenir la maman de ce nouveau bébé.
Certaines préparations, comme la sophrologie ou l'hypnose, permettent aux femmes de visualiser positivement l'avenir et de s'imaginer avec leur bébé, quelques mois après l'accouchement. L'haptonomie, quant à elle, propose de créer un lien in utero avec son bébé, ce qui permet à la femme d'endosser doucement son rôle de maman.

De nombreuses mamans confient qu'elles n'ont pas réussi à mettre en pratique le jour J les conseils dispensés lors des séances pendant leur grossesse. Le contenu des préparations est-il trop théorique ?

I.C. : Pour être utile le jour J, la préparation doit être très concrète. Elle doit aussi être assurée, de préférence, par une sage-femme ou un médecin immergé dans la pratique des accouchements et/ou au fait des réalités des salles de travail dans les maternités de son périmètre, afin de ne pas rester, justement, dans la théorie et ne pas être en décalage avec la réalité des salles de travail. Par ailleurs, qui dit préparation concrète ne dit pas seulement projection d'un film sur l'accouchement et énoncé rapide de conseils sur l'alimentation et l'hygiène de vie pendant la grossesse. Non, préparer une femme à la naissance de son bébé, c'est l'accompagner dans la découverte de son anatomie : lui apprendre à sentir son bassin, à le basculer, à visualiser son orientation selon la position de son corps. C'est l'aider à s'entraîner à adopter différentes postures qui aideront à la descente de son bébé le jour J. C'est l'amener à prendre conscience de son périnée, en lui montrant notamment comment le masser. C'est lui apprendre, enfin, à se détendre et à respirer profondément. Mais il est fondamental qu'elle s'entraîne chez elle, entre deux séances, en reproduisant les exercices réalisés en cours.

Quelle préparation conseiller à une femme souhaitant accoucher naturellement, sans péridurale ?

I. C. : Un accouchement « naturel » requiert de l'endurance, notamment s'il s'agit d'un premier bébé, et une grande capacité à se détendre entre deux contractions. Je dirais que toutes les préparations qui prévoient un travail de relaxation et de respiration comme le yoga, la sophrologie, la préparation en piscine, le chant, conviennent parfaitement.

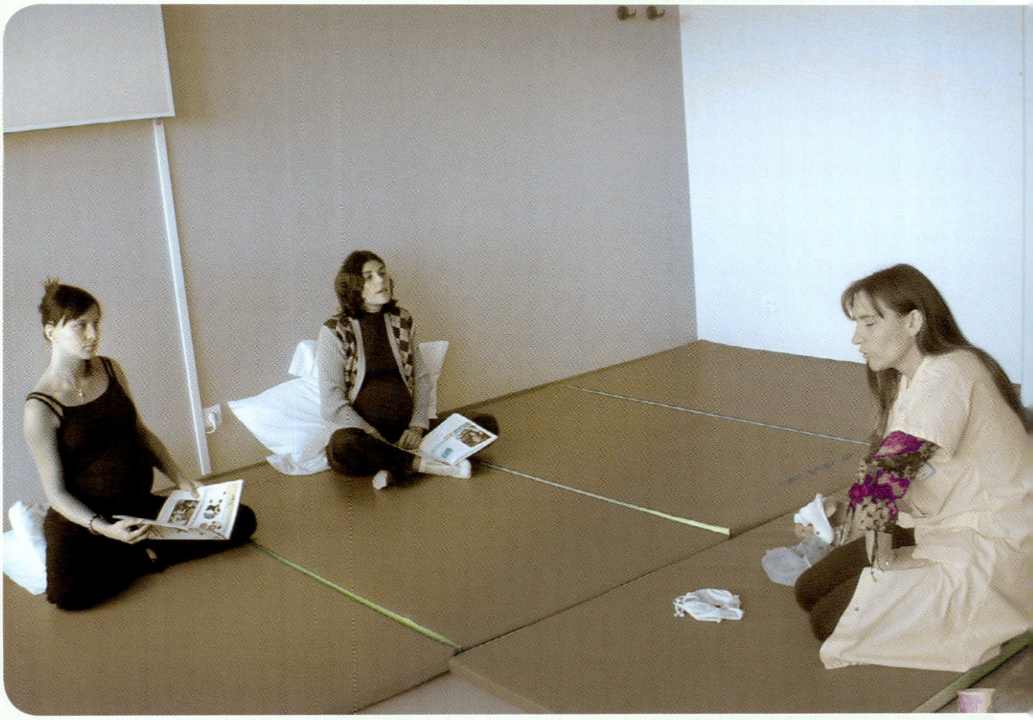

Un cours de préparation à la naissance, en petit comité, à la maison de naissance de Pontoise. Photo : DR.

S'agissant des autres disciplines ou des médecines douces (l'acupuncture par exemple) tout dépend de la part de « pratique » qu'inclura le praticien dans ses cours. Si la préparation s'avère trop théorique, la femme pourra la compléter avec l'une de ces disciplines.

Une préparation à la naissance est-elle nécessaire dans le cadre d'un accompagnement global à la naissance ?

I.C. : Non, pour la simple et bonne raison qu'elle est inclue dans l'accompagnement. Au fil des rencontres mensuelles, la sage-femme prépare la femme à la naissance de façon très pratique, en lui faisant découvrir son corps, en travaillant avec elle sur la douleur et sur les solutions permettant de la soulager le jour J (mobilité, massages, bain) et en évoquant très précisément ses souhaits pour la naissance de son enfant. Bien sûr, les femmes qui le souhaitent peuvent suivre une préparation de leur choix en complément.

Quelle serait, pour vous, la préparation à la naissance idéale ?

I.C. : Une préparation personnalisée, 100 % sur-mesure pour chaque femme.

La préparation classique : un apprentissage collectif souvent trop théorique

Les maternités proposent une préparation à l'accouchement dite « classique ». Cette préparation est la digne héritière de la « psychoprophylaxie obstétricale » (P.P.O.), inspirée de la méthode de l'accouchement sans douleur (A.S.D.) d'abord mis en place en ex-URSS et popularisée en France par le professeur Fernand Lamaze, à la clinique des Bluets, à la fin des années 1950. Très rapidement, de nombreuses maternités emboîtent le pas à l'établissement parisien et mettent en place des cours d'accouchement sans douleur. C'est à cette époque – 1959 – que s'instaure le remboursement par la Sécurité sociale de huit séances de préparation à la naissance. Avec l'avènement de la péridurale dans les années 1970 et sa généralisation en 1980, cette technique perd de son aura et les termes d'ASD et de psychoprophylaxie obstétricale disparaissent au profit du terme actuel de « préparation à la naissance classique ».

En quoi consiste aujourd'hui cette méthode, censée préparer physiquement et émotionnellement la femme enceinte à l'accouchement ? Il faut savoir, tout d'abord, que rien ne vous oblige à suivre ces séances, même si vous êtes inscrite à la maternité. Libre à vous de suivre une autre préparation dispensée par votre maternité ou assurée par une sage-femme libérale à l'extérieur.

Les cours, toujours collectifs, rassemblent des groupes de 15 ou 20 femmes enceintes (plus d'une trentaine dans certaines maternités). Ils abordent les différentes étapes de l'accouchement, proposent la pratique de différentes respirations, des exercices de relaxation et la découverte de positions variées pour le jour J. Il y est question d'allaitement, mais aussi de péridurale, des suites de couches, etc. *« Le contenu des cours donne le ton des pratiques en cours dans la maternité, résume Isabelle Chevalier. Si une structure affiche un taux de péridurale de 90 %, les cours serviront à expliquer aux femmes le déroulement de la pose de l'analgésie ».*

Un état de fait que confirme Béatrice Jacques dans son ouvrage *Sociologie de l'accouchement* [151] : *« Comme le dit le docteur P. (48 ans, maternité de niveau 1), « les séances servent essentiellement à préparer les femmes à accepter un événement très médical » (...). En second lieu, en préparant les femmes au fonctionnement organisationnel de l'établissement, les rencontres prénatales facilitent le travail des professionnels ».* La chercheuse en sciences sociales y porte un regard critique : *« Pour les professionnelles, le contenu théorique du cours est plus pertinent que l'échange d'expériences. Les connaissance profanes n'ont pas la même place dans la hiérarchie des savoirs, et quand l'échange est possible il est lui-même encadré, « sous surveillance ». Il se fait devant un professionnel qui peut intervenir pour corriger tout propos scientifiquement erroné ».*

De fait, le jugement des femmes enceintes qui recherchent ici autre chose que de l'information purement théorique est assez sévère : difficultés à prendre la parole devant des groupes de plusieurs dizaines de personnes, absence d'échanges avec la sage-femme et entre participantes, etc. Les femmes souhaitant un accouchement naturel se sentent particulièrement en décalage avec le contenu proposé, voire avec les requêtes des autres futures mamans, préoccupées par la péridurale et par la possibilité de séjourner en chambre individuelle. *« Leurs questions restent bien souvent en suspens. Ainsi, une femme demandant dans quelle mesure elle peut choisir sa position d'accouchement le jour J se verra répondre par la sage-femme : « vous verrez cela avec l'équipe de garde ce jour-là » ! »*, déplore Isabelle Chevalier. Si vous souhaitez tout de même faire connaissance avec les sages-femmes de la maternité et visiter les lieux en vue du jour J, optez pour une ou deux séances de cette préparation classique (rien ne vous oblige à suivre les huit cours) et complétez par une préparation de votre choix avec une sage-femme libérale.

151. Béatrice Jacques. *Sociologie de l'accouchement*. PUF, 2007.

La préparation classique...

Pour qui ?

Pour les futures mamans désireuses de mieux connaître le fonctionnement de la maternité où elles sont inscrites et/ou visant un accouchement plutôt médicalisé.

Existe-t-il des contre-indications ?

A priori non.

Quand débuter ?

Les cours débutent au septième mois de grossesse seulement. Mais prenez garde de vous inscrire bien plus tôt (dès le premier ou le deuxième trimestre selon les maternités), car les places sont chères.

Cette préparation se suffit-elle à elle-même ?

Tout dépendra de la qualité de l'accompagnement proposé et de la capacité à échanger en profondeur avec la sage-femme et les autres parents. Mais il est conseillé d'y allier une méthode plus relaxante ou ludique.

Et les papas ?

Les futurs pères peuvent prendre part aux séances, même si leur présence n'est pas obligatoire.

Faut-il s'entraîner chez soi ?

A priori non.

Peut-on poursuivre après la naissance ?

Non, rien n'est prévu dans les maternités.

Côté sous ?

La Sécurité sociale prend intégralement en charge les huit séances prévues.

Où trouver un praticien ?

La plupart des maternités hexagonales proposent cette préparation.

Marie, enceinte de son premier enfant

« Je me suis inscrite aux cours de préparation à l'accouchement organisés par la maternité. Cours numéro un aujourd'hui. Je tente les exercices de « relaxation » : serrez-relâchez ! Serrez, relâchez ! Une odeur de sueur et de moisi qui sort des tapis de sol me rappelle les cours de gym de l'école. Puis nous avons un cours théorique sur l'accouchement. C'est une femme médecin qui dispense la leçon. Nous nous asseyons sur des chaises disposées en rond. Je fais des efforts pour rester concentrée, en vain. Est-ce le baigneur désarticulé que ce médecin fait cheminer dans un vieil os de bassin qui trouble ma compréhension ? A moins que ce ne soit les autres femmes. Certaines ont déjà un ventre énorme, je vois bien qu'elles ont du mal à tenir assises sur leurs chaises d'écolières. Elles n'arrêtent pas de remuer. Certaines lèvent le doigt pour poser une question. « Comment peut-on être sûre qu'on a le bassin assez large pour laisser passer son bébé ? Que faut-il faire si on perd les eaux ? Est-ce qu'on peut amener de la musique dans la salle d'accouchement ? ». Je suis soulagée d'entendre que je ne suis pas seule à patauger. Le cours fini, j'aurais bien voulu bavarder avec mes « collègues », mais tout le monde s'en va très vite. C'est dommage.»

Extrait du livre *A corps consentant*, par Thérèse et Marie Bertherat, pages 53-54.

La sophrologie

Elaborée en 1960 par le neuropsychiatre Alfonso Caycedo, la sophrologie est une technique de relaxation et de visualisation. Pendant la grossesse, cette méthode apporte une détente corporelle profonde à la femme enceinte et renforce sa confiance en elle. *« Le principe de la sophrologie est d'aborder les choses positivement »*, confirme Bénédicte Cuillier, sage-femme libérale pratiquant la sophrologie prénatale.

Lors des séances, qui réunissent trois à quatre participantes, les femmes enceintes apprennent à se relaxer et à se plonger dans un état de détente profonde – à mi chemin entre la veille et le sommeil – un état de conscience, d'hypovigilance, caractérisé par un abaissement du tonus musculaire. Cet état permet aux femmes de se concentrer sur leurs sensations intérieures et de faire abstraction des éléments perturbateurs extérieurs. Elles se laissent guider ensuite par la voix douce de la sage-femme ou du gynécologue, qui les invitent, grâce à des suggestions positives, à visualiser, de façon sereine et harmonieuse, les différents stades de leur grossesse, le début du travail, les contractions qui s'amplifient, la naissance, leur rencontre avec leur bébé, les premiers jours avec lui, etc.

Ces images heureuses, ce vécu par anticipation, s'ancrent en quelque sorte dans l'inconscient des futures mamans, qui abordent ainsi plus sereinement leur grossesse et la naissance de leur bébé. Cette technique permet aussi de mieux accompagner les contractions le jour J et donc de supporter la douleur plus facilement. Grâce à sa capacité à se relaxer très rapidement, la femme va pouvoir accueillir le début de la contraction sans trop se crisper puis parvenir à se relâcher à la fin rapidement. Elle se crée également ce que l'on appelle un lieu « sûr », un paysage, une image, qui lui inspire sérénité et bien-être et dans lequel elle pourra se « réfugier » entre deux contractions pour récupérer et se détendre.

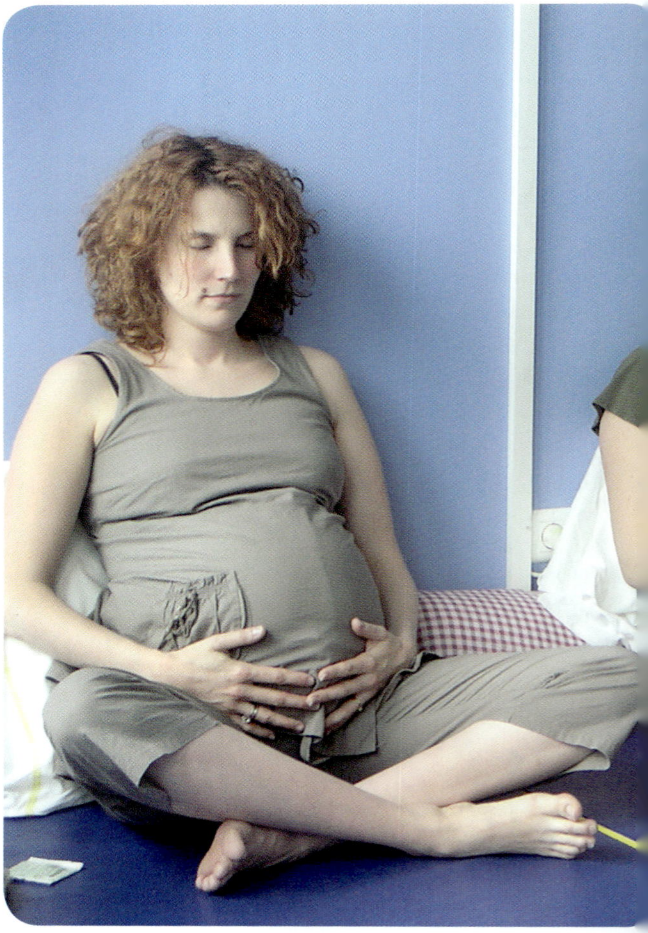

Avec la sophrologie, les futures mamans apprennent à entrer dans un état profond de relaxation. Photo : DR.

À lire...

Patrick-André Chéné. *Sophrologie préparation à l'accouchement*. Ellebore, 1999

Yves Davrou. *La sophrologie facile*. Hachette, 1998.

Jean-Yves Pecollo. *La sophrologie au quotidien*. J'ai Lu, 2003.

La sophrologie...

Pour qui ?
La sophrologie est avant tout indiquée pour les femmes anxieuses qui appréhendent l'accouchement. Elle convient aussi aux mamans qui envisagent un accouchement naturel. Condition *sine qua non* : parvenir à se détendre facilement.

Existe-t-il des contre-indications ?
A priori non. Les futures mamans contraintes au repos à cause de contractions ou d'une ouverture précoce de leur col peuvent suivre les séances allongées.

Quand débuter ?
Les séances peuvent débuter dès le premier trimestre de la grossesse. On compte en général une huitaine de séances prénatales.

Cette préparation se suffit-elle à elle-même ?
La sophrologie est une préparation complète à la naissance. Toutefois, si l'envie vous prend de suivre une préparation en piscine, pas de problème. Seule l'haptonomie est incompatible avec la sophrologie (152).

Et les papas ?
Les futurs pères peuvent tout à fait prendre part aux séances.

Faut-il s'entraîner chez soi ?
Pour parvenir à se plonger dans cet état de relaxation profonde, l'idéal est de pratiquer la sophrologie un peu chaque jour.

Peut-on poursuivre après la naissance ?
Oui. La sophrologie permet notamment à la jeune maman, souvent en manque de sommeil, de récupérer rapidement de sa fatigue.

Côté sous ?
Le prix d'une séance est d'environ 30 euros. Huit au total sont remboursées par la Sécurité sociale, à condition d'être dispensées par une sage-femme ou un gynécologue-obstétricien formés.

Où trouver un praticien ?
Renseignez-vous auprès de votre maternité (certaines proposent des cours collectifs de sophrologie) ou des sages-femmes libérales de votre secteur.

Si vous habitez en région parisienne, vous pouvez contacter le réseau des sages-femmes d'Ile-de-France :
tél. : 08 99 70 01 03
ou la Société française de sophrologie :
tél. : 01 40 56 94 95
Site web : http://www.sophrologie-francaise.com

Karine, 36 ans, maman de trois enfants de 7 ans, 3 ans et 3 mois
« Prête mentalement pour accoucher »

« Je me suis tournée vers la sophrologie durant ma deuxième grossesse. Mon premier accouchement avait été très médicalisé, avec le « package » habituel – perfusion, monitoring, péridurale et grosse épisiotomie – et je souhaitais une naissance plus douce, sans analgésie, pour cette nouvelle naissance. Au cours des séances avec la sage-femme, j'ai appris à détendre complètement mon corps et ma tête. J'écoutais sa voix et je me projetais dans ma grossesse et dans l'accouchement. J'ai appris également à travailler ma respiration et à me détendre entre deux contractions en me réfugiant dans mon « lieu sûr », une plage de Marie Galante. Au fil des séances, je prenais confiance en moi et à la fin de ma grossesse, j'étais sûre que tout allait bien se passer. C'est ce qui s'est produit ! J'ai accouché sans péridurale, en douceur. J'étais tellement contente que j'ai recommencé la sophrologie pour ma troisième grossesse. »

152. L'haptonomie est une préparation basée sur le ressenti alors que la sophrologie est une préparation mentale, reposant, elle, sur la visualisation. Elles s'opposent presque en quelque sorte. Il est donc conseillé de ne pas les suivre en parallèle, au risque de ne profiter des bienfaits ni de l'une, ni de l'autre.

Le yoga prénatal

Inspiré de la philosophie orientale, le yoga vise à créer une harmonie entre le corps et l'esprit. Pendant la grossesse, cette discipline associe des exercices physiques à un travail respiratoire et se révèle une vraie préparation à la naissance. Il s'agit d'un travail sur soi et sur son corps, autant psychique que physique. La femme apprend à effectuer des mouvements et des étirements que l'on appelle les « postures ». Ces dernières sont réalisées avec lenteur et douceur et ont pour but de permettre à la femme de mieux connaître son corps, de s'approprier ses modifications au fil des mois, de le percevoir dans l'espace et d'assouplir les parties de sa musculature sollicitées en cours de grossesse et lors de l'accouchement. Certaines de ces positions, favorisant la détente du périnée et la descente du bébé, sont particulièrement utiles le jour J.

Chaque séance allie partie théorique et enchaînement de postures. Sur chaque mouvement, la femme réalise un travail respiratoire qui l'aide à se relaxer profondément et contribue à la circulation de l'énergie dans son corps. *« Au cours d'une séance, les femmes enchaînent environ sept postures différentes, debout ou allongées sur des tapis. Le but est de leur apprendre à respirer, à se concentrer sur cette respiration et à se détendre, pour mieux gérer la douleur des contractions le jour de l'accouchement »*, explique Frédérique Amé, sage-femme libérale pratiquant le yoga prénatal. Ces mouvements présentent aussi l'intérêt indéniable de soulager les petits désagréments physiques de la grossesse comme les maux de dos, les problèmes digestifs, l'insomnie, etc.

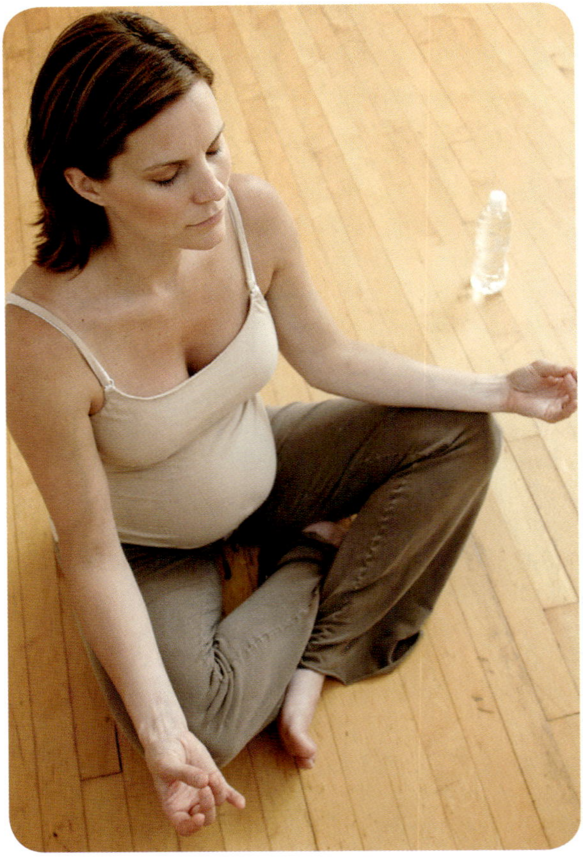

Caroline, 33 ans, enceinte de huit mois de son premier bébé
« Une décontraction corporelle et spirituelle... »

« J'ai débuté les séances de yoga prénatal avec une sage-femme libérale à la fin de mon 5ème mois de grossesse et j'en suis très contente. Le yoga me détend profondément, à la fois corporellement et mentalement. Au cours des séances, j'apprends à trouver des positions confortables qui me permettent de bien respirer et qui me seront utiles le jour de l'accouchement. A la fin, je suis de bonne humeur et pleine de vie. Pour être fin prête le jour J, je fais aussi quelques exercices chaque soir chez moi et je travaille mon souffle dès que je me promène. »

À lire...

Rosalind Widdowson. *Yoga pour femme enceinte* Marabout, 2003.
Christine Colonna-Césari et Isabelle Calin. *Le yoga de la femme enceinte : Naître en liberté*. Médicis, 2003.

Le yoga prénatal...

Pour qui ?
Pour les femmes qui ont envie de pratiquer un exercice physique modéré et d'apprendre à maîtriser leur respiration pour se passer éventuellement de péridurale.

Existe-t-il des contre-indications ?
Certaines postures peuvent être incompatibles avec des pathologies comme l'hypertension artérielle ou la menace d'accouchement prématuré : dans ce cas, le praticien adaptera les exercices à l'état de la future maman.

Quand débuter ?
Les cours peuvent commencer dès le premier trimestre. Il est déconseillé de débuter au-delà du 6ème mois. Nombre de séances préconisé : huit au minimum.

Cette préparation se suffit-elle à elle-même ?
Oui, le yoga prénatal est une préparation à l'accouchement à part entière. Elle est toutefois compatible avec toutes les autres méthodes existantes.

Faut-il s'entraîner chez soi ?
Oui. Il est recommandé d'effectuer chez soi les exercices réalisés lors des séances de préparation (deux fois par semaine si le yoga prénatal a été débuté au 3ème ou au 4ème mois de grossesse et tous les jours s'il l'a été au 6ème mois).

Et les papas ?
Leur présence est acceptée, à condition qu'ils participent activement à la séance et ne soient pas simples spectateurs (pour ne pas déconcentrer leur compagne).

Peut-on poursuivre après la naissance ?
Oui (une fois la rééducation périnéale effectuée). Les exercices physiques et respiratoires confèrent alors à la maman détente et bien-être et lui permettent de retrouver son tonus musculaire.

Côté sous...
Une séance coûte en moyenne 30 euros. Huit séances sont prises en charge par la Sécurité sociale, à condition d'être dispensées par une sage-femme ou un médecin.

Où trouver un praticien ?
Les séances de yoga prénatal sont assurées par des sages-femmes ou des médecins (généralistes ou gynécologues-obstétriciens) formés à cette discipline ou par un professeur de yoga spécialisé dans l'accompagnement de la grossesse. Renseignez-vous auprès de votre maternité ou contactez les sages-femmes libérales de votre région.

Vous pouvez aussi contacter directement les fédérations spécialisées :
Fédération Nationale des Enseignants de Yoga (FNEY)
Tél. : 01 42 78 03 05 - mail : info@fney.asso.fr
Fédération française d'hatha-yoga
Tél. : 01 45 44 02 59 - mail : info@ff-hatha-yoga.com

La préparation aquatique à la naissance

C'est sans doute l'une des méthodes les plus relaxantes et les plus ludiques qui soient. Une à deux fois par semaine, dans un bassin chauffé à 28 ou 30°C, un groupe de futures mamans se retrouve pour pratiquer des exercices d'échauffement et de relaxation, dans une ambiance conviviale propice à la confidence et à l'échange. *« Les séances, organisées par les maternités ou par les municipalités, sont animées conjointement par une sage-femme et un maître nageur »*, précise Claude Devatine, président de la Fédération des Activités Aquatiques d'Eveil et de Loisirs (FAAEL).

Pendant une heure, grâce à l'apesanteur du milieu aquatique, les futures mamans enchaînent, sans fatigue ni lourdeurs, échauffements, entraînement musculaire, respiration, relaxation... Des exercices qui soulagent leurs inconforts physiques de fin de grossesse. Sous le massage de l'eau, maux de dos, douleurs de toutes sortes, jambes lourdes ou problèmes de transit s'allègent comme par enchantement. Des exercices en apnée les font travailler leur souffle en vue de l'accouchement.
L'aspect ludique, qui permet d'établir un lien précoce avec son bébé, est également fondamental dans la préparation en piscine.

A chaque séance, un temps est dédié aux questionnements des futures mamans, qui trouvent réponse auprès de la sage-femme ou des autres participantes.

La préparation aquatique à la naissance…

Pour qui?

Précisons que cette préparation ne prépare absolument pas à un accouchement dans l'eau! D'un point de vue médical, la préparation aquatique à la naissance est particulièrement indiquée contre les troubles circulatoires et les problèmes de dos, ainsi qu'en cas de grossesse gémellaire. Côté psychologie, cette méthode ludique est conseillée aux futures mamans avides d'exercices en douceur, tout comme aux angoissées, le contact de l'eau étant éminemment déstressant.

Y a-t-il des contre-indications?

Nulle obligation de savoir nager, mais mieux vaut se sentir à l'aise dans l'eau. Seule condition : se munir d'un certificat médical mentionnant l'absence de contre-indications (affections ORL, génitales, urinaires ou cutanées, menace d'accouchement prématuré, hypertension, etc). Avant chaque séance, la tension artérielle de chaque future maman est néanmoins prise, par sécurité.

Quand commencer?

La période idéale se situe entre la 26ème et la 28ème semaine, lorsque le bébé commence à prendre de la place et à provoquer quelques désagréments à la future maman (essoufflements, jambes lourdes…).

Cette préparation se suffit-elle à elle-même?

Non. Il est généralement conseillé d'y adjoindre une autre préparation, comme par exemple la sophrologie ou une préparation classique.

Et les papas?

Ils sont souvent les bienvenus (se renseigner auprès de l'équipe d'animation).

Faut-il s'entraîner chez soi?

A moins d'avoir une piscine à domicile… la réponse coule de source, si l'on puis dire!

Peut-on poursuivre après la naissance?

Oui. La majorité des associations qui dispensent une préparation en milieu aquatique proposent des cours de remise en forme post-natale (à débuter après la rééducation périnéale, et jusqu'à neuf mois après la naissance), ainsi que des activités pour bébés nageurs.

Côté sous…

Un minimum de neuf séances est recommandé, dont le coût varie de 4 à 8 ou 10 euros l'une. Ce type de préparation n'est pas conventionné par la Sécurité sociale en tant que tel. Il peut néanmoins être pris en charge (à hauteur de huit séances) lorsqu'il fait partie du cycle de préparation à l'accouchement organisé par une maternité et assuré par une sage-femme. A voir au cas par cas, donc.

Où trouver un praticien?

Fédération des Activités Aquatiques d'Eveil et de Loisirs (FAAEL)
Tél. : 01 43 55 98 76
http://www.fael.asso.fr

Sur Paris :
PAMA (Préparation Aquatique à la Maternité et à l'Accouchement et Autres Activités Physiques et Culturelles)
Tél. : 06 68 19 60 52 / 06 72 21 95 27
http://www.membres.lycos.fr/pamaaapc

Fabienne, 26 ans, enceinte de 8 mois de son premier enfant
« Je laisse mon fardeau de femme enceinte au bord du bassin! »

« J'avais de gros problèmes de circulation veineuse et de dos, aussi la sage-femme libérale auprès de laquelle je fais de la sophrologie m'a t-elle conseillée d'adjoindre cette préparation à la sienne. Un conseil en or : quand je suis dans l'eau, j'ai l'impression de revivre! Libérée de l'apesanteur, je ne sens plus mes 12 kilos supplémentaires, et le massage de l'eau tiède sur mon dos et mes jambes me fait un bien fou! Dans l'élément liquide, tous les mouvements deviennent plus faciles. Pourtant, on ne chôme pas! On fait des pédalages, on travaille les abdos. On effectue un travail particulier sur les muscles qui seront sollicités lors de l'accouchement, notamment pour la poussée : travail du souffle et de l'apnée, contrôle du périnée, exercices jambes écartées, positions pour l'accouchement. Cerise sur le gâteau : on finit par un petit tour dans le jacuzzi, où on peut poser toutes les questions qui nous passent par la tête à la sage-femme et bavarder à loisirs entre futures mamans. »

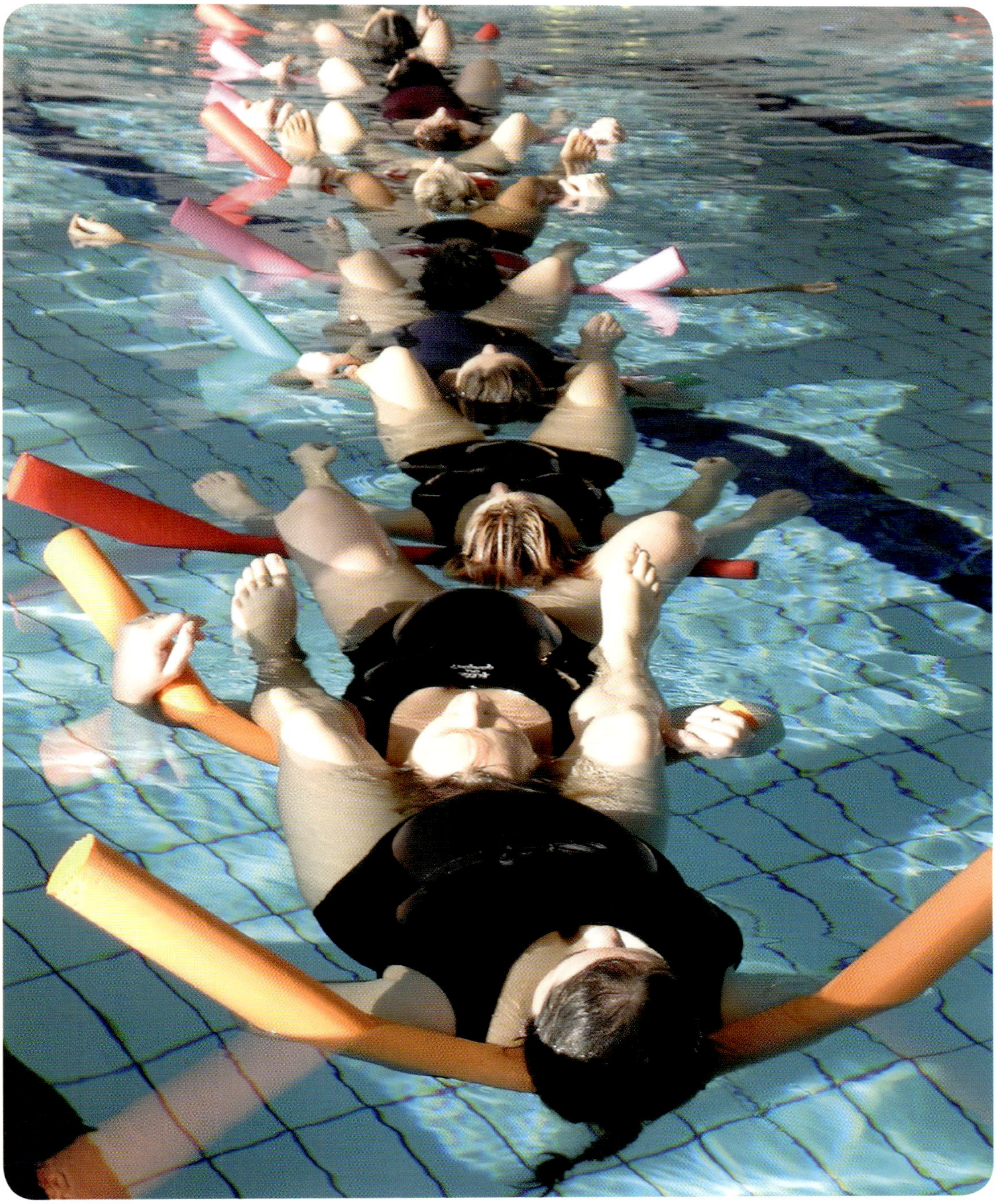

À lire...

Y. Depelseneer. *Les bébés nageurs et la préparation prénatale aquatique* PRODIM Editeur, 2002.

Le chant prénatal

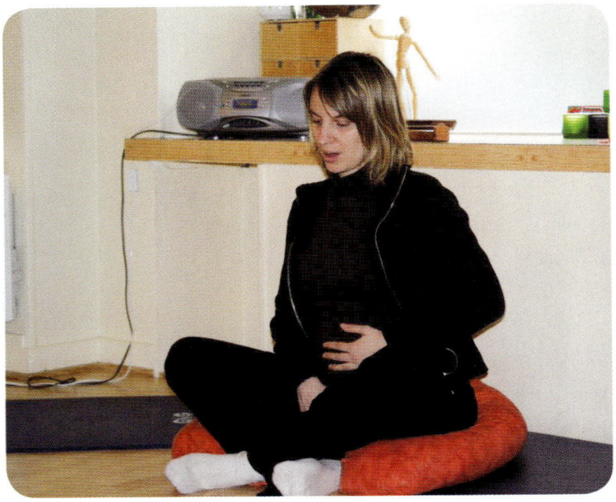
Photo : Association française de chant prénatal.

Le chant prénatal est né en 1977, sous l'impulsion de Marie-Louise Aucher, une cantatrice, influencée par le docteur Frédérick Leboyer et convaincue des bienfaits du chant sur le bébé à naître. C'est Chantal Verdière, une sage-femme, qui, la première, expérimente l'idée en maternité, et l'appelle « chant prénatal ». *« Cette discipline s'appuie sur les correspondances vibratoires entre les sons et le corps humain,* explique-t-elle. *Sous sa forme originelle, elle est enseignée par des animatrices qui sont des sage-femmes ou des musiciennes et qui ont été formées soit par mon intermédiaire, soit par celui du Collège de Psychophonie de Marie-Louise Aucher.»*.
La précision est d'importance, en ce sens que depuis ses débuts, la méthode a échappé à ses conceptrices et essaimé, sous des formes variées, partout en France. Elle a notamment abouti à la création de l'Association française de chant prénatal, qui professe sensiblement les mêmes méthodes et les mêmes effets. Selon Marie-Anne Sévin, sa directrice, le chant prénatal a quatre vocations : mieux vivre sa grossesse, établir une relation avec l'enfant à naître, préparer l'accouchement et asseoir sa relation avec bébé.
Les séances, souvent hebdomadaires et d'une durée d'1 h 30 (1 heure en individuel), réunissent au maximum une douzaine de futures mères et nouvelles mamans avec leur bébé, avec les papas s'ils le souhaitent. Elles commencent généralement par des exercices physiques de mise en condition. Un travail important est effectué au niveau du diaphragme, clef de voûte des systèmes respiratoires et abdominaux. *« Chanter permet en effet de basculer le bassin en avant, un mouvement précieux pour limiter la cambrure naturelle du dos qui tend à s'accroître durant la grossesse »*, explique Marie-Anne Sévin.
S'ensuit un temps d'exploration vocale, avec l'émission de sons qui permettent de ressentir les mouvements de la respiration, de prendre conscience des muscles en action lors du chant. *« Les vocalises permettent la localisation, le travail et la détente des muscles de la ceinture abdominale, du diaphragme et du périnée... »*, souligne-t-elle. Chaque note vient résonner dans une zone bien précise du corps (les aigus plutôt dans la partie supérieure et les graves dans la partie inférieure). Les tonalités aigues libèrent des tensions de la grossesse. Les graves, elles, qui agissent au niveau du col de l'utérus et du périnée, sont essentielles pour préparer l'accouchement. Elles libèrent également des endorphines, les hormones anti-douleur.
Troisième temps : celui des chansons, sur la base d'un répertoire qui met des mots sur les émotions de la grossesse, et aussi des chants qui rythmeront la vie avec le nouveau-né. On peut alors dédier un chant à son bébé et lui chanter des morceaux qu'il retrouvera une fois né (c'est le « cordon musical »). Dans certains ateliers, on fredonne ensemble des berceuses de différentes cultures : c'est un temps d'ouverture corporelle (le travail du balancement et du bercement est essentiel au développement dynamique de l'enfant), mais aussi spirituelle et culturelle.
Quatrième et dernier temps : un moment d'échange et de partage, autour d'un thème de travail spécifique autour de l'accouchement, l'accueil du bébé, le portage du bébé, etc. Et un espace de parole libre aux questions des futures mamans.

Ou trouver un praticien?

Association française de chant prénatal : 09 51 74 56 54
http://objectif.ccsd.free.fr
voir aussi : http://marieanne.sevin.free.fr
Ecole internationale de chant prénatal/Psychophonie
Chantal Verdière
Tél : 01 45 22 57 96 - chantprenatal@free.fr
Pour avoir la liste des animatrices, région par région :
http://chantprenatal.free.fr

Le chant prénatal…

Pour qui ?

Pour les futures mamans qui cherchent à préparer leur corps en douceur à l'accouchement, tout en tissant une relation avec leur bébé à naître et en cultivant les contacts humains.

Y a-t-il des contre-indications ?

A moins que la prescription médicale indique le repos, non. Deux mots d'ordre : on ne force ni sur la voix, ni sur le corps. Inutile de savoir chanter, seulement de prendre plaisir à pousser la chansonnette !

Quand commencer ?

Cette méthode peut être pratiquée à tout moment dans la grossesse, même si ce n'est qu'au cinquième mois de grossesse que le fœtus réagit aux ondes sonores transmises par le liquide amniotique. En revanche, mieux vaut ne pas attendre le dernier moment si l'on veut intégrer les exercices… et qu'ils soient réalisables le jour J.

Cette préparation se suffit-elle à elle-même ?

Non. De l'avis des professionnels eux-mêmes, le chant prénatal n'intervient que comme un complément à une approche classique ou douce.

Et les papas ?

La participation du futur papa est vivement encouragée : il pourra jouer un rôle important lors de l'accouchement, en soutenant sa compagne dans l'émission des sons graves.

Faut-il s'entraîner chez soi ?

Pas nécessairement, mais c'est conseillé.

Peut-on poursuivre après la naissance ?

Oui, et c'est même l'un des grands atouts de cette méthode. Jusqu'au quatrième mois après la naissance, le couple est accueilli, avec son bébé, dans les ateliers de chant prénatal. Cela permet de faire bénéficier le nouveau-né du fameux « cordon musical ». A partir de 4 mois, les parents sont conviés à poursuivre avec leur enfant au sein d'ateliers de chants avec bébé, et ce jusqu'aux 2 ou 3 ans de leur enfant.

Côté sous…

Le chant prénatal n'est pas conventionné comme préparation à l'accouchement et donc a priori pas remboursé par la Sécurité sociale. Toutefois, certaines sages-femmes peuvent s'arranger pour faire passer les cours dans les séances de préparation classiques, notamment lorsque ceux-ci sont organisés en maternités (153). Il faut compter entre 12 et 18 euros environ par séance en groupe, 35 en individuel.

Pour attendre bébé en chansons…

- *Nouvelles chansons pour l'enfant à naître*, CD à commander à l'adresse suivante : Collège de psychophonie - Marie-Louise Aucher http://www.college-de-psychophonie.net
- *Sache que…*, CD à commander à : Association « Echo Naissance » http://www.echonaissance.com

Audrey, 32 ans, maman d'Oscar, 9 mois
« La plus agréable façon de me relaxer et d'apaiser mon bébé »

« J'ai commencé le chant prénatal à cinq mois de grossesse, en parallèle avec une préparation haptonomique. J'ai toujours aimé chanter, je savais que le chant fait travailler la respiration et permet la relaxation. Un point d'autant plus important pour moi que je souhaitais l'accouchement le plus naturel possible. Je recherchais aussi le contact avec d'autres futures mamans. Je me suis rendue à ces cours une fois par semaine, nous étions environ une demi-douzaine à chaque fois. Les séances étaient assez ludiques, car outre le chant, il y avait des moments de massage avec les autres mamans, et aussi beaucoup d'échanges. La voix, c'est le siège des émotions. Enceinte, on est souvent à fleur de peau et chanter permet d'exprimer des choses, tant pour soi que pour son bébé. Au cours des séances, il y avait toujours un moment où on chantait pour le bébé : instinctivement, je prenais une voix grave, et le son descendait dans le bassin, pour le rejoindre. J'avais enregistré les chansons sur un magnétophone et les travaillais régulièrement à la maison. Chanter me relaxait et apaisait mon bébé. »

153. Citons notamment Les Lilas, Les Bluets ou Antoine-Béclère, à Paris, Lagny, ou encore Pithiviers, Beauvais, Coulommiers Lavaur, Nantes (clinique Jules-Verne).

L'haptonomie

Entrer en contact avec son bébé dès la grossesse et tisser avec lui un lien affectif alors qu'il baigne encore dans son petit monde aquatique utérin : tel est le principe de l'haptonomie. Du grec « haptein », qui signifie toucher, l'haptonomie, selon les termes de son créateur, Frans Veldman, un médecin hollandais chercheur en sciences de la vie, se définit comme la science de l'affectivité. Grâce à un toucher plein de tendresse – les mains de l'homme sont posées sur le ventre de la femme enceinte – les parents invitent leur bébé à communiquer avec eux, lui témoignent leur amour et installent, pour lui, ce que l'on appelle la sécurité affective : cette confiance absolue qui lui donnera envie de vivre. Les professionnels présentent donc davantage l'haptonomie comme une vraie préparation à la parentalité.

Les séances sont individuelles et assurées par un professionnel formé à l'haptonomie (médecin, gynécologue, sage-femme ou psychologue). Elles réunissent le praticien, la future maman et, le futur papa, dont la présence est essentielle. Lors des premières séances, le couple s'initie au toucher « haptonomique ». Très rapidement, le bébé répond aux invitations de ses parents, venant, à leur plus grande surprise, se lover sous leurs mains. Pour le papa, l'haptonomie est l'occasion en or d'entrer de plain pied dans la grossesse. Il va oser toucher le ventre de sa femme (s'il hésitait peut-être au début) et percevoir, d'une certaine façon, ce qu'elle ressent « de l'intérieur ». Il va également apprendre des gestes « haptonomiques » qui vont repositionner le bébé dans son giron naturel et soulager chez sa compagne douleurs lombaires, tiraillements ligamentaires et autres remontées gastriques. Un exercice consistant à faire remonter le bébé est aussi très utile pour prévenir une ouverture précoce du col, si la maman ressent des contractions.

Enfin, l'haptonomie est aussi une formidable préparation à l'accouchement. Les professionnels de cette science de l'affectivité considèrent que l'enfant est pleinement acteur de sa naissance et que la femme ne l'expulse pas, mais lui ouvre le passage. Cela sous-entend d'être connectée à son bébé tout au long du travail le jour J (condition sine qua non : ne pas être sous péridurale). Assis derrière sa compagne, les mains posées sur son ventre, le futur papa l'aide à accueillir les contractions et invite l'enfant à amorcer sa descente dans le bassin. En cas d'accouchement à domicile, le couple disposera d'une totale liberté pour adopter les positions de son choix et mettre en pratique les exercices répétés au cours de la grossesse. A la maternité, la pratique de l'haptonomie peut s'avérer plus difficile à cause de la perfusion, de la position gynécologique et du monitoring. Ayez confiance en vous et expliquez calmement votre démarche à l'équipe médicale. Si le papa ne peut pas monter sur la table d'accouchement, improvisez : il suffit d'une main posée sur le ventre ou sur le bras pour rester connectés à votre enfant.

À lire...

Frans Veldman. *Haptonomie. Science de l'Affectivité.* PUF, 2001.

À entendre et à voir...

Catherine Dolto-Tolitch. *L'Haptonomie périnatale*, CD audio. Gallimard, 2000.

L'haptonomie périnatale, DVD. Gallimard-CNRS-CIRCO, 2007.

L'haptonomie...

Pour qui ?

Pour des couples qui se sentent prêts à développer une écoute perceptive très fine de leur bébé et à faire preuve d'une certaine concentration. L'haptonomie est aussi indiquée en vue d'un accouchement sans péridurale. Des séances peuvent encore être conseillées aux parents rencontrant une difficulté en cours de grossesse et ayant besoin de garder le contact avec leur enfant (interruption médicale de grossesse, dépression, chirurgie fœtale, perte d'un des foetus dans le cas d'une grossesse gémellaire, etc.).

Quand débuter ?

Les séances peuvent débuter dès la fin du premier trimestre ou au début du deuxième, au moment où le bébé est déjà capable de communiquer et de percevoir son environnement. Après sept mois de grossesse, il est trop tard pour entamer cette préparation.

Existe-t-il des contre-indications ?

A priori non.

Cette préparation se suffit-elle à elle-même ?

Oui. Rien ne vous empêche toutefois de suivre une autre préparation si le cœur vous en dit. A noter toutefois que la pratique de l'haptonomie est incompatible avec celle de la sophrologie.

Et les papas ?

La présence du père (ou celle d'une tierce personne, le cas échant) est nécessaire.

Faut-il s'entraîner chez soi ?

Pour le plaisir de communiquer avec son bébé et pour répéter les gestes appris lors des séances, il est conseillé de pratiquer régulièrement l'haptonomie, à deux.

Peut-on poursuivre après la naissance ?

L'haptonomie post-natale se pratique avec son bébé, à raison de trois ou quatre séances durant sa première année. Les parents apprennent à porter leur enfant afin de l'ouvrir sur l'extérieur et favoriser son autonomie.

Côté sous...

Les séances coûtent entre 30 et 75 euros et sont remboursées par la Sécurité sociale, à condition d'être assurées par un médecin, un gynécologue ou une sage-femme.

Où trouver un praticien ?

CIRDH (Centre International de Recherche et de Développement de l'Haptonomie)
Tél. : 01 42 01 68 20
Email : cirdhidf@free.fr
Site web : http://www.haptonomy.org

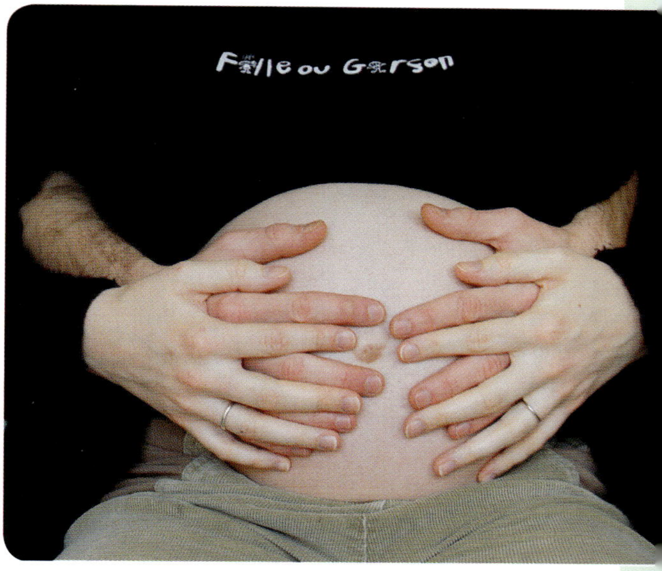

Grâce au toucher haptonomique, les parents tissent un lien affectif précoce avec leur bébé. Photo : Sylvie Durand

Alice, 34 ans, maman de deux enfants « Un moment rien que pour nous et notre bébé »

« J'ai fait de l'haptonomie pour mes deux grossesses. Au début, les « réponses » du bébé étaient un peu difficiles à décoder, mais au fil des séances, nous avons appris à établir le contact et à l'inviter à venir sous nos mains. Mon compagnon a découvert les gestes qui me soulageaient au niveau des lombaires. La technique de « l'enroulement » m'a permis aussi de faire remonter mon premier bébé qui était assez bas. En général, mon ventre, qui pouvait être tendu au début d'une séance, se relâchait totalement et mon bébé, s'il était positionné très en avant, se replaçait naturellement dans le giron. J'étais totalement relaxée. A la maison, nous faisions régulièrement de l'haptonomie, notamment le soir quand mon compagnon rentrait de son travail. Dès qu'il posait ses mains sur mon ventre, notre bébé venait se placer à cet endroit. Le jour de sa naissance, mon second enfant s'est instantanément arrêté de pleurer quand il a entendu la voix de son papa. »

Et d'autres préparations moins connues...

Les approches présentées ci-dessous sont moins connues du grand public. Mais, apportant des visions parfois inhabituelles, souvent séduisantes et toujours respectueuses de la grossesse, de l'accouchement et du rapport au bébé, avant et après sa naissance, elles gagnent à être mieux connues. A essayer, donc, si le cœur vous en dit (généralement en complément à une préparation plus « classique » ou conventionnée, mais pas forcément).

L'hypnose prénatale

Cette préparation à la naissance allie détente corporelle et apaisement psychique. Le but ? Que la femme enceinte retrouve confiance en elle et aille puiser au plus profond d'elle-même l'assurance nécessaire pour donner naissance à son enfant comme elle le souhaite. Encore peu connue en France, l'hypnose prénatale a été introduite dans l'Hexagone voilà quelques années par Lise Bartoli, psychologue clinicienne et hypnothérapeute, qui a créé en 2003, une méthode d'hypnose obstétricale baptisée « hypnonatal ».
L'hypnose prénatale n'est pas issue de l'ancienne hypnose (154), mais de l'hypnose éricksonienne, dite « nouvelle hypnose ». Celle-ci invite la femme enceinte à se relaxer et à atteindre ce que les professionnels appellent l'état modifié de conscience. Un état, à mi-chemin entre la veille et le sommeil, où le corps est totalement relâché et l'attention, au contraire, totale et intense. La femme peut alors accéder à une perception très fine de son corps, de ses sensations, et accéder, en quelque sorte, à son inconscient. Ce qui rend cette préparation assez proche de la sophrologie. *« Mais à la différence de celle-ci, qui procure avant tout du bien-être à la femme enceinte, l'hypnonatal permet de réaliser un travail personnel plus en profondeur, de décrypter ses angoisses et d'entrer en relation avec son bébé. »*, indique Véronique Meyer, psychologue clinicienne formée à cette méthode.

Les séances sont individuelles, parfois collectives. Les séances débutent par un temps de parole entre la femme et le praticien (sage-femme ou psychologue). S'ensuivent la relaxation et le travail en état d'hypnose. La femme enceinte se laisse guider par la voix douce du praticien, qui l'invite à se détendre, grâce à des suggestions positives et à des visualisations heureuses. Ces paroles apaisantes s'ancrent dans l'esprit de la femme et modifient son ressenti profond. *« L'hypnose peut aussi avoir un impact sur les maux physiques. Chez une femme souffrant de fortes nausées, il est possible d'atténuer ce désagrément en lui faisant imaginer et ressentir une agréable sensation dans la bouche à chaque fois que le mal de cœur survient »*, précise-t-elle. En état d'hypnose, la patiente accède aussi à des événements de son passé, qui viennent éclairer des angoisses ou peurs actuelles.

Il est prévu au moins une séance au cours de laquelle la femme enceinte visualise de façon positive, sous hypnose, son accouchement : le chemin parcouru par son bébé, l'ouverture du col, etc. Elle apprend aussi à adopter une respiration abdominale profonde et ample et à travailler sur des images et des visualisations heureuses (similaires au lieu « sûr » en sophrologie (155).

154. Très directive et induisant un état de totale inconscience, l'hypnose classique est mise en cause quant à son application éventuelle lors de l'accouchement, car mettant la femme sous contrôle artificiel et fermant totalement sa conscience.
155. L'hypnonatal est sensiblement la seule approche basée sur l'hypnose éricksonienne disponible en France. Par contre, il en existe quelques rares autres dans l'Hexagone, généralement d'origines américaine ou canadienne. Des approches également douces, non contraignantes.
En savoir plus : http://www.hypnonaissance.fr

L'hypnose prénatale...

Pour qui ?

Pour les futures mamans recherchant sérénité et calme intérieur. L'hypnose est indiquée en cas d'angoisses de la grossesse liées à une ou des fausses couches antérieures ou à des problèmes personnels non résolus. Cette préparation est également utile dans l'optique de se passer de péridurale.

Existe-t-il des contre-indications ?

Non.

Quand débuter ?

Les séances débutent en général au début du deuxième trimestre (plus tôt si vous le souhaitez). Quatre séances d'1 h 30 à 2 heures sont conseillées, mais là aussi, le praticien s'adapte à l'état émotionnel de la femme enceinte et à ses besoins.

Cette préparation se suffit-elle à elle-même ?

L'hypnose est une préparation globale à la naissance, mais elle peut tout à fait se combiner à une préparation en piscine, à de l'haptonomie ou encore à du massage prénatal, selon vos envies.

Et les papas ?

La présence des pères est souhaitable à la première séance, afin qu'ils se familiarisent avec l'hypnose et puissent ensuite comprendre le travail accompli par leur compagne.

Faut-il s'entraîner chez soi ?

Réussir, seule, à se plonger dans cet état de conscience modifié requiert de l'entraînement. Les CD de relaxation fournis par le praticien permettent de s'auto hypnotiser. Un entraînement quotidien au cours des deux derniers mois de grossesse est recommandé.

Peut-on poursuivre après la naissance ?

Oui, surtout si un conflit (intérieur ou extérieur) s'est réveillé pendant ou après l'accouchement.

Côté sous...

Une séance individuelle coûte entre 50 et 80 euros. Pour une séance en groupe, comptez 40 euros en moyenne. Seules les séances animées par une sage-femme sont prises en charge par la Sécurité sociale.

Où trouver un praticien ?

Hypnonatal
Tél. : 06 20 31 62 64
http://www.hypnonatal.com

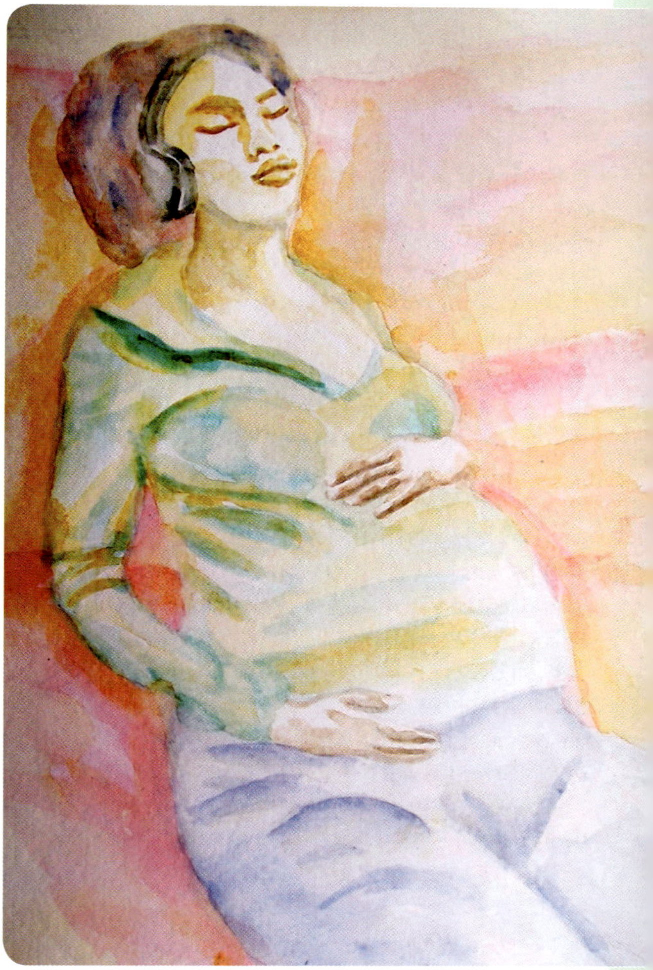

Aquarelle de Diane Galbaud

À lire...

Lise Bartoli. *Je me libère par l'hypnose*. Plon, 2008.

Préparation « Papa avec maman et moi » (inspirée de la méthode Bonapace)

Comme son nom l'indique, cette préparation se fait en couple. Son principe ? Impliquer totalement le futur papa dans le processus de la naissance, en lui donnant des outils efficaces pour soulager sa compagne des petits maux de la grossesse et l'aider à mettre au monde leur bébé le jour J. Cette préparation s'inspire de la méthode Bonapace, créée au Québec en 1991 par Julie Bonapace, diplômée en sciences et en travail social et professeure de yoga, qui voulait mettre au point une méthode impliquant davantage le futur papa dans la préparation à l'accouchement.

Au cours des séances, le père s'initie à trois techniques, qui vont apaiser les petits maux de la femme enceinte (stress, insomnies), et diminuer la douleur des contractions le jour J :

• la digitopuncture, variante de l'acupuncture, mais sans aiguilles qui consiste à localiser ce que l'on appelle les « zones gâchettes », huit points situés sur les pieds, le sacrum et le fessier. Points qui, pressés le jour J, aident la femme à mieux supporter la douleur et à améliorer l'efficacité des contractions.

• le massage, notamment dans la région lombaire, afin d'apaiser la tension du dos après chaque contraction.

• la déviation de l'attention, qui consiste à aider la future maman à se focaliser sur autre chose que sur la douleur de l'accouchement, sur sa respiration par exemple.

« Papa avec maman et moi »...

Pour qui ?
Pour les couples qui souhaitent faire une préparation à deux.

Existe-t-il des contre-indications ?
Non.

Quand débuter ?
Au nombre de huit, les séances, d'1 à 2 heures, débutent dès le quatrième mois de grossesse.

Cette préparation se suffit-elle à elle-même ?
Oui. Vous pouvez toutefois la compléter par une autre ou une médecine naturelle, si vous le souhaitez.

Et les papas ?
Cette méthode implique activement les futurs papas, dont la présence à chaque séance est obligatoire.

Faut-il s'entraîner chez soi ?
Oui, pour le bien-être de la femme enceinte et afin d'être prêts le jour J.

Peut-on poursuivre après la naissance ?
Oui. Ces massages peuvent être poursuivis après l'accouchement sur la maman et ou le bébé, à la maison.

Côté sous...
Le coût de la séance est d'environ 40 euros. Huit séances sont prises en charge à 100 % par la Sécurité sociale, si elles sont assurées par une sage-femme ou par un médecin.

Où trouver un praticien ?
Ils sont environ 200, répartis sur tout le territoire.
Site web : http://www.bebea2.com/index.html
Mail : bebea2@cegetel.net

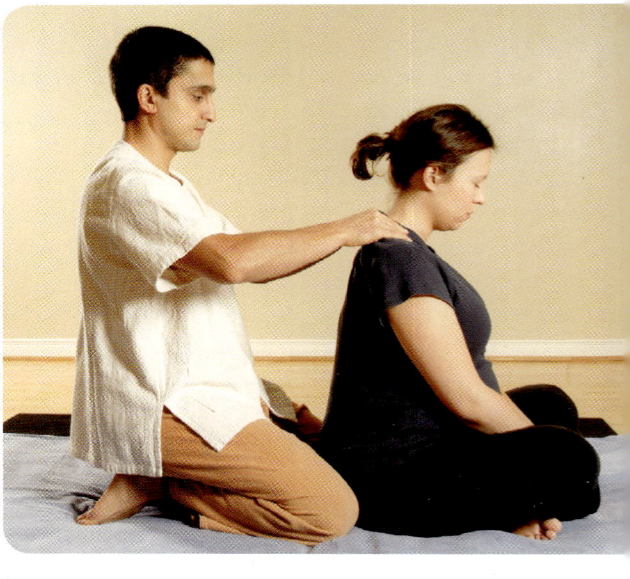

Grâce au massage, le futur papa peut apaiser sa compagne...

À lire...

Julie Bonapace. *Du cœur au ventre*. JAB, 1999.

La préparation affective à la naissance

Issue de l'haptonomie, cette préparation propose au couple de développer une relation d'amour interactive avec son futur bébé et de se préparer à le mettre au monde dans un accompagnement conscient et tendre. La préparation affective à la naissance nous vient de Belgique. Elle a été développée dans les années 1990 par Brigitte Dohmen, psychologue-psychothérapeute spécialisée en périnatalité, formée en haptonomie périnatale et dotée d'une longue expérience en maternité et en service de néonatalogie.

Cette préparation intègre différents concepts inspirés de l'haptonomie, du chant prénatal, de la psychologie et de l'ostéopathie. Les séances sont animées principalement par des médecins et des sages-femmes formés à cette méthode. Elles sont individuelles et ont lieu dans l'intimité du trio praticien, future maman et futur papa. Au cours de ces rencontres, le couple apprend à entrer en contact avec son bébé in utero à travers le toucher, la voix et des jeux relationnels. L'objectif ? Faire sentir à l'enfant qu'il est déjà une personne et qu'il est attendu avec amour et respect. Il s'agit également d'une préparation psychologique à l'accouchement, qui cherche à développer la sécurisation de la maman, son aptitude à ressentir ce qui convient à son bébé et à elle-même et à renforcer sa confiance en sa capacité à mettre celui-ci au monde. Le futur papa est très impliqué et apprend notamment à aider sa compagne à contenir sa peur et sa douleur le jour J.

La préparation affective...

Pour qui ?
Pour les futurs parents souhaitant se préparer ensemble à la naissance de leur enfant, développer avec leur bébé une relation affective dès la grossesse et être acteurs le jour J.

Existe-t-il des contre-indications ?
Aucune. La préparation affective à la naissance est même préconisée en cas de grossesse à risque, car elle permet aux parents, peut-être angoissés, de créer un réel lien avec leur bébé.

Quand débuter ?
Cette préparation peut se débuter dès le troisième ou le quatrième mois. Les praticiens proposent entre 6 et 12 séances prénatales (3 à 5 séances de « jeux » avec le bébé et 4 à 6 séances de préparation à l'accouchement).

Cette préparation se suffit-elle à elle-même ?
A priori oui, mais rien ne vous empêche d'en adjoindre une autre si vous le souhaitez.

Et les papas ?
La présence du futur papa est indispensable. Son rôle de soutien et d'accompagnement sera fondamental le jour de l'accouchement.

Faut-il s'entraîner chez soi ?
Oui, si on le souhaite mais selon son envie. Il ne s'agit pas pour les parents de répéter des exercices ou des postures vus lors des séances, mais de développer le lien avec leur bébé et de gagner ainsi en autonomie en vue de l'accouchement.

Peut-on poursuivre après la naissance ?
Oui, tout au long de la première année de l'enfant. Objectif : le guider dans son autonomie.

Côté sous...
Une séance coûte entre 30 et 45 euros. Huit sont prises en charge par la Sécurité sociale, à condition d'être assurées par un médecin ou une sage-femme.

Où trouver un praticien ?
Contactez : brigittedohmen@scarlet.be

À lire...

Dohmen B, Gere C, Mispelaere C. *Trois fées pour un plaidoyer. L'éloge d'une naissance amoureuse et consciente*. Éditions Amyris, 2004.

L'approche posturo-respiratoire (APOR)

Cette méthode de préparation innovante à l'accouchement, évoluant entre kinésithérapie, ostéopathie et obstétrique, a été mise en point et enseignée par le docteur Bernadette de Gasquet, spécialiste de la naissance en pré et en post-partum. Le principe ? La respiration, essentielle pour mener à bien la grossesse et l'accouchement, est directement fonction de la posture adoptée. Il faut donc s'étirer pour avoir une respiration correcte et limiter les pressions. Depuis plusieurs années, Bernadette de Gasquet forme des kinésithérapeutes et des sages-femmes libéraux ou en structures hospitalières à sa méthode. *« Celle-ci vise à aider la femme qui accouche quel que soit le mode d'accouchement choisi (et même si elle prend la péridurale) à trouver des postures plus antalgiques, tout en protégeant son périnée »*, explique t-elle.

Les séances de travail corporel ont pour but de mieux vivre la grossesse et de préparer l'accouchement et l'après bébé. Elles se déroulent en petits groupes de futures mamans dans leur dernier trimestre. Les cours s'articulent autour de principes essentiels comme la respiration, les étirements, le travail du périnée et les positions d'accouchement. A partir des questions et des « bobos » de chacune, se décline un travail corporel à base de massages, d'étirements, de suspensions, de jeux avec des accessoires tels que galettes de caoutchouc, ballons, tabourets, coussins. Un travail qui permet de comprendre l'origine des douleurs et de s'approprier des solutions pratiques, notamment pour les maux de dos, sciatiques, problèmes digestifs, circulatoires... Autant de positions qui pourront être adaptées sur la table d'accouchement, pour permettre au bébé de descendre plus facilement.

Pour des exemples de postures à réaliser en gym douce chez soi, voir p.184.

À lire...

Bernadette de Gasquet. *Bien–être et maternité*. Albin Michel, 2009.

À voir

Positions d'accouchement. De la préparation... à la naissance, DVD. B. de Gasquet Editions, 2008.

La méthode APOR...

Pour qui ?

Pour tous les parents qui souhaitent un accouchement physiologique, dont ils seraient les participants actifs.

Y a-t-il des contre-indications ?

Non. *« C'est même en cas de contractions ou de soucis particuliers que cette approche trouve toute sa légitimité »*, estime Bernadette de Gasquet.

Quand commencer ?

A partir du sixième mois.

Cette préparation se suffit-elle à elle-même ?

Bernadette de Gasquet conseille aux femmes d'y adjoindre la préparation classique de la maternité où elles vont accoucher, afin de connaître les pratiques qui y ont cours et de pouvoir travailler en fonction de celles-ci.

Et les papas ?

Ils sont les bienvenus et leur participation active est même recherchée tout au long de la grossesse, au travers d'exercices visant à faciliter la mobilité maternelle pendant le travail.

Faut-il s'entraîner chez soi ?

Oui et non. Il n'y a pas un temps précis de pratique à effectuer chaque jour, tant nombre de postures conseillées par Bernadette de Gasquet relèvent des gestes de la vie quotidienne : savoir s'étirer pour se décoincer en cas de sciatique, s'asseoir, se relever, etc.

Peut-on poursuivre après la naissance ?

Oui : l'APOR est une méthode globale qui trouve son prolongement logique en suites de couches, où Bernadette de Gasquet propose une « remise en place » du bassin et une éducation pour prévenir les problèmes de dos, de périnée et pour retrouver un tonus abdomino-périnéal .

Côté sous...

Les séances sont à la carte (pas de forfait, on vient quand on le désire), chacune coûtant 20 euros. Il est conseillé d'en suivre au moins 6 ou 8, pour un résultat optimum. Cours non remboursés par la Sécurité sociale.

Où trouver un praticien ?

Pour avoir les références de tous les professionnels pratiquant cette méthode, en libéral comme en structure hospitalière, voir le site de Bernadette de Gasquet : http://www.degasquet.com

APOR Bernadette de Gasquet : Tél. : 01 45 87 21 75

Mail : contact@degasquet.com

L'altérité maternelle appliquée (AMA)

La méthode AMA [156] a été élaborée par le Docteur Martine Savès, médecin homéopathe à Toulouse et fondatrice de l'Institut AMA. Le praticien en « altérité maternelle » est un professionnel (ostéopathe, médecin, sage-femme, mais parfois aussi simple maman...), formé, en deux ans, selon la méthode déposée par l'Institut AMA. Grâce à des outils issus des traditions tibétaine et chinoise, mais aussi de techniques occidentales, le praticien AMA guide la future maman dans un travail de clarification de ses schémas et peurs inconscients. Objectif : rétablir l'équilibre de sa structure émotionnelle et énergétique et éviter de perturber la grossesse et l'accouchement, voire la période du post-partum. *« Cette préparation à l'accouchement aborde notamment le positionnement de la mère face à la douleur, l'expulsion, l'accueil du bébé, l'allaitement, la nouvelle relation de couple. Elle inclut également un travail avec le bébé in utero et, bien sûr, avec le père »*, souligne Martine Savès.

A noter que la praticienne peut aussi être présente le jour J en salle de travail. Il existe quelque 60 praticiens, répartis dans toute la France.

La méthode AMA...

Pour qui ?

Pour tous les parents qui souhaitent participer activement à la naissance de leur enfant et bâtir dès la grossesse les fondements d'une parentalité épanouie et respectueuse.

Y a-t-il des contre-indications ?

Non.

Quand commencer ?

Idéalement, au début du quatrième mois.

Cette préparation se suffit-elle à elle-même ?

Oui, c'est une préparation globale. A noter que l'accompagnement par la praticienne en périnatalité n'est pas compatible avec celui d'une doula, notamment si les parents optent pour le forfait « accouchement et suites de couches » (cela ferait alors double emploi).

Et les papas ?

Leur présence est vivement souhaitée, l'une des bases de la préparation étant d'asseoir l'homme dans son futur rôle de père.

Faut-il s'entraîner chez soi ?

A priori non, l'approche étant avant tout psychologique et émotionnelle et les séances relativement rapprochées.

Peut-on poursuivre après la naissance ?

Oui, c'est même chaudement recommandé : on revient avec le nouveau bébé et ses frères et sœurs s'il en a, afin d'asseoir les bases relationnelles de la famille, mettre en place l'allaitement et prévenir les éventuels soucis physiques ou psychologiques.

Côté sous...

9 séances d'1 h 30 à 2 h chacune, individuelles ou en petit groupe de trois couples, sont prévues. A commencer si possible dès le quatrième mois. Tarifs : à partir de 40 euros la séance (coût variable selon les régions). Forfait présence à l'accouchement (avec disponibilité 24h sur 24 dans les trois semaines précédant le terme) et trois visites post-partum : à partir de 500 euros.

Pour trouver un praticien...

Tél. : 05 34 50 45 56

http://www.institutama.net

156. AMA est une marque déposée.

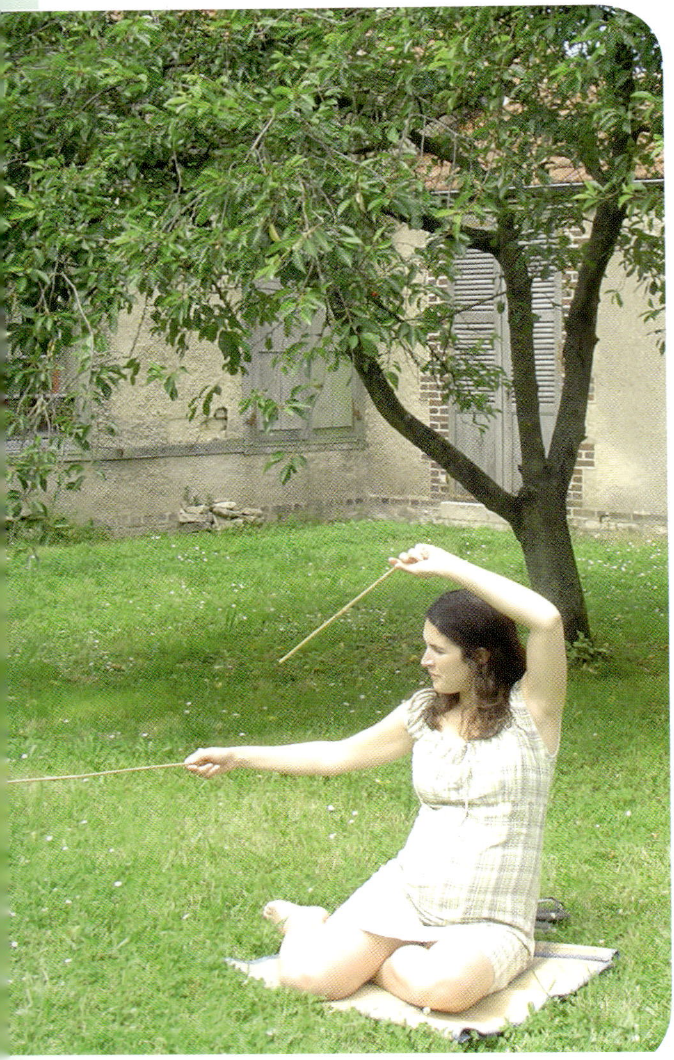

Photo : Anne Vincent

Les approches « posturo-psychologiques »

L'eutonie

Entre haptonomie, yoga et taï chi chuan, l'eutonie est une pratique de conscience corporelle mise au point dans les années 30 par Gerda Alexander, danseuse rythmicienne allemande. Du grec *eu* (harmonie) et *tonos* (tension), l'eutonie vise la recherche du tonus juste. Pratiquée par des thérapeutes ayant suivi, en théorie, quatre ans d'études spécifiques (157), l'eutonie propose, dans la préparation à l'accouchement, une démarche basée sur l'apprentissage de la détente des muscles et la prise de conscience du ventre et du bassin. Le principe : par des stimulations corporelles et de la relaxation, on apprend à être à l'écoute de son corps et de ses sensations, afin de mieux cerner ses possibilités et ses limites. *« Nous travaillons beaucoup la conscience du bassin, ainsi que sur le lâcher du périnée, par les mouvements, mais aussi par d'autres outils, comme le chant »*, explique Marie-Hélène Giraudeau, praticienne de l'eutonie Gerda Alexander.

157. Ce n'est pas forcément le cas pour tous : vérifier éventuellement la formation du praticien auprès de la Fédération internationale d'eutonie Gerda Alexander.

À lire...

Gerda Alexander. *L'Eutonie, un chemin de développement personnel par le corps*. Tchou, 2000.
Jacqueline Meunier-Fromenti. *Eutonie et pratiques corporelles pour tous*. Le Courrier du Livre, 1990.

L'eutonie...

Pour qui?

Pour les futures mamans qui recherchent une préparation zen, qui les aidera à préparer en douceur leur corps et à vivre leur accouchement en conscience.

Y a-t-il des contre-indications ?

Non.

Quand commencer?

Dès le début de grossesse si on le souhaite pour les cours collectifs, les séances individuelles (2 ou 3 suffisent) débutant, elles, à partir du 2ème trimestre.

Cette préparation se suffit-elle à elle-même?

Oui, d'après ses praticiens, car elle est globale. On peut aussi choisir de la compléter par une autre approche.

Et les papas?

S'ils le souhaitent, ils sont les bienvenus, notamment lors des séances individuelles, plus personnalisées.

Faut-il s'entraîner chez soi ?

Pas nécessairement.

Peut-on poursuivre après la naissance?

Oui : en suites de couches, l'eutonie permet au corps de retrouver son tonus, elle aide aussi les parents à bien porter bébé et à accompagner l'enfant dans sa prise d'autonomie corporelle.

Côté sous...

Coût d'une séance de groupe : 30 euros environ pour 2 heures. Séance individuelle (1 heure) : 60 euros. Il existe aussi des stages plus longs, d'un week-end ou d'une semaine. Compter en général de 7 à 10 séances.

Où trouver un praticien?

Il existe une trentaine de praticiens de l'eutonie selon la méthode Gerda Alexander en France et beaucoup en Europe, notamment en Allemagne et en Suisse.

Fédération Internationale d'Eutonie Gerda Alexander

Tél. : (00) 41 22 735 68 62

Le site du Groupe de Recherche en Eutonie Gerda Alexander© (GREGA), Association Française professionnelle des Eutonistes Gerda Alexander : http://www.eutonie.fr

A noter qu'il existe aussi une autre tendance, la technique F.M. Alexander, voisine de celle-ci, mais pas exactement similaire.

Association des Professeurs de la Technique F.M. Alexander - A.P.T.A.

Tél. : 01 40 90 06 23

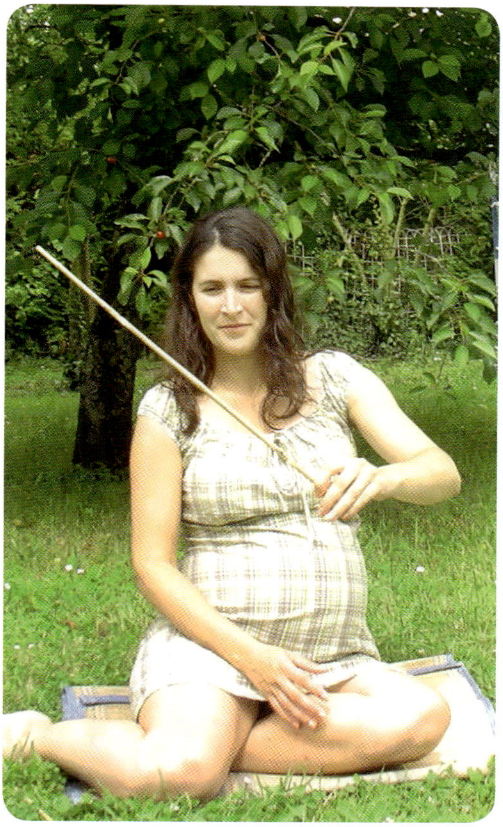

Photo : Anne Vincent

L'eutonie : une pratique zen de conscience corporelle

La méthode Feldenkrais

Prendre mieux conscience de son corps, réveiller ses sensations et adopter par conséquent de meilleures postures : telle est la philosophie de la méthode Feldenkrais. Créée par le scientifique Moshe Feldenkrais au milieu du 20ème siècle, cette méthode, qui s'adresse initialement à un public large, est tout à fait préconisée au moment de la grossesse. Enceinte, la femme va devoir s'adapter à son corps qui change et à sa prise de poids : la méthode Feldenkrais va l'aider à se tenir, à se mouvoir différemment au quotidien et à ne pas reproduire des postures ou mouvements systématiques – comme celui de raidir son dos ou de se tenir trop courbée – qui aggravent ses maux. *« C'est une véritable méthode éducative qui s'appuie sur le mouvement conscient et qui conduit vers l'unité corps, esprit, émotions »*, explique Andrée-Jeanne Gonfard, praticienne Fekdenkrais.

Au cours des séances collectives ou individuelles, la future maman va prendre conscience, par des mouvements doux, de tout son corps et en particulier de sa colonne vertébrale, de son bassin et de ses hanches. Elle va également découvrir une plus grande liberté articulaire, s'initier à une respiration profonde par le thorax, gagner en légèreté et en confiance. Si cette méthode ne prépare pas spécifiquement la femme à l'accouchement, elle peut l'aider à prendre conscience de son bassin et à s'assouplir pour adopter plus facilement les positions qui lui conviendront le jour J.

Feldenkrais...

Pour qui?

Pour les futures mamans endolories et pour toutes celles qui veulent se détendre profondément.

Existe-t-il des contre-indications?

Non.

Quand débuter?

Dès le début de la grossesse si vous voulez. Chaque séance dure en moyenne 1 heure. Il n'existe pas un nombre préconisé de séances : c'est selon les besoins et l'envie de la femme.

Et les papas?

Les pères peuvent participer s'ils le souhaitent et apprendre quelques mouvements à faire reproduire à leur compagne à la maison.

Cette préparation se suffit-elle à elle-même?

Ce n'est pas une préparation à la naissance en tant que telle. Il est donc conseillé de suivre une préparation complémentaire.

Peut-on poursuivre après la naissance?

Les séances peuvent se poursuivre dans le mois qui suit l'accouchement. La femme pourra retrouver ses sensations et se réapproprier peu à peu son corps.

Côté sous...

Comptez 40 euros pour une séance individuelle d'1 heure et 15 à 20 euros pour une séance collective. Ces séances ne sont pas prises en charge par la Sécurité sociale.

Où trouver un praticien?

Feldenkrais France
Tél. : 01 60 19 39 33
http://www.feldenkrais-france.org

À lire...

Moshe Feldenkrais. *L'être et la maturité du comportement*. Espace du Temps Présent, 1997.

Moshe Feldenkrais. *Energie et bien être par le mouvement*. Dangles, 1999.

L'anti-gymnastique

L'anti-gymnastique est une méthode de connaissance pédagogique de son corps mise au point dans les années 70 par Thérèse Bertherat, kinésithérapeute [158]. Comme son nom l'indique, cette méthode se situe aux antipodes des exercices classiques de la gymnastique conventionnelle. « *Il s'agit de prendre conscience, par de tout petits mouvements extrêmement précis, des tensions et des douleurs musculaires accumulées dans le corps et à s'en libérer* », explique Luciana Vidarte, praticienne et spécialiste de l'anti-gymnastique appliquée à la femme enceinte.

Cette approche constitue une excellente préparation à la naissance. « *L'idée est qu'on n'accouche pas seulement avec son périnée, avec son bassin, mais avec tout son corps*, souligne Luciana Vidarte. *C'est pourquoi on travaille aussi la nuque ou la bouche. Et par les mouvements que l'on fait, la parole se délie.* » Lors des séances, une grande place est en effet laissée à l'expression verbale des sensations et des émotions, aussi importante que les mouvements eux-mêmes. « *On essaie notamment d'accompagner les femmes dans le dialogue, parfois blessant, qu'elles ont avec le corps médical en milieu hospitalier* », souligne-t-elle.

Les mouvements d'anti-gymnastique peuvent être exécutés debout, assise, allongée sur le côté... Côté accessoires, les futures mamans ont à leur disposition des « doudous » (petits coussins remplis de graines) de petites balles de liège ou de graines de millet, des couvertures... « *Nous travaillons sur l'ouverture du diaphragme, sur l'allongement du dos, sur la mobilité du bassin... Il y a aussi toute une communication qui s'installe autour du bébé* », ajoute Luciana Vidarte.

158. C'est une marque déposée depuis 2005.

À lire...

Bertherat Thérèse, Bernstein Carol. *Le corps a ses raisons, auto-guérison et anti-gymnastique*. Éditions du Seuil, 1976.

Bertherat Thérèse et al. *À corps consentant*. Éditions du Seuil, 1996.

Ouvrage téléchargeable gratuitement sur : http://www.antigymnastique.com

L'anti-gymnastique...

Pour qui?

Une méthode douce, conseillée à toutes les futures mamans désireuses d'être actrices de leur accouchement. Elle est tout spécialement recommandée à celles qui souffrent de problèmes de circulation, de sciatique ou de jambes lourdes, et même à des femmes mises au repos pour cause de contractions précoces.

Y a-t-il des contre-indications?

Non.

Quand commencer?

A tout moment de la grossesse.

Cette préparation se suffit-elle à elle-même?

Pourquoi pas, mais nous vous conseillons d'y adjoindre une approche complémentaire, telle que la préparation en piscine par exemple.

Et les papas?

Une fois par trimestre environ, les papas sont invités à participer à une séance, et apprennent des positions et des gestes pour soulager leur femme.

Faut-il s'entraîner chez soi?

C'est possible, oui, mais pas indispensable.

Peut-on poursuivre après la naissance?

Oui. Les mamans sont invitées à revenir avec leur bébé (avant même la rééducation périnéale). Elles travailleront sur des positions pour porter et allaiter sans se fatiguer le dos, remuscler en douceur le ventre...

Côté sous...

Cours collectifs par petits groupes de 8 maximum, précédés d'une séance individuelle d'1 heure, gratuite, suivie d'une autre de bilan (50 euros). Forfait 10 séances (1 h 30 à 2 heures chacune, de préférence hebdomadaires) : 260 euros.

Où trouver un praticien?

Consulter le répertoire des praticiens sur : http://www.anti-gymnastique.com

Remarque : si seules trois praticiennes sont spécialisées dans l'accompagnement des femmes enceintes, la plupart proposent, de manière épisodique, des séances spécifiques pour celles-ci (l'anti-gymnastique version classique est sans danger en attendant bébé).

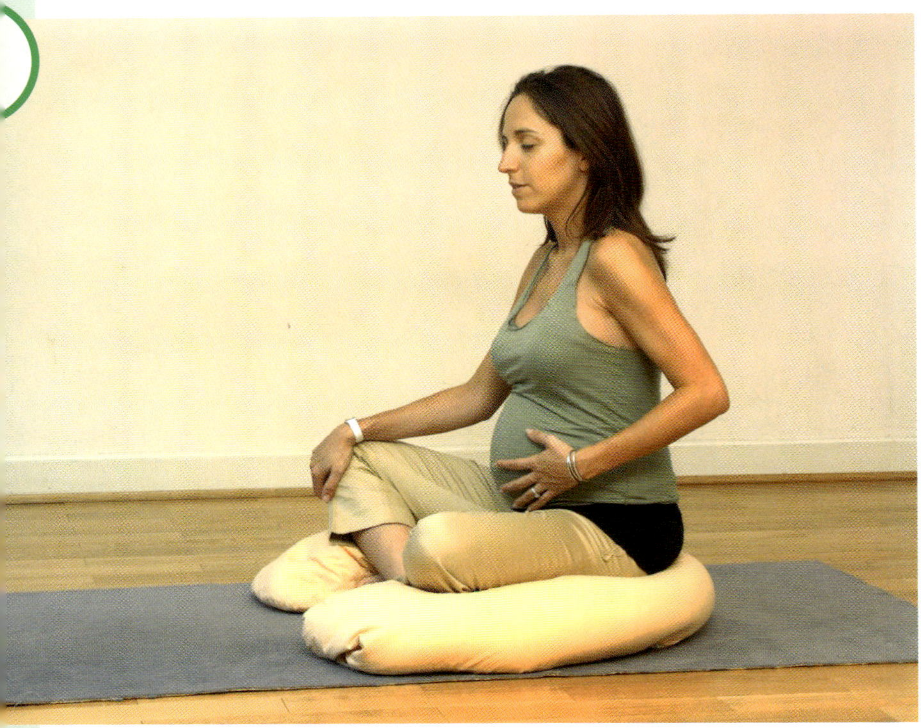

Photo : B. de Gasquet

La méthode Vittoz

Du nom d'un médecin suisse, cette thérapie psycho-corporelle permet, par une rééducation corporelle, à mettre le mental au repos. *« Conseillée aux futures mamans angoissées ou ayant vécu une précédente grossesse de façon douloureuse, elle peut les aider à mieux vivre le moment présent, par une meilleure acceptation des transformations de leur corps,* explique Chantal Secrétan, psychomotricienne et formatrice à la méthode. *Et aussi leur permettre de mieux accueillir les sensations liées à la présence de leur enfant. »* C'est aussi un travail, en vue de l'accouchement, sur les sensations, la respiration et les images mentales, afin de traverser plus sereinement les contractions.
La méthode Vittoz peut se pratiquer en groupe ou en individuel, en pré et en post-natal (où elle aide notamment à prévenir et soigner le baby-blues), en séances d'1 heure hebdomadaire (environ 40 euros l'une). A savoir qu'il n'existe pas de groupes spécifiques « femmes enceintes » : pour les contacts entre futures mamans, mieux vaut doubler avec une autre méthode.
Vittoz IRDC - http://www.vittoz.org

Et aussi...

La méthode Tomatis

Cette méthode de rééducation corporelle basée sur l'audition peut aussi être pratiquée avec profit pendant la grossesse.
En savoir plus :
http://www.tomatis.com/French/index.htm

La gymnastique sensorielle

Une gymnastique douce issue de la fasciathérapie et basée sur le toucher affectif.
En savoir plus :
http://www.gymnastiquesensoriellepérinatale.org
et http://www.fasciatherapie.com

Tableau récapitulatif des différentes préparations

APPROCHES	Mode de pratique	Remboursée	Possible en couple	Apport dominant	Quand débuter	Suivi post-natal
Psychoprophylaxie Obstétricale (préparation classique en maternité) p. 126	Collective	Oui	Oui	Information, échange	7e mois	Non
Sophrologie p. 128	Collective	Oui	Oui	Zen, détente	1er trimestre	Oui
Yoga prénatal p. 130	Collective	Oui	Oui	Zen, détente, soulagement des maux de la grossesse	1er trimestre	Oui
Préparation aquatique à la naissance. p. 131	Collective	A priori non	Oui	Ludique, soulagement des maux de la grossesse	Entre 20 et 28 semaines	Oui
Chant prénatal p. 134	Collective et individuelle	A priori non	Oui	Ludique/contact avec le bébé	5e mois de grossesse	Oui (avec le bébé)
Haptonomie p. 136	En couple	Sous certaines conditions	Oui (obligatoire même)	Contact avec le bébé, détente	Fin du 1er trimestre	Oui (avec le bébé)
Hypnose prénatale (hypnonatal) p. 138	Collective et individuelle	Sous certaines conditions	Oui (notamment à la première séance)	Zen, détente, soulagement des maux de la grossesse	Début du 2e trimestre	Oui
Préparation « papa avec maman et moi » (inspirée de la méthode Bonapace) p. 140		Sous certaines conditions	Oui (obligatoire même)	Zen, détente, soulagement des maux de la grossesse	4e mois	Oui (avec le bébé)
Préparation affective à la naissance p. 141	En couple	Sous certaines conditions	Oui (obligatoire même)	Contact avec le bébé	3e ou 4e mois	Oui (avec le bébé)
Approche posturo-respiratoire (B. de Gasquet) p. 142		Non	Oui	Soulagement des maux de la grossesse, détente	6e mois	Oui (avec le bébé)
Altérité maternelle appliquée (AMA) p. 143	En couple	Non	Oui	Zen, détente, soulagement des maux de la grossesse, contact avec le bébé	4e mois	Oui (avec le bébé)
Méthode Vittoz p. 148	Collective et individuelle	Non	Oui	Zen, détente	À tout moment de la grossesse	Oui (avec le bébé)
Eutonie p. 144	Collective et/ou individuelle	Non	Oui	Zen, détente, soulagement des maux de la grossesse	Dès le 1er trimestre pour les cours collectifs, le 2e pour les séances individuelles	Oui (avec le bébé)
Méthode Feldenkrais p. 146	Collective et individuelle	Non	Oui	Zen, détente, soulagement des maux de la grossesse	Dès le 1er trimestre	Oui
Anti-gymnastique p. 147	Collective et individuelle	Non	Oui	Détente, soulagement des maux de la grossesse, échanges	À tout moment de la grossesse	Oui (avec le bébé)

Les médecines naturelles, des « plus » pour accompagner votre grossesse

Les approches présentées ci-dessous ne sont pas des préparations à la naissance en tant que telles, seulement des compléments pour mieux vivre sa grossesse et préparer son corps à l'accouchement. Par delà leurs diversités, elles présentent trois autres points communs : leur non-remboursement (sauf exceptions, que nous précisons); une pratique, le plus souvent, en individuel (sans le papa) ; l'impossibilité de les travailler seule à domicile. Nous ne pouvons donc que vous conseiller de les appuyer d'une autre méthode, douce ou classique.

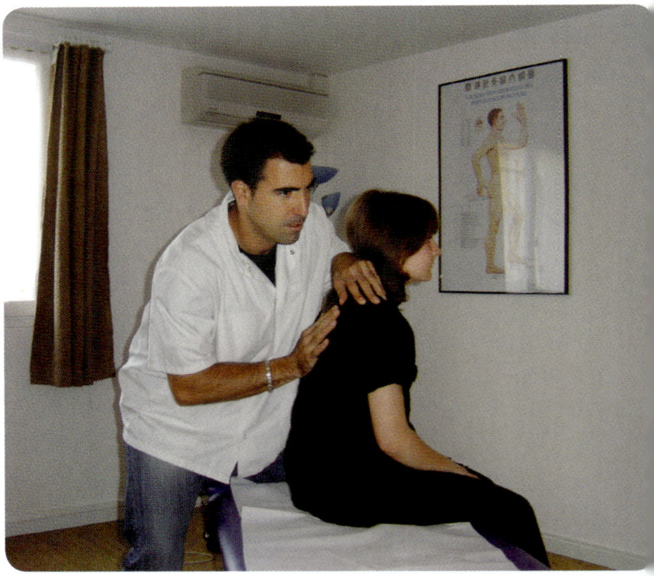

L'ostéopathie permet d'atténuer de nombreux maux de la grossesse.
Photo : Raphaël Dobric

L'ostéopathie

L'ostéopathie est une technique de manipulation manuelle qui traite l'ensemble du corps comme un tout indivisible. Idée de base : pour bien fonctionner, articulations, os, tissus et organes doivent « bouger » harmonieusement. Idéale pour améliorer votre bien-être pendant votre grossesse, et ce, à trois niveaux.

Primo, la lutte contre nombre de maux de la grossesse, tant mécaniques (douleurs au coccyx, vertébrales ou sciatiques), digestives (nausées, vomissements, remontées acides), respiratoires ou circulatoires, uro-gynécologiques (infections urinaires, mycoses, sensations de pesanteur) ou obstétricaux (présentations difficiles ou contractions). En utilisant uniquement ses mains, l'ostéopathe peut aider à traiter ces dysfonctions. *« Par des manœuvres dites viscérales, l'ostéopathe pourra régler des problèmes urinaires causés par la compression de la vessie par l'utérus mais aussi remonter un bébé placé trop bas, ou l'aider à se retourner s'il est en siège »*, précise Raphaël Dobric, ostéopathe.

Secundo, l'ostéopathie est un bon moyen de préparer votre corps à l'accouchement, en vérifiant la mobilité de votre bassin, dont les articulations s'élargissent au fil des mois en vue du passage du bébé. Par la manipulation, l'ostéopathe peut aussi vous libérer de certaines tensions ou blocages qui pourraient rendre la naissance plus inconfortable pour vous et gêner votre enfant. Et ce plus particulièrement en cas de séquelle de traumatisme du bassin : chute, fracture, luxation, mais aussi cicatrice d'épisiotomie ou ancienne péridurale douloureuse. Il veillera aussi à ce qu'aucune tension musculaire excessive ne gêne le passage, principalement au niveau du périnée. A la fin de la grossesse, un travail sur la tonicité des muscles du plancher pelvien pourra permettre de limiter la nécessité du recours à l'épisiotomie et de diminuer les risques de déchirures.
Tertio, l'ostéopathie peut vous être précieuse pour vous aider à surmonter l'émotivité parfois excessive de la grossesse et à combattre le stress de l'accouchement.
A vous de décider du nombre et de la fréquence des séances en fonction de votre ressenti. Précisons que le suivi de celles-ci ne dispense en aucun cas des visites au médecin traitant ou la sage-femme.

L'ostéopathie, pour qui ?

Une médecine naturelle recommandée aux futures mamans qui souffrent des maux suivants : nausées, troubles de la digestion, maux de tête, tensions ou douleurs au niveau du bassin ou de la colonne vertébrale.

Y a-t-il des contre-indications ?

Oui, en cas de risque d'accouchement prématuré ou de tout autre symptôme anormal.

Quand commencer ?

On peut débuter les séances d'ostéopathie à tout moment de la grossesse. En tout état de cause, une visite de contrôle est conseillée au huitième mois, afin de rééquilibrer le bassin et d'augmenter la tonicité des muscles du plancher pelvien.

Côté sous…

Chaque séance dure entre 30 minutes et 1 heure et coûte de 50 à 80, voire 100 euros. Reconnue en France depuis 2002, l'ostéopathie n'est toujours par remboursée par la Sécurité sociale, mais un nombre croissant de mutuelles la prennent en charge.

Peut-on poursuivre après la naissance ?

Oui. L'ostéopathie peut aussi être d'un grand bienfait en suites de couches et pour soulager votre bébé une fois né.

Où trouver un praticien ?

Annuaire des ostéopathes diplômés d'Etat :
http://www.national.do-annu.com

Annuaire des ostéopathes spécialisés dans les soins aux femmes enceintes et aux enfants :
http://www.osteopathie-perinatale-pediatrique.com

Autres médecines proches…

L'étiopathie

Cette très proche parente de l'ostéopathie, tant dans sa pratique que dans ses effets, compte de nombreux praticiens en France.
http://www.etiopathie.com

La chiropraxie

Le chiropraticien (chiropracteur) est le spécialiste de la colonne vertébrale et du système nerveux. Il s'intéresse à la relation entre système locomoteur (articulations et muscles) et système nerveux et aux incidences que cela peut avoir sur la santé. Egalement appelée chiropractie ou chiropratie, la chiropraxie permet, au cours de la grossesse, de soulager ou d'éviter nausées, maux de tête, douleurs articulaires (tels que lumbago ou sciatique) et jambes lourdes. Le chiropraticien peut aussi aider à faire pivoter un bébé qui se présente par le siège. Une séance dure environ 45 minutes, est inoffensive et non invasive, et ce même si les manipulations effectuées peuvent parfois paraître un peu « viriles ». Attention, toutefois, à choisir un praticien spécialisé dans les soins aux femmes enceintes.
http://www.chiropratique.org

La fasciathérapie

Cette méthode de massage doux, pratiquée par des masseurs kinésithérapeutes, agit sur les fascias, fines membranes qui entourent et relient entre eux les muscles, les os, les viscères, le cerveau, la moelle épinière et les ligaments. Ses atouts pour la femme enceinte : soulagement des douleurs au niveau du dos, du bassin, des jambes et amélioration des nausées. La fasciathérapie a aussi son rôle après l'accouchement pour aider la femme à récupérer physiquement et à mieux faire face à l'arrivée de bébé.
http://www.fasciathérapie.com

La kinésithérapie

Pratique paramédicale reconnue et remboursée par la Sécurité sociale.
http://www.kinescoop.com/principauxsites.htm

L'acupuncture

Les femmes chinoises sont accompagnées depuis des milliers d'années déjà par cette méthode basée sur l'énergie vitale du corps. Celle-ci, appelée « chi », circule le long de canaux invisibles (les méridiens) et se compose du yin et du yang, deux forces opposées et complémentaires dont l'équilibre est le garant de la santé. Le principe : placer de fines aiguilles en acier, à usage unique, en des points précis du corps afin d'y faire circuler au mieux l'énergie.

Au cours de ces neuf mois, l'acupuncture peut donner une bonne énergie vitale au foetus, mais surtout rassurer et soulager la future maman. Au 1er trimestre, elle est surtout sollicitée, pour soulager les nausées, les vomissements, et lutter contre la fatigue. Au 2ème trimestre, elle peut aider les futures mamans à régler leurs troubles du sommeil et leurs problèmes de circulation veineuse. *« Elle peut aussi être bénéfique en cas de menace d'accouchement prématuré, de douleurs ligamentaires ou de problèmes digestifs »*, ajoute Caroline Viry, sage-femme et acupunctrice.

Au 3ème trimestre, cette méthode est très appréciée pour soigner les troubles du sommeil, la dépression, l'anxiété, les sciatiques, les crampes, les problèmes de circulation et les infections vaginales. Elle peut aussi favoriser la survenue d'une version spontanée en cas de siège et aider, une fois la femme à terme, à déclencher éventuellement le travail par maturation du col.

L'acupuncture peut être pratiquée par des médecins acupuncteurs ou des sages-femmes ayant suivi une formation reconnue. Elle est réalisée parfois non plus avec des aiguilles, mais avec de minuscules électrodes (électro-acupuncture). C'est une approche globale qui ne traite pas un symptôme, mais le mécanisme de la mise en place de ce symptôme. Ne soyez donc pas surprise si votre première séance dure entre 1 heure et 1 h 30. L'acupuncteur a besoin de bien vous connaître pour mieux comprendre, au fil de ses questions, l'origine de vos troubles et mieux les soigner. Pour ce qui est de la pose en elle-même, généralement, très peu d'aiguilles et une demi-heure suffisent.

L'acupuncture, pour qui?

Pour toutes les futures mamans qui souhaitent un soulagement de leurs petits maux de grossesse et de leurs éventuelles angoisses. L'acupuncture étant aussi une technique douce de soulagement de la douleur lors de l'accouchement, à condition d'avoir un praticien à ses côtés, elle est particulièrement recommandée à celles qui souhaitent se passer de péridurale.

Y a-t-il des contre-indications?

« *La seule contre-indication à l'acupuncture pendant la grossesse, c'est l'état d'épuisement*, indique Caroline Viry, sage-femme et acupunctrice. *Une femme qui vomit sans cesse, on ne la piquera pas, car cela lui ôterait encore de l'énergie. Par contre, on peut choisir de chauffer tel ou tel point plutôt que de le piquer, ce qui redonne du tonus à la personne* ». A noter que tout au long de la grossesse, certains points ne seront jamais piqués, afin de ne pas risquer fausse couche ou accouchement prématuré.

Quand commencer?

L'acupuncture peut être pratiquée à tout moment de la grossesse.

Côté sous...

Les séances sont gratuites dans le cadre du suivi de grossesse dans une maternité. En pratique libérale, les séances (coût moyen : 40 à 60 euros) sont remboursées sur la base d'une consultation de médecin généraliste (dépassements d'honoraires à voir, le cas échant, avec votre mutuelle).

Peut-on poursuivre après la naissance?

Oui, en suites de couches.

Où trouver un praticien?

Association française d'acupuncture
Tél. : 04 42 52 59 07
http://www.acupuncture-france.com

La réflexologie

Médecine naturelle issue de l'acupuncture, la réflexologie part du principe que nos extrémités manuelles et plantaires sont des cartes en miniature de notre organisme tout entier. A chaque zone réflexe du pied (et nous en possédons quelque 7 200 !) correspond un organe, une glande ou une partie du corps. Un toucher spécifique sur ces « zones réflexes » permet de localiser les tensions et de rétablir l'équilibre énergétique dans les parties du corps correspondantes. Permettant une approche globale de la santé physique et mentale, la réflexologie est ainsi un outil particulièrement précieux au cours de la grossesse, moment propice à tous les changements, qui sont autant de déséquilibres potentiels.

Une séance de réflexologie comprend en général un équilibrage du système endocrinien, un drainage lymphatique et une décontraction du plexus solaire (159). Elle vise à réguler certains symptômes indésirables liés à la grossesse (nausées, difficultés respiratoires, soucis de sommeil, etc.).

La réflexologie permet aussi et avant tout d'améliorer la circulation sanguine, souvent mise à mal pendant la grossesse, et de rééquilibrer la stature corporelle de la femme enceinte, de plus en plus cambrée à mesure que le poids de son ventre va croissant. Par la stimulation des zones réflexes de la colonne vertébrale et des vertèbres, le réflexologue peut soulager les maux de dos. Selon ses pratiquants, il sera notamment possible, par le massage du pied, d'agir sur le positionnement du bébé, l'ouverture du col et sur les contractions. Pendant l'accouchement, la réflexologie permettrait notamment une réduction du temps de travail et une meilleure régulation des contractions (à condition, toutefois, d'avoir un praticien à ses côtés). Enfin, et de manière plus générale, les séances de réflexologie encouragent efficacement la relaxation, en permettant à la future mère de se recentrer sur elle-même. Et ce d'autant plus que lors des séances, une grande place est aussi consacrée à l'écoute et au dialogue. Après la naissance, le massage pourra redonner à la jeune mère son équilibre physiologique et psychologique.

La réflexologie, pour qui ?

Une médecine naturelle recommandée aux futures mamans souffrant de gênes ou douleurs diverses et/ou de stress intense.

Y a-t-il des contre-indications ?

La réflexologie est contre-indiquée en cas d'hypertension importante, de saignement vaginal ou quand la future maman doit rester alitée. Elle l'est également en cas de thrombose ou d'œdème, quand on ressent une douleur vive à la jambe, ou en cas de rougeur accompagnée de chaleur dans le mollet ou la cuisse.

Quand commencer ?

Pas avant le quatrième mois, lorsque l'embryon est définitivement formé.

Côté sous...

Coût d'une séance d'1 heure : entre 40 et 60 euros.

Peut-on poursuivre après la naissance ?

Oui, en suites de couches.

Où trouver un praticien ?

http://www.reflexo-sante.com

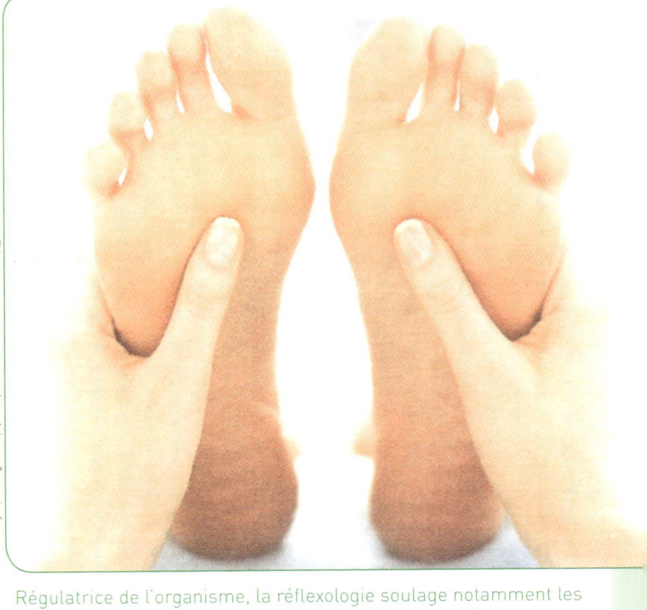

Photo : www.annuaire-bien-être.info

Régulatrice de l'organisme, la réflexologie soulage notamment les maux de dos et améliore la circulation sanguine.

159. Réseau de nerfs situé au niveau de l'abdomen, entre sternum et nombril.

Le shiatsu

Cette technique japonaise mise au point dans les années 50, est basée sur les principes de la médecine chinoise. Il s'agit, par petites pressions des pouces, de stimuler les points d'acupuncture qui manifestent une faiblesse en énergie et de libérer ceux qui en ont accumulé en excès. Le but étant de refaire circuler le « chi » librement et de façon équilibrée à travers les méridiens de tout le corps. Le shiatsu peut aider la femme enceinte à soulager ses petits maux de grossesse (nausées, douleurs articulaires, insomnies, respiration et digestion difficiles...). Réalisé régulièrement, *« dans l'idéal, de manière bimensuelle »*, précise Raphaël Dobric, ostéopathe et praticien du shiatsu, il fournit aussi une excellente préparation à l'accouchement, puisqu'il enseigne en même temps des techniques de concentration, respiration et relaxation et permet d'entrer en contact avec le bébé, qu'il peut aider à repositionner. Lors de l'accouchement, le shiatsu peut aider à faire progresser le travail plus rapidement, en régularisant les contractions et en permettant à la femme de mieux composer avec la douleur (là aussi à condition d'avoir un praticien à ses côtés, ce qui n'est pas forcément évident). Préférez un praticien accoutumé aux femmes enceintes, car certains points et zones de travail sont à proscrire.

Le watsu, une variante aquatique du shiatsu

Watsu est un mot composé de : « water » et « shiatsu ». Né en Californie au début des années 80 et encore peu répandu en France, ce shiatsu aquatique est une pratique douce et artistique de libération du corps dans de l'eau à 34 °C. Lors des séances, une personne debout en porte une autre dans l'eau. S'alternent ensuite des mouvements de bercement, de relaxation, d'étirement et d'acupressure. Selon ses praticiens, le watsu favorise le dénouement des peurs, atténue douleurs et tensions, permet une meilleure circulation sanguine et lymphatique, réduit le stress... L'expérience du watsu peut s'assimiler à un retour à l'état primaire, à l'étude de la phase intra-utérine. De quoi vous sentir plus proche que jamais de votre bébé...

Le shiatsu, pour qui ?

Pour les futures mamans souhaitant un soulagement en douceur de leurs maux de grossesse et une préparation naturelle de leur corps en vue de l'accouchement.

Y a-t-il des contre-indications ?

Hypertension importante (toxémie gravidique), troubles cardiaques et hépatiques.

Quand commencer ?

A tout moment de la grossesse.

Côté sous...

Coût d'une séance d'1 heure : une cinquantaine d'euros. Certaines mutuelles les prennent en charge, tout ou partie.

Peut-on poursuivre après la naissance ?

Oui, en suites de couches, afin d'aider le corps à retrouver tonicité et équilibre.

Où trouver un praticien ?

Fédération Française de Shiatsu Traditionnel
http://www.ffst.fr

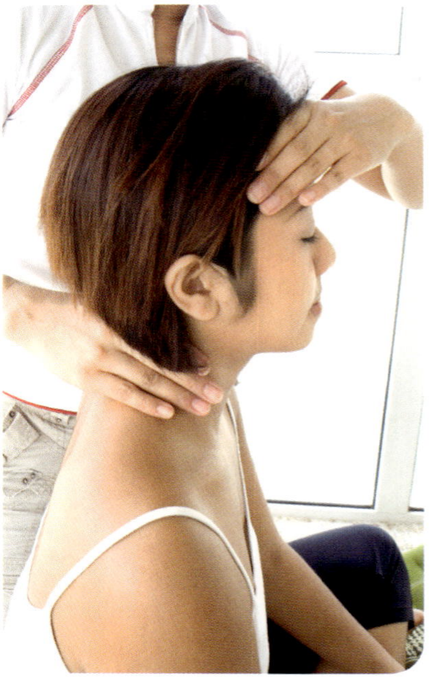

Le massage prénatal

Outre le fait qu'il procure bien-être physique et émotionnel à la femme enceinte, il contribue à atténuer petits maux, douleurs, gêne physique et tensions chez celle-ci. Il diminue les hormones de stress dans le corps, encourageant ainsi la relaxation. De plus, en stimulant la circulation sanguine et lymphatique, le massage réduit les œdèmes et la pression artérielle, facilitant les systèmes respiratoire, gastro-intestinal et urinaire. Il soulage toute une série de maux (détente des articulations supportant le poids comme les chevilles, le bas du dos et le bassin, diminution des douleurs dorsales et soulagement du cou, ainsi que des douleurs sciatiques et des crampes des mollets), tout en favorisant le sommeil et en préparant les muscles utilisés le jour de l'accouchement.

Le massage prénatal se combine à toutes les autres préparations à la naissance. Il est pratiqué par une sage-femme, un kinésithérapeute ou massothérapeute. Le nombre de séances dépend du choix personnel de la future maman.

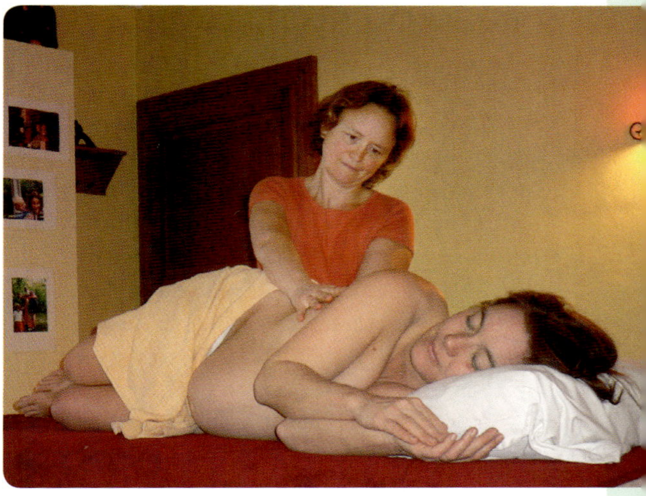

Le massage prénatal diminue sensiblement le stress de la grossesse et permet d'appréhender sereinement l'accouchement.
Photo : Laurence Mathieux

À lire...

Francine Chenelot. *Se préparer à la naissance* (avec un CD). Hachette Pratique, 2006.

Collectif. Les Dossiers de l'obstétrique. *Se préparer à l'accouchement, à la naissance, à la parentalité*. Elpea, 2006.

Pour trouver un praticien...

http://www.medecines-douces.com/annuaires

Le massage prénatal, pour qui ?

Pour les futures mamans qui veulent s'accorder du temps rien que pour elles et se procurer bien-être et détente.

Existe-t-il des contre-indications ?

Déconseillé en cas de diabète, de fièvre, de vomissement, d'hypertension artérielle, de douleurs abdominales, de pertes sanguines ou de maladie contagieuse.

Quand débuter ?

Les séances ne sont pas conseillées au premier trimestre de la grossesse (période durant laquelle le fœtus se stabilise) et peuvent débuter au quatrième mois.

Et les papas ?

Les futurs pères peuvent parfois assister à l'une des séances pour apprendre quelques mouvements simples et pouvoir masser leur compagne à la maison.

Peut-on poursuivre après la naissance ?

Le massage après l'accouchement peut aider la maman à se détendre, à évacuer la fatigue et à retrouver l'unité de son corps.

Côté sous... De 30 à 50 euros la séance.

Où trouver un praticien ?

Il n'existe à ce jour aucune association regroupant les praticiens en massage périnatal. Préférez un massothérapeute, une sage-femme ou un kinésithérapeute formés à cette discipline.

Psychologie

Le sexe du petit ange : le connaître ou pas ?

Le 2ème trimestre est celui de la deuxième échographie, celle où il est très généralement possible à l'échographiste de voir le sexe du fœtus. Se pose alors aux parents le dilemme de demander, dès à présent, si leur bébé est un petit garçon ou une petite fille...

En la matière, tout choix est respectable, il dépend du désir de chacun, déterminé par son histoire intime et le contexte dans lequel il se trouve. Néanmoins, un nombre croissant de parents, d'accord avec le professeur Michel Soulé - qui surnommait l'échographie « IVF », « interruption volontaire de fantasmes » – ne souhaitent plus connaître à l'avance le sexe de leur bébé : ils veulent préserver une part de mystère, d'imaginaire. *« La surprise n'en sera que plus belle à la naissance ! »*, estime Stéphanie. C'est aussi, pour certains, une question plus profonde : *« Ne pas souhaiter savoir si nous attendons un garçon ou une fille, c'est affirmer que quel que soit notre enfant, nous l'aimerons tout autant, car c'est en tant qu'être humain que nous allons l'accueillir »*, souligne Viviane, enceinte de cinq mois.

D'autres, en désaccord sur la question choisissent de couper la poire en deux : l'un sait, l'autre non. D'autres, enfin, choisissent d'être fixés. *« C'est plus facile pour se projeter, pour concrétiser ce fœtus à l'intérieur de moi, déclare France, enceinte de 6 mois de son premier enfant. Désormais, je peux me dire : j'attends une petite fille. Quand je lui parle, je l'appelle « ma puce » ou « ma chérie » au lieu de seulement dire « mon bébé ». Avec le papa, on commence à réfléchir à une liste de prénoms, c'est deux fois moins de boulot comme cela ! C'est plus simple, aussi, pour préparer la chambre, pour acheter la layette ! Et puis, le jour J, la « surprise » supplémentaire ne nous manquera pas vraiment : nous serons tellement heureux ! »*.

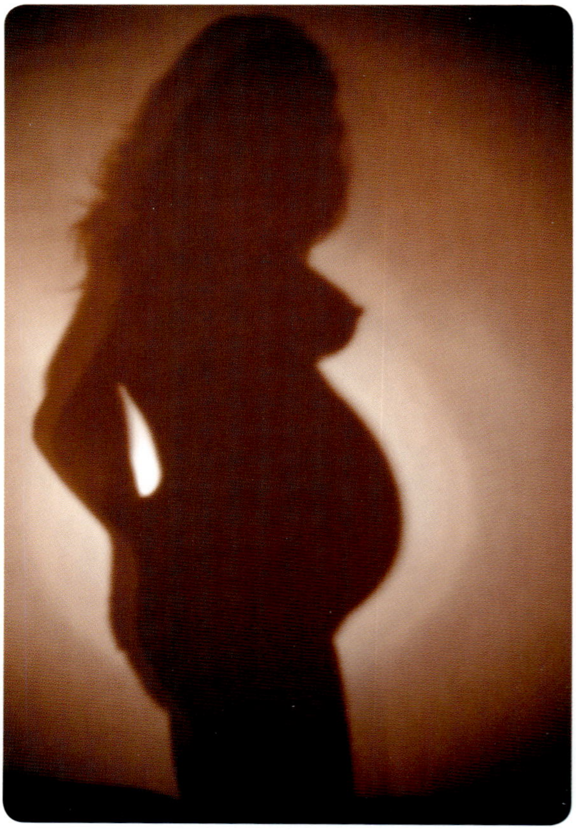

Photo : Raphael Goetter

Ailleurs dans le monde...

Si la femme Inuit attend un garçon, l'aréole de ses seins devient plus sombre car « les hommes se salissent plus vite que les femmes ». Chez les Indiens Seris, au Mexique, une fatigue maternelle accrue en début de grossesse laisse prévoir une petite fille. Mais si c'est le père qui est épuisé, ce sera un petit mâle !

Faut-il amener les aînés aux échographies ?

A moins que vos enfants soient peu nombreux, suffisamment grands et tranquilles pour rester calmes pendant les 20 à 30 minutes (parfois jusqu'à 1 heure en cas de doute ou de problème) dans l'espace réduit que constitue une salle d'échographie, et dans la mesure où vous disposez d'un moyen de garde, nous vous déconseillons de les amener avec vous. En voici les raisons :

• L'échographie obstétricale nécessite beaucoup de concentration de la part du médecin. C'est pourquoi, d'ailleurs, nombre d'entre eux préconisent d'éviter d'amener les enfants, et d'être accompagnée d'une seule personne (160).

• L'examen, assez long et très technique, peut être très fastidieux pour un petit enfant.

• Les premières échographies sont souvent réalisées par voie vaginale, ce qui assimile la séance à une visite gynécologique. Il peut y avoir un côté réellement anxiogène pour l'enfant de voir sa maman allongée, une sonde dans le vagin, ou de voir le médecin appliquer la sonde sur le ventre, d'assister sans comprendre aux émotions de ses parents (pleurs, par exemple).

• Très souvent, les parents eux-mêmes ne « voient » guère sur l'écran de contrôle que des ombres mouvantes, difficilement interprétables. A fortiori, un enfant (surtout s'il est très jeune) ne reconnaîtra pas ce « bébé » dont on lui parle tant....

• Si un problème quelconque est révélé par l'examen, l'enfant assistera à l'angoisse, voire à l'effondrement de ses parents. Rappelons qu'une échographie n'est pas une séance de cinéma, mais avant tout un contrôle d'ordre médical.

Comment accompagner votre enfant dans son nouveau statut de futur (e) grand (e) frère ou sœur ?

Pour faire prendre conscience à votre petit bout qu'un autre bébé, plus petit que lui, va bientôt arriver, profitez d'occasions au quotidien, sans en faire trop. « *Quand je voyais un bébé dans un magazine ou dans la rue, je disais à ma fille de 18 mois que bientôt il y allait en avoir un comme cela à la maison,* témoigne Solange, deux enfants. *Lorsque mon ventre est devenu gros, je lui disais qu'il y avait un bébé dedans et quand il bougeait, je lui mettais doucement la main sur mon ventre.* » Mais si votre enfant a peur ou se montre réticent ou indifférent, n'insistez pas : vous y reviendrez plus tard ou, mieux, à sa demande.

Vos enfants, surtout s'ils sont encore très petits, naviguent entre curiosité et trouble face à cette grossesse qui se précise. Selon Françoise Peille (161), psychologue clinicienne, il faut éviter deux écueils : présenter le bébé à venir comme une sorte de « cadeau » qu'on va faire au grand, ou, à l'inverse, presque s'en excuser, en ressentant de la culpabilité de lui « faire ça ». « *Chaque génération doit rester à sa place,* assure t-elle. *Ce sont les parents, et eux seuls, qui décident de fabriquer ou non un autre enfant* ». Ce qui ne veut pas dire qu'on ne doit pas tout faire pour aider son bambin à comprendre et à accepter du mieux possible cette annonce qui, encore une fois, n'est pas évidente pour lui.

Ne dressez pas forcément un tableau idyllique du futur bébé : votre aîné doit savoir qu'il ne pourra pas jouer tout de suite avec lui et qu'un nourrisson, cela pleure beaucoup (insistez sur le fait que c'est le seul moyen pour lui de se faire comprendre). Rebondissez sur l'information pour le valoriser : mettez en avant le fait

160. D'où la nécessité de vous renseigner en amont si vous souhaitez amener votre ou vos enfants à l'examen.

161. Françoise Peille. *Frères et sœurs, à chacun sa place*. Hachette pratique, 2005.

qu'il va être le plus grand et qu'il va pouvoir montrer et apprendre plein de choses au bébé.
Si votre enfant est âgé de deux ou trois ans, vous pouvez valoriser encore son côté « aîné » en lui proposant d'acheter un lit « de grand » et en lui expliquant que son lit à barreaux sera pour le bébé. Installez ce nouveau lit, de préférence avec lui : cela l'aidera à accepter le changement. Encore une fois, s'il refuse de « donner » son lit au futur bébé, ne le forcez pas : ce n'est pas le moment de le déposséder d'un élément rassurant de son univers, s'il n'y est pas prêt. Dites-lui aussi que ce bébé, il n'est pas obligé de l'aimer : cela permet d'atténuer un éventuel sentiment de culpabilité chez l'enfant qui ressent de l'ambivalence face au nourrisson à naître.

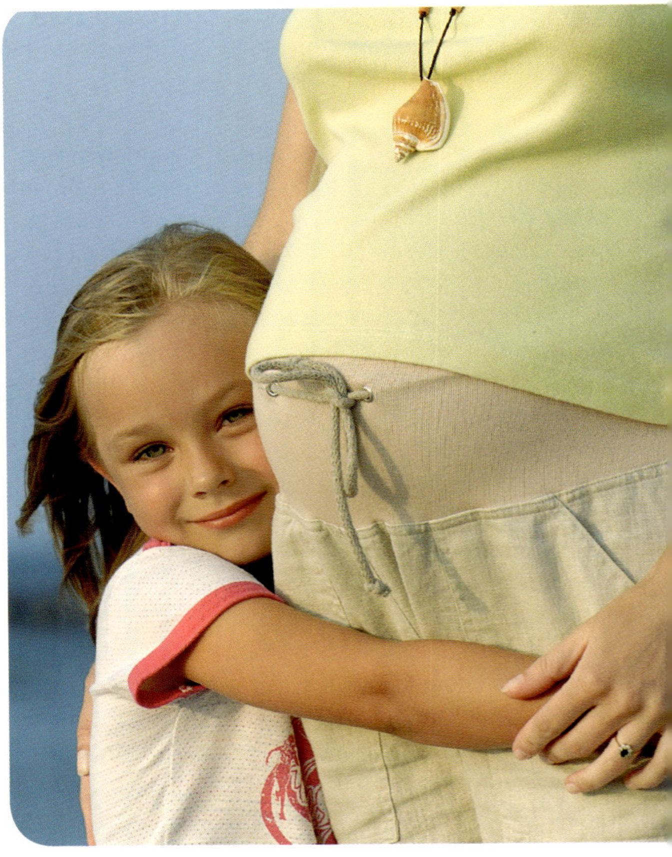

Une astuce de maman : lorsque vous lui parlez du bébé, s'exclamer que c'est ce dernier qui va avoir une chance unique d'avoir un grand frère ou une grande soeur comme lui. Vous pouvez aussi lui dire qu'il pourra aider maman comme il le pourra en fonction de son âge, mais seulement s'il le souhaite. Le risque serait en effet de trop vouloir le « responsabiliser ». Songez que non seulement il est encore bien petit, mais que cette période sera sans doute propice à quelques régressions car il n'a qu'une crainte : que ce mystérieux « bébé » ne vienne prendre sa place dans votre cœur...
C'est pourquoi, sans lui cacher que le nouveau venu aura beaucoup besoin de vous, surtout au début, insistez et insistez encore sur le fait qu'il n'a rien à craindre, que l'amour de papa et maman ne changera pas pour lui. Que le cœur des parents s'agrandit au fur et à mesure qu'ils ont des enfants, et qu'il y a donc de la place pour tous ! Plus que tout, il a besoin d'être rassuré.
Pour vous aider à aborder le sujet en douceur, il existe de nombreux petits livres très bien faits.

Des livres pour les initier en douceur au bonheur de devenir grand frère ou grande sœur

Pour les plus jeunes (dès 2 ans)

• Danièle Bour, Marie Aubinais. *Petit Ours Brun et le bébé*. Bayard Jeunesse, 1998.

Petit Ours brun découvre un bébé. Il voudrait jouer avec lui, mais le bébé est trop petit. Il le tient dans ses bras mais le bébé ne veut plus lui lâcher le doigt... Puis quand le bébé se met à pleurer, Petit Ours brun lui propose son biscuit pour le calmer, tandis que sa maman lui donne la tétée. Un album plein de tendresse.

• Thierry Courtin. *Tchoupi a une petite sœur*. Nathan Jeunesse, 1998.

• Jeanne Ashbé. *Et dedans il y a...* suivi de *Et après, il y aura...* L'Ecole des loisirs, 1997 et 2000.

Deux livres astucieux et tendres. Dans le premier, Jeanne Ashbé décrit l'évolution du bébé dans le ventre de la maman, au moyen de volets à soulever par l'enfant. Le second vise, par le même procédé, à faire comprendre à celui-ci que même si ses parents seront moins disponibles, il aura toujours sa place dans leur cœur et dans la famille.

De 3 à 6 ans

• William et Martha Sears, Christie Watts Kelly. *Un bébé arrive dans la famille!* Chantecler, 2003.

Le « père » du maternage et sa femme, animatrice de la Leche League et ensemble parents de huit enfants, sont les auteurs de ce petit livre qui vise à préparer les aînés à l'arrivée du bébé et leur expliquer clairement ses besoins et ses exigences à l'égard des parents. Le texte passe en revue tous les avantages d'être un aîné ou une aînée.

• Christophe Le Masne, Marie-Alice Bawin. *La petite sœur de Tom*. Mango Jeunesse, 1996.

Un moment important dans la vie de Tom, la naissance de sa petite sœur Inès : l'attente, la clinique, le retour à la maison, un soupçon de jalousie et puis la découverte de l'autre et une belle histoire qui commence.

• Eve Tharlet, Brigitte Weninger. *Une petite sœur pour Fenouil*. Michael Neugebauer Book, 1999.

Maman lapin va avoir un petit et tout le monde est très heureux, sauf Fenouil. Son ami Tony l'a prévenu : l'arrivée de bébés est une véritable catastrophe... Une histoire qui évoque les doutes et les peurs que chaque enfant peut ressentir lors de l'arrivée d'un bébé dans la famille.

• Pascal Teulade, Jean-Charles Sarrazin. *Graine d'amour*. L'Ecole des loisirs, 2002.

Un livre idéal pour expliquer aux aînés la venue du nouveau bébé. Les images sont mignonnes, les explications claires (utilisation de mots concrets comme « spermatozoïdes » ou « ovule ») et le tout romancé en douceur.

• Dr Catherine Dolto-Tolitch, Colline Faure-Poirée. *Neuf mois pour naître (les aventures du bébé dans le ventre de sa maman)*. Gallimard Jeunesse, 1998.

• Et aussi (même auteures, mais avec Frédérick Mansot) : *Attendre un petit frère ou une petite sœur*. Gallimard Jeunesse, 1997.

La Naissance. Gallimard Jeunesse, 2005.

Un bébé à la maison. Gallimard Jeunesse, 2007.

Dans tous ses ouvrages pour les petits, le docteur Catherine Dolto met le doigt, avec la plus grande justesse, sur les préoccupations de ceux-ci et sait trouver les mots pour désamorcer leurs angoisses.

• Mymi Doinet, Isabelle Borne. *J'accueille petit frère ou petite sœur*. Lipokili, 2005.

Deux albums en un. Le premier pour expliquer l'arrivée de ce bébé au travers de l'histoire de Zazie qui va avoir un petit frère, l'autre pour réaliser un journal de bord en famille...

Edwige Antier, Christiane Lamblin, Régis Faller, Charlotte Roederer. *La maman de Jules attend un bébé*. Nathan Jeunesse, 2001. Avec un livret à l'intention des parents.

Aline Goldschmidt, Grégoire Mabire. *On attend tous bébé*. La Martinière Jeunesse, 2006.

Tout un livre à remplir ensemble avant et après la naissance de bébé : textes à trous, photos à coller, portraits à dessiner, anecdotes à raconter...

Pour les plus grands (à partir de 6 ans)

• Jean-Pierre Saintaurens, Jean Claverie. *Le petit frère imaginaire*. Bayard Poche, 2003 (J'aime Lire n°32).

Daniel, fils unique, s'ennuie. Mais un jour, un copain arrive : c'est un super kangourou qui cache dans sa poche un petit frère !

Quand la grossesse n'est pas le rendez-vous idyllique tant attendu…

Dans l'imaginaire collectif, toute future maman qui se respecte se doit d'afficher un sourire éclatant pendant neuf mois ! Et pas question pour elle de se plaindre : « *Les femmes choisissent aujourd'hui d'être enceintes,* souligne Dolorès Fernandez, psychologue de la maternité. *On pense donc qu'elles ont ce qu'elles ont voulu et qu'elles doivent l'assumer.* » Et Myriam Szejer (162), psychanalyste et pédopsychiatre, de renchérir : « *Autant, au troisième trimestre, les proches se montreront prêts à accueillir sa plainte – au moment où la femme sera manifestement gênée par son ventre devenu trop imposant –, autant au deuxième trimestre, ils refusent généralement de se laisser gâcher la belle idée qu'ils se font de son bonheur.* »

Seulement, cette vision édulcorée de la grossesse ne correspond pas au quotidien de toutes les femmes enceintes, loin s'en faut. Petits maux physiques, fatigue, angoisse de l'avenir, refus de voir son corps se déformer, ambivalence face à ce petit être tant attendu qui fait remonter à la surface une montagne de souvenirs refoulés de l'enfance : nombre de futures mamans ne nagent pas pleinement dans le bonheur durant ces neuf mois.

Neuf mois… avec des hauts et des bas !

Il est important de préciser qu'une femme enceinte qui ne se sent pas totalement épanouie pendant sa grossesse ne pleure pas non stop pendant neuf mois. Mal être pendant la grossesse ne rime pas avec dépression. « *Ce n'est pas difficile tout le temps, il y a des hauts et des bas,* souligne Dolorès Fernandez. *La femme ressent un mal être tantôt psychique au travers d'angoisses, et tantôt physique : insomnies, douleurs lombaires.* » Dans le cas contraire, si vous avez l'impression que votre malaise ne vous quitte pas, et, si, de surcroît, vous avez un terrain dépressif, il peut être utile de consulter dès maintenant votre médecin qui identifiera la cause de votre malaise (déprime, dépression) et vous proposera une prise en charge adaptée.

Pour les autres, celles pour qui la grossesse n'est pas le rendez-vous idyllique espéré, mais qui ne sont pas pour autant déprimées, nous avons essayé d'identifier les raisons de ce « mummy blues ».

Ce corps qui change, qui se déforme…

Les kilos qui s'accumulent, le ventre qui s'arrondit, les hanches qui s'élargissent, les seins qui n'en finissent plus de grossir : durant la grossesse, le corps se métamorphose, et ce changement brutal est parfois mal vécu : impression de perdre ses repères et la maîtrise de son corps, de ne plus se reconnaître… « *Quand on a mis du temps à aimer son corps, le voir se déformer est difficile à vivre. C'est même la catastrophe,* analyse Dolorès Fernandez. *La femme éprouve alors souvent de l'ambivalence : "oui, je veux cet enfant, mais je refuse les transformations qu'il provoque dans mon corps".* »

Ce bébé qui bouge et qui devient une réalité

Plus la grossesse avance et plus la femme prend conscience de la réalité à laquelle elle se prépare : devenir maman. Le bébé bouge, se manifeste, prend forme et la future mère se projette : « vais-je savoir m'en occuper ? », « vais-je assez l'aimer ? ». Certaines femmes éprouvent aussi des craintes quant à leur identité : « *Certaines se sentent réduites à un utérus, elles ont l'impression d'être un « sac à bébé », et elles se questionnent : « qu'est-ce que je représente maintenant que je suis enceinte ? »,* analyse Karine Fridman, psychologue clinicienne. *Pendant la grossesse, le narcissisme de la femme se révèle. Certaines futures mamans parviennent à se consacrer tout entières à leur bébé, d'autres éprouvent plus de difficultés.* »

A mesure que la grossesse avance, la femme enceinte est aussi, parfois, assaillie par l'angoisse de l'inéluctable séparation, au terme de ces neuf mois, d'avec l'enfant qu'elle porte. « *Ce moment donné n'est pas encore venu (…) mais il fait maintenant partie de son horizon (…) Pourtant à la différence du troisième trimestre (…), elle n'en ressent pas encore le besoin. D'où l'angoisse : (…) cette angoisse qui parfois vous saisit dans les moments*

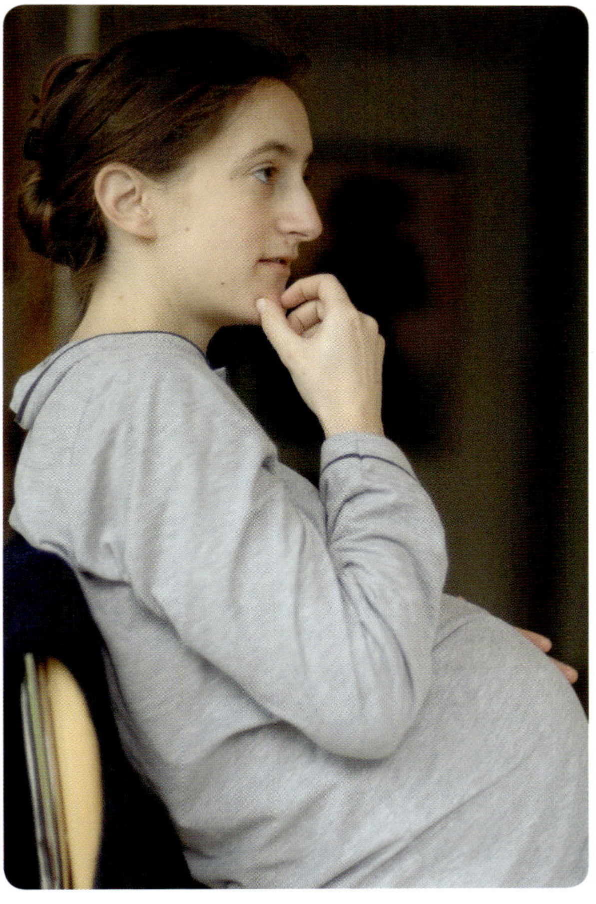

de grand bonheur, quand brusquement vous assaille l'évidence : que ce bonheur ne puisse pas durer toujours »*, commente Myriam Szejer (163). Les femmes ayant connu des séparations douloureuses, voire subi des abandons, au cours de leur histoire personnelle, pourront vivre plus difficilement cette séparation inéluctable.

Chaque grossesse s'inscrit dans une histoire intime

La façon dont chaque femme va vivre chacune de ses grossesses dépend de son histoire familiale : de sa place en tant que fille dans sa fratrie, du vécu de sa propre mère en tant que maman, etc. Certaines angoisses ressenties, mais inexpliquées, par la future maman peuvent trouver leur origine dans des pans connus ou inconnus de son histoire personnelle. Ainsi, une femme qui aurait mal vécu, enfant, l'arrivée de son petit frère, peut éprouver de la culpabilité alors enceinte de son deuxième enfant. « *Le loyauté invisible qui consiste à ne pas « dépasser » sa mère, à ne pas faire mieux qu'elle, peut aussi être source de culpabilité,* explique Dolorès Fernandez. *Par exemple, une femme dont la propre mère n'a eu qu'un enfant, peut éprouver de la culpabilité à attendre son deuxième ou son troisième enfant* ». Certains non-dits dans l'histoire familiale, comme des bébés morts *in utero*, une grande tante décédée

Les constellations familiales : décrypter son passé pour mieux vivre sa maternité

C'est un mode de développement personnel qui permet d'identifier dans sa propre histoire familiale – appelé le « système » – des dysfonctionnements responsables de son mal être. « *Il arrive que nous nous identifions, sans le savoir, à l'un de nos aïeuls, qui a été exclu du « système », car son histoire était trop douloureuse pour être racontée, mais que nous faisons revivre, par loyauté, afin que son histoire occultée soit représentée dans le moment présent* », explique Christiane Perreau (164), praticienne en constellations familiales et systémiques. Une constellation familiale est un travail de groupe (10 à 15 personnes), animé par un intervenant le temps d'un week-end. Les participants recréent une image de la famille de la femme qui exprime une difficulté et révèlent des dysfonctionnements. Le coût : entre 180 et 250 euros. Une constellation familiale peut se faire également en individuel, à partir de symboles des divers membres de la famille : feuilles de papiers, galets (séance facturée environ 70 euros).
http://constellations-je-nous.over-blog.com

162. Myriam Szejer et Richard Stewart. *Ces neuf mois là : Une approche psychanalytique de la grossesse et de la naissance*. Robert Laffont, 2002, p. 141.
163. *Ces neuf mois là.*, p. 140-141.
164. http://www.bonjourchezdo.com/IRI/constellations/index.htm

en couches, peuvent venir parasiter la grossesse de la femme. Si votre entourage proche (mère, père, grands-parents) est ouvert à la discussion, il peut être utile de l'interroger sur le passé familial.

Confier son mal-être et trouver du soutien

Même si un certain mal être pendant la grossesse n'est pas le signe d'une dépression, certaines femmes peuvent ressentir le besoin d'exprimer leurs angoisses et leurs inquiétudes. Selon Karine Fridman : « *Il est important que les femmes s'écoutent et n'attendent pas le troisième trimestre pour venir exprimer leur malaise, car bien souvent elles ont juste besoin de décharger leurs émotions. En une ou deux séances chez un médecin ou un psychologue, tout est réglé et elles peuvent profiter plus sereinement de leur grossesse.* » Il est important, toutefois, de préciser qu'un mal être pendant la grossesse ne constitue absolument pas les prémices d'une dépression du post-partum.

Il est primordial, enfin, de dire aux femmes enceintes qui ne nagent pas dans le bonheur d'essayer de ne pas culpabiliser par rapport à leur bébé : « *Il faut arrêter avec cette idée que le bébé ressent tout et que les angoisses de la maman vont le stresser,* soutient Dolorès Fernandez. *Mieux vaut pleurer, libérer ses émotions, verbaliser tout cela pendant la grossesse en parlant à son bébé (si on le souhaite), plutôt que tout garder pour soi.* »

Echanger avec d'autres futures mamans, sur des forums de discussion en ligne ou lors de rencontres organisées par les sages-femmes libérales qui accompagnent des couples pour des accouchements à domicile, peut permettre de dédramatiser aussi son ressenti en constatant que l'on n'est pas seule !

Avec sa propre mère, une entente qui n'est pas toujours au beau fixe...

Là encore, une idée reçue : celle selon laquelle les femmes enceintes se rapprochent de leur mère durant leur grossesse et tissent avec elles une relation bienveillante et complice. Pour certaines, cela est juste. Pour d'autres, en revanche, les relations – plutôt bonnes – qu'elles entretenaient avec l'auteur de leurs jours se ternissent soudainement, ou demeurent conflictuelles si elles l'étaient avant l'annonce de la grossesse. Cet évènement projette la femme enceinte dans un nouveau statut, passant de celui de « fille de » à celui de « mère de ».

Mais aussi, pour vous aider :

• La gynécologie psychosomatique puise dans les sentiments refoulés pour surmonter des problèmes d'ordre physiologique. Tel un psychologue ou un psychanalyste, le gynécologue-psychosomaticien est quelqu'un de neutre, qui aide à faire resurgir des éléments du passé, et permet d'exprimer ses peurs ou sa colère. Quelques séances peuvent suffire à débloquer un trouble léger. Dans les cas plus lourds, il peut être bénéfique de consulter un psychothérapeute ou un psychanalyste.
Association de gynécologie psychosomatique
Tél. : 01 48 78 46 88

• L'ostéopathie intrapelvienne, elle, agit sur les nœuds du corps pour dénouer ceux du psychisme. Cette pratique manuelle vise à faire ressortir, par des pressions et des manipulations à certains endroits « douloureux » du corps, les blessures morales héritées du passé, qui sont autant de blocages. Attention, tous les ostéopathes ne pratiquent pas cette spécialisation. Renseignez-vous.
Annuaire des ostéopathes français :
http://www.osteopathe.com
voir aussi http://www.national.do-annu.com

A lire...

Christine Schweitzer. *Ostéopathie intrapelvienne et arbre gynécologique*. Robert Jauze, 2005.

En corollaire à cette « montée en grade », le modèle maternel revient paradoxalement en force, et, avec lui, tout ce qui avait été refoulé au niveau de la petite enfance dans l'inconscient. Le rapprochement avec sa propre mère, s'il est fréquent, n'est donc pas toujours systématique. *« Se rapprocher de sa mère ne signifie pas forcément s'entendre avec elle, mais plutôt rechercher en elle la mère qu'on a intériorisée, celle de l'enfance, celle de l'adolescence, pour pouvoir s'identifier à un modèle maternel et construire sa propre identité de maman. La grossesse renvoie donc la femme enceinte à sa mère, de façon positive comme négative. »*, explique Karine Fridman, psychologue clinicienne.
Pour devenir à son tour une mère, la femme enceinte a besoin de connaître le vécu de sa maman quand elle était enceinte d'elle : *« C'est une transmission. La future maman a besoin de savoir pour construire à son tour sa propre histoire de mère »*, ajoute Dolorès Fernandez. C'est la raison pour laquelle certaines femmes éprouvent le besoin, une fois enceintes, de renouer avec une mère perdue de vue depuis des années. *« C'est une période propice à la réconciliation. La femme se dit : "si j'ai de meilleurs rapports avec ma mère, j'aurai une meilleure relation avec mon enfant". Il y a une idée de réparation dans cette maternité »*, poursuit Karine Fridman.
Mais cela ne se passe pas toujours bien, que l'on entretienne ou non de bonnes relations avec sa maman avant la grossesse. *« Pour la mère de la femme enceinte, cette grossesse ravive non seulement des souvenirs (qu'elle évoque volontiers) mais des conflits refoulés, enracinés dans sa propre enfance et dans ses rapports avec sa propre mère »*, observe Myriam Szejer [165]. Ainsi telle mère va accueillir froidement l'annonce de la grossesse de sa fille, car la rivalité qui les a opposées à l'adolescence de cette dernière est toujours vivace, telle autre, trop anxieuse, va projeter ses angoisses sur sa fille enceinte, etc. *« Dans ces cas-là, il est nécessaire que la femme s'affranchisse de sa mère, en cherchant des appuis d'identification féminine chez d'autres femmes : une tante, une amie, une voisine bienveillante »*, conseille Dolorès Fernandez.

Céline, 28 ans, maman de trois enfants
« Je n'aime pas être enceinte »

« Enceinte, je ne m'épanouis pas du tout. Attention, je ne déprime pas non plus et je suis très heureuse de devenir maman mais, dès le début, je n'ai qu'une hâte : accoucher ! Je n'aime pas les maux que procure la grossesse : pour mon premier j'ai eu des nausées pendant neuf mois et pour mon petit dernier, le premier trimestre a été ponctué de vomissements et de vertiges. Un vrai bonheur ! Je ne trouve pas non plus que le corps d'une femme enceinte soit joli : certaines transformations, comme celle de la poitrine, sont assez gênantes : pour mon premier, je suis quand même passé du 90B au 120F ! Je n'éprouve pas non plus le besoin de toucher mon ventre en permanence et de parler à mon bébé. Par contre, je deviens euphorique sitôt les premières contractions. Et quand mon bébé naît, là c'est l'extase ! »

A lire...

Monique Bydlowski. *La dette de vie. Itinéraire psychanalytique de la maternité*. PUF, 2005.
Sophie Marinopoulos. *Dans l'intime des mères*. Fayard. 2005.
Jacques Dayan. *Maman, pourquoi tu pleures. Les désordres émotionnels de la grossesse et de la maternité*. Odile-Jacob, 2002.
Kate Konopicky. *100 trucs que je déteste sur la grossesse*. Marabout, 2005.
Muriel Flis-Trèves. *Bébé Attitude*. Plon, 2005.

165. Myriam Szejer et Richard Stewart. *Ces neuf mois là.*, p. 111

Vie quotidienne

Alimentation : Manger pour être bien et pour qu'il se porte bien

Réalisé avec l'aimable collaboration du docteur Christine Coquart, médecin homéopathe spécialisée en naturothérapie, phytothérapie et nutrition de la femme enceinte (Paris).

Pendant neuf mois, la femme enceinte puise dans son alimentation les clés de la croissance et du bon développement de son bébé, tout en se donnant l'énergie nécessaire pour mener à bien sa grossesse. D'où l'importance de faire les bons choix alimentaires au cours de cette période cruciale. C'est ce à quoi vise ce dossier, qui tente de répondre à toutes les questions que vous pouvez vous poser. Notre parti pris est de vous recommander, en toutes circonstances, la consommation d'aliments non transformés et d'origine biologique. Mais si vous ne pouvez ou ne souhaitez pas nous suivre sur ce terrain, nous vous informerons aussi sur les qualités et les limites des produits de consommation classiques. Nous consacrerons aussi un point tout particulier à la question des kilos de grossesse, en tentant d'échapper, une fois encore, aux clichés et à la prise de poids « idéale ».
Surtout, nous vous invitons à boire et à manger, tout au long de ces neuf mois, dans une perspective de plaisir et de satisfaction ! Pas question de vous forcer à ingurgiter quotidiennement un aliment dont vous avez horreur, sous prétexte qu'il est bon pour la santé, ni de vous priver systématiquement de tout ce qui vous fait plaisir, dans un souci hygiéniste obsessionnel. Après tout, c'est vous la mieux placée pour savoir ce qui vous convient selon votre appétit, votre état de santé, vos goûts, etc. Les indications que nous vous donnons ne sont que des pistes, qu'il vous appartient de suivre plus ou moins fidèlement. En gardant toujours en tête ce principe essentiel : mieux vous mangerez, mieux ce sera pour votre bébé. Mais si, de manière plus ou moins régulière, vous faites des entorses à ce régime (mis à part les précautions liées à des infections ou des parasites, qu'il vaut mieux respecter à la lettre), cela n'aura pas forcément de conséquences sur le bon développement de votre bébé. Car la nature est si bien faite qu'elle ira puiser dans votre corps les nutriments essentiels à sa bonne croissance. La seule qui pourrait en pâtir, c'est vous...

Que manger au quotidien ?

Deux fois plus ou... deux fois mieux ?

Contrairement à une croyance longtemps entretenue, il ne s'agit pas de manger pour deux, mais de manger deux fois mieux. Pendant la grossesse, l'organisme de la femme enceinte a besoin d'un surplus d'énergie relativement peu élevé : environ 15 à 20 % de calories en plus (soit 2 300 à 2 500 calories journalières au lieu de 2 000 environ). Par contre, les besoins en nutriments, eux, augmentent considérablement : de 100 % pour l'acide folique (vitamine B9), de près de 50 % pour le calcium et d'environ 35 % pour le fer. Une carence en acide folique peut entraîner de graves complications dès la formation de l'embryon (fausse couche, malformations de la mœlle épinière et du cerveau).
C'est pourquoi la grossesse est l'occasion rêvée de nouer ou de renouer avec de bonnes habitudes alimentaires. Rappelons les règles de base de l'équilibre nutritif : 50 à 55 % de glucides, 25 à 30 % de lipides et 10 à 15 % de protéines. Pour les femmes enceintes ou allaitantes, la consommation journalière de matières grasses peut aller jusqu'à 35 %. Pendant la grossesse, il faut aussi consommer environ 25 % de protéines de plus que d'habitude. On trouve celles-ci dans tous les produits d'origine animale (viandes, poissons, œufs, lait et fromages), mais aussi végétale (céréales, légumineuses).
Pendant la grossesse, les nombreuses substances traversant le placenta peuvent agir sur le fœtus et provoquer des maladies ou des problèmes d'allergies. C'est pourquoi les protéines d'origine animale (lait de vache, produits laitiers et œufs de poule) étant les

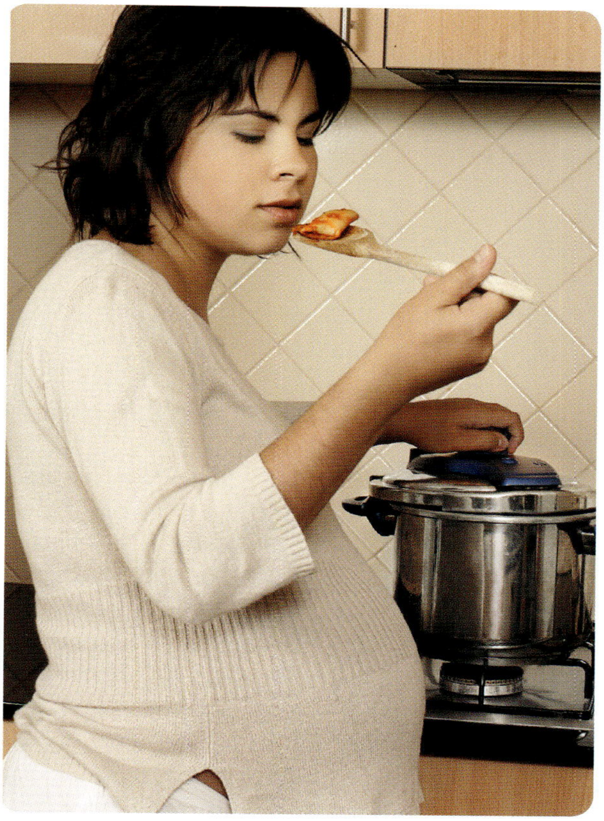

moins bien supportées, il est préférable d'y renoncer, ou du moins de lever sérieusement le pied si l'un ou l'autre des conjoints présente un terrain allergique. En tout état de cause, préférez les volailles et le mouton à la viande de porc ou de veau, viandes grasses (source de toxines) qui peuvent contenir – entre autres – des hormones et des antibiotiques. Evitez aussi les abats, bourrés de toxines.

Par contre, privilégiez les aliments complets : pour un rendement maximal du système immunitaire de votre enfant, rien ne vaut un menu composé d'aliments le moins transformés possible, plus riches en nutriments. Préférez donc un fruit à un jus fait de concentré, des graines entières aux huiles qui en sont extraites, etc.

Dans la mesure du possible, privilégiez aussi les aliments crus (en prenant toutefois les précautions qui s'imposent pour éviter listériose et toxoplasmose, car cuits longtemps et dans beaucoup d'eau, ils perdent leurs vitamines.

Les envies de la femme enceinte : ce n'est pas une légende !

Chaque matin, au cours de sa première grossesse, Delphine (qui attend aujourd'hui son deuxième bébé) faisait une petite pause gustative des plus insolites : « *Après avoir pris mon petit déjeuner à sept heures, je dégustais vers 9 h 30 du maquereau à la moutarde avec des chips et de la mayonnaise. Je ne sais pas d'où me venait cette fringale mais c'était une envie irrépressible.* » Des envies qui varient d'une grossesse à l'autre, comme en témoigne Valérie, 37 ans, maman de cinq enfants : « *Enceintes de mes filles, j'ai eu un goût très prononcé pour le sucre, les bonbons, le chocolat, les gâteaux. En attendant mes garçons, j'ai eu, à l'inverse, des envies de « salé » : pâté, viande, fromage. J'adorais aussi tout ce qui était acide comme le citron, la vinaigrette, les cornichons, la moutarde.* »

Comme ces deux mamans, de nombreuses femmes éprouvent, fréquemment, au cours de leur grossesse, des envies alimentaires subites à l'égard d'aliments qui ne sont pas particulièrement prisés en temps normal. Pour quelle raison? Selon les diététiciens, la cause des envies de la grossesse n'a jamais été entièrement établie. Les modifications hormonales (et notamment la forte concentration d'œstrogènes) entraîneraient une hypersensibilité olfactive : la future maman serait ainsi davantage guidée dans ses choix alimentaires par l'odeur des aliments que par ses goûts habituels. On considère que le corps est naturellement conscient de ses besoins nutritionnels et que les envies de la femme enceinte serviraient donc à les satisfaire. Les futures mamans peuvent donc faire confiance à leur corps et suivre leurs envies (tant qu'elles sont raisonnables : il ne s'agit pas non plus d'avaler trois litres de café par jour, ni de « descendre » le pack de yaourts, ceux-ci étant éminemment acides pour l'organisme).

Manger bio : pourquoi, comment ?

Si vous le pouvez, il est toujours mieux de manger bio quand on est enceinte. Il faut savoir, en effet, que les pesticides, nitrates et additifs (présents dans l'alimentation industrielle classique) traversent la barrière placentaire et sont absorbés par le fœtus. Bien sûr, cela ne veut pas dire que si vous ne mangez pas bio, votre bébé ne se développera pas normalement, mais il pourrait, par exemple, être davantage sujet à certaines allergies. Manger bio, pour la maman, c'est aussi l'assurance de limiter la rétention d'eau et les bouleversements métaboliques entraînés par les additifs alimentaires. Un produit bio est en effet exempt d'ajouts chimiques de synthèse tels que pesticides, antibiotiques, hormones, additifs et conservateurs. Il est aussi plus riche en vitamines, sels minéraux et oligo-éléments que les produits du commerce. On y trouve aussi une minuscule masse d'énergie lumineuse (biophotons), vitale pour nos cellules.

Profitez donc de votre grossesse, si vous ne l'avez pas déjà fait, pour adopter une habitude alimentaire « bio », repérable à son logo vert AB. En dehors de son indéniable avantage nutritif et gustatif, manger bio est un acte militant, parce qu'il permet à des petites exploitations de survivre : qui dit « bio » dit local et de saison !

Comment faire pour acheter du bio sans dépasser votre budget ? C'est très simple : en faisant attention à ce que vous mettez dans votre panier. Vous serez notamment amenée à réduire votre consommation de viande, le produit le plus cher et, heureuse coïncidence, l'un des plus discutables de votre alimentation de grossesse, à privilégier les céréales, les légumineuses, les fruits et légumes.

Pour faire le plein de vitamines, n'y a-t-il que les fruits et légumes frais ?

La concentration en vitamines d'un aliment dépend de son origine, mais aussi de son mode de culture, de cuisson et de stockage. Plus un produit est frais, plus il en contient. Préférez les produits des petits producteurs du marché (certains proposent des paniers bio) à ceux vendus en grande surface et toujours, dans l'idéal, les fruits et légumes bios. Mais ne vous forcez pas pour autant à faire le marché chaque jour si vous êtes épuisée ! Les produits en conserves et surtout surgelés constituent une très bonne alternative aux produits du jour. Ils possèdent beaucoup plus de nutriments intéressants, par exemple, qu'un produit frais ayant séjourné longtemps au réfrigérateur. La perte vitaminique peut en outre être réduite en consommant les jus de fruits rapidement après leur préparation et en laissant tremper les légumes le moins longtemps possible, en les faisant cuire dans peu d'eau et peu longtemps, et si possible dans leur peau. Le mode de cuisson idéal est la cuisson à la vapeur.

Faut-il forcément consommer des laitages pour le calcium ?

Le calcium est indispensable à la formation du squelette et des dents de votre bébé. Afin de lui assurer l'apport dont il a besoin sans risquer une décalcification pour vous-même, vos besoins quotidiens sont de 1 200 à 1 500 mg. Utilisez donc, si vous le pouvez, un produit à base de lait à chaque repas : laitages, fromages, mais aussi préparations comme soufflés, gratins, flans...

Néanmoins, un nombre croissant de spécialistes met en garde contre le caractère néfaste d'une consommation excessive de lait de vache. « *Le lait de vache comprend 18 à 25 sortes de substances protéiques différentes*

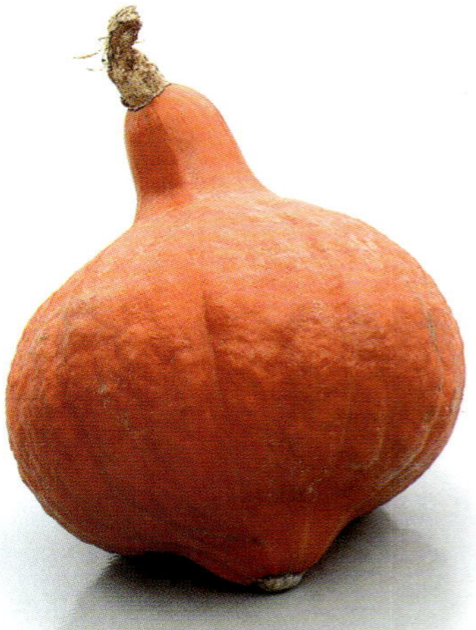

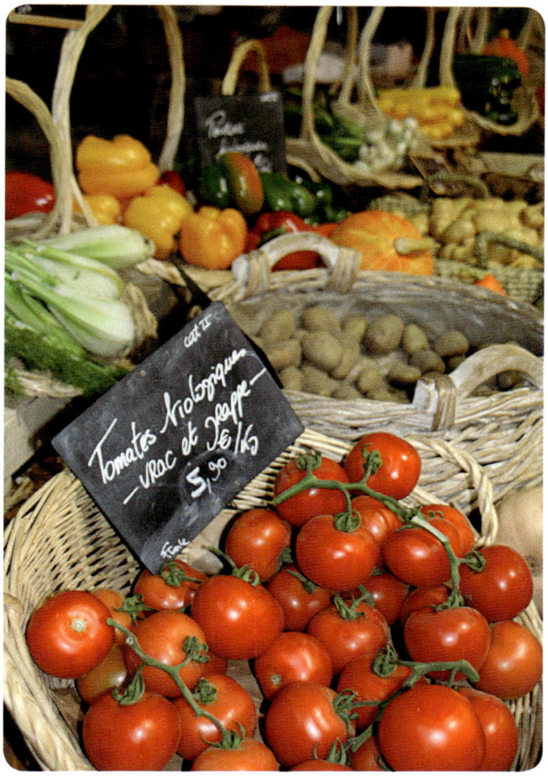

entraînant des perturbations du métabolisme. C'est l'allergie numéro 1 de notre société », accusent Ralf Moll et Ute Schain-Emmerick (166). *« La proportion calcium/magnésium idéale est de 2 pour 1*, expliquent-ils. *Dans le lait de vache, elle est de 10 pour 1. C'est pourquoi les deux tiers du calcium du lait ne sont pas assimilés, ce qui peut provoquer une hypocalcémie (manque de calcium) chez les grands consommateurs de lait de vache. A l'inverse, les amateurs de végétaux ont besoin de moins de calcium et l'assimilent mieux. Par ailleurs, le lait de vache contient beaucoup de protéines, alors que notre alimentation en apporte déjà souvent trop »*. Ils notent que les cas d'ostéoporose sont plus rares dans les pays où l'on consomme moins de lait de vache !

Si vous désirez limitez votre consommation en produits laitiers, par goût ou par crainte d'allergies au lait de vache pour votre enfant, sachez que divers aliments regorgent de calcium. Le lait d'amande, très riche en calcium et en magnésium, et le lait de chèvre, très digeste, peuvent constituer des alternatives intéressantes au lait de vache.

Combien dois-je boire par jour, et quelle eau ?

Enceinte, vos reins filtrent davantage puisqu'en plus de vos déchets, vous avez ceux de votre bébé à éliminer. Vous devez donc boire davantage : 1 litre et demi à 2 litres et demi par jour, de préférence de l'eau. Boire abondamment joue également un rôle dans la prévention des infections urinaires.

Pour l'usage quotidien, les eaux minérales sont toutes recommandées, à l'exception de celles riches en sodium (comme l'eau de Vichy) ou l'Hépar, riche en magnésium et facilitant le transit intestinal. Veillez à ce que leur taux de résidus secs soit inférieur à 500 mg par litre. Les eaux pétillantes facilitent la digestion, mais elles augmentent l'appétit. Par ailleurs, toutes sont chères et leur conditionnement en bouteilles de plastique est une hérésie en matière écologique.

En ce qui concerne l'eau du robinet, elle est a priori tout à fait consommable. Elle fait en effet l'objet de contrôles bactériologiques scrupuleux. Néanmoins, dans certaines villes, l'eau du robinet contient trop de nitrates et est déconseillée aux femmes enceintes et aux nourrissons de moins de 6 mois. Renseignez-vous auprès de votre mairie ou de votre distributeur d'eau courante.

Si votre eau du robinet présente une odeur, un aspect ou un goût désagréable, ou si vous avez déjà été indisposée en la consommant, il est possible de limiter les risques d'ingestion de microorganismes et de métaux lourds toxiques :

• N'utilisez pas l'eau provenant du robinet d'eau chaude pour vous faire un thé ou un café, car elle peut contenir plus de plomb que l'eau provenant des conduits d'eau froide ;

• Ne conservez pas plus de 24 heures de l'eau dans un pichet. Gardez-la plutôt au réfrigérateur, et à l'abri de la lumière.

• Vous pouvez opter pour une carafe à filtre. Le goût de l'eau pourra être sensiblement amélioré et sa dureté (teneur en calcaire) diminuée. Le filtre peut aussi permettre d'arrêter certains métaux lourds, si votre immeuble à de vieilles canalisations. Et attention, un filtre ne « désinfecte » pas l'eau : ne l'utilisez pas avec de l'eau provenant d'un puits ou d'une source privée. A

166. Ralf Moll et Ute Schain-Emmerich. *Mon bébé bio, l'alimentation naturelle de la maman et du bébé*. Terre Vivante, 2006, pages 19 à 21.

noter l'existence d'un « filtre miracle » 100 % nature : le charbon actif, qui fixe le chlore, mais aussi toutes sortes de poisons (pesticides...). Efficace et bon marché !
Néanmoins, même dans les cas où elle ne risque pas de vous intoxiquer, l'eau du robinet ne présente aucun intérêt nutritionnel, ayant été dépossédée de ses sels minéraux. Si vous continuez à en boire, alternez avec une eau minérale.

Interdits et précautions alimentaires

Quels sont les aliments que je dois bien faire cuire ?

La salmonelle provient souvent des œufs ou de la viande de volaille ; il est donc recommandé d'éviter les plats contenant des œufs crus (crèmes, pâtisseries, mayonnaise) et de bien cuire les œufs et la volaille. Si vous n'êtes pas immunisée contre la toxoplasmose, ne consommez pas de viande de bœuf ou de porc crue ou saignante. Faites cuire à point toutes les viandes, pour que tout germe soit détruit et pour éviter d'autres parasitoses, comme le ténia. Si vous aimez la viande saignante ou même crue, vous pourrez quand même en manger (avec modération), à condition de consommer de la viande surgelée, car le parasite est détruit par la congélation. Attention : des conditions strictes sont requises (24 heures de congélation à - 20°C sont nécessaires pour tuer le toxoplasme, il faut d'autre part éviter toute rupture de la chaîne du froid et, bien entendu, ne jamais recongeler un produit décongelé).

Je rêve d'un tartare de saumon ou d'un plateau de sushis : est-ce possible ?

En matière de crudité, la problématique est la même pour le poisson que pour la viande. Enceinte, ce n'est pas non plus le moment d'abriter un parasite. Pour parer à tout risque, mieux vaut éviter les sushi, sashimi, tartares, etc. Les poissons crus, surtout quand ils ont été tardivement vidés, peuvent abriter un parasite alimentaire, l'anisakiase. Mais si vous souhaitez craquer de temps à autre pour du poisson cru, nous vous rappelons que la congélation permet d'éliminer tout risque de contamination !

Ai-je le droit de consommer des fruits de mer ?

Crustacés, moules ou huîtres sont à éviter pendant la grossesse, car votre sensibilité aux intoxications est accrue pendant cette période. Ces produits, bien plus difficilement congelables que les poissons et viandes, pourraient aussi vous transmettre le virus de l'hépatite A.

En consommant trop de poisson, est-ce que je risque une intoxication au mercure ?

Sur ce point, plusieurs messages contradictoires ont été diffusés ces dernières années. En novembre 2002 l'Afssa (Agence française de sécurité sanitaire des aliments) a publié un avis conseillant aux femmes enceintes de limiter leur consommation de certains gros poissons afin de protéger leur bébé d'une exposition au mercure. Néanmoins, le journal médical *The Lancet* a publié en 2003 un démenti, s'appuyant sur des femmes habitant les îles Seychelles, consommant 12 repas de poisson par semaine et dont les enfants ne semblaient pas souffrir des effets négatifs habituellement associés au mercure (dommages au cerveau, des troubles du système nerveux pour le fœtus ou problèmes de fertilité).

Dois-je me cantonner aux fromages pasteurisés ?

Le lait cru peut contenir une bactérie particulièrement dangereuse pour la femme enceinte, la listériose. Bactérie uniquement détruite par la cuisson et la pasteurisation. Il est donc déconseillé de consommer

Ailleurs dans le monde...

Dans nombre de civilisations, l'œuf est interdit aux femmes enceintes, car trop rattaché à la procréation humaine. D'autres interdits alimentaires, liés à la physionomie d'un animal, sont plus cocasses. Pas de canard pour la future maman coréenne, afin que son enfant n'hérite pas de la démarche de l'animal. Ni de tortue pour la femme éwé, au Togo, pour que son rejeton ne brille pas par sa lenteur. Pas de crabe, enfin, dans de nombreux pays africains, sous peine de voir son enfant marcher de travers, pas de singe pour lui éviter une allure simiesque, etc.

du lait cru non pasteurisé et ses dérivés (laitages, fromages...) au cours de ces neuf mois. Evitez les fromages vendus en grandes surfaces. Mais si vous possédez un bon fromager en qui vous avez toute confiance, il serait dommage de vous priver à 100 % de ce plaisir...

Quelles sont les précautions à prendre contre les toxi-infections alimentaires : toxoplasme, listériose, salmonellose, ténia ?

• Ne conservez pas viande et volaille, crue ou cuite, plus de deux ou trois jours au réfrigérateur.
• Lavez soigneusement fruits et légumes crus.
• Assurez-vous que les aliments chauds sont vraiment chauds (au-dessus de 60°C), que les aliments froids sont vraiment froids (en dessous de 4°C) et que toutes les viandes sont bien cuites.
• La cuisson ou le réchauffage suffisant des aliments détruiront tous les microorganismes; il faut donc cuire les viandes et les réchauffer à 70-75°C au minimum.
• Lavez-vous les mains avant de manipuler les aliments. Nettoyer et désinfecter les surfaces de travail et les ustensiles qui ont été en contact avec des aliments crus. Nettoyez régulièrement votre réfrigérateur.

Puis-je me permettre un petit verre de vin de temps à autre ?

On estime que, pour les femmes alcoolo-dépendantes, le risque de mettre au monde un enfant présentant des symptômes de syndrome d'alcoolisme foetal (avec retard de croissance, malformations physiques et, à long terme, troubles du développement neuro-comportemental) est de 30 à 40 % (169).

Si toutes les formes d'exposition de l'enfant à l'alcool in utero n'entraînent pas des atteintes graves à sa santé, dans l'incertitude, les services de Santé publique recommandent aux femmes enceintes de totalement renoncer à boire de l'alcool. Au cas où une future mère en déciderait autrement, elle devrait impérativement s'abstenir de consommer de l'alcool au quotidien et, en tout état de cause, ne jamais dépasser un verre standard

Le tabac pendant la grossesse

Comme le café et l'alcool, les cigarettes font partie des plaisirs qu'il est conseillé d'oublier le temps de la grossesse. Les effets négatifs du tabagisme sur le bébé et sur le déroulement de la grossesse ne sont plus à démontrer (167). Dans l'utérus, le fœtus reçoit de l'oxygène par le sang de sa mère. Or quand cette dernière fume, son sang se charge de monoxyde de carbone, ce qui a pour effet de limiter au bébé l'accès à l'oxygène, aux vitamines et aux éléments nutritifs fournis habituellement. A ce titre, le tabagisme passif (l'exposition d'une femme enceinte à la fumée des autres) équivaut à un petit tabagisme maternel. Il est donc également important d'éviter les atmosphères enfumées. Les conséquences du tabagisme actif peuvent être dramatiques pour le déroulement de la grossesse avec un risque de grossesse extra-utérine deux fois plus élevé et un risque triplé de fausse couche spontanée. Autres conséquences : le risque de voir le placenta se fixer trop bas dans l'utérus (ce qui peut provoquer un hématome rétroplacentaire et entraîner des saignements au cours du troisième trimestre) et l'augmentation par trois du risque de rupture des membranes avant 34 SA (et donc d'accouchement prématuré).

Que faire pour arrêter de fumer ?

Les femmes enceintes peuvent avoir recours aux mêmes méthodes que celles proposées aux autres fumeurs : substituts (patch, chewing-gum), sous contrôle médical. Il est conseillé d'aborder le sujet avec son praticien, qui pourra proposer d'autres prises en charge (homéopathie, acupuncture, thérapie comportementale, hypnose, etc.). Il existe aussi des cigarettes sans tabac ni nicotine, à base de plantes aromatiques.

Et pour celles qui ont tout essayé et qui n'ont pas réussi à stopper totalement la cigarette : ne culpabilisez pas. Comme l'indique très justement Isabelle Brabant (168) : *« Il y a loin entre usage occasionnel et abus. Les fumeuses qui se limitent à trois ou quatre cigarettes par jour font peut-être mieux que celles qui arrêtent complètement sans y être prêtes et qui en sont extrêmement stressées. »*

167. http://www.tabac.gouv.fr/IMG/pdf/Depliant_Grossesse_et_tabac.pdf
168. *Une naissance heureuse*, p. 47.

par jour. Encore une fois, tout est question de bon sens : *« Un verre de vin à l'occasion d'un repas d'amis apporte une détente appréciable sans mettre le fœtus en danger »*, estime par exemple Isabelle Brabant (170).

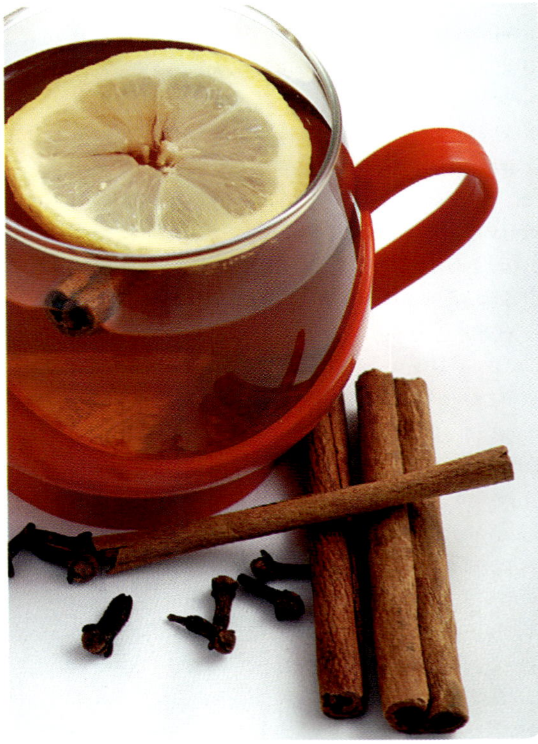

Dois-je me méfier de la caféine sous toutes ses formes durant ces neuf mois ?

Oui... et non ! Tout est là encore question de dosage. De plus, les effets néfastes du café sont controversés. La caféine augmenterait la libération de catécholamines, des messagers chimiques qui peuvent entraîner un rétrécissement des vaisseaux chargés d'alimenter le placenta et ainsi un manque d'oxygène pour le fœtus. Elle est aussi accusée d'avoir un effet direct sur le système cardiovasculaire du fœtus, entraînant des arythmies.

Néanmoins, la plupart des études récentes montrent qu'une consommation modérée de caféine (moins de 200 mg par jour, c'est-à-dire de 1 à 2 tasses de café moyen) n'augmente pas le risque de fausses couches, d'accouchement prématuré ou de défauts à la naissance (171). En ce sens, la caféine représente un facteur de risque beaucoup moins important que l'alcool ou le tabac. Cependant, en tant que diurétique, le café augmente la perte de liquide et peut diminuer l'absorption de fer, un élément fort important durant la grossesse. Le mieux est de limiter sa consommation de café ou de produits contenant de la caféine (thé, chocolat, sodas au cola).

Certaines tisanes sont-elles à éviter pendant la grossesse ?

En raison de leurs propriétés pharmacologiques, certaines plantes doivent être consommées seulement sous forme d'infusion faible et avec modération durant la grossesse. A haute dose, le ginseng peut entraîner des palpitations cardiaques, l'angélique des saignements, la réglisse de l'hypertension. Pour le moment, il n'existe aucune exigence en matière d'étiquetage qui permettrait aux femmes enceintes ou qui allaitent de savoir quels produits éviter. Toutefois, si vous êtes « accro » aux infusions, ne boudez pas celles qui ont un effet relaxant (tilleul, fleur d'oranger, verveine...), drainant (romarin, menthe poivrée...) ou vitalisant (cynorrhodon).

Des alternatives naturelles aux excitants

Vous pouvez « déthéiner » votre thé en le lavant une minute, ou consommer du thé rouge. Et si vous tenez à votre petit noir du matin, pourquoi ne pas remplacer votre Arabica par un succédané de café, composé essentiellement de céréales (chicorée, orge, malte, seigle...) ? Privilégiez la prise de vitamines naturelles pour vous requinquer si le besoin s'en faisait sentir. Optez notamment pour la vitamine C sous forme « bio » (moins agressive que la version chimique). Une tisane de cynorrhodon fera aussi l'affaire.

« Bonnes » et « mauvaises » graisses : comment faire le tri ?

Les bonnes graisses, dites graisses insaturées, participent à la bonne santé de la femme en prévenant les maladies cardio-vasculaires et en abaissant le taux de cholestérol. Les acides gras essentiels qu'elles fournissent favorisent également le développement du bébé (son cerveau et son système nerveux). Ce sont principalement des graisses d'origine végétale (huiles végétales de première pression à froid comme l'huile d'olive, de colza, de tournesol, de noix, de sésame) et des graisses de poissons gras (sardines, saumon, thon, maquereaux). Les fruits oléagineux (noix, noisettes, amandes) sont également très riches en acides gras essentiels.

Les mauvaises graisses, dites saturées, ne sont, elles, pas essentielles à l'équilibre alimentaire et favorisent l'apparition du cholestérol, de l'hypertension et des maladies cardio-vasculaires. Ce type d'acides gras prédomine dans les produits d'origine animale, comme la viande, le fromage, le saindoux, le beurre, les produits laitiers, dans les fritures mais aussi certaines graisses végétales comme l'huile de coco ou de palme. Rien ne vous empêche de consommer ces aliments, mais veillez à le faire raisonnablement.

Et les acides gras trans? Ces graisses, inconnues du grand public il y a encore quelques années, sont aujourd'hui pointées du doigt. Il s'agit de graisses insaturées (donc bonnes) transformées chimiquement grâce au procédé de l'hydrogénation (fabrication de graisses sous forme solide à partir d'huiles) par l'industrie agroalimentaire. On sait aujourd'hui que ces nouveaux corps gras agissent comme les graisses saturées et augmentent le mauvais cholestérol. Pire encore : ils semblent avoir pour effet de faire baisser le taux de bon cholestérol.

Comment se protéger? En se méfiant des produits traités et raffinés tels que les aliments frits, les margarines, les plats industriels prêts à l'emploi, les pâtisseries industrielles, les pâtes à tartiner. Et en sachant déchiffrer les étiquettes : ces produits peuvent être reconnus aux mentions « shortening », « huile hydrogénée » et « huile partiellement hydrogénée ». Vérifiez que la teneur en acides gras trans mentionnée ne dépasse pas 1% si possible.

Pour aller plus loin...

Site de l'agence française de sécurité sanitaire des aliments : http://www.afssa.fr

A lire...

William Reymond. *Toxic : Obésité, malbouffe, maladie : enquête sur les vrais coupables*. Flammarion, 2007.

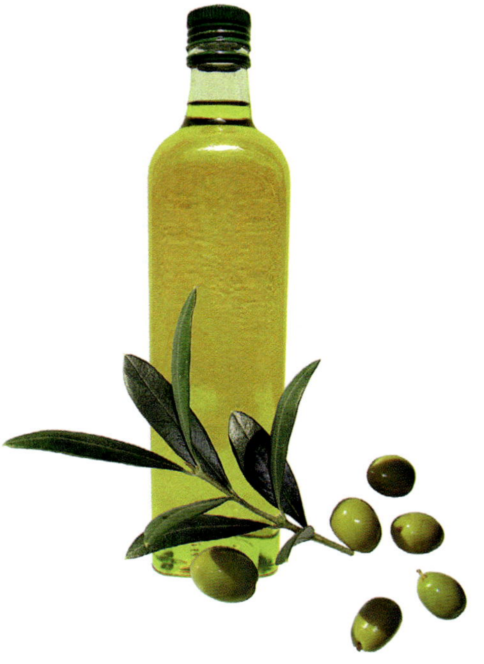

Que penser des édulcorants : saccharine, aspartam, etc. ?

Sur ce point, la polémique fait rage depuis des années. Certains accusent ces produits d'être cancérigènes, de provoquer des malaises... Ainsi, au Canada, la saccharine et les cyclamates sont déconseillés durant la grossesse en raison de leurs effets indésirables possibles. Des accusations catégoriquement réfutées par d'autres. En France, l'aspartam n'est officiellement pas contre-indiqué pendant la grossesse. Il est même recommandé (dans une certaine limite) aux futures mamans souffrant de diabète gestationnel. En l'absence d'études indiscutables, mieux vaut vous abstenir de consommer des édulcorants enceinte. Si vous souhaitez limiter votre apport calorique, sucrez moins, et optez pour des sucres offerts par la nature (fructose, sirop d'érable, sirops de malt ou de riz, et surtout sucre de

169. M. Uzan, E. Lachassine Hôpital Jean Verdier, AP-HP Bondy. *Les conduites d'alcoolisation pendant la grossesse*. JTA 2003 (La Havane, janvier 2003). Document complet sur : http://www.gyneweb.fr/Sources/obstetrique/alcool-g.htm

170. *Une naissance heureuse*, page 47.

171. Voir notamment : Bracken MB, Triche EW, Belanger K, Hellenbrand K, Leaderer BP. « Association of maternal caffeine consumption with decrements in fetal growth ». *Am J Epidemiol*, 2003 Mar 1; 157 (5) : 456-66.

canne non raffiné), moins caloriques et plus nutritifs que le sucre blanc et à coup sûr sans danger.

Dois-je modérer ma consommation de sel ?

Le sel a eu longtemps très mauvaise presse en matière de grossesse. Médecins et sages-femmes recommandaient autrefois de le limiter ou de le supprimer afin de faciliter l'accouchement, car on prétendait que les tissus étaient moins durs. En réalité, l'insuffisance de chlorure de sodium est une cause d'hypotrophie fœtale et les soignants s'accordent aujourd'hui sur l'inutilité de sa suppression pendant la grossesse (sauf en cas d'hypertension artérielle, sur avis médical uniquement). Donc ne supprimez pas le sel, mais ne mangez pas trop salé. Préférez le sel gris, non raffiné, plus riche en oligos-éléments, au sel blanc. Méfiez-vous des plats cuisinés du commerce, souvent outrageusement salés. En cas d'hypertension artérielle, votre consommation en sel de table pourra être réduite par votre médecin. Veillez à boire de façon suffisante.

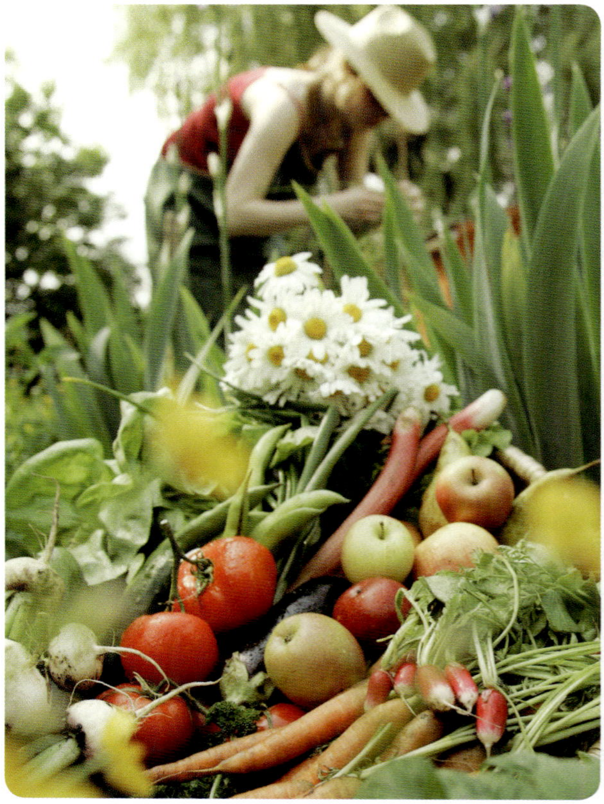

Les complémentations

Les compléments en fer sont-ils indispensables ?

Le fer est essentiel pour la fabrication des globules rouges du bébé. La plupart des médecins prescrivent des compléments en fer à partir du sixième mois. Une pratique dénoncée par le docteur Michel Odent, dans un article publié en 2001 (173). Un avis partagé par Paul Cesbron, ancien chef de clinique à la maternité de Creil : « *Hormis le cas de grossesses nombreuses, rapprochées, avec allaitement long, les réserves naturelles de fer de la future maman suffisent généralement à couvrir ses besoins. Par contre, je suis pour la prescription systématique d'acide folique, dont la prise, débutée dans l'idéal deux mois avant la grossesse, permet de réduire des deux tiers le risque de spina bifina, ou non fermeture du tube neural, qui entraîne des handicaps majeurs* », déclare t-il. Une pratique qui se justifie d'autant moins si vous avez par ailleurs une alimentation riche en fer et que les cas d'anémie réelle sont très rares .

Si, toutefois, vous souhaitiez prendre une

A lire

L'Atelier Bio, ingrédients, recettes et savoir-faire
Anne Brunner, Clea, Nolwenn Bernard... Editions La Plage, 2008.

complémentation en fer, évitez les préparations pharmaceutiques classiques, très peu assimilables par l'organisme et sources de désagréments comme, par exemple, une forte constipation. Préférez la version « oligo-éléments » et misez sur des préparations aux plantes, telles que Floradix, Floravital ou sur la Boisson au fer Hübner. Tous produits disponibles dans les magasins de produits bios, naturels et diététiques. Pour une absorption maximale, adjoignez-y de la vitamine C (voir partie sur la caféine).

Dois-je prendre des compléments vitaminiques ?

A priori oui. Même dans le cadre d'une alimentation équilibrée, si vous vivez en ville, vous avez une forte probabilité d'être carencée en vitamines et en sels minéraux (à commencer par le sélénium, essentiel au bon développement du cerveau du fœtus). Vous l'êtes, a fortiori, si vous vous nourrissez massivement des produits du commerce traditionnel. D'où l'intérêt, parfois, de prendre des compléments organiques. En la matière, certaines précautions s'imposent. Consommez ces compléments alimentaires sous forme d'oligo-éléments ou de phytothérapie plutôt que sous leur version de synthèse.

Prenez garde, notamment aux cocktails vitaminiques proposés dans le commerce. Des travaux récents ont montré que la vitamine E de synthèse pourrait être à l'origine d'une hausse de la mortalité fœtale, surtout lorsqu'elle est prise à plus de 300 mg par jour. De manière générale, évitez le surdosage des vitamines liposolubles (vitamines D, E, K et surtout A, dont un surdosage prolongé peut entraîner des malformations fœtales : préférez-lui la provitamine A ou bêtacarotène). Consultez les notices indiquant les doses journalières et, si ces chiffres dépassent 100 % des besoins, ne prenez la préparation qu'un jour sur deux. Si vous vous sentez un coup de baisse de régime, demandez l'avis de votre médecin ou de votre sage-femme.

J'attends des jumeaux : quelles conséquences sur mon alimentation ?

Il n'y en a pas énormément. Si la future maman peut consommer entre 300 et 500 calories de plus – protéines, minéraux, vitamines et acides gras essentiels – par bébé et par jour, elle doit opter, encore plus qu'une autre, pour une alimentation saine, équilibrée et variée pour mieux optimiser sa forme et son tonus. A noter qu'en général, l'anémie et les troubles cardio-vasculaires apparaissent plus fréquemment dans une grossesse gémellaire. En accord avec votre médecin, augmentez éventuellement les doses de fer, de vitamines et de calcium en fin de grossesse.

173. Article paru dans la revue *Naître & Grandir*, juin-juillet-août 2001, n°11, T 7122. Texte intégral et références disponibles sur le lien suivant : http://portail.naissance.asso.fr/docs/nocebo.htm

En savoir plus...

http://www.opq.org/fr/media/docs/psn-population-def.pdf
Un service canadien (en anglais) véritable mine d'informations sur les effets connus de certains produits et suppléments naturels sur les femmes enceintes (et allaitantes) : http://www.camline.ca

Alimentation et santé

Quels sont les aliments anti-constipation ?

Tous ceux qui contiennent des fibres. Légumes verts (notamment salades et épinards), fruits (en particulier prunes et pruneaux, raisins et poires), laitages, pain ou biscottes au son...

Que manger pour limiter aigreurs, ballonnements et reflux gastriques ?

Deux grands principes : ne pas associer sucres lents et sucres rapides, sucres lents ou rapides et protéines, graisses et sucres. Si on le fait, se limiter à de petites quantités de chaque ingrédient. Contre les ballonnements, mâchez bien vos aliments, supprimez les boissons gazeuses, les sauces et les corps gras, limitez le café et le thé. Pour parer aux reflux gastriques, ne mangez pas trop et évitez les aliments trop riches, ceux qui fermentent (chou-fleur, chou, légumes secs, haricots, asperges, fritures...), les aliments difficiles à digérer, comme les plats en sauce. Limitez, de manière générale, les aliments acides (tous ceux riches en protéines d'origine animale, mais aussi les sucres isolés, les laitages, le café et l'alcool). Préférez-leur les aliments relativement pauvres en protéines, et riches en éléments minéraux et oligoéléments qui ont, à l'inverse, un effet alcanisant (salades vertes, légumes et fruits – consommez de préférence ces derniers en-dehors des repas, céréales complètes, pommes de terre, jus de fruits fraîchement pressés). Fractionnez vos repas, prenez votre temps, concentrez-vous sur le plaisir éprouvé à manger. Surtout, attendez toujours une demi-heure après le repas pour vous étendre, et, si besoin, dormez la tête bien surélevée par un oreiller.

Je fais du diabète gestationnel : quel régime adopter ?

Si vous êtes diabétique, Il est possible que vous ayez pris un poids excessif. Mais en aucun cas vous ne devrez vous lancer dans un régime basses calories sans avis médical. Consultez un médecin nutritionniste, qui ajustera votre alimentation en fonction de vos préférences alimentaires, des médicaments que vous prenez et de votre style de vie.

Quelques suggestions : répartissez vos apports alimentaires dans la journée (deux ou trois collations, trois repas) surtout pour les personnes traitées à l'insuline, sans jamais sauter de repas. Mangez dans le calme. N'excédez pas 30 % de l'apport énergétique en gras et privilégiez la consommation de poisson (riche en acides gras polyinsaturés) par rapport à la viande. Concernant les glucides, évitez les sucres concentrés ou raffinés (bonbon, cola, boisson gazeuse, chocolat, etc.), à absorption rapide, pour privilégier les apports en sucres lents (pâtes, riz, légumes secs, pain de blé entier, céréales non raffinées) que vous associerez à des fibres (fruits et légumes). Celles-ci ont le pouvoir de ralentir l'absorption des glucides et maintiendront donc votre glycémie plus stable. De même, ne consommez pas les sucres simples (fruits et légumes) de manière isolée, mais toujours associés à des aliments contenant des protides et des lipides, de façon à ralentir leur digestion. N'abusez pas de succédanés du sucre comme l'aspartame pour ajouter du goût à vos desserts : pensez plutôt au fructose ou à les consommer nature...

Idée futée !

Un excellent « truc » anti-constipation (sauf en cas de diabète) : prendre le matin à jeun un verre d'eau tiède additionné d'un demi citron et de deux cuillérées à café de miel.

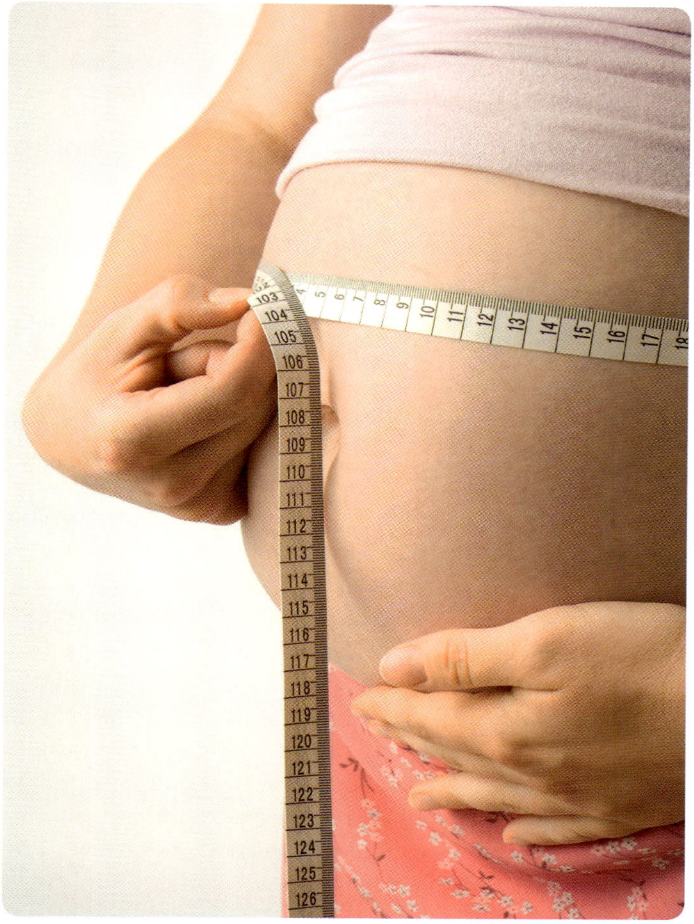

Grossesse et kilos

En finir avec la psychose de la prise de poids....

C'est un fait, pendant la grossesse, on grossit. Et c'est normal. Au poids du bébé, s'ajoutent les annexes (placenta, utérus et liquide amniotique) et la masse graisseuse de la future maman, en tant que réserve lipidique (notamment en vue de l'allaitement). Ce qui est moins normal, c'est le discours selon lequel il existe une « prise de poids moyenne » au cours de la grossesse qui se situerait entre 11 et 13 kilos. Certes, les futures mamans présentant en début de grossesse une surcharge pondérale devront tout particulièrement manger sain et équilibré, mais pour toutes les autres, qui affichent un poids se situant dans la moyenne, la prise de poids pendant la grossesse ne se calcule pas au kilo près. « *Les gynécologues surveillent généralement la prise de poids en se référant à un tableau-type qui ne tient pas compte de la constitution de la femme. Les femmes ayant un poids inférieur à la normale peuvent prendre plus de poids (12 à 18 kg) sans avoir à craindre de problèmes de santé (...) Si la femme a une nourriture équilibrée, comportant des aliments basiques et pauvres en aliments d'origine animale, une prise de poids un peu plus importante n'a rien de dramatique* », notent Ralf Moll et Ute Schain-Emmerich (175).

175. Op. cit. , page 24.

Les vraies raisons de ne pas « trop » grossir

Ne pas prendre trop de kilos et bien se nourrir pendant la grossesse est avant tout conseillé pour être en bonne santé et arriver en forme le jour de l'accouchement. Mettre au monde son enfant demande de l'énergie. Si vous avez fait le choix d'une naissance naturelle, il vous sera utile de ne pas trop rapidement vous essouffler et de pouvoir prendre d'amples respirations à chaque contraction, mais aussi d'avoir conservé une certaine mobilité pour pouvoir changer de position tout au long du travail.

Quand les kilos deviennent dangereux

Pour les femmes présentant au départ une surcharge pondérale importante et pour celles ayant beaucoup grossi pendant la grossesse (nous parlons ici de prise de poids très importante : les femmes enceintes ayant pris 15 à 20 kilos au lieu des 12/13 conseillés ne sont bien évidemment pas concernées), il faut savoir que le surpoids peut présenter des risques pour la santé de la future maman et celle du bébé : risque accru de diabète gestationnel et d'hypertension artérielle, d'hospitalisation pendant la grossesse et de césarienne avant ou pendant le travail. Le contrôle de la prise de poids, au cours de la grossesse, est donc important – sans devenir stressant – non pas dans le but de « surveiller » la ligne de la femme, mais pour prévenir d'éventuelles pathologies.

Comment ne pas trop grossir tout en gardant le plaisir de manger ?

En clair, pour ne pas trop prendre de poids, il faut bien se nourrir, en limitant les mauvaises graisses et en fractionnant ses repas afin de limiter les grignotages intempestifs. Aux trois repas principaux, ajoutez éventuellement deux en-cas, un dans la matinée, l'autre dans l'après-midi. L'important étant de ne pas trop dépasser la dose calorique impartie par jour.

Si les envies sucrées vous assaillent, préférez les gâteaux bios et les fruits secs. En cas de fringale, craquez de préférence pour une banane ou un carré de chocolat à fort pourcentage en cacao. Evitez dans tous les cas les produits « lights ». Prenez aussi l'habitude ne plus prendre de dessert en fin de repas mais de consommer les sucres rapides le matin ou lors des en-cas. Pour vos assaisonnements de salades et de crudités, optez pour le vinaigre de cidre et/ou le citron.

Quid de la balance ?

Là encore, pas de stress. Il n'est pas question (sauf si vous le souhaitez bien entendu) de monter sur la balance chaque matin. Vous pouvez vous peser une fois par semaine ou une fois tous les quinze jours, c'est largement suffisant. Si vous pensez avoir fait quelques excès, vous pouvez aussi vous peser et rééquilibrer votre alimentation, si cela est nécessaire. Faites-le, de préférence, le matin à jeun, nue ou en sous-vêtements et toujours sur la même balance. Sachez que la prise de poids au cours de neuf mois est irrégulière et parfois imprévisible. Au premier trimestre, elle est très variable, en fonction de votre appétit et de vos nausées (il n'est pas rare que certaines femmes perdent jusqu'à plusieurs kilos à cette période). A partir du quatrième mois, si la prise de poids moyenne est estimée à 350/400 g par semaine (soit environ 1,5 kg par mois), il est fréquent qu'une femme prenne trois kilos d'un seul coup en un mois et ne prenne que quelques centaines de grammes le mois suivant.

A lire...

Paul Sachet, Anita Münch. *Guide de l'alimentation de la femme enceinte*. Stock, 2006.
Alain Blondil, Marion Kaplan, Daniel Mermet. *L'alimentation de la femme enceinte et de l'enfant selon l'enseignement du Dr Kousmine*. J'ai lu, 1999.
Jean-Pierre Ruasse. *L'alimentation de la femme enceinte et allaitante*. Ipredis, 2002.
F. Wilcock. *L'Alimentation de la femme enceinte*. First Editions, 2003.
Sophie Baimbridge, Jenny Copeland. *La femme enceinte Alimentation-Santé*. Marabout, 2003
Pierre-Jean Garel, Elyaé Garel. *Le bon manger. Guide de l'aliment vivant*. Sang de la Terre, 2003.
Anne-Corinne Zimmer. *Polluants chimiques : enfants en danger*. Editions de l'Atelier, 2007.
Thierry Souccar. *Lait, mensonges et propagande*. Thierry Souccar Editions, 2007.

Tableau des principaux nutri-éléments et vitamines indispensables à votre grossesse

En dehors de leur origine alimentaire, veillez à consommer ces compléments sous forme d'oligo-éléments ou en phytothérapie et non sous leur version chimique, potentiellement nocive sur le long terme.

VITAMINES	Principales sources alimentaires	Bienfaits	Remarques
ZINC	Fruits de mer, sardines, légumes secs, gingembre, persil, graines de courge et de tournesol, grains entiers, œufs, produits laitiers, viande maigre.	Cet antioxydant est « le » minéral de la fertilité masculine car il participe à la fabrication et la vitalité des spermatozoïdes. Il est aussi important pour le développement du fœtus.	De trop fortes doses de zinc peuvent interférer avec l'absorption du fer et du cuivre. L'alcool nuit à la bonne assimilation du zinc.
Vitamine C (acide ascorbique)	Oranges fraîches, kiwis, goyaves, poivron vert, pommes de terre, légumes verts.	De la famille des antioxydants, qui protègent les cellules spermatiques et le matériel génétique qu'elles transportent contre les dommages causés par les radicaux libres.	Vitamine à prendre avec de l'eau. Favorise l'absorption du fer, mais son absorption est limitée par la prise d'aspirine. Attention au surdosage (plus de 1 000 mg par jour).
Vitamine E	Huiles pressées à froid, abats, œufs, noix, avocats, germe de blé, grains de céréales non raffinés.	Antioxydant considéré comme une des protectrices-phare de la grossesse. Son nom « savant », « tocophérol », vient en effet du grec tokos : « progéniture » et pherein : « porter ».	Vitamine liposoluble (qui devrait être prise avec des graisses).
Sélénium	Poisson (spécialement les poissons gras comme le maquereau, le hareng et le thon), viande, graines de sésame, farine entière et tous ses produits dérivés.	Oligo-élément de la famille des antioxydants. Un déficit en sélénium peut causer l'infertilité féminine ou entraîner des fausses couches.	Tous les citadins souffrent de carences en sélénium, quel que soit par ailleurs leur régime alimentaire.
Caroténoïdes	Pois, brocolis, carottes, épinards et patates douces, mais aussi algues et champignons.	Cette famille comprend notamment le béta-carotène, qui entre dans la fabrication du corps jaune.	
Vitamine A	Oeufs, fruits et légumes jaunes, lait entier et ses dérivés, légumes verts à feuilles et huiles de poisson.	Vitamine nécessaire à la production des hormones sexuelles féminines.	Attention au surdosage prolongé, qui peut provoquer des malformations fœtales.
Vitamine D	Huile de foie de morue, poissons, huîtres, huile de tournesol, champignons.	Contribue à la solidification du squelette fœtal et à prévenir le rachitisme.	Une simple exposition au soleil de 10 à 20 minutes par jour, peut procurer 80 à 90 % de l'apport nutritionnel recommandé (crémez votre visage, afin d'éviter le masque de grossesse).
Manganèse	Thé, noix, grains entiers et légumineuses.	Ce minéral est essentiel pour la libido, l'ovulation et la bonne santé des testicules.	
Magnésium	Varech, légumes verts à feuilles, tofu, légumineuses, certaines céréales complètes, mélasse, bananes.	Une carence de ce précieux minéral peut causer l'infertilité et augmenter les risques de fausse couche.	

Tableau des principaux vitamines et nutri-éléments indispensables à votre grossesse

VITAMINES	Principales sources alimentaires	Bienfaits	Remarques
Calcium	Lait et ses dérivés, légumes verts à feuilles, crustacés et poissons osseux, persil, cresson, épinards, brocolis, algues, graines de sésame et de lin, tofu.	Ce minéral est indispensable à la coagulation du sang et à l'équilibre hormonal, ainsi qu'à la consolidation du squelette.	Thé, café et cigarette entravent son assimilation.
Vitamine B6	Mélasse, levure de bière, céréales complètes, noix, riz brun, abats et autres viandes, jaune d'œuf, poisson, légumineuses et autres graines, légumes verts à feuilles.	Essentielle au bon fonctionnement des hormones sexuelles féminines (œstrogènes et progestérone).	Comme toutes les vitamines B, hydrosolubles, à prendre avec de l'eau (et surtout pas avec de l'alcool, qui entrave son assimilation).
Vitamine B9 (acide folique)	Légumes verts à feuilles, brocolis, abats, levure de bière, racines, céréales complètes, huîtres, saumon, lait, asperge, avoine, légumineuses, figues sèches, avocat.	Vitamine essentielle pour lutter contre un risque de spina-bifida chez l'embryon.	Cette vitamine est recommandée par les autorités sanitaires canadiennes aux femmes planifiant une grossesse, à raison de 400 ug/jour pendant trois mois avant la conception.
Vitamine B12	Produits animaux, surtout l'agneau, les sardines et le saumon.	Vitamine requise dans la synthèse de l'ADN et de l'ARN (acide ribonucléique).	Si vous êtes végétalienne, vous devrez sans doute opter pour un complément : consultez votre médecin.
Fer	Légumineuses, abats, viandes maigres, œufs, mélasse, fruits secs, légumes verts à feuilles, épinard, algues, persil, graines de potiron et de tournesol, avoine, sardines, noix.	Son bon dosage dans l'organisme améliore la fécondité et prévient les fausses couches.	A moins d'anémie, vous n'aurez pas besoin de prendre un complément en consommmant régulièrement certains aliments de la liste ci-contre. Le tabac, thé et café inhibent son absorption.
Oméga 3	Huile de colza, huile de noix et poissons gras tels que sardine ou saumon, graines de lin et légumes verts à feuilles.	Ces acides gras facilitent toutes les opérations cellulaires en fluidifiant les membranes des cellules. Ils préviendraient aussi la survenue d'allergies chez le bébé, tout en protégeant le foie de la maman.	

Belle, naturellement...

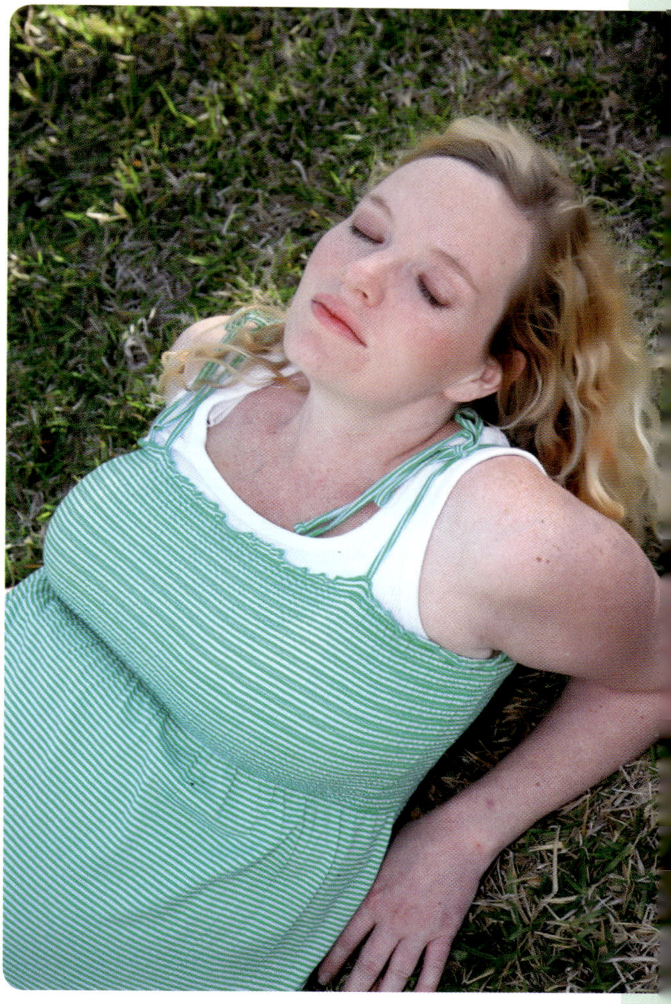

Certaines d'entre vous sont archi-fières de leurs formes épanouies, tandis que d'autres, mal à l'aise dans ce nouveau corps, n'attendent qu'une chose : pouvoir reporter leurs vêtements « d'avant ». Que vous apparteniez à l'une ou l'autre de ces catégories, vous devez adapter votre habillement et vos soins de beauté à votre nouvel état. Il existe aujourd'hui de multiples pistes pour rehausser votre éclat de future maman, tout en respectant la Nature... et la vôtre ! Sans pour autant, non plus, y laisser l'intégralité de votre salaire.

Où vous habiller ?

Les vêtements de grossesse de marques bios ou éthiques se comptent encore sur les doigts d'une main. Parmi les marques françaises, citons Kelmoi, dont les produits sont fabriqués avec une certaine éthique (176), ainsi qu'Ethicwear (177) (vêtements 100 % biologiques), Cherry on the cake, qui allie coupes tendance et respect de l'environnement (178), Lunabulle, dont les vêtements sont en coton biologique et fabriqués selon des normes équitables (179). Natiloo (180) vend en ligne des produits bios et écologiques pour la future maman, la maman et le bébé, ainsi que le site Grandir Nature (181). La marque Jolilola (182) propose un poncho de grossesse et de portage en polaire, fabriqué en France. Les marques spécialisées en vêtements pour femmes enceintes « classiques » sont plus nombreuses. On peut aussi choisir de jouer la débrouille. *« Achetez des basiques au supermarché (pantalon évolutif, tunique ceintrée et évasée à partir de la taille, collants de grossesse, etc.) et mariez-les avec des vêtements plus gais »*, conseille Jackie Péric, animatrice d'ateliers-rencontres nature pour futures et jeunes mamans, sur Paris et région parisienne. La piste des vêtements de grossesse d'occasion (petites annonces, dépôts-ventes...) est aussi à creuser. La spécificité de ces habits, qu'on ne porte souvent que quelques mois, est qu'ils sont généralement en excellent état, voire comme neufs... et ce à moindre coût !

176. http://www.kelmoi.com
177. http://www.MarieCabanac.com
178. http://www.cherryonthecake.fr
179. http://www.lunabulle.com
180. http:// www.natiloo.com
181. http://www.grandir-nature.com
182. http://www.jolilola.com

Comment vous habiller ?

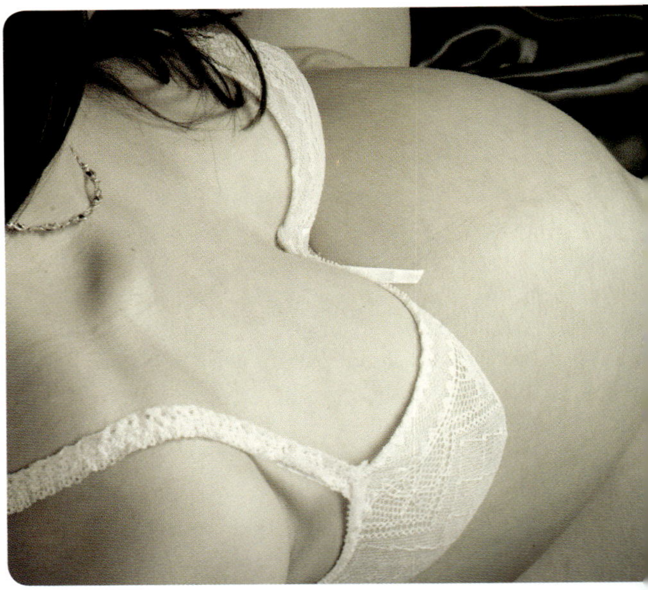

En règle générale, il est judicieux de juxtaposer un vêtement de grossesse à un ou plusieurs autres de gamme classique, mais un peu plus large que d'habitude. A partir de la fin du deuxième trimestre au plus tard, vous n'échapperez pas aux vêtements de bas du corps spécifiques grossesse. L'idéal serait que vous ayez deux ou trois pantalons et deux jupes ou robes de grossesse. Mais, pour les hauts, on peut sans trop de difficultés détourner des vêtements non spécialement prévus à cet effet. Empruntez quelques chemises, sweat-shirts ou pulls à votre homme.

Et si vous souhaitez porter des vêtements bios, il peut aussi être judicieux de « taper » dans la gamme textile classique de votre magasin « nature » favori, en choisissant des vêtements amples, d'une ou deux tailles au-dessus de vos mensurations habituelles.

Privilégiez les fibres naturelles (coton, soie, chanvre, lin, laine...). Si vous avez souvent trop chaud (un mal classique chez la future maman), superposez des vêtements fins que vous pourrez enlever ou ajouter à loisir. Evitez le synthétique, qui empêche la peau de respirer. Misez sur le lavable, car plus votre ventre s'arrondit, plus les tâches intempestives vont devenir votre ennemi numéro un ! Mettez en valeur vos jambes et vos bras s'ils restent minces. Portez plutôt des couleurs vives ou du pastel en haut et du sombre en bas. Objectif : gommer les rondeurs et détourner l'attention des endroits où vous avez pris du poids.

Lingerie : misez sur le confortable... sans oublier de vous faire plaisir !

Privilégiez le coton, le textile le plus doux (il n'irrite pas l'épiderme et absorbe correctement l'humidité). Si les culottes de grossesse, qui remontent haut sur le ventre, vous provoquent des démangeaisons et vous dépriment profondément, rien ne vous oblige à abandonner les slips classiques. A condition de les choisir une bonne taille au-dessus et « coupés bas », afin qu'ils ne glissent pas sur le ventre. Evitez toutefois les strings, inconfortables et qui risquent d'entraîner des mycoses. En matière de soutiens-gorge, *« sachez que si la poitrine double ou triple de volume le premier trimestre, elle augmente peu par la suite. Si, à la fin du premier trimestre, votre tour de poitrine est de 90, investissez dans plusieurs modèles en 90 et 95, avec au minimum deux rangées d'attaches. Si vous ne prenez pas plus de 10 ou 12 kilos, cela devrait suffire. Mais ne lésinez pas sur la largeur du bonnet : C, D ou E sont souvent nécessaires pour ne pas comprimer la poitrine »*, conseille Jackie Péric. Préférez les soutiens-gorge à bretelles larges, qui soutiennent mieux. A partir du sixième mois, portez-le aussi la nuit, surtout si vos seins sont très lourds.

Votre parfum et vous... le désamour ?

Le bouleversement hormonal dont vous faites l'objet entraîne une hypersensibilité olfactive qui peut vous faire prendre en horreur certaines odeurs dont vous raffoliez hier. A commencer par votre parfum. Si vous souhaitez toujours embaumer, dirigez-vous de préférence vers les produits d'origine biologique. Vous risquez aussi de transpirer davantage pendant votre grossesse. Pour y remédier, pensez à la pierre de cristal, un déodorant naturel très efficace disponible dans les magasins de produits naturels.

Les vergetures : des remèdes naturels pour prévenir leur apparition

Les vergetures surviennent chez près de 75 % des futures mamans. Ces zébrures, semblables à des petites cicatrices longilignes plus ou moins larges, sont d'abord rouge violacées et légèrement boursouflées, puis se dépigmentent et prennent un aspect blanc nacré. Elles sont la conséquence d'une rupture de la fibre élastique profonde de la peau, particulièrement distendue au moment de la grossesse. Les vergetures se localisent le plus souvent sur les parties du corps les plus sollicitées au cours de ces neuf mois (les seins, le ventre et le haut des cuisses) et sont plus manifestes sur les peaux blanches. Une fois apparues, elles ne s'effacent jamais complètement. Mieux vaut donc ici prévenir (autant que possible) que guérir, grâce à des remèdes 100 % nature :

• **le massage**. Massez quotidiennement votre corps après la douche, en effectuant de larges mouvements circulaires sur les zones sensibles avec un produit très hydratant. Aux crèmes « anti-vergetures » qui contiennent pour certaines des substances chimiques et vendues parfois à des prix exorbitants (sans que leur efficacité n'ait été prouvée scientifiquement), préférez les huiles végétales (de jojoba pure et bio, d'amande douce, d'argan, d'avocat, de germe de blé et de carotte), le beurre de karité pur et non parfumé et le liniment oléo calcaire. En tout état de cause, quand vous masserez votre poitrine, évitez le mamelon, qui est une muqueuse qui ne doit recevoir qu'un onguent spécifique mamelon comme Purelan de Medela, Castor Equi de Boiron, Crème au calendula de Boiron... ou, le nec plus ultra et le moins cher, quelques gouttes de colostrum, si vous en avez déjà !

• **l'homéopathie**. Des traitements homéopathiques préventifs existent. « Calc Fluor » permet, par exemple, d'améliorer l'élasticité de la peau. Consultez votre médecin homéopathe pour une prescription personnalisée.

• **les vitamines**. Il est possible de tenter une supplémentation en vitamine E pour favoriser une meilleure élasticité de la peau. Consultez, là aussi, votre médecin.

Soins du corps : misez sur le naturel... vous le valez bien !

Qui dit « naturel » dit, de préférence, produits d'origine biologique. Car le marché fourmille de marques qui mettent en avant tel principe actif végétal, sous couvert de chimie. *« Il ne s'agit, la plupart du temps, que de quelques milligrammes d'extraits végétaux intégrés dans la composition de ces cosmétiques pour revendiquer le titre de "produit naturel" »*, accuse Jackie Péric. Et de conseiller : *« Soyez vigilantes car presque tous les produits de beauté présents sur le marché contiennent des substances allergisantes, dangereuses, voire toxiques. Les éthers de glycol sont les pires. Mais difficile de les reconnaître tant leurs appellations sont nombreuses : phenoxyethanol, propylène glycol, butyl glycol... Ces substances toxiques provoquent des dégâts plus ou moins graves, allant de la simple intolérance à diverses malformations du fœtus »*. Procurez-vous plutôt ces produits de beauté dans les magasins de produits biologiques, parmi les marques les plus naturelles : Weleda, Logona, Lavera, Sante, Dr. Hauschka, Tautropfen, Phyt's... Par mesure de précaution, choisissez toujours les produits les plus simples, sans huiles essentielles.

Pour nettoyer votre peau, devenue plus sensible encore sous l'effet des hormones, misez sur les simples vaporisations d'eau minérale et sur les eaux florales biologiques. Pour protéger la peau de votre visage au quotidien : une crème nourrissante « bio » à appliquer chaque matin et un soin pour le soir. Jackie Peric conseille pour les peaux sèches, *« un massage léger avec une huile de noyau d'abricot, dans laquelle vous ajouterez l'équivalent de 10 % d'huile de germe de blé »*, et pour les peaux grasses, un massage à base d'huile de noisette et de l'huile de macadamia, accompagné d'un masque d'argile verte bio une fois par semaine.

Le masque de grossesse, pour l'éviter, oubliez les bains de soleil !

Le masque de grossesse (appelé scientifiquement le chloasma) est une hyperpigmentation de la peau du visage de la femme enceinte, pouvant survenir en milieu de grossesse, entre le 4ème et le 6ème mois. Des tâches brunes irrégulières apparaissent sous l'action des hormones et l'effet du soleil. Principales zones touchées : le front, le menton, les tempes, les joues et le pourtour de la bouche. Pas d'inquiétude, ces tâches un peu disgracieuses disparaissent progressivement dans les mois qui suivent l'accouchement. Environ deux femmes sur trois sont concernées, en particulier celles qui ont la peau mate.
Comment l'éviter? Tout simplement en ne prenant pas de bains de soleil prolongés et en protégeant quotidiennement son visage avec un écran total, été comme hiver, à la mer et en montagne comme en ville. Il existe des protections solaires bios, sans filtre chimique, commercialisées notamment par la marque Bleuvert.

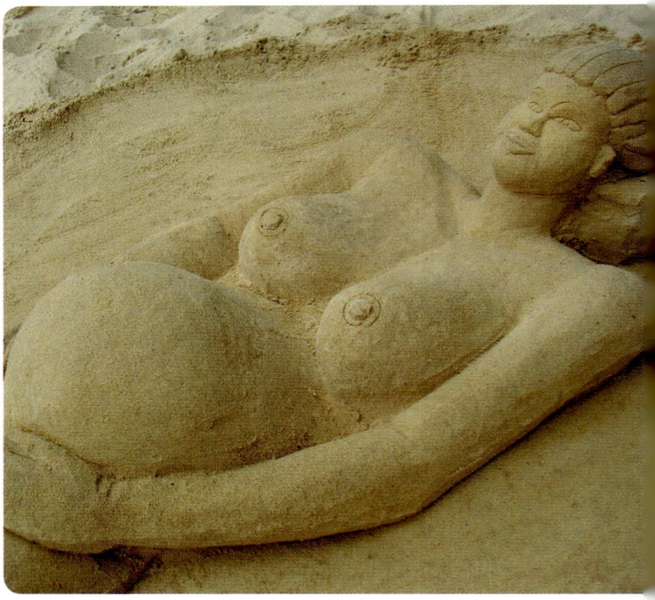

Pour vos cheveux, rien de tel que le rhassoul, l'argile minérale naturelle utilisée par les femmes orientales pour leurs soins capillaires et corporels. Préférez le rhassoul biologique. Evitez aussi les teintures en salon de coiffure traditionnel car celles-ci contiennent de nombreuses substances chimiques potentiellement nocives pour votre bébé. Il existe des teintures légères 100 % végétales et inoffensives, faciles à appliquer chez soi (Logona ou Martine Mahé, notamment).

À lire...

Livres de Jackie Péric.
Produits et soins naturels pour maman et bébé. Guide pratique. Souffle d'Or, 2002.
Jeune maman, la nature est votre alliée. Guide pratique des premières années. Souffle d'Or, 2002.

Sur le web...

Le site de Jackie Péric : http://nature-maman.chez-alice.fr
Sur la beauté bio dans son ensemble :
http://www.femininbio.com/beaute
Pour faire soi-même ses produits :
http://www.maviebio.com et http://raffa.over-blog.com
Des forums de discussion :
http://naturelle.superforum.fr
et http://www.onpeutlefaire.com

Exercice physique : sachez lever le pied à bon escient !

Nausées et accès de somnolence envolés, votre ventre ne pesant pas encore trop lourd, vous vous sentez désormais une pêche d'enfer. Pourtant, certaines précautions s'imposent, notamment en matière d'activité physique... S'il n'est pas question, si tout va bien, de demeurer clouée au fond de votre lit, et si une certaine dose d'exercice physique est permise (et même conseillée !), votre activité physique est à adapter scrupuleusement, dans votre intérêt et dans celui de votre bébé. Revue de détail des sports permis et déconseillés (nous nous plaçons, bien entendu, dans le cadre d'une grossesse normale. Pour les grossesses à risques, consultez votre médecin).

Les activités physiques conseillées

La marche à pied

C'est LE sport de la grossesse par excellence. Pratiquée à raison d'au moins 30 minutes par jour, d'un bon pas mais calmement, elle n'est jamais dangereuse. Qui plus est, elle permet l'activation de la circulation (notamment dans les jambes), de la respiration, la stimulation des fonctions intestinales, le renforcement de la sangle abdominale... Pratiquez-la de préférence dans un endroit bien aéré, ce qui vous permettra d'absorber facilement les 25 % d'oxygène supplémentaire dont vous avez besoin. Les courtes randonnées, sur terrain facile et sous un climat tempéré, sont éventuellement possibles. Si vous y êtes entraînée, le jogging peut être pratiqué, avec modération, pendant le premier trimestre. Au-delà, il est généralement déconseillé.

La gymnastique douce : abdos, fessiers, périnée

Effectuée à bon escient, la gymnastique adaptée aux femmes enceintes améliore la position du corps ainsi que l'équilibre nerveux, prépare les muscles et les articulations du bassin à l'accouchement.

La natation

A condition d'éviter l'eau froide (température idéale : 22 à 24°C), la natation est un excellent exercice pour les futures mamans. Elle améliore la respiration, entretient la musculature et assouplit les articulations. Elle renforce les muscles du ventre, du dos, des reins et des cuisses, tout en assouplissant le périnée. Vous pouvez nager durant toute votre grossesse, si votre col n'est pas entrouvert. Préférez la brasse, le dos crawlé et la nage indienne. Ni saut ni plongeons, formellement contre-indiqués.

Les activités physiques permises

Elles sont nombreuses, toujours à pratiquer de manière détendue et en étant à l'écoute de son corps. Le golf, la voile, le ski de fond en version promenade (mais pas le ski alpin), le vélo sur route plate et de préférence hors agglomération, la danse classique et rythmique, l'aquagym, le tennis... Pour toute question, consultez votre médecin.

Les activités physiques à proscrire

Ce sont tous les sports violents, qui entraînent des chocs ou des secousses, ainsi que ceux à fort risque de chutes. L'alpinisme, le VTT, les sports mécaniques, l'équitation, les sports de combat, le patinage, l'athlétisme, les sports nautiques (planche à voile, ski nautique, jet ski...), la plongée sous-marine, le ski alpin, le parachutisme, le vol libre, le lever de poids, les sports collectifs... Et, de manière générale, tous les sports pratiqués de manière intensive.

Une séance type de gymnastique prénatale

Nous vous présentons, avec l'aimable collaboration de Bernadette de Gasquet, une série de cinq exercices que vous pouvez reproduire chez vous facilement et qui contribueront à votre bien-être général pendant votre grossesse. Si vous souhaitez aller plus loin et découvrir d'autres postures plus spécifiques en fonction notamment des petits malaises que vous rencontrerez au fil des mois, nous vous recommandons la lecture de l'ouvrage du docteur De Gasquet : *Bien-être et maternité* [185], ou de vous inscrire dans une préparation APOR (voir p. 142).

Pour cette séance, vous avez besoin d'une quinzaine de minutes. Trouvez un espace calme et assez grand pour pouvoir vous allonger au sol.

Côté matériel : prévoyez une chaise, quelques coussins et un ballon.

1er exercice. Assise en tailleur

Posez vos mains au sol derrière le dos, près des fesses. Vous êtes sur le bout des doigts, coudes légèrement fléchis. Penchez-vous en avant, dos droit, le plan des épaules en avant du plan des hanches.

Sans rien changer à l'attitude et surtout sans reculer le buste, expirez en creusant le dos au maximum, en haut, entre les omoplates, et sur toute la longueur de la colonne, comme pour vous cambrer, mais il est impossible de cambrer dans cette position.

Cette posture permet d'étirer la colonne vertébrale, de libérer de l'espace sous les côtes et de lutter contre les reflux et brûlures d'estomac. Une respiration abdominale est adoptée automatiquement.

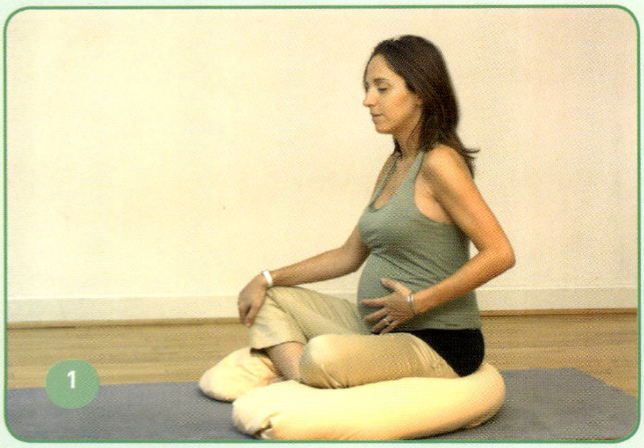

2ème exercice. Etirement : la position du chat

Vous êtes assise sur les talons, genoux écartés pour laisser la place au bébé, les mains le plus loin possible devant. Passez à quatre pattes : posez les coudes à la place des poignets, passez sur le bout des doigts comme pour planter des griffes dans le sol, puis tirez à la fois les fesses en arrière et les poignets au-dessus des doigts. Cela permet d'étirer tout le dos et les épaules et de lutter contre les sensations de pesanteur dans le bas du ventre et au niveau du périnée.

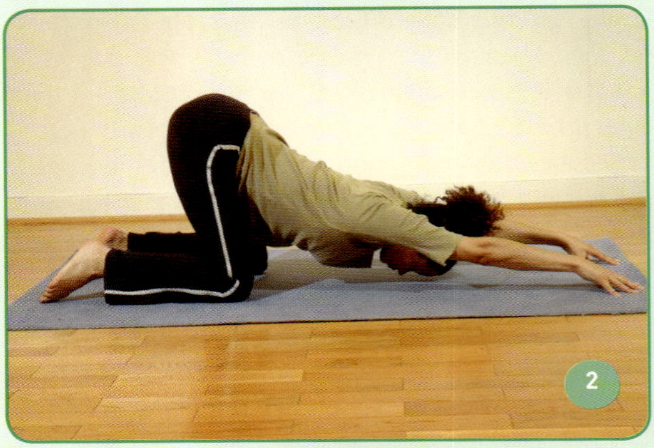

3ème exercice. Relaxation à l'aide d'une chaise

Allongez-vous sur le dos, les jambes sur la chaise ; légèrement écartées, les hanches le plus possible sous la chaise. Laissez-vous détendre. La respiration est spontanément abdominale. Cet exercice procure une grande détente dans le dos, au niveau de la nuque, des trapèzes et des reins. Il favorise une bonne circulation sanguine.

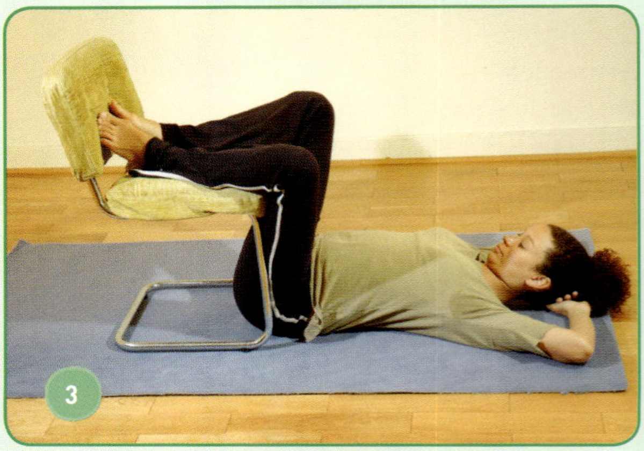

Photos : B. de Gasquet.

4ème exercice : la sirène, avec le ballon

Asseyez-vous sur un côté, comme la sirène de Copenhague, en vous étirant latéralement sur un ballon pour dégager sous les côtes du côté qui repose sur le ballon.

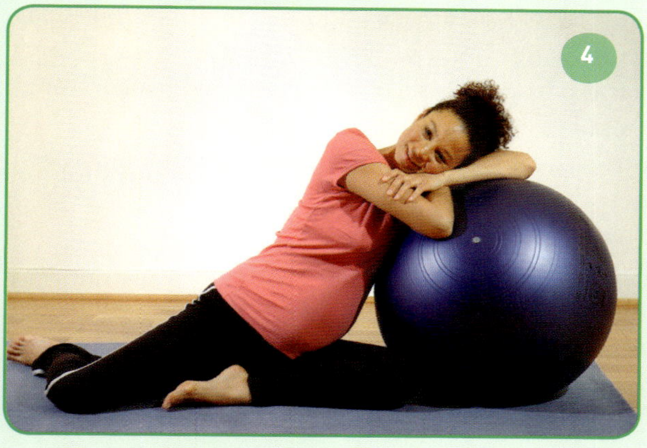

5ème exercice : détente avec le papa

Si vous voulez étirer votre dos dans un accroupi, le papa peut vous permettre cette position en réalisant une suspension à l'aide d'une simple écharpe. Un exercice éventuellement reproductible dans la baignoire.

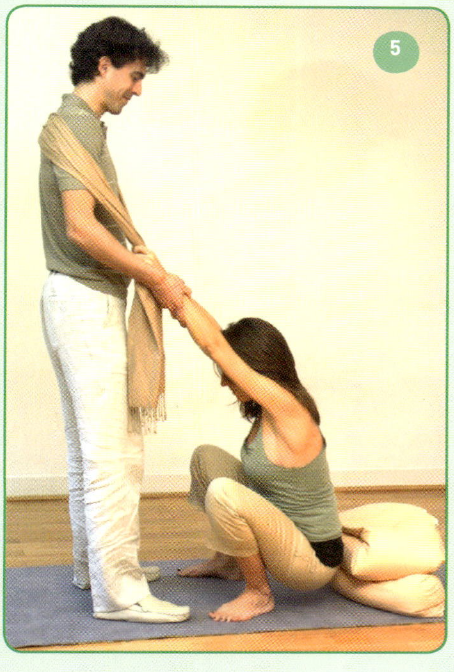

Les Pilates, version grossesse : forme et détente assurées !

La version prénatale de cette méthode de musculation et d'assouplissement (mise au point par le sportif Joseph Pilates au début du 20ème siècle) est apparue en France il y a vingt ans. Plus « soft » que sa version grand public, les Pilates pour femmes enceintes, idéaux pour les futures mamans habituellement sportives souhaitant maintenir une activité physique, n'utilisent que des mouvements parfaitement adaptés à la grossesse. Les professeurs prennent garde, par exemple, à ne pas solliciter les fameux abdominaux « grands droits », qu'il est préférable de laisser au repos pendant ces neuf mois.

Les cours peuvent débuter dès le quatrième mois de grossesse après avis médical (les contre-indications principales sont le diabète, l'hypertension, la menace d'accouchement prématuré, etc.), à raison d'une à quatre séances par mois. Ces dernières sont individuelles ou semi collectives (quatre à cinq personnes maximum).

Si les Pilates permettent de garder la forme, ils confèrent aussi une détente et un bien-être général à la femme enceinte, atténuant au passage ses petits maux (douleurs lombaires, problèmes de circulation sanguine, etc.) grâce à une position toujours parfaite du dos et du bassin.

Le prix des séances est variable : de 30 à 60 euros (non remboursé).

Voir sur le web : http://www.methode-pilates.com

185. Bernadette de Gasquet. *Bien-être et maternité*. Albin Michel, 2009.

Voyagez de préférence ce trimestre !

La grossesse physiologique ne constitue pas une contre-indication aux voyages, à condition de respecter certaines précautions. D'une manière générale, trois types de menaces pèsent sur la femme enceinte voyageuse : le transport, les risques infectieux du pays de destination et l'infrastructure sanitaire locale.

Le mode de transport

En avion : c'est le moyen le plus indiqué, notamment pour les longues distances, car le moins fatigant. En l'absence de toute complication, vous pourrez embarquer sans problème jusqu'à huit mois révolus dans la plupart des compagnies aériennes, certaines exigeant néanmoins un certificat médical récent si vous volez à quelques jours ou quelques semaines de votre terme.
En train : c'est aujourd'hui un moyen de transport rapide, confortable et sûr. Aucune contre-indication donc (notamment pour les trajets directs).
En voiture : c'est un moyen de transport fatigant et relativement peu sûr. En début et en fin de grossesse, évitez les longues distances, ou faites des étapes courtes (200 ou 300 kilomètres), en prenant le temps de vous reposer et de vous dégourdir les jambes. Bouclez bien évidemment votre ceinture de sécurité, en glissant la partie inférieure de celle-ci sous votre ventre, bien tendue. Si vous ne conduisez pas, privilégiez une place à l'arrière, plus sûr en cas de choc. Si vous conduisez, tenez compte de la baisse de la rapidité de vos réflexes, de la gène entraînée par votre ventre et des éventuels malaises auxquels vous pourriez être soumise, afin de décider, le cas échéant, de renoncer à la conduite jusqu'à l'accouchement.
En bateau : aucun souci (hormis peut-être quelques nausées ?) pour ce qui est des courts voyages, en ferry par exemple. Evitez, toutefois, les virées en hors-bord ou le cabotage loin des côtes...
En deux-roues, motorisées ou non. Certainement pas : outre la fatigue et les contractions, vous risquez la chute.
A pied : oubliez. Autant la marche, à allure et dose modérées, est LE sport à conseiller aux femmes enceintes, autant la randonnée ou le trekking de plusieurs dizaines, voire centaines de kilomètres, sont à proscrire.

Cas où les déplacements, notamment lointains, sont fortement déconseillés :

- grossesse à risques
- prescription de repos total ou partiel
- grossesse gémellaire (car souvent accouchement prématuré).

Consultez votre médecin.

Les risques infectieux du pays de destination

Si vous n'êtes pas vaccinée, prenez garde car certains vaccins sont formellement contre-indiqués chez la femme enceinte. Il faudra donc peut-être revoir votre destination en conséquence. Evitez aussi, dans la mesure du possible, les zones de paludisme, très dangereux chez la femme enceinte. Si vous n'avez pas le choix, il faudra bien vous protéger des moustiques (moustiquaires, insecticides, vêtements couvrants), en sachant que certains répulsifs sont déconseillés dans votre cas. Et aussi prendre des médicaments pour la prévention de la maladie, mais attention : beaucoup d'entre eux vous sont contre-indiqués. La quinine, la chloroquine et le proguanil font partie des antipaludéens autorisés. Consultez votre médecin.

L'infrastructure sanitaire locale

En tout état de cause, privilégiez les voyages dans de bonnes conditions d'hygiène. Faites particulièrement attention à votre alimentation et à l'eau de boisson. Attention aux diarrhées (une déshydratation sévère peut être nocive pour le fœtus et vous-même) ! N'hésitez pas à prendre conseil auprès de votre praticien.

Porter l'aîné alors que le ventre s'alourdit...

Depuis sa naissance, vous portez votre aîné en écharpe ou en porte-bébé physiologique... un contact dont vous raffolez tous les deux ! Mais les mois passant et votre ventre pesant de plus en plus lourd (et votre bambin aussi !) vous vous demandez s'il est bien raisonnable de continuer, tant par fatigue que pour la sécurité de votre grossesse.

Rassurez-vous : en cas de grossesse physiologique, il n'y a aucune contre-indication médicale au fait de porter votre enfant, à la condition express de porter celui-ci dans le dos, ou, à la rigueur, sur la hanche, et non plus sur le ventre. *« En portant sur le dos, les efforts à fournir sont moindres qu'en portant à bras. Même au contraire, le portage dans le dos permet de se redresser et de compenser la cambrure qu'on peut avoir tendance à adopter pour compenser le poids du ventre »*, souligne Murielle Favre, monitrice de portage à l'association Porter son enfant, tout un art (réseau LANA) (186).

Pour porter enceinte, il faut aussi éviter toutes les formes de nouage ou d'attache qui reposeraient sur le ventre. Mieux vaut donc oublier les porte bébé chinois, type Ergo, Yamo ou Patapum, qui font reposer le poids de l'enfant sur la ceinture ventrale. L'écharpe sac à dos est idéale pour porter enceinte, car le poids repose sur les épaules. A l'intérieur même du portage en écharpe, certains nouages sont beaucoup plus respectueux que d'autres de la physiologie de la femme enceinte. *« Ceux du kangourou suspendent l'enfant aux épaules de la mère. L'amorti dans le mouvement et la pression sur le corps sont mieux respectés que dans les nouages croisés, par exemple »*, souligne Murielle. Avec l'écharpe, il est aussi possible de faire deux variantes du kangourou sur le dos pour ne pas avoir de tissu sur le ventre. *« Au lieu de nouer sur le ventre, on passe les pans une ou deux fois dans les bretelles qui passent sur les épaules, ou bien on les noue directement sous les fesses de l'enfant* (187) *»*, précise-t-elle. A noter deux portes bébés dorsaux très pratiques pour la femme enceinte, car le poids de l'enfant repose sur les épaules : le Backpack, un sac à dos de tissu très facile à installer et le Kubeba, assez proche de l'écharpe et utilisable jusqu'à 18 kg.

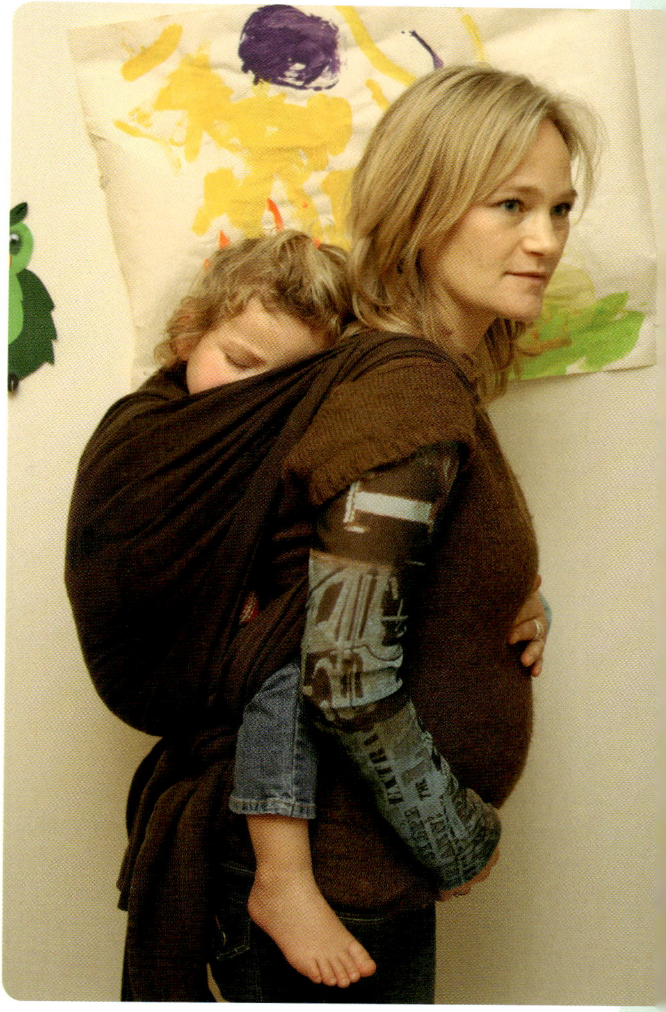

Photo : Muriel Favre

186. http://www.portersonenfant.fr
187. Voir vidéo de démonstration sur : http://www.dailymotion.com/gaelle2017/video/x1k5jb_kangourou-dos/1
Voir aussi : http://www.portersonenfant.fr/kangouroudossansnoeud.pdf

Pour le reste, chaque femme connaît ses limites et nous ne saurions trop vous recommander de jeter l'éponge, temporairement ou définitivement, lorsque vous fatiguez, si vous ressentez des maux de dos ou des contractions. Le périnée ne doit pas non plus être trop sollicité : attention aux fuites intempestives en cas d'effort ! Si votre enfant marche, alternez donc les périodes de portage et de marche... voire de poussette, pour les longs trajets ou les courses. N'hésitez pas non plus à mettre le papa à contribution.

Murielle, 35 ans, deux enfants de 4 et 2 ans et demi, enceinte de quatre mois « Porter son enfant sur son dos libère les bras... et la tête ! »

« Quand j'étais enceinte de ma fille, mon fils aîné avait 18 mois. Je l'ai porté pendant quasiment les huit mois de grossesse, sans aucune gêne particulière. Il faut dire que mon premier accouchement s'était déroulé par césarienne et que je n'avais aucun souci de périnée. Je l'ai notamment beaucoup porté dans la maison, lorsqu'il avait besoin de câlins ou était malade. Et puis, nous ne sommes malheureusement plus au stade de la vie communautaire, où les jeunes mamans pouvaient se reposer sur leur entourage pour toutes les tâches ménagères ! De fait, porter son enfant sur son dos libère les bras... et la tête, car il n'y a rien de tel pour le calmer ! Par contre, au début de cette dernière grossesse, j'ai été très fatiguée, avec beaucoup de nausées. Je ne pouvais pas porter ma fille, car sitôt que je le faisais, je ressentais comme une pesanteur dans le bas-ventre. Ce n'est que depuis peu que je la reporte, mais je demeure très à l'écoute de mon corps : vu son âge, le portage n'est qu'épisodique, et sitôt que je fatigue, je la repose ou demande à son père de prendre le relais ! »

Faut-il préparer ses seins à l'allaitement ?

Si vous souhaitez allaiter votre enfant, vous vous demandez sans doute s'il est nécessaire de préparer vos seins en amont, peut-être même dès ce deuxième trimestre, où il est d'ailleurs possible que vous commenciez à voir poindre quelques gouttes de colostrum si vous pressez le mamelon. Vous avez peut-être lu ou entendu, force conseils et « trucs » pour mettre toutes les chances de votre côté. Florilège : afin de les renforcer, tanner les mamelons en les frottant avec une serviette, voire avec une brosse à dents ; y appliquer de l'huile d'amande, ou de germe de blé (Vitamine E, cicatrisante). Pour les étirer, porter ses vêtements sans soutien-gorge, ou bien en en découpant le bout, laisser les seins à l'air libre au maximum, et même faire étirer ou téter les mamelons par son compagnon...

Disons-le tout de suite : *« Préparer ses seins à grand renfort de pommades ou de massages ne sert à rien »*, assure Claude-Suzanne Didierjean-Jouveau, porte-parole de la Leche League et rédactrice en chef de la revue « Allaiter Aujourd'hui ». Côté soins quotidiens, une toilette quotidienne à l'eau tiède et au savon (de préférence surgras), ni plus ni moins qu'en dehors de la grossesse, suffit : une hygiène trop scrupuleuse n'aurait d'autre effet que de les irriter et d'ouvrir la porte aux infections, le mamelon étant une muqueuse. *« La seule vraie préparation qui vaille, c'est de s'informer sur l'allaitement, de s'enquérir des pratiques du lieu où l'on va accoucher, et éventuellement d'assister à une ou plusieurs réunions d'une association de soutien de l'allaitement maternel, telle que la Leche League, mais aussi Solidarilait, Galactée, et plein d'autres (188) »*, conseille-t-elle.

Ces réunions se déroulent généralement au domicile de l'animatrice ou d'une maman, dans une ambiance conviviale où futures et jeunes mamans échangent de manière informelle, au milieu d'une nuée de bébés et de bambins. Ces rencontres sont gratuites et sans engagement. Vous y trouverez des conseils très concrets et pourrez poser toutes vos questions sur l'allaitement et le maternage au sens large (portage, co-sleeping, couches lavables...). Ces associations essaimant

Et en cas de mamelons ombiliqués ?

Les mamelons ombiliqués sont des mamelons dont le bout n'est pas érectile, mais au contraire rétracté à l'intérieur du sein, rendant difficile, voire impossible, leur prise en bouche par le bébé. En cause, des canaux galactophores trop courts, qui retiennent le mamelon et l'empêchent de ressortir. Beaucoup de femmes dans ce cas s'entendent dire, pendant la grossesse, qu'elles auront du mal à allaiter, voire que cela sera impossible.

Première chose à faire : vérifier que c'est bien le cas avec un spécialiste de l'allaitement. « *Combien de fois*, explique Claude-Suzanne Didierjean-Jouveau, *j'ai rencontré des femmes à qui on avait dit qu'elles avaient les mamelons plats. Je demandais à voir, et la plupart du temps, les mamelons n'étaient pas du tout plats, juste peu saillants.* »

Si le mamelon est vraiment plat, voire rétracté, mais qu'une pression douce permet de le faire ressortir, pas d'inquiétude à avoir : la succion du bébé, si elle est bonne, le fera aussi ressortir. Sachant par ailleurs que ce n'est pas seulement le mamelon que le bébé a en bouche quand il tète, mais un bon morceau de l'aréole. Si par contre, tout ou partie du mamelon reste invaginé dans le sein, les débuts de l'allaitement risquent d'être plus problématiques.

Pour remédier au problème, on a suggéré plusieurs techniques :

- le port de coupelles dans le soutien-gorge, à partir du dernier trimestre ;
- les exercices de Hoffmann, pressions fermes des pouces à la base du mamelon, destinés à assouplir le tissu péri-mamelonnaire ;
- l'utilisation de la Niplette (commercialisée par Avent) (189) ou tout simplement d'une seringue (dont on a découpé le fond, enlevé l'aiguille et remis le piston en passant par le fond) : on aspire l'air, et le vide ainsi créé aspire le mamelon.

Mais l'efficacité de ces techniques est fortement mise en cause. Dans une étude datant de 1992, on a demandé à des femmes ayant au moins un mamelon plat ou rétracté, de porter des coupelles, ou de faire les exercices de Hoffmann, ou les deux, ou de ne rien faire. Résultat : le taux d'allaitement à l'arrivée était le plus élevé... chez celles qui n'avaient rien fait ! (190)

En fait, la meilleure chose à faire sera, après la naissance, de veiller à une bonne prise du sein par le bébé, qui arrivera généralement à faire ressortir le mamelon, même si ce dernier rentre à nouveau dans le sein dès que le bébé le lâche. Sachant que, le plus souvent, un seul des mamelons est concerné, on pourra, si les mises au sein sont vraiment trop douloureuses, choisir d'allaiter avec un seul sein.

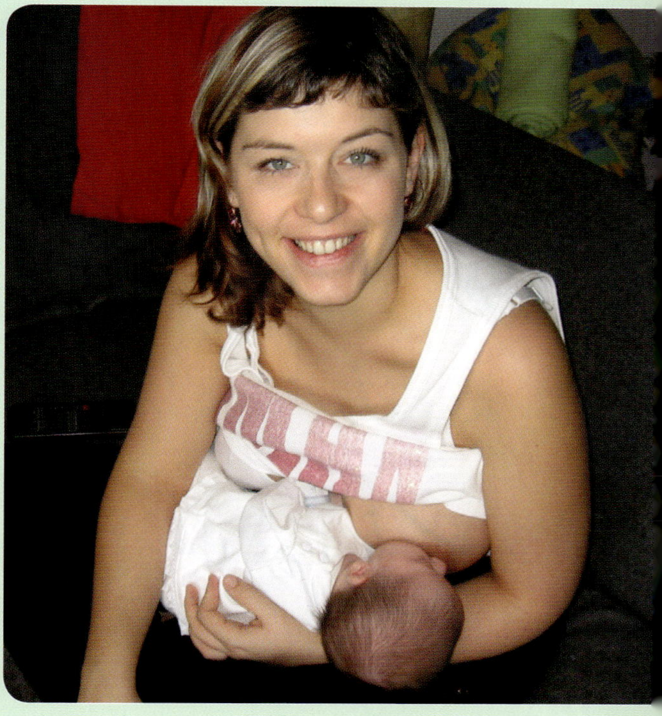

Photo : LLL France

largement sur tout le territoire national, il existe forcément une réunion de ce type tout près de chez vous. Pensez aussi au réseau des marraines d'allaitement, qui peuvent vous soutenir et vous conseiller de vive voix, par téléphone ou par mail.

188. Pour l'annuaire complet de ces associations, voir : http://www.coordination-allaitement.org/Annu.htm

189. Ce petit appareil utilise l'aspiration pour étirer doucement les galactophores. Utilisé si possible continuellement pendant plusieurs jours, il permettrait au mamelon de saillir. Ce produit peut être acheté en pharmacie, mais aussi sur Internet. En savoir plus : http://www.aventbaby.com

190. JM Alexander, AM Grant and MJ Campbell Br. « Randomized controlled trial of breast shells and Hoffmann's exercises for inverted and non-protractiles nipples ». *Med J*, 1992, 304 :1030-32.

Le périnée : pourquoi le préparer et comment ?

Le périnée, c'est quoi exactement ?

C'est souvent une fois enceinte que l'on entend pour la première fois parler du périnée. On vous dit qu'il faudra le détendre pour l'accouchement (s'il ne l'est pas assez, on pratiquera une épisiotomie pour faciliter le passage du bébé) et le rééduquer après la naissance afin d'éviter les fuites urinaires. Tout un programme ! Encore faut-il, avant d'y s'intéresser, savoir à quoi ressemble cette partie de son corps et à quel endroit elle se loge...

Le périnée n'est pas un membre ou un morceau de chair que l'on pourrait appréhender avec les doigts. C'est un ensemble de muscles et de ligaments qui s'entrecroisent et qui tapissent le fond du bassin osseux qui est, lui, creux. Le périnée est donc une sorte de « hamac » musculaire constitué de plusieurs couches de muscles capable de s'étirer et de distendre. On l'appelle aussi le plancher pelvien. *« Le périnée est une région très large qui débute au-dessus du clitoris et s'étend au-delà de l'anus, vers le coccyx. Il est percé de trois orifices – le vagin, l'anus et l'urètre – et est recouvert d'une épaisseur cutanée »*, explique Amandine Osorio, sage-femme libérale à Epernay (Marne). Quand une épisiotomie est (encore malheureusement) pratiquée, c'est une partie des muscles du périnée qui est sectionnée (la coupure se fait en diagonale depuis la commissure des petites lèvres et sur trois à quatre centimètres).

Pour visualiser son périnée, il suffit de mettre sa main entre ses jambes. Mais le périnée, plus qu'il ne se voit, se « ressent ». Dans son ouvrage *Bien-être et maternité*, Bernadette de Gasquet, propose un exercice permettant à la femme enceinte de sentir son périnée : *« placez-vous en tailleur, imaginez que vous vous retenez très fort d'uriner et d'aller à la selle. Vous ressentez alors une sensation de fermeture du vagin, de serrage de l'anus et une sensation de remontée. Quand vous relâchez, vous ressentez une ouverture et une "redescente" »*, explique-t-elle.

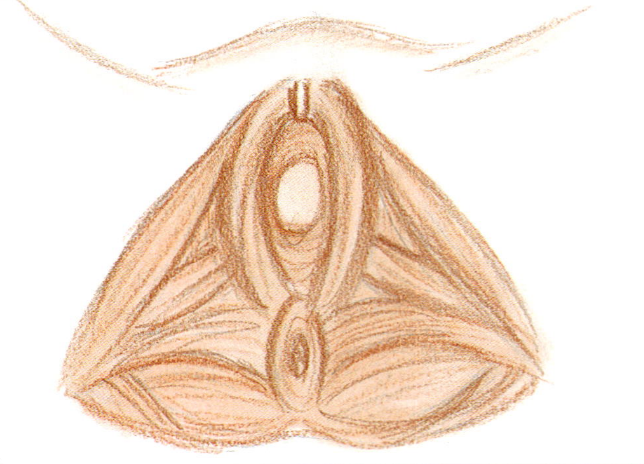

Le périnée est un ensemble de muscles et de ligaments qui se superposent et s'entrecroisent...

Pourquoi faut-il le préparer en vue de l'accouchement ?

Si l'on s'intéresse au périnée (qui au quotidien a pour fonction principale de retenir les urines et les selles), c'est parce que ce muscle va être tout d'abord « mis à l'épreuve » pendant la grossesse : le volume inhabituel de l'utérus (qui en temps normal a la taille d'un petit pois) va exercer une pression importante sur le périnée. *« Le périnée peut être comparé à un hamac qui sous l'effet du poids du bébé va s'affaisser pendant la grossesse. Il va donc être utile de savoir le contracter pour qu'il ne se distende pas trop »*, explique la sage-femme.

Ce muscle va jouer aussi un rôle clé le jour de l'accouchement, puisqu'il va devoir s'écarter au passage du bébé, à l'endroit du vagin. L'entraîner à devenir élastique, capable de s'étirer et de résister est donc très important, afin d'éviter une déchirure (ou une épisiotomie) et de faciliter le passage de son bébé.

Réponses à des questions fréquentes avec Bernadette de Gasquet

(médecin, professeure de yoga et fondatrice de l'approche posturo-respiratoire)

- J'ai entendu parler du « pipi-stop » pour travailler le périnée, est-ce efficace et doit-on le pratiquer?

Bernadette de Gasquet : S'arrêter net d'uriner en début de miction – ce que l'on appelle le « pipi-stop » – peut permettre de prendre conscience de son périnée, de le localiser dans son corps. On perçoit bien ainsi l'ascension puis la redescente. Mais le « pipi-stop » ne doit en aucun cas être un exercice pour préparer son périnée. Effectué de façon répétitive, il peut engendrer un dérèglement de la vessie et provoquer des infections urinaires. En revanche, le faux pipi-stop, qui consiste à faire semblant d'arrêter d'uriner, est sans danger.

- Quand je contracte mon périnée, je suis en apnée! Quelle respiration adopter?

B. de G. : Une respiration abdominale. Vous resserrez votre périnée puis expirez doucement avant d'ouvrir la bouche pour prendre de l'air et expirer à nouveau lentement.

- En préparant bien mon périnée pendant la grossesse, pourrai-je éviter l'épisiotomie le jour J?

B. de G. : Un périnée bien préparé, donc plus élastique, aura moins de risques de se déchirer ou de nécessiter une épisiotomie le jour de l'accouchement. Mais cela ne suffit pas, il faut également éviter le jour J de pousser vers le bas au moment de l'expulsion, mais plutôt « démouler » son bébé en serrant le ventre et en expirant longuement. La posture adoptée au moment de l'expulsion compte aussi beaucoup.

Comment préparer son périnée ?

Le travail de contraction et de relâchement

Tout d'abord, sachez qu'il n'y a aucun risque à travailler son périnée pendant la grossesse. Bien au contraire. Ce travail de contraction et de relâchement peut s'envisager les neuf mois durant. La fréquence ? *« C'est à volonté,* sourit Amandine Osorio. *Dès qu'elle y pense, la femme enceinte peut contracter et relâcher son périnée. »*
L'exercice est simple : serrez pendant cinq secondes puis relâchez, reposez-vous 10 à 15 secondes et recommencez. *« Le temps de repos doit être au moins deux fois plus long que l'exercice en lui-même »*, poursuit-elle. Les deux temps de cet exercice sont essentiels : la contraction permet au muscle de rester tonique et d'être capable de se laisser étirer ; le relâchement favorise la détente du périnée, qui a pour but d'être totale le jour de l'accouchement.

le massage du périnée

« Le fait de masser les tissus va assouplir le périnée et lui procurer une meilleure élasticité », indique Amandine Osorio. Le massage du périnée se pratique à partir de la 34ème semaine, une fois par jour durant dix minutes environ. Pour réaliser ce massage, une huile d'amande douce fera parfaitement l'affaire. Enduisez d'huile votre majeur et votre index, introduisez votre pouce dans votre vagin et effectuez avec vos deux doigts des petits balancements de gauche à droite et des petites rotations, au niveau de la commissure des petites lèvres.

Files d'attente et caisses : oui, vous êtes prioritaire !

Dans les magasins, les transports publics et les administrations, votre état vous confère un droit de priorité ! Un droit qu'hélas, il faut souvent revendiquer... Pour obtenir gain de cause, n'hésitez pas à dégainer votre carte de priorité. Ce précieux sésame existe depuis de nombreuses années, mais il est si méconnu que jusque dans les Caisses d'allocations familiales elles-mêmes, chargées de le délivrer, il faut parfois insister pour convaincre l'employé qu'il est encore d'actualité ! Gratuite, cette carte est allouée aux femmes enceintes à partir de 4 mois de grossesse. Elle permet d'éviter l'attente dans les administrations, et peut aussi vous servir de « preuve » de grossesse dans les transports publics et les magasins. Regrettons toutefois que cette carte ne soit délivrée qu'à partir du deuxième trimestre.

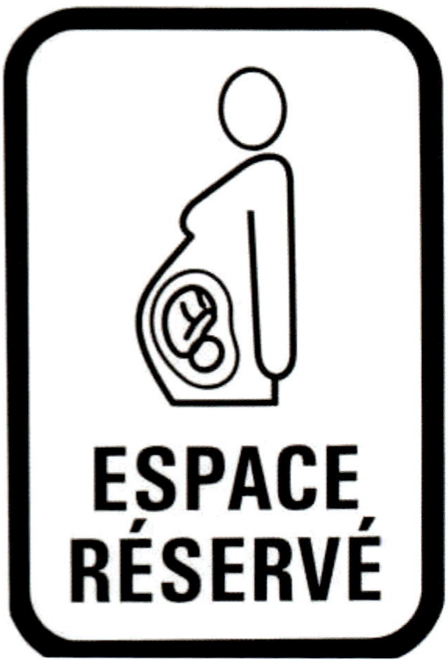

En savoir plus...
Rapport *« Grossesse et travail »*, Institut de Santé au Travail du Nord de la France, avril 2007 (consultable en intégralité sur le web).

Au travail : la loi protège votre grossesse

Le droit du travail vous protège dans l'entreprise de quatre manières :

- en interdisant à votre employeur de vous licencier entre la déclaration médicalement constatée de votre grossesse et jusqu'à quatre semaines après votre retour de congé maternité – hors période d'essai ou licenciement pour impossibilité de maintenir l'emploi pour un motif étranger à la grossesse et sauf faute grave ;
- en limitant les possibilités de votre employeur de vous imposer une mutation comme sanction de votre grossesse et en renforçant, par contre, les modifications de poste destinées à protéger celle-ci, en cas d'emploi risqué ou trop fatigant. En clair : vous pouvez changer provisoirement d'emploi, en gardant le même salaire ;
- en vous écartant des postes à risques, voire du travail de nuit, le travail de jour vous étant accordé de droit sur demande ;
- en vous permettant de vous reposer ou de lever le pied au sein même des horaires légaux. L'employeur a l'obligation de permettre aux futures mamans de se reposer en position allongée « dans des conditions appropriées ». De même, pratiquement toutes les conventions collectives prévoient la possibilité d'aménagements de postes et d'allègements d'horaires de 5, 15 ou 30 minutes en fonction du temps de transport auquel est contrainte la future mère. Enfin, la salariée bénéficie d'une autorisation d'absence pour se rendre aux examens médicaux obligatoires du suivi de sa grossesse, et ce sans diminution de rémunération ni réduction des droits sociaux (191).

En tout état de cause, si vous vous sentez trop épuisée ou si vous avez des contractions, n'hésitez pas à vous faire arrêter au moins temporairement par votre médecin ou votre sage-femme : votre santé et celle de votre bébé valent bien de lever le pied quelques jours ou quelques semaines de plus !

191. Articles L-122-25 et R 232-10-3 du Code du Travail.

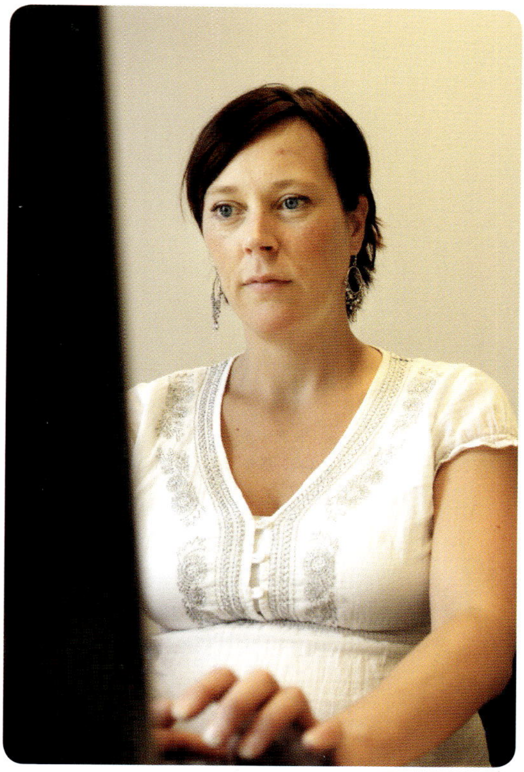

Future maman des villes

Femme, tailleur bien rangée
Serviette à la main je vais bosser
Avec mon ventre rond rien ne m'arrête,
Pour mon patron, je suis toujours prête

Debout dans le métro, je vise une place
Un jeune cadre dynamique s'assied et tourne la face
D'un air de dire « t'as choisi ma belle,
L'égalité des sexes, fallait rester pucelle ! »

Future maman des villes
Ne doit pas paraître fragile
Future maman des villes,
Etre épanouie, bien sûr c'est facile !

J'arrive au bureau, un peu essoufflée
Ho, j' me prendrais bien un café ;
Mais j'peux pas l'gynéco m'la interdit
Ainsi qu'Laurence Pernoud et 30 millions d'amis

Voilà Elodie ma collègue de bureau
La femme parfaite qu'a eu des jumeaux.
Elle commence et raconte son accouchement,
Jack l'éventreur à coté c'était rassurant

Future maman des villes
Ne doit pas paraître fragile
Future maman des villes,
Etre épanouie, bien sûr c'est facile !

Sortie 18h, je file à mes cours,
Yoga, piscine, chant prénatal tour à tour
Pour rester zen et garder de belles fesses,
Sinon à la maison, fini les caresses.

Le soir enfin, je retrouve mon lit
M'installe au chaud près de mon mari.
« Veux-tu faire l'amour ? – oh oui j'ai envie ! »
A peine c'est commencé faut qu'j'aille faire pipi...

Future maman des villes
Ne doit pas paraître fragile
Future maman des villes,
Etre épanouie, bien sûr c'est facile !

Marie-Anne Sévin ©

Santé

Les petits maux du deuxième trimestre et leurs remèdes naturels

Pour la plupart d'entre vous, les nausées et la somnolence des premiers mois ne sont plus qu'un mauvais souvenir. Votre ventre commence à s'arrondir. Si cette grossesse n'est pas la première pour vous, il occupe même déjà un certain volume. Bien qu'encore relativement discret et peu encombrant (sauf si vous attendez des jumeaux, mais ça c'est une autre affaire !), ce petit « bidon » va grossir au fil des semaines et engendrer, chez certaines, des désagréments physiques, qui heureusement, peuvent être largement soulagés grâce aux remèdes naturels.

Le mal de dos

Au fil des semaines, votre ventre va peser de plus en plus, votre bébé appuyant sur votre pubis et votre utérus devenant plus proéminant. Cela va entraîner un déséquilibre de votre corps vers l'avant, que vous compenserez en creusant les reins. Cette posture trop cambrée, couplée à l'afflux d'hormones dont le rôle est favoriser le relâchement des articulations et des ligaments en vue de l'ouverture du bassin au moment de l'accouchement, provoque chez de nombreuses futures mamans des douleurs dans le dos, localisées principalement dans le bas du dos, vers la taille et les fesses. Il est possible également de ressentir une douleur au niveau du nerf sciatique, dans la fesse et le long de la cuisse, ainsi qu'au niveau du bassin, du pubis ou du coccyx.

Quels remèdes ?

• pratiquer la bascule du bassin de façon régulière (192) ;
• porter une ceinture de maintien adaptée, voire une écharpe de portage spécialement nouée à cet effet ;
• recourir à une médecine naturelle : ostéopathie, chiropractie, étiopathie, fasciathérapie, réflexologie, shiatsu, massage prénatal ;
• choisir une préparation à la naissance ad hoc : yoga, préparation en piscine et approche posturo respiratoire :
• mais aussi : l'aromathérapie et l'homéopathie. Consultez un professionnel.

Une mauvaise circulation sanguine : jambes lourdes et varices

Vos jambes vous paraissent peut-être plus lourdes qu'à l'accoutumée et vous avez l'impression que vos chevilles enflent. Cette impression de pesanteur dans le bas de votre corps est la résultante d'une circulation sanguine plus difficile que d'habitude. En cause ici : les hormones de grossesse (et tout particulièrement la progestérone), la prise de poids de la future maman et l'augmentation du volume sanguin (la femme devant fournir une quantité de sang supplémentaire à l'utérus et au placenta). Vos veines deviennent ainsi trop petites pour ce flux de sang et des varices – des distensions des veines – peuvent apparaître. Souvent douloureuses, elles se localisent en général sur les jambes, mais peuvent surgir aussi au niveau de la vulve.
Ces troubles sont souvent héréditaires. Les grossesses multiples, la tendance au surpoids, l'âge (au-delà de 35 ans), sont aussi des prédispositions aux difficultés circulatoires et aux varices.

Quels remèdes, en prévention ?

• adopter une bonne hygiène de vie. Préférer les douches aux bains (rincer ses jambes à l'eau froide) et la position assise (sans croiser les jambes) à la station debout. Dormir les jambes surélevées, fuir les sources de chaleur (chauffage au sol ou bain de soleil) et bannir les vêtements trop serrés. Les bas de contention peuvent s'avérer efficaces (consulter son médecin) ;
• pratiquer un sport : la natation et la marche ;
• adopter une préparation à la naissance adéquate : préparation en piscine ou approche posturo respiratoire ;
• mais aussi : l'ostéopathie, l'acupuncture, la chiropractie, l'homéopathie, l'aromathérapie et la phytothérapie :

Les contractions : c'est physiologique !

Toutes les femmes enceintes ne sont pas égales face aux contractions : quand certaines n'en ressentent aucune de toute leur grossesse, d'autres sont sensibles au moindre petit durcissement de leur ventre.

La première des choses à savoir, c'est qu'il est tout à fait normal, enceinte, d'avoir des contractions ! L'utérus est un muscle creux et lisse, et comme tout muscle, il est composé de fibres qui ont le pouvoir de se contracter. Pendant la grossesse, l'utérus va se distendre complètement au fil des mois : ses fibres vont devenir de plus en plus élastiques et, par effet réflexe, plus contractiles. *« Les contractions en cours de grossesse sont donc tout à fait physiologiques »*, explique Amandine Osorio, sage-femme libérale. Ces contractions naturelles sont sans danger et n'ont aucune incidence sur l'ouverture de votre col. Elles sont indolores (vous sentez votre ventre se durcir mais ne ressentez aucune douleur), brèves (15 à 20 secondes) et peu nombreuses (moins d'une dizaine par jour). *« La sensation de resserrement au niveau du ventre vient doucement et repart tranquillement »*, précise la sage-femme.

Sachez aussi que ces contractions physiologiques ont pour effet de masser votre bébé – contracté, l'utérus est plus petit – et de lui permettre une première appréhension de son corps. Avoir cela en tête permet d'envisager les contractions positivement.

Quand faut-il s'inquiéter ? A partir du moment où ces contractions augmentent en fréquence (plus d'une dizaine par jour), se rapprochent (six ou sept en une heure par exemple) et sont douloureuses (une douleur de règles assez vive), il est important, dans un premier temps d'écouter son corps et de le mettre au repos. Réduire son activité professionnelle et ses déplacements, favoriser la position allongée dès qu'un moment de repos se profile, se détendre. Si malgré ces mesures, les contractions persistent, il est alors impératif de consulter son praticien, qui confirmera si elles agissent ou non sur le col et qui prescrira le repos adapté.

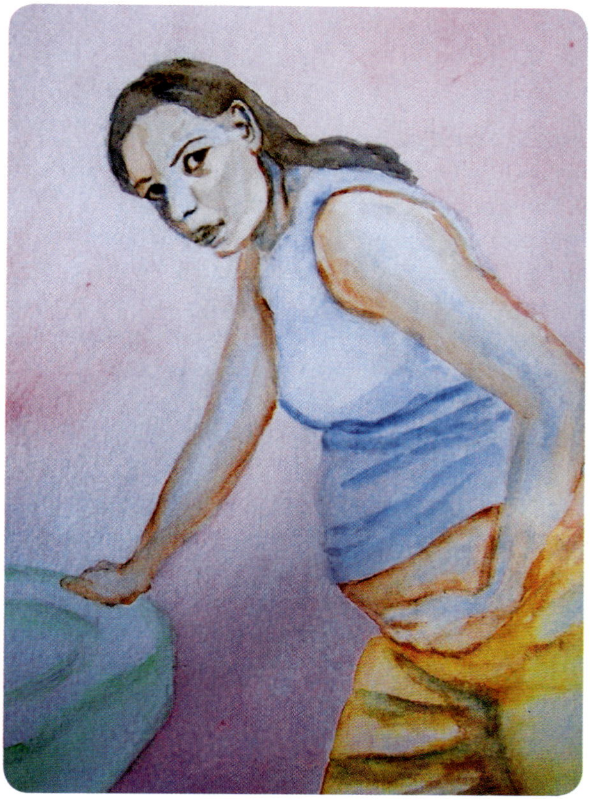

Aquarelle de Diane Galbaud

pensez à l'hamamélis, qui est un excellent veino-tonique : vous pouvez en imbiber des compresses (froides), que vous appliquerez sur la partie sensible.

Les hémorroïdes

L'apparition de varices sur les jambes s'accompagne parfois d'hémorroïdes. Ce sont des petites varices situées au niveau de l'anus et du rectum, internes ou externes. Elle sont dues à une mauvaise circulation sanguine et sont renforcées par la constipation, fréquente au cours de la grossesse. Souvent douloureuses, ces varices peuvent s'accompagner aussi de démangeaisons, d'irritations, voire de petits saignements. Sachez aussi que le risque d'apparition d'hémorroïdes grandit à mesure que la grossesse avance. Ces varices peuvent aussi survenir au moment de l'accouchement, pour disparaître dans les 4 à 6 semaines après la naissance.

192. La bascule du bassin se réalise en décambrant le dos et en se tenant bien droite. Bernadette de Gasquet y consacre un chapitre entier dans son ouvrage : *Bien-être et maternité (op. cit.*, p. 132*)*.

Quels remèdes ?

- éviter d'être constipée : privilégier les aliments riches en fibres pour faciliter le transit ;
- adopter une bonne hygiène de vie (voir point sur les jambes lourdes et les varices).
- faire des bains de siège : à raison de trois par jour dans de l'eau froide mélangée à un antiseptique dilué, pendant cinq bonnes minutes à chaque fois.

Les troubles urinaires

Quel est l'un des points communs des femmes enceintes ? Des pauses pipi fréquentes de jour comme de nuit, qui s'amplifient au fil de la grossesse. Cela est dû au fait que l'utérus, grossissant, comprime de plus en plus la vessie, altérant ainsi le fonctionnement de son système de fermeture (le col de la vessie) et obligeant donc à uriner souvent. N'en diminuez pas pour autant votre quantité de boisson car vos urines, trop concentrées, deviendraient alors plus irritantes et déclencheraient des envies plus fréquentes encore...

Plus embêtantes, les infections urinaires : elles peuvent survenir en raison, toujours, de la compression de la vessie par l'utérus, qui n'élimine plus aussi bien l'urine et entraîne inflammations et infections. Celles-ci se manifestent principalement par une sensation de brûlure en urinant. Consultez votre médecin qui déterminera si infection il y a ou s'il s'agit d'une simple cystite – une infection de la vessie qui se guérit rapidement.

Quels remèdes ?

- boire régulièrement et abondamment (jusqu'à trois litres d'eau par jour) et uriner fréquemment ;
- mais aussi : l'ostéopathie, l'homéopathie, la phytothérapie. Une tisane aux fleurs de bruyère pour son action antiseptique. Pour un résultat maximal, vous pouvez en consommer en alternance avec une tisane d'ortie ou de pissenlit (à l'effet diurétique).

Et aussi...

Les démangeaisons

Votre ventre vous gratte, un peu, beaucoup ! Rien d'anormal. Les démangeaisons chez la femme enceinte sont assez courantes. Elles se situent surtout sur la zone du ventre et sont dues à l'étirement et à la sécheresse de la peau sur cette partie du corps. Pensez à bien l'hydrater afin de la nourrir et de l'assouplir. Toutefois, si ces démangeaisons s'étendent notamment au niveau des mains et des pieds, et se manifestent surtout la nuit, consultez votre médecin. Il pourrait s'agit d'un symptôme d'une maladie grave, la cholostase gravidique.

La gingivite

L'afflux d'hormones pendant la grossesse peut entraîner une inflammation de la gencive – appelée la gingivite – qui se manifeste par des petits saignements lors du brossage des dents. C'est très fréquent et sans conséquences.

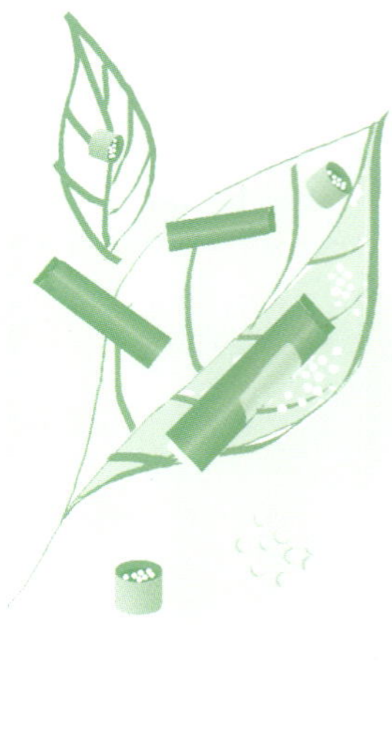

Se soigner pendant la grossesse : haro sur l'automédication !

Réalisé avec l'aimable collaboration du docteur Christine Coquart.

Une étude de la célèbre revue médicale *The Lancet* a récemment mis en lumière des chiffres accablants : 99 % des femmes prennent au moins un médicament au cours de leur grossesse (193)… C'est beaucoup trop, si l'on considère les risques pour le fœtus entraînés par la prise de médicaments, ainsi que par certains examens et vaccins.

Deux règles doivent prévaloir pour vous tout au long de ces neuf mois. Primo, moins vous absorberez de molécules médicamenteuses, mieux vous, et surtout votre bébé, vous porterez. Secundo, tous les médicaments ne sont pas forcément dangereux pendant la grossesse (il est d'ailleurs des cas où ils demeurent incontournables). Néanmoins, l'automédication (la prise de médicaments, même les plus anodins en apparence, sans avis médical) est, au cours de cette période de la vie encore plus absolument qu'à tout autre, formellement déconseillée.

Important : ces préconisations sont valables pour l'ensemble de la médecine allopathique, mais aussi pour l'aromathérapie (trop souvent, à tort, qualifiée de « médecine douce »). Et même pour la phytothérapie (hors tisanes), dont aucune étude n'a évalué les effets pendant la grossesse. Seuls certains produits comme les Fleurs de Bach, ainsi que l'homéopathie en granules, semblent inoffensifs en automédication. Toutefois, sur ces points comme sur les autres, une bonne information et un suivi médical attentif sont les clés essentielles pour une attitude prudente.

Les médicaments font courir des risques à votre bébé

Les médicaments présentent trois niveaux de dangerosité pour bébé :

- c'est par le placenta que les molécules contenues par les médicaments passent dans le sang de votre enfant. Pour lui, le risque maximal (fausse couche ou malformations graves) se situe pendant l'embryogenèse, entre le quinzième jour et la fin du troisième mois de grossesse (194) ;
- à partir du deuxième trimestre, les risques de malformations ne sont plus vraiment à craindre. Néanmoins, les retombées toxiques sur le fœtus peuvent être d'autant plus grandes que l'organisme de celui-ci ne possède pas encore toutes les capacités de « digestion » tissulaire, appelé aussi catabolisme ;
- troisième type de risque : le risque néonatal. C'est le danger encouru par le nouveau-né lorsque sa mère a absorbé une substance toxique pendant les dernières semaines de grossesse ou lors de l'accouchement. De plus, de nombreux médicaments passent dans le lait maternel et risquent d'être absorbés par le nourrisson.

Quels sont les médicaments concernés ?

Difficile de répondre précisément à cette question. Si l'on se cantonne aux notices des médicaments, un produit est dit « autorisé », « déconseillé » voire « contre-indiqué » selon le risque qu'il entraîne pour l'enfant à naître ou pour la mère. La nature de ce risque va dépendre du stade de la grossesse, des effets du médicament, de la posologie et de la durée du traitement, mais aussi de la

193. Dr S. Coulomb J.F. Delaloye, P. De Grandi et P. Holilfeld. « Médicaments, grossesse et lactation. » Ed. Médecine et hygiène. Lacroix I. et coll., *The Lancet*, 2000, 356 : 1735-1737.

194. On estime que 4 à 5 % des malformations constatées à la naissance ou dans les deux premières années de croissance de l'enfant sont dues à l'absorption de médicaments ou de toxiques.

capacité de l'organisme maternel à éliminer le produit (195). Pourtant, ces indications demeurent toujours relatives, devant l'impossibilité éthique, au cours de la phase de développement d'un médicament, d'étudier les risques de malformations directement sur l'embryon. Impossible, donc, d'affirmer à 100 % l'innocuité d'un traitement sur le fœtus humain.

Il n'est bien sûr pas envisageable de dresser une liste exhaustive de tous les médicaments susceptibles d'entraîner des risques pendant la grossesse. On peut néanmoins considérer que pratiquement toutes les classes thérapeutiques sont concernées : antalgiques, décongestionnants nasaux, anti-infectieux (antibiotiques, antifongiques, etc.), médicaments des troubles hormonaux, des troubles neurologiques ou psychiatriques, antimigraineux, laxatifs, somnifères, etc.

On peut se soigner pendant la grossesse… mais jamais par soi-même !

Demandez toujours l'avis de votre médecin, sage-femme ou pharmacien avant de prendre quelque médicament que ce soit, même s'il est vendu sans ordonnance. Certains produits de consommation courante sont en effet formellement contre-indiqués à certains stades de la grossesse. Ainsi, prise à partir du sixième mois, l'aspirine favorise l'apparition de saignements et peut avoir de graves effets nocifs sur le fœtus. D'une manière générale, les anti-inflammatoires non stéroïdiens (AINS), dont font partie l'aspirine mais aussi l'ibuprofène, ne peuvent être prescrits aux futures mamans, car ils entraînent une diminution de la quantité de liquide amniotique et la fermeture précoce du canal artériel. En cas de douleurs articulaires ou de sinusites sévères par exemple, votre médecin vous prescrira donc plutôt des anti-inflammatoires à base de cortisone. Et pour soigner un rhume ou un syndrome grippal, on privilégiera le paracétamol.

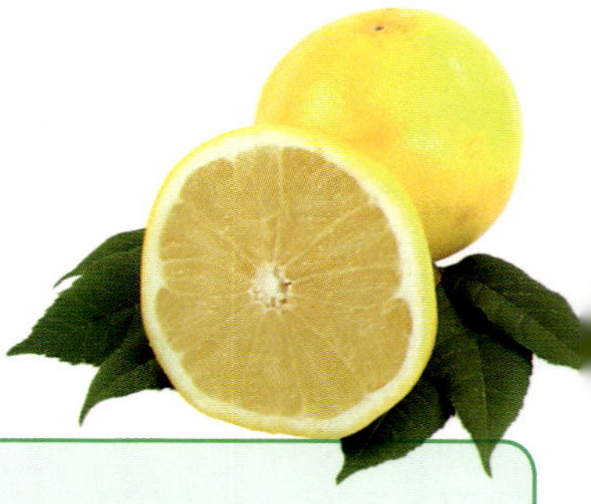

L'extrait de pépin de pamplemousse : une véritable pharmacie « nature » à lui tout seul !

L'extrait de pépin de pamplemousse, fabriqué à partir d'un concentré de pomélo *Citrus paradisi* ou du pamplemousse *Citrus maxima* ou *Citrus grandis*, est un antibactérien, antifongique, antimicrobien, antiviral, anti-parasites et conservateur 100 % naturel. Il peut constituer une excellente alternative aux antibiotiques et aux traitements allopathiques classiques, pour toute la famille et ce pour nombre de « bobos » de la vie courante. On le trouve dans les pharmacies herboristeries et en magasins bios.

Vous pouvez l'utiliser enceinte, de préférence à partir du deuxième trimestre, à condition de diviser les doses habituelles par deux, comme pour les enfants.

Attention, ce produit s'utilise toujours dilué ! Bien mélanger dans un verre d'eau ou de jus de fruits ou avaler avec une cuillérée de miel (c'est amer). De plus, il existe des contre-indications concernant la prise de médicaments en association avec l'EPP (et le pamplemousse en général). Celui-ci augmente l'absorption du médicament, ce qui peut rendre le dosage pharmaceutique toxique. Par précaution, consultez au préalable votre médecin ou votre phytothérapeute.

195. En règle générale, les médicaments récemment commercialisés ne sont pas prescrits chez la femme enceinte, faute de recul suffisant.

Vaccins, radiographies... attention, danger !

Contrairement à ce que voudrait nous faire croire le discours ambiant, un vaccin n'est jamais anodin : il peut avoir des effets secondaires parfois très graves (196). A plus forte raison lorsqu'on est enceinte. Sitôt que vous connaissez votre grossesse, partez du principe que la vaccination ne vaut la peine que si elle permet de vous prémunir d'un danger encore plus grand (notamment si vous vous êtes fait mordre par un chien, pour éviter la rage, ou si vous devez voyager dans un pays où sévit la fièvre jaune, la typhoïde, le choléra... Si vous devez vous faire vacciner, sachez que l'homéopathie peut préparer votre corps à la vaccination afin d'en atténuer les effets néfastes. Consultez votre médecin homéopathe.

Toute la durée de votre grossesse, vous devez aussi vous tenir soigneusement à l'écart des appareils de radiographie et surtout de radioscopie (lesquels, en produisant une image plus dynamique, sont aussi, de loin, les plus forts pourvoyeurs en rayons X). Les radiations ont été accusées de provoquer des mutations ou des malformations et d'entraîner l'apparition chez l'enfant de processus cancéreux (comme pour les médicaments, le risque maximal se situe entre le quinzième jour et la fin du troisième mois). D'où l'interdiction de tous les traitements radiothérapiques pendant la grossesse, ainsi que des examens radiographiques nécessitant la prise de nombreux clichés, sauf cas particuliers (fracture, maladie grave, problème dentaire urgent...) où il est difficile de se soustraire à une radio du membre incriminé. Dans tous les cas, prévenez toujours le personnel médical de votre état : il trouvera toujours une solution.

Précisons que la radiographie fait courir très nettement moins de risques que la radioscopie, surtout si l'on ne prend qu'un faible nombre de clichés et surtout en fin de grossesse. Ce qui fait que vous n'avez pas à redouter certains examens radiographiques qui pourraient vous être prescrits en vue de l'accouchement, comme la radio du thorax ou du bassin (radiopelvimétrie) : ils sont inoffensifs pour votre bébé.

196. En savoir plus : Michel Georget. *Vaccinations : Les vérités indésirables*. Dangles, 2005.

J'ai pris un médicament ou subi un traitement ou une vaccination alors que je ne me savais pas enceinte, que faire ?

Informez-en rapidement votre médecin. Celui-ci pourra prendre contact avec le service de pharmacovigilance du laboratoire pharmaceutique, un centre de pharmacovigilance régional (voir encadré ci-dessous). Le cas échéant, il pourra préconiser une surveillance particulière.

Puis-je subir des soins dentaires pendant ma grossesse ?

Hormones obligent, les dents sont particulièrement mises à l'épreuve pendant une grossesse. C'est pourquoi une visite chez votre dentiste s'impose avant la grossesse, lorsque celle-ci est programmée, ou au début de celle-ci. Informez bien votre praticien de votre état, il saura, par exemple, éviter la pose d'amalgames dentaires, déconseillés à cause de leur toxicité pour le fœtus. Vous pouvez aussi vous adresser à un dentiste homéopathe, rompu à des alternatives telles que la résine ou le ciment-pierre.

Association odontostomatologique d'homéopathie
Tél. : 01 69 20 02 60.

En savoir plus...

Pour une information exhaustive et à jour sur les effets connus de tous les médicaments et vaccins pendant la grossesse, consultez le remarquable site du Centre de Référence sur les Agents Tratogènes (CRAT), établi à destination des personnels médicaux mais consultable librement : http://www.lecrat.org

Vous pouvez téléphoner au centre IMAGE (Information sur les Médicaments Administrés pendant la Grossesse et chez l'Enfant), Hôpital Robert Debré.
Tél. : 01 40 03 21 49.
Voir aussi le site http://www.automedication.org, rubrique « grossesse et médicaments ».

Les grossesses dites « à risques » : quel suivi ? Quel accouchement possible ?

Dossier réalisé avec l'aimable collaboration du docteur Paul Cesbron, ancien chef de clinique à la maternité de Creil (Oise).

Une grossesse est considérée comme « à risques » lorsque la probabilité d'une complication pour la mère et/ou son bébé est plus élevée que pour la population générale. Le corps médical les appelle aussi « grossesses pathologiques », par opposition aux grossesses « physiologiques ». Cette qualification un peu angoissante ne concerne que 10 % à 15 % des futures mamans. Et rassurez-vous : dans l'immense majorité des cas, tout se finira par un beau bébé ! Surtout, le fait d'être estampillée « à risques » suivant la nomenclature médicale « officielle » ne vous oblige pas toujours, loin de là, à avoir un accouchement fortement médicalisé en structure hospitalière.

Déjà, contrairement à une croyance encore largement répandue, rien ne vous oblige à opter pour une maternité de niveau 2 ou 3. *« Cela n'est nécessaire que pour les accouchements avant 36 semaines d'aménorrhée ou lorsque le risque maternel est très important (hypertension sévère par exemple), mais dans la plupart des autres cas dits « à risque » on peut accoucher en niveau 1*, assure Cathy-Anne Pyreyn-Piette, sage-femme à la clinique Adassa, à Strasbourg. *Je travaille dans une maternité de niveau 1 et nous avons tous les mois des jumeaux et des sièges par voie basse, des femmes diabétiques sous insuline... »*. Par ailleurs, rien ne les empêche de faire un projet de naissance et/ou de se faire accompagner par une doula. Seule différence avec les femmes à la grossesse « normale », ces futures mamans devront se plier à un suivi légèrement plus contraignant que les autres, avec un calendrier de visites et d'examens plus serré. Même si, comme pour les grossesses « physiologiques », rien ne les oblige à tout accepter...

Plus encore : dans certains cas, pas si rares que cela, vous pouvez même envisager une naissance hors structure hospitalière (accouchement à domicile, en maison de naissance ou en plateau technique avec accompagnement global). Certes, dans le principe, la charte des sages-femmes libérales françaises les exclut, pour raisons de sécurité, mais aussi d'assurance. Il existe pourtant une poignée de sages-femmes qui acceptent de suivre des femmes considérées comme « à risques » pour des naissances « nature », à commencer par les futures mamans de jumeaux. A voir au cas par cas avec elles, donc.

Dernier précision, mais fondamentale : même si vous faites partie des grossesses à risques, rien ne vous empêche, bien entendu, de rédiger un projet de naissance, dans lequel vous ferez part de vos souhaits pour que la venue au monde de votre bébé se fasse dans les conditions les plus respectueuses possibles de la physiologie de l'accouchement.

Les facteurs de risques qui peuvent permettre une naissance hors milieu hospitalier

L'âge de la mère

Les futures mamans très jeunes (moins de 18 ans) ou âgées de plus de 38 ans sont susceptibles de connaître certaines complications spécifiques au cours de leur grossesse. Chez les adolescentes, le risque de toxémie gravidique (ou pré-éclampsie, syndrome associant hypertension et protéinurie élevées) est multiplié par trois, celui d'accouchement prématuré par deux. Souvent, le bébé est de poids inférieur à la moyenne à la naissance. De même, une femme qui débute une grossesse à 38 ans et plus, outre qu'elle connaît un risque de fausse couche spontanée plus élevé, est davantage menacée par l'hypertension et les maladies rénales, de même que par la trisomie 21. Un tableau alarmiste que l'on peut tempérer. Les très jeunes

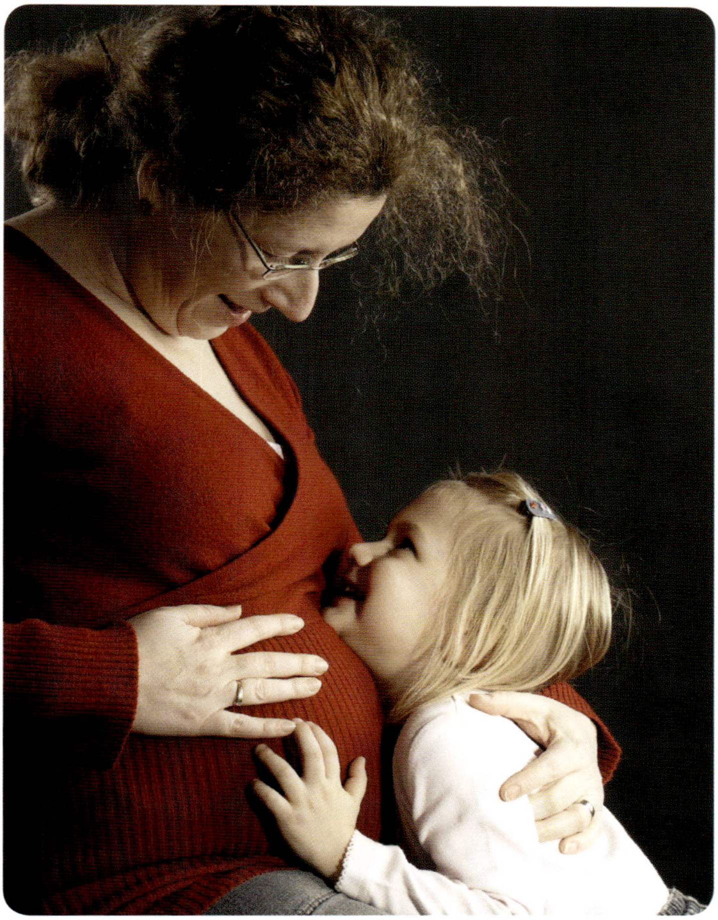

Après 38 ans, une grossesse est étiquetée « à risques ».
Ce qui ne rime pas forcément avec complications...

mères (16 à 20 ans) sont souvent à risques avant tout pour des raisons psychologiques et socio-économiques. Pour le reste, elles présentent moins de risques cardio-vasculaires et de trisomie 21 que les autres, et elles ont un bassin normal. Quant aux plus âgées, une femme de 42 ans dont tous les chiffres sont bons (notamment ceux de la tension artérielle), qui fait du sport et a une vie saine, n'a pas raison a priori de se voir imposer l'hôpital. A plus forte raison s'il ne s'agit pas de son premier enfant et qu'elle vit les choses très sereinement.

A contacter...

Fil Santé Jeunes : 0800 235 236 (appel gratuit).

A lire...

Prof. Michel Tournaire. *Le bonheur d'être mère, la grossesse après 35 ans*. Odile Jacob, 2005.

Les problèmes de constitution de la mère

L'obésité augmente les risques cardio-vasculaires. Néanmoins, une femme obèse dont tous les chiffres sont bons par ailleurs peut accoucher comme elle le souhaite. En cas de fibrome à l'utérus, c'est à voir au cas par cas, en suivant l'évolution du fibrome par le biais de l'échographie.

Un utérus rétroversé (dont le fond se trouve orienté en arrière par rapport au vagin) n'entraîne aucune complication spécifique.

L'anémie. 10 % des femmes enceintes seraient concernées par cette maladie, due à une carence en fer et en acide folique (vitamine B9). Quoi qu'il en soit, l'anémie, réelle ou supposée, n'est pas un obstacle à un accouchement naturel. A noter que l'homéopathie ou l'acupuncture peuvent aussi vous aider à lutter contre l'anémie.

L'état de santé de la mère

La listériose. Cette infection bactérienne, due au listeria monocytose, est l'une des bêtes noires des femmes enceintes en France. Elle n'en touche pourtant qu'une sur 1 000. La contamination est avant tout alimentaire, par le lait et les fromages crus, les charcuteries, le saumon ou la truite fumée, la viande mal cuite... Elle peut aussi être respiratoire, au contact d'animaux domestiques (chiens, chats) ou d'élevage, et notamment de leurs excréments. Pour la mère, la maladie est bénigne, souvent latente. Mais à partir du septième mois, le virus est capable de franchir la barrière placentaire. Le fœtus risque la mort *in utero* ou l'accouchement prématuré, souvent avec hypotrophie grave et, à la clé, de graves complications neurologiques et respiratoires. Si vous n'êtes pas immunisée, mieux vaut consulter à chaque accès de fièvre, même bénin, afin d'être rassurée. En attendant, la prévention tient dans des précautions alimentaires et d'hygiène. Aucun souci, néanmoins, pour choisir votre mode de naissance : dépistée à temps, la maladie est soignée efficacement pendant la grossesse et après l'accouchement.

La rubéole. Si la future maman n'a pas été touchée en début de grossesse (ce qui peut causer des dommages gravissimes à l'embryon), les risques d'anomalie sont généralement minimes après le troisième mois. Sauf avis médical contraire, la rubéole n'empêche donc pas d'accoucher dans un environnement non surmédicalisé. A plus forte raison pour les futures mamans simplement privées d'anticorps protecteurs...

La toxoplasmose. Cette maladie parasitaire peut avoir des conséquences graves sur le fœtus, notamment entre la 10ème et la 24ème semaine. En cas de non immunisation naturelle, des précautions d'hygiène s'imposent. En cas de contamination malgré ces précautions pendant la grossesse, le traitement par un antibiotique limite beaucoup le risque de transmission à l'enfant. Sauf problème particulier, un accouchement surmédicalisé ne s'impose donc pas.

Le nombre de grossesses précédentes

A partir du 4ème enfant, le risque d'une présentation anormale ou d'un accouchement difficile est plus grand, car l'utérus peut avoir perdu une partie de son tonus et donc de sa faculté à contracter. Mais en aucun cas ce simple fait ne peut entraîner l'absence de choix du lieu d'accouchement.

Les grossesses après un traitement pour stérilité

Une fois que l'œuf est bien implanté, ce sont des grossesses comme les autres.

Les facteurs de risques entraînant nécessairement une naissance en milieu hospitalier

L'accouchement prématuré

On appelle ainsi le risque d'accouchement avant le terme de 37 semaines d'aménorrhée (prématurité simple), de 32 semaines (grande prématurité) ou de 28 semaines (très grande prématurité). C'est le risque le plus habituel d'une grossesse « particulière ». Ses raisons sont multiples et peuvent toucher à toutes les causes énumérées ci-dessous. La plus fréquente, de loin, est néanmoins la grossesse multiple (jumeaux ou plus). Mais cela ne veut pas dire que grossesse multiple rime forcément avec hospitalisation et surmédicalisation ! (voir encadré « jumeaux » p. 206).

L'état de santé de la mère

L'hypertension artérielle. C'est la complication de la grossesse la plus « courante » : elle touche 10 % des futures mamans. Lorsqu'elle se double d'une albuminerie trop élevé, on court le risque de la toxémie gravidique, voire de l'éclampsie, qui sont des maladies graves de la grossesse. Néanmoins, l'hypertension artérielle simple est un risque très minime, surtout si le fœtus se développe bien à l'échographie. On bascule certes du côté de la pathologie, et il ne faut pas négliger le suivi qui s'impose. Mais un quart seulement des cas de tension trop élevée se soldent par une toxémie. Avoir une tension un peu trop élevée au cours de sa

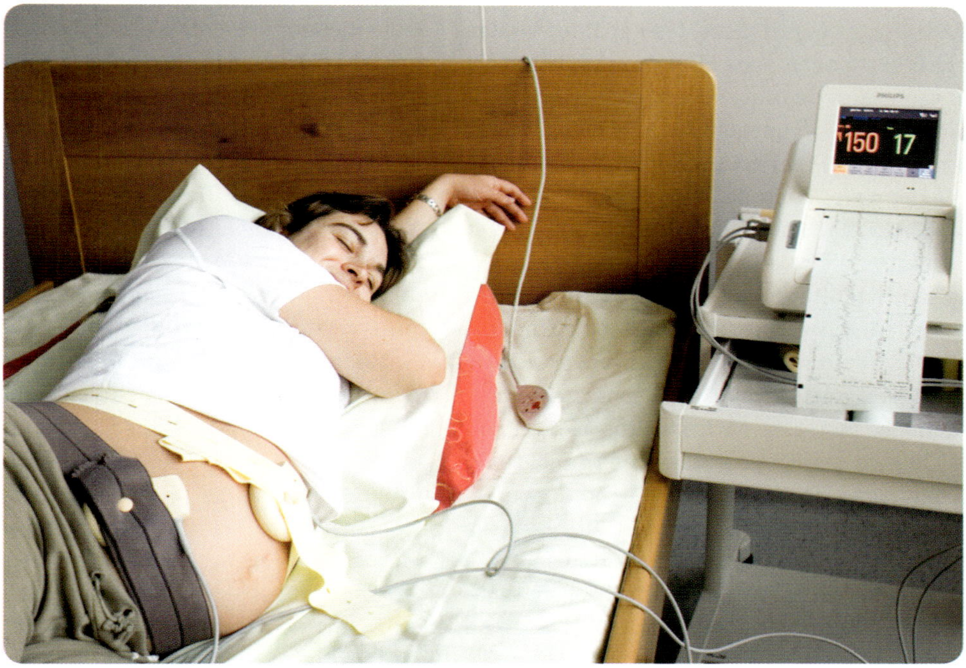

Photo : R. Goetter

grossesse, si c'est le seul symptôme, ne signifie pas que l'accouchement ne va pas se dérouler on ne peut plus normalement.

Le diabète. Pour la grande majorité des femmes, le diabète gestationnel est une complication sans gravité. Un peu d'équilibre alimentaire, avec moins de glucides, un peu d'exercice, et tout ira bien. Cette forme de diabète (qui survient souvent à partir du deuxième trimestre) est réversible dans les jours qui suivent l'accouchement. Néanmoins, par précaution, il est recommandé à ces mamans de se faire suivre et d'accoucher en milieu hospitalier, car le diabète peut provoquer des naissances prématurées, ainsi que des bébés macrosomes (plus de 4 kg) et fragilisés (risque de difficultés respiratoires, d'hypoglycémie et de jaunisse).

Dans certains cas rares néanmoins, il s'agit d'un réel diabète insulino-dépendant, qui peut donner lieu à une hospitalisation au cours du dernier trimestre. Quant aux mères diabétiques sous insuline avant la grossesse, elles sont particulièrement surveillées, car elles multiplient les risques de complications : hypertension, hydramnios (excès de liquide amniotique) et souffrance fœtale en fin de grossesse. Selon la pelvimétrie, une césarienne peut être indiquée. Néanmoins, selon le CNGOF, la césarienne de principe n'est indiquée que si le foetus a un poids estimé à plus de 4,500 kg.

L'hépatite virale. Une future mère touchée par les hépatite A ou B contamine obligatoirement son bébé, soit par le passage du virus à travers le placenta, soit par contamination maternelle directe au cours de l'accouchement. Si elles surviennent au cours du

En savoir plus sur le diabète gestationnel...
Sur la maladie et son suivi : http://www.diabete.fr
Témoignage : http://grossesse-et-diabete.chez-alice.fr

En savoir plus sur l'hépatite virale...
Hépatites Info Service : 0800 845 800 (appel gratuit).
http://www.soshepatites.org

troisième trimestre de grossesse, les hépatites virales A et surtout B entraînent, dans 50 % des cas, une mort *in utero* ou néonatale. Ceux qui sont nés vivants devront subir une injection d'immunoglobulines et être vaccinés à la naissance et suivi par un pédiatre, ce qui impose un accouchement en maternité de niveau I au moins (la voie basse est tout à fait possible). Une fois protégés et vaccinés, ils peuvent être allaités sans problème.

Les infections génitales et urinaires. Certaines maladies sexuellement transmissibles non traitées, comme la syphilis ou la blennorragie, peuvent provoquer des complications obstétricales ou néonatales. Mais, une fois détecté, tout cela se traite très bien par la pénicilline. Dans ce cas, il n'y a aucune contre-indication à donner naissance de la manière de son choix. De même, les infections urinaires peuvent être sources d'accouchements prématurés, mais la maman peut très bien accoucher par voie basse. Par contre, l'état de santé du bébé peut nécessiter des soins, d'où la nécessité de la structure hospitalière.

L'herpès. L'herpès est un virus qui, une fois contracté (par contact labial ou génital) reste latent dans l'organisme et réapparaît par crises, notamment en cas de fatigue particulière. Le bébé ne peut pas être contaminé au cours de la grossesse, mais, si la lésion est active ou date de moins de 10 jours, il peut l'être lors de l'accouchement. Avec, à la clé, un handicap terrible pour lui : l'encéphalite. Aujourd'hui, par le biais d'un traitement antibiotique, on essaie au maximum d'éviter la césarienne, naguère systématique. Mais il est des cas où on n'a pas le choix. D'où l'hospitalisation impérative.

Le cytomégalovirus (CMV). La problématique est sensiblement la même avec le CMV. Ce virus, responsable d'infections passant le plus souvent inaperçues, constitue l'infection fœtale congénitale la plus fréquente dans les pays développés. Le CMV se transmet par tous les liquides corporels. Un problème d'autant plus ennuyeux qu'il n'existe à l'heure actuelle aucun traitement efficace pour prévenir la contamination materno-fœtale. La seule mesure préventive est de conseiller aux futures mamans d'éviter, dans la mesure du possible, le contact de jeunes enfants, car c'est par eux (porteurs sains ou malades) que passe la contamination des 40 % de femmes enceintes non immunisées. Plus simple à dire qu'à faire ! Or, la contamination en cours de grossesse peut, dans certains cas rares, entraîner de graves problèmes fœtaux. C'est pourquoi une naissance en milieu hospitalier s'impose toujours en cas de contamination.

L'incompatibilité Rhésus ou incompatibilité fœto-maternelle. Le fœtus atteint d'incompatibilité Rhésus relève d'une maternité spécialisée, ce qui n'est pas le cas de toutes les maternités de niveau 3. Dans les formes mineures de la maladie, le bébé peut naître spontanément à terme et nécessitera, à la naissance ou dans les jours suivants, une ou plusieurs transfusions sanguines. Dans les atteintes plus importantes, l'accouchement sera déclenché avant terme, par voie basse s'il n'en souffre pas ou par césarienne s'il ne tolère pas les contractions. Il peut aussi être transfusé *in utero*.

Le sida. La grossesse n'aggrave pas l'état de santé de la femme simplement séropositive, mais peut s'avérer problématique dans le cas d'un sida déclaré. Dans les deux cas, un suivi très strict sera à respecter, principalement dans le but de protéger l'enfant à naître de la contamination, avec une prise préventive d'antiviral (AZT) six semaines avant l'accouchement, qui diminue grandement le risque pour le bébé d'être contaminé par les sécrétions maternelles lors de la naissance. Toutefois une naissance en maternité, et de niveau 3, apparaît nécessaire, car la présence d'un pédiatre, d'un infectiologiste s'imposent, tout comme celle d'un obstétricien au cas où une césarienne devrait être pratiquée.

En savoir plus sur l'herpès...
0825 80 08 08 (0,15 euro TTC/mn)
http://www.herpes.asso.fr/pdf/guid_prat_2.pdf

En savoir plus sur le sida...
Sida Info Service 0800 840 800 (Appel anonyme et gratuit) et http://www.sida-info-service.org
http://www.aides.org

Les problèmes de constitution de la mère

Une **anomalie du bassin** ou un **utérus trop petit** sont des facteurs qui justifient une intervention médicale, généralement une césarienne. Mais ce sont des cas rarissimes.

Le **« placenta praevia »**, ou insertion anormale du placenta sur la partie basse de l'utérus, dont il peut même parfois recouvrir le col. Cette particularité peut être détectée lors de la première échographie. Attention, toutefois, à n'en pas tirer de conclusions hâtives, nombre de ces anomalies étant à confirmer lors de la dernière échographie (où l'on remarque souvent que tout est rentré dans l'ordre). Un *placenta praevia* est susceptible d'entraîner un décollement partiel du placenta, sous l'influence notamment des contractions de fin de grossesse. D'où des hémorragies parfois considérables. Il arrive que ce type de grossesse se solde par un repos absolu, en milieu hospitalier, voire par une césarienne programmée si le placenta recouvre entièrement le col. Maternité de niveau 2 au moins, car la maman peut avoir besoin d'une transfusion.

Des malformations utérines congénitales. Celles-ci peuvent être notamment dues à la prise, par la mère de la future maman, de Distilbène, un médicament anti-contractions très prisé dans les années 50 à 70 et à l'origine de nombreuses malformations génitales et utérines pour la génération suivante. Ou bien à une insuffisance de fermeture du col. Pour pallier ces deux problèmes, un cerclage du col peut parfois être pratiqué entre deux mois et demi et trois mois de grossesse. Il va de pair avec un repos plus ou moins complet, souvent en position allongée, jusqu'à un terme jugé sans danger pour le bébé (généralement la fin du huitième mois). Mais la plupart du temps, comme le bébé naîtra tout de même avant terme, voire fragilisé, une hospitalisation s'impose, de niveau I à III en fonction de la prématurité du bébé.

Les antécédents répétés de grossesses à problèmes. On parle ici de fausses couches plus ou moins tardives répétées ou de complications rares survenues en cours de grossesse (grossesses extra-utérines ou molaires – hémorragies, retard de croissance fœtale, hématome rétroplacentaire...) (198), ou lors de l'accouchement (enfant malformé, en détresse ou mort-né).

Le risque de maladie génétique ou de malformation du fœtus

A voir au cas par cas, mais une hospitalisation de niveau II au moins sera souvent nécessaire, du fait des soins, parfois de longue durée, à dispenser à l'enfant.

L'alcoolisme et la drogue

L'alcool et les drogues traversent directement le placenta et perturbent le métabolisme et le développement des cellules embryonnaires chez l'enfant. Conséquences : malformations (notamment cardiaques), accouchements prématurés, taille et poids inférieurs à la moyenne... Maternité de niveau 1 à 3 en fonction du développement du fœtus.

198. Hématome rétroplacentaire : décollement du placenta de l'utérus au cours des trois derniers mois de grossesse.

En savoir plus sur les drogues...
Drogues Info Service : 0 800 23 13 13 (Appel gratuit).

Attendre des jumeaux : qu'est-ce que ça change vraiment ?

Comme une femme sur 80, vous attendez des jumeaux (199) ! Entre émotion et joie intenses, vous et votre compagnon vous sentez, et à juste titre, des élus. Mais vous ne tarderez pas à déchanter... Car dès la confirmation de cette grossesse hors norme, vous allez voir la machine médicale s'emballer.

Incitation à vous inscrire dans une maternité de niveau 2 ou 3, information dès les premières semaines de votre grossesse, du fameux protocole médical qui préconise notamment de déclencher l'accouchement à 38 SA, *« car il est plus risqué de voir naître à terme des jumeaux que de les faire naître à 38 SA »*. Votre calendrier de grossesse prendra des allures d'agenda de chef d'Etat : visites plus rapprochées (jusqu'à 18 semaines, toutes les trois semaines, tous les quinze jours jusqu'à la 34ème semaine, puis une fois par semaine), contrôles médicaux et échographiques multipliés (une écho mensuelle après 28 semaines, analyse d'urines tous les quinze jours et repos obligatoire dès 24 semaines...). Le tout accompagné de touchers vaginaux répétés, de piqûres innombrables.... Bref, vous risquez d'entendre bien davantage évoquer votre grossesse en termes de risques qu'en termes de chance. Au point, peut-être, de vivre ce moment dans l'angoisse permanente. Qu'en est-il réellement ?

Si on se cantonne aux chiffres stricto sensu, 20 à 30 % des prématurés sont des jumeaux. Le risque d'un accouchement prématuré est de un sur trois pour une première grossesse et de un sur deux pour une deuxième. Une éventualité qui augmente bien entendu avec le nombre de bébés à naître. On peut parfois craindre un excès de liquide amniotique, ou hydramnios, qui distend l'utérus et les membranes, entraînant des contractions. *« Le plus gros risque côté bébés, c'est lorsqu'ils ont le même placenta*, précise Cathy-Anne Pyreyn-Piette. *Dans ce cas, une surveillance stricte est nécessaire, car des échanges sanguins sont possibles entre les deux bébés avec l'un qui prend le dessus : c'est le syndrome transfuseur-transfusé. De même, s'ils sont dans la même poche, cela contre-indique formellement la voie basse, car bien souvent les cordons sont emmêlés. » « Mais,* ajoute t-elle, *les autres grossesses gémellaires sont généralement sereines! »*. Pour la mère, le risque relatif d'hypertension, d'albuminerie et d'œdème est également plus élevé.

Côté accouchement, la manière dont ils se présentent ou la position d'un membre ou d'un des cordons ombilicaux peuvent entraîner un travail plus long et plus compliqué. *« La voie basse ne sera possible que si le premier jumeau est tête en bas »*, souligne la sage-femme. La délivrance est plus propice aux hémorragies, car l'utérus, plus distendu, a plus de mal à se contracter. A la naissance, la moitié des jumeaux pèse moins de 2,5 kilos. De plus, l'un d'eux est presque toujours plus petit et plus fragile que l'autre.

Toutefois, *« la nécessité d'accoucher en maternité de niveau 2 ou 3, si elle s'impose pour des triplés, n'existe absolument pas pour des jumeaux »*, s'insurge la sage-femme. Ainsi, au-delà d'un terme de 32 semaines et en cas de grossesse sans risque particulier, un accouchement en maternité de niveau 1 peut s'avérer bien suffisant. Et une toute petite poignée de sages-femmes libérales acceptent de prendre en charge les grossesses gémellaires en accompagnement global avec naissance en plateau technique, voire même à domicile. *« Il faut vraiment s'assurer que toutes les conditions optimales sont réunies (à commencer par la présentation des jumeaux, qui doivent être tous les deux en céphalique (tête la première) et dans deux poches distinctes), car une sage-femme ne peut pas faire seule deux réanimations de bébés si elles s'imposent...»*, estime Cathy-Anne Pyreyn-Piette.

D'une manière plus générale, s'il n'est pas question ici de nier l'impérieuse nécessité de la médicalisation lorsque les vies des bébés et de la mère sont en jeu, il semble que de gros progrès pourraient être faits en matière de prise en compte des besoins fondamentaux de la femme enceinte dans notre pays, et à plus forte raison lorsqu'elle l'est doublement. *« Le suivi médical des grossesses gémellaires pèche considérablement par son manque de respect de la personne humaine,* regrette Monique Patin de Saulcourt, mamans de deux puces de trois ans et créatrice d'un site dédié au maternage sous l'angle « grossesses multiples » (200). *La prise en compte de la sensibilité de la future mère, de ses souhaits et de ses attentes, de son besoin de confort, de sécurité, de ne pas être coupée de son environnement affectif, est encore très loin d'être intégrée dans les préoccupations des équipes soignantes. »*

Les futures mamans de jumeaux sont, plus souvent qu'à leur tour, confrontées à la systématisation du déclenchement avant terme, aux césariennes ou aux longues hospitalisations avant et après la venue au monde de leurs enfants. Des décisions parfois uniquement motivées par le besoin pour ces praticiens de se prémunir juridiquement contre toute requête qui pourrait être déposée contre eux... Car il faut le dire et le redire : jusqu'à preuve du contraire, être enceinte n'est pas une maladie, même dans le cas d'une grossesse multiple.

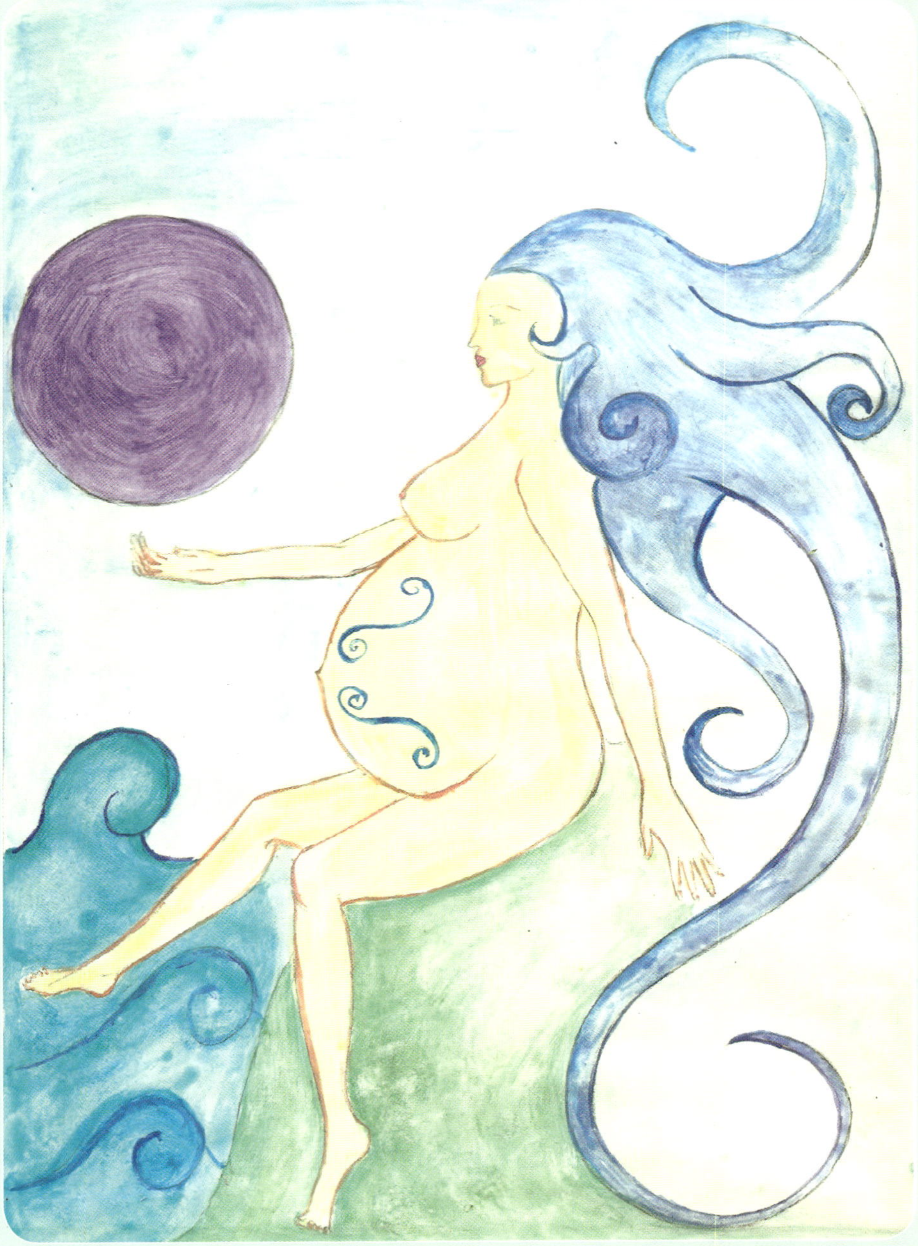

Illustration de Monique Patin de Saulcourt

199. Plus des deux tiers des grossesses gémellaires sont dizygotes (deux poches avec annexes totalement séparées, ou faux jumeaux) : les bébés sont le résultat de la fécondation de deux ovules par deux spermatozoïdes différents. Ils se ressembleront comme frère et sœur, sans plus. Les grossesses monozygotes (un seul œuf, ou vrais jumeaux, au patrimoine génétique et aux traits identiques), sont beaucoup plus rares. Selon les cas, les deux vrais jumeaux partagent sac amniotique, membranes et placenta ou ont chacun le leur.
200. http://difference.jumeaux.free.fr

Après une césarienne, une naissance naturelle est possible !

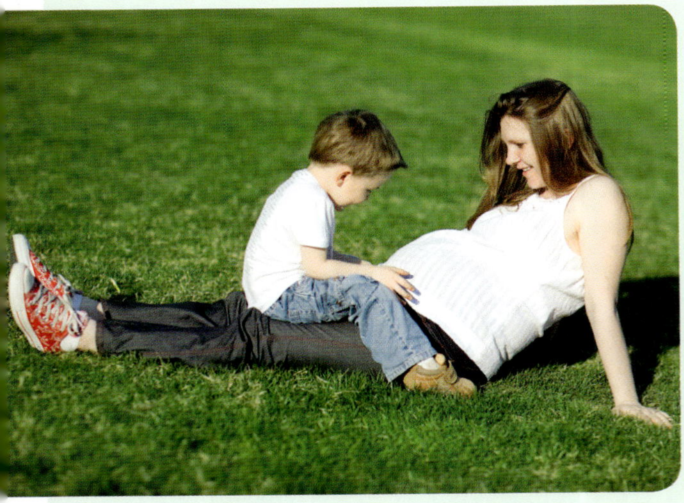

Près de 100 ans après, le triste slogan du Docteur Craigin, en date de 1916, « Césarienne un jour, Césarienne toujours », semble toujours d'une surprenante actualité en France. En 2003 encore 64,5 % des accouchements suivant une césarienne se soldaient par une nouvelle intervention (201) : ce n'est pas normal ! De par le passé, vous avez subi une ou plusieurs césariennes, et vous souhaitez accoucher par voie basse de votre prochain enfant ? Si les causes de votre césarienne ne sont pas permanentes, il n'y a aucune raison de ne pas essayer ! De manière générale, si vous tentez un AVAC (Accouchement Vaginal Après Césarienne), que ce soit après une ou deux césariennes, vous avez environ 70 % de chances d'accoucher par voie basse, contre quelque 30 % de risques de subir une césarienne en cours de travail. Ce n'est que 10 % de plus que lors d'une naissance classique !

Qui plus est, toutes les possibilités vous restent ouvertes : maternités de tous niveaux, accompagnement global par une sage-femme avec accouchement en plateau technique, et pourquoi pas accouchement à domicile si vous habitez à proximité d'une maternité. A voir au cas par cas avec la professionnelle qui vous accompagnera, beaucoup refusant de procéder à des AVAC en l'absence de certaines conditions très strictes. Voici par exemple ce que déclare Isabelle Noël, sage-femme libérale pratiquant des accouchements en plateau technique à la Polyclinique Rive droite de Bordeaux : *« J'accepte d'accompagner des AVAC, mais à certaines conditions, car le risque de rupture utérine est possible. Je me procure le compte-rendu opératoire de la césarienne antérieure afin de voir si tout s'est passé normalement ou s'il y a eu des complications. Je préviens également un gynécologue que j'accompagne un AVAC. Celui-ci doit être présent sur le site le jour de l'accouchement, pour pouvoir intervenir en cas de problème ». « La plupart des sages-femmes acceptent les AVAC à domicile sur utérus unicicatriciel si la raison de la première césarienne n'était pas un problème de bassin, si l'enfant à venir n'est pas présumé peser 4 kilos ou plus, si le placenta n'est pas inséré sur la cicatrice et si celle-ci est ancienne et correcte à l'échographie de fin de grossesse (on en mesure l'épaisseur)*, déclare pour sa part Cathy-Anne Pyreyn-Piette, sage-femme. *Par contre, sur un utérus bicicatriciel, elles ne doivent vraiment pas être nombreuses, car le risque de rupture est plus important, ainsi que le risque d'insertion du placenta sur la cicatrice. Ce qui peut entraîner des hémorragies importantes... »*.

La principale crainte relative à un AVAC est le risque de déchirure utérine. Pourtant, à y regarder de plus près, les risques sont minimes : on estime à moins de 5 pour mille cette complication. Un risque qui n'augmente pas en cas de jumeaux. Les études confirment seulement qu'il vaut mieux savoir attendre un an au moins avant de concevoir le bébé suivant : plus la naissance est espacée de la précédente, plus ce risque sera faible.

Côté suivi avant l'accouchement, on vous proposera parfois une pelvimétrie, une pratique controversée : le Conseil national des gynécologues et obstétriciens de France (CNGOF) note que même après une césarienne pour disproportion céphalo-pelvienne (lorsque le bassin de la maman n'est pas adapté pour laisser passer le bébé), 2 femmes sur 3 réussiront leur AVAC. Il rappelle aussi *« qu'aucun examen ne permet à ce jour d'apprécier la solidité de la cicatrice utérine »*.

Au cours de votre grossesse, n'hésitez pas à vous faire aider de toutes les manières possibles : un ostéopathe pourra travailler sur les articulations de votre bassin, l'accompagnement d'une doula vous rassurera sur votre

201. Direction de la recherche, des études, de l'évaluation et des statistiques. *Etudes et Résultats*, n°383, mars 2005. « La situation périnatale en France en 2003 ». Consultable sur le web.

Savoir reconnaître les signes précurseurs d'une rupture utérine

La rupture utérine est un phénomène très rare qui se produit la plupart du temps au cours du travail, sous la force des contractions. La situation, qui peut être très grave pour la maman et mortelle pour le bébé, est normalement prise en charge par l'équipe et se soldera par une césarienne en urgence. Mais si d'aventure la rupture utérine, complète ou partielle, survenait chez vous, il est fondamental que vous en connaissiez les signes avant-coureurs, afin de consulter en urgence votre praticien ou rejoindre l'hôpital au moindre doute sur l'origine de vos douleurs, surtout si vous avez déjà subi une ou plusieurs césariennes.

D'après l'association Césarine et le CNGOF, les symptômes suivants doivent faire penser à un début de rupture :

- une douleur en coup de poignard, vive et violente, éventuellement suivie d'un état de choc avec syncope ;
- des saignements plus ou moins importants (de teinte foncée, noire, en cas de rupture complète et franche) ;
- une remontée de la tête du bébé, parfois la modification de l'aspect du ventre si un membre du bébé passe par l'ouverture.

Si vous êtes déjà en travail, mais sans assistance :

- affaiblissement des contractions, stagnation du travail ;
- douleur qui persiste entre les contractions.

En savoir plus...

http://www.cesarine.org/avenir/avac

A lire :

Hélène Vadeboncoeur. *Une autre césarienne? Non merci!* Québec Amérique, 2006.

capacité à accoucher par voie basse. Et pourquoi pas un acupuncteur, de l'haptonomie ou du chant prénatal? N'hésitez pas à vous réapproprier votre accouchement.

Si vous choisissez d'accoucher en structure hospitalière, certaines maternités refusent tout déclenchement sur un utérus cicatriciel, car le déclenchement augmente le risque de rupture utérine. D'autres l'accepteront, moyennant une surveillance rapprochée. Renseignez-vous sur la politique de votre maternité : jusqu'à quel terme vous laissera-t-on aller? Que se passe-t-il si la limite est atteinte : tentative de déclenchement ou césarienne ?

Sachez qu'il n'existe aucune directive commune à tous les gynécologues sur la manière de gérer un AVAC. Chaque maternité a sa propre politique, d'où l'intérêt de vous renseigner avant d'opter pour l'une d'elles. Dans certaines, les équipes considéreront ce type d'accouchement comme à très haut risque et ne vous permettront pas le moindre écart au protocole. Vous pourrez ainsi vous voir proposer un monitoring externe continu, voire interne (on place un capteur sur la tête du bébé) qui perturbe le déroulement naturel de l'accouchement (déambulation impossible, position allongée quasiment obligatoire). Ce qui peut conduire, comme pour un accouchement normal, à un ralentissement du travail... donc à une césarienne. A l'inverse, un médecin familiarisé à ce type d'accouchement pourrait être enclin à attendre un peu plus longtemps pour voir l'évolution du travail. Tout reposera donc sur la confiance entre vous et l'équipe.

Vous serez peut-être plus tentée qu'une autre d'opter pour la péridurale, par crainte de la douleur. Vous êtes bien sûr la seule juge de votre choix. Considérez seulement que la péridurale nécessite souvent l'injection d'ocytocines pour relancer le travail : cela augmente le risque de rupture utérine. De plus, sous péridurale, vous risqueriez de ne pas sentir la douleur liée à une pré-rupture utérine. Avantages : bien sûr, le soulagement du corps. Mais surtout, si vous deviez subir une césarienne en cours de travail, celle-ci se déroulerait sous péridurale plutôt que sous anesthésie générale.

Après la naissance, certains gynécologues souhaitent effectuer une révision utérine pour vérifier l'état de la cicatrice : un geste peu agréable, dont l'utilité est discutable si le placenta est entier et en l'absence d'hémorragie.

Quand la grossesse ne se passe pas comme prévu... Le deuil périnatal

La mort des parents, c'est la perte du passé
La mort d'un enfant, c'est la perte de l'avenir.
Proverbe chinois

Parler de ces bébés qui un jour, parfois sans raison médicale, s'arrêtent de respirer, dans le ventre de leur mère, de ces petits êtres chez qui l'on découvre, au cours du diagnostic prénatal, un lourd handicap, de ces accouchements qui se déclenchent beaucoup trop tôt pour laisser leur chance aux enfants, est délicat, difficile, douloureux et pourtant normal. Nécessaire, même, pour les parents confrontés à cette réalité brutale et si douloureuse, de perdre un bébé avant même qu'il ne soit né ou peu de temps après sa naissance.
Nous avons choisi de consacrer les pages qui suivent à la mort et au deuil périnatal (202). Pas pour livrer des statistiques sur le sujet et des conseils tout faits. Mais simplement pour parler de ce sujet encore tabou dans notre société parce qu'il touche à la mort, et de surcroît à celle de bébés encore dans le ventre de leur mère ou vieux de quelques heures, de quelques jours...

Différentes causes, mais la même douleur, le même deuil à accomplir...

La mort périnatale : les médias en font peu écho en général. On peut alors être tenté de croire, quand la terrible nouvelle tombe, que l'on est les seuls parents au monde à vivre un tel drame. En réalité, une grossesse sur cinq s'interrompt et n'aboutit pas à la naissance d'un bébé en vie et en bonne santé. Les parents confrontés à ce drame ne sont donc pas des cas si isolés. Nombre d'entre eux se sont d'ailleurs regroupés pour créer des associations de soutien.
Les parents touchés par la mort périnatale sont confrontés à des réalités différentes, mais tout aussi « inacceptables ». La fausse couche, précoce ou tardive (après deux mois et demi de grossesse). De l'ordre de 1 à 2 %, ces accidents sont dus à une malformation du fœtus ou à l'apparition d'une ouverture trop large du col (béance). Un cerclage peut être envisagé par le praticien lors de la grossesse suivante. La mort *in utero* (203) de leur bébé, qui peut survenir à tous les stades de la grossesse. « *Certaines morts sont expliquées médicalement, d'autres non : on assimile alors ce décès du bébé dans le ventre de sa mère à la mort subite du nourrisson* », indique Chantal Haussaire-Niquet, psychothérapeute, consultante et formatrice en deuil périnatal et auteure de livres sur la question (204). L'accouchement peut aussi se déclencher très prématurément. « *Le bébé est alors placé en service de réanimation. Selon son terme, il vit quelques heures, quelques jours ou quelques semaines* », explique la psychothérapeute. Et puis, les différents dépistages et diagnostics prénataux peuvent aussi révéler que le bébé est atteint d'une malformation incompatible avec la vie ou entraînant un handicap grave : les parents se voient alors proposer une IMG (205), qu'ils peuvent accepter ou refuser.

Dans tous les cas, les parents sont confrontés à une douleur inconnue, insoutenable. « *La première réaction est le choc, la sidération, le déni. La conscience est comme anesthésiée. On se dit : "c'est un cauchemar, je vais me réveiller"* », confie Chantal Haussaire-Niquet. Et puis, comme le souligne la pédopsychiatre et psychanalyste Myriam Szejer (206), vient la colère : « *c'est la révolte : pourquoi cela m'arrive-t-il à moi, c'est trop injuste, etc. – révolte que l'on peut entendre comme la réaction proprement dite à la violence subie par la femme au moment de l'annonce* ». Après la révolte, la femme entre dans la phase d'acceptation, au cours de laquelle elle pourra prendre sa décision d'interrompre ou non sa grossesse (si la question se pose) et envisager le déroulement de la naissance de son bébé, même si

L'interruption médicale de grossesse : le choix de l'accepter ou de la refuser

Lorsque le diagnostic prénatal (échographie, amniocentèse) (207) révèle que le bébé est atteint d'une affection d'une gravité particulière et jugée incurable ou que la poursuite de la grossesse met en danger la vie de la femme, le corps médical propose aux parents une interruption médicale de grossesse. La détection d'anomalies chromosomiques (trisomie 21, 18 et 13) est à l'origine d'un grand nombre des 6 000 IMG pratiquées chaque année.

Sachez qu'interrompre sa grossesse n'est pas une obligation, et ce quelle que soit la pathologie détectée chez le bébé. Et même si, à cette annonce, les parents, sous le choc, n'ont souvent qu'une envie, celle d'en finir au plus vite avec cette expérience si douloureuse, il leur est conseillé de prendre le temps de la réflexion et de s'interroger avant de prendre sa décision. Décision tellement difficile notamment en cas de trisomie 21 détectée.

En cas de maladie létale chez votre enfant (handicap incompatible avec la vie et qui occasionne une mort avant ou peu de temps après la naissance), il est possible aussi de décider de continuer sa grossesse pour que l'enfant meure de sa mort naturelle (celle-ci pouvant intervenir *in utero*, après l'accouchement ou dans les jours qui suivront). Sachez que le suivi médical permet de surveiller le bébé pour s'assurer qu'il ne souffre pas.

La décision du couple peut aussi être d'interrompre la grossesse quand ce choix leur apparaît comme la meilleure solution, pour eux, comme pour l'enfant (208). Sachez que de plus en plus de maternités sont sensibilisées à la prise en charge médicale et psychologique des couples vivant une IMG. Elles proposent notamment aux parents un rituel autour de la naissance. Ces derniers peuvent aussi établir un projet de naissance et exprimer leurs souhaits d'une naissance respectée : liberté de mouvement pendant le travail, absence de péridurale, garder son bébé sur soi après la naissance, autoriser ou non l'autopsie, etc.

Pour plus d'informations sur l'IMG, ses alternatives, son déroulement :

Association Petite Emilie (contact : Valérie MICHEL)
Site web : http://www.petiteemilie.org/fr_index.htm
Email : petiteemilie@petiteemilie.org

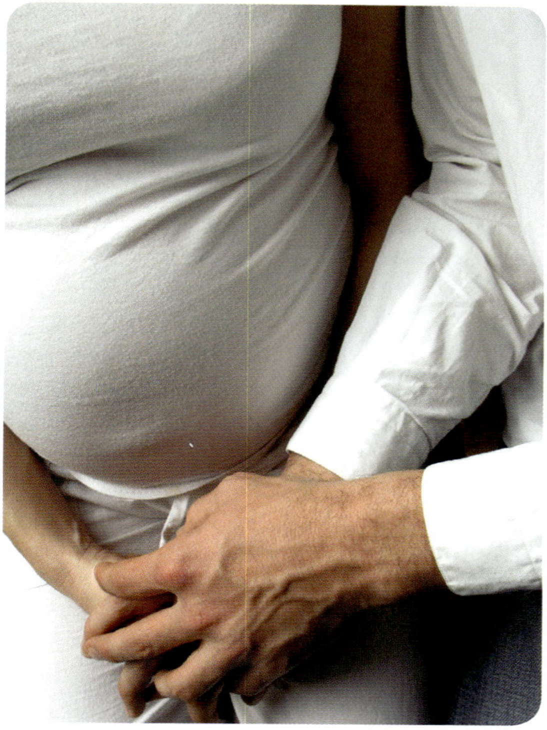

celui-ci ne respire déjà plus à l'intérieur de son ventre. Cette phase de réflexion, ces choix, certes douloureux, mais faits par les parents en leur âme et conscience, seront autant d'étapes qui leur permettront d'entamer leur processus de deuil.

202. La mort périnatale est la mort d'un bébé en cours de grossesse – depuis la conception – et jusqu'à un mois après la naissance. Le deuil périnatal suit la mort périnatale.
203. Mort *in utero* : terme employé pour la mort spontanée d'un fœtus à partir de 22 SA et jusqu'au terme théorique de la naissance. Avant 22 SA, on parlera officiellement de fausse couche.
204. Voir bibliographie p. 215
205. IMG : interruption médicale de grossesse, anciennement appelée interruption thérapeutique de grossesse, légalement autorisée en France jusqu'au terme de la grossesse.
206. *Ces neuf mois là, op. cit.*, p.160.
207. voir chapitre « examens de la grossesse » au 1er trimestre
208. L'autorisation de pratiquer une IMG doit être accordée par deux médecins d'un centre de diagnostic prénatal, chargés d'attester que les conditions sont respectées.

Le récit de Sylvie, maman de Ferdinand, de Joséphine, de Marie et de Florine [209]

« Jeudi soir, la veille de ta mort, je me suis installée dans un grand bain chaud, avec des huiles essentielles et des petites bougies. Tout un cérémonial que je ne m'étais encore jamais accordée. C'est là que je t'ai senti bouger pour la dernière fois, mon bébé. Tu remontais le long de mon ventre en suivant le gant de toilette bien chaud. Tu me disais au revoir, et moi je ne réalisais pas encore que ton petit coeur cesserait de battre cette nuit-là. Mais non, ce n'est pas possible. C'est impensable d'imaginer que la mort viendrait nous frapper ici, maintenant, à la veille de cet immense bonheur, celui de te serrer dans mes bras, celui de te donner mon lait, celui de ne pas te quitter...

Je veux en finir avec cette inquiétude qui m'empêche de te sentir. J'appelle ma sage-femme, en pleine nuit, pour lui demander un monitoring. Je n'éprouve pas d'angoisse, mais la vitesse à laquelle je roule, pour arriver à son cabinet, est quand même révélatrice... Je sais exactement où se trouve ton coeur, toujours en bas à droite... exactement là où elle pose le capteur. Silence de mort. Je ne veux pas le croire mais pourtant c'est mon histoire qui se déroule ici, ce n'est pas un film, pas un mauvais rêve... Comme une automate, reprendre la voiture et annoncer à ton papa cette horrible, cette incroyable réalité. « Notre bébé est mort ».

Nous nous réfugions sous notre couette, pour pleurer, pour nous serrer dans les bras l'un de l'autre, pour envisager les heures, les jours qui vont venir... Quand vais-je accoucher? Où va-t-on t'enterrer? Nous sommes plongés tout à coup dans une spirale d'action, il faut rester forts, maîtres de nous, ne pas craquer, le plus dur reste à venir...

Le lendemain matin, nous confions les enfants à leur grand-mère après leur avoir expliqué que nous partons à l'hôpital mais que le petit bébé ne reviendra pas à la maison, parce qu'il est mort. Ils sont tellement tristes! Je pense plus à les consoler, à ne pas les traumatiser qu'à notre propre douleur.

La route vers l'hôpital me semble irréelle. Dire que nous aurions dû y aller pour une naissance... Qu'est-ce que je porte en moi au fait? Un corps mort, une carcasse qui flotte entre deux eaux. C'est horrible. Je sens pourtant ta présence, mon bébé, tu es encore si près de nous. Je suis encore toute imprégnée de toi même si, déjà, je me sens moins enceinte...

Le monitoring et l'échographie confirment le diagnostic de ma sage-femme. Nous sommes étrangement calmes. Les sages-femmes semblent presque impressionnées.

Je souhaite accoucher aujourd'hui, le plus vite possible, qu'on en finisse et qu'on rentre à la maison. Je souhaite surtout que cet accouchement me fasse le plus mal possible. Je veux ressentir chaque contraction, ressentir la douleur au plus profond de moi. Oh ces contractions qui font peur à tant de femmes, elles seront mes amies, elles m'aideront à mesurer l'ampleur de ma souffrance. Si elles pouvaient me broyer les entrailles, me faire mourir, que ce serait bon...

Comme un animal blessé, je me laisse aller dans la souffrance, n'écoutant plus, ne voyant plus, concentrée sur cette seule mission : mettre ton corps au monde. Je ne monterai jamais sur la belle table colorée : tu naîtras par terre, dans les bras de ton papa, après seulement 2 h 30 de contractions.

Je me donne trois minutes pour « souffler » avant de me retourner pour te contempler. Tu es une magnifique petite fille de 3 kilos (je peux être fière de t'avoir bien nourrie). Ton teint est gris, tes lèvres sont foncées, ta petite tête est inclinée sur le côté. Où est-elle cette joie immense que toute maman ressent à la naissance de son enfant? Ici, rien ne se passe... Où va t-il aller, tout cet amour que j'avais mis en réserve pour toi? J'approche mon visage du tien... Tu sens si bon! Tu es toute chaude... Comment est-ce possible que tu ne t'éveilles pas pour pousser un grand cri de vie?

Je m'essuie les jambes et remets mon pantalon, comme si rien ne s'était passé. La sage-femme de la maternité nous aide à t'habiller. Ensuite, nous sortons de la salle d'accouchement derrière la sage-femme qui te porte pour descendre à la morgue. Quel endroit glacial! Tu vas avoir si froid ici! Je te prends une dernière fois dans mes bras pour te dire adieu. Je reconnais la forme de tes fesses, qui faisaient de petites bosses dans mon ventre. Je reconnais ton poids que j'ai porté en moi. Mais pas la petite flamme qui t'animait; elle n'est pas là, dans ce petit corps sans vie tout vêtu de blanc. Alors nous demandons à la gynéco de pouvoir partir et une heure plus tard, la voiture nous ramène à la maison, avec une étoile au-dessus de nous. J'ai faim. Je suis en vie. »

209. Les parents de Marie lui ont dédié un site : http://users.swing.be/francotte/index.htm

« Garder toutes les traces, mêmes infimes, du passage de son bébé »

Entretien avec Chantal Haussaire-Niquet, psychothérapeute, consultante et formatrice en deuil périnatal et auteure de *l'Enfant interrompu* et de *Le deuil périnatal, le vivre et l'accompagner.*

Pourquoi le deuil périnatal est-il différent des autres deuils?

C. H-N. : Il réunit tout d'abord toutes les composantes traumatiques d'un deuil « classique » : il est inattendu, extrêmement brutal et souvent vécu dans un isolement psychologique total. Mais son processus s'amorce aussi plus difficilement, et cela, pour différentes raisons spécifiques. On le sait, l'élaboration d'un deuil se fait en opérant une reconstitution intérieure à partir des traces laissées par le disparu au cours de sa vie. Or, avec le décès en période périnatale, la présence, au sens habituel du terme, n'a justement pas existé, ou si peu. Il n'y a pas eu de vie partagée, de rires, de peines traversées. Le deuil doit donc s'engager à partir de traces très minces. Les parents perdent, cependant, quelqu'un à part entière, même si ce quelqu'un n'a pas eu le temps de vivre. Ils ne perdent certes pas cet habituel passé commun, mais plutôt le potentiel de cet enfant s'il avait vécu. C'est pour eux l'effondrement de l'avenir.

Le processus de deuil suppose aussi une séparation nette entre le mort et les vivants qui restent. Comment cela se passe-t-il quand le bébé meurt dans le ventre de la mère?

C. H-N. : Faire son deuil, en cas de perte d'un être cher, c'est faire le deuil d'un autre. Or, quand la mort survient dans la mère, celle-ci a beaucoup de mal à identifier son bébé comme un « entièrement » autre qu'elle-même. Les femmes formulent ainsi souvent leur impression d'être la tombe de leur enfant. Si elles ne sont pas accompagnées dans la traversée de cette épreuve, elles veulent alors fréquemment en finir au plus vite tout en souhaitant parfois aussi prolonger cet état qui leur permet de garder encore un peu leur bébé avec elles, en elles.

Que faire pour que le deuil puisse malgré tout s'amorcer normalement?

C. H-N. : Il est conseillé de faire exister cette naissance comme une naissance à part entière, de ritualiser autant que possible le départ de son bébé et de reconstituer les traces de son passage, même si, sur le moment, cela paraît « inutile », voire « absurde » aux yeux des parents pour qui la douleur est trop vive. Il est utile d'exprimer ses souhaits quant au vécu de l'accouchement et au mode de rencontre avec son bébé, de le porter, de le garder dans ses bras, de le bercer, l'habiller, de le prendre en photos.

Bien sûr, il faut proposer tout cela aux parents dans le plus pur respect des croyances et des possibilités de chacun, ne surtout rien imposer. Mais une chose est sûre : l'imaginaire (les fantasmes sur la « monstruosité » de son bébé atteint d'un handicap, par exemple) est toujours plus dévastateur que la réalité. Et je n'ai jamais entendu de parents regretter d'avoir vu leur bébé mort. Il est possible aussi d'inviter la fratrie à voir le bébé, lequel prendra ainsi davantage corps dans la généalogie familiale. Et puis récupérer toutes les traces de son passage : son bracelet de naissance, les empreintes de ses pieds et mains, une mèche de ses cheveux... Ces traces, il est ensuite possible de les rassembler dans une boîte ou un petit coffre que les parents auront réalisé eux-mêmes.

Cet acte, ou tout autre issu de la créativité et de l'amour des parents pour leur enfant, permet d'achever symboliquement la grossesse interrompue et contribue à restaurer le sentiment de parentalité. Le rituel d'enterrement ou de crémation avec un médaillon symbolique par exemple, quand ils sont possibles, sont aussi très importants. Que les parents n'hésitent pas, enfin, à se faire aider et accompagner en se tournant vers les associations, les lieux d'écoute et de parole et les thérapeutes spécialisés dans l'accompagnement du deuil périnatal.

Déclaration de décès et sépulture : que dit la loi ?

• S'agissant d'un enfant né vivant et viable, mais décédé avant la déclaration de naissance : l'officier d'état civil est tenu de dresser un certificat de naissance et un autre de décès. Le décès de l'enfant né vivant et viable a les mêmes conséquences que celui d'un enfant décédé ultérieurement en matière de reconnaissance et de droits sociaux : congé de maternité, prolongation du congé de maternité postnatal prévu pour la naissance de trois enfants ou de jumeaux, etc.

• S'agissant d'un enfant né vivant, mais non viable, quelle que soit la durée de sa gestation : l'officier d'état civil doit dresser un acte d'enfant sans vie. « *La viabilité est une notion qui n'est pas juridiquement définissable et il appartient au médecin de l'établir* », notent Sophie Gamelin-Lavois et Martine Herzog-Evans [210].

L'acte d' « enfant sans vie » est porté sur le registre des décès. Il peut recevoir un ou plusieurs prénoms si les parents le souhaitent. Depuis 1997, il peut aussi être mentionné sur le livret de famille si les parents en font la demande. Depuis 2002, l'inhumation ou la crémation de l'enfant né sans vie peut être réalisée à la demande de la famille. Sinon, il revient à l'établissement de santé de le faire. Faute de personnalité juridique, l'enfant né sans vie ne peut, lui, être ni reconnu ni légitimé par ses parents.

• S'agissant d'un enfant mort né, quelle qu'ait été la durée de sa gestation : de la même manière, un acte d'enfant sans vie est dressé. Jusqu'à trois arrêts de la Cour de Cassation en date du 6 février 2008, les bébés dont la durée de gestation avait duré moins de 22 SA ou dont le poids était inférieur à 500 grammes n'ouvraient droit à la rédaction d'aucun acte, et n'étaient pas inscrits non plus sur le livret de famille. Une situation très mal vécue par les familles. Désormais, le droit est reconnu aux parents de tout fœtus mort né d'inscrire celui-ci à l'état civil. Avec, en corollaire, la possibilité de le prénommer, de bénéficier de certains droits sociaux et de récupérer son corps afin d'organiser ses obsèques et de faire leur deuil. Reste à espérer que cette jurisprudence ne sera pas annulée en appel... A suivre.

210. *Les droits des mères*, volume 1, page 27.

Poème

Qui es-tu pour me dire que ce n'est rien ?
Qui es-tu pour me dire que ça va aller?
Que sais-tu de ce que je vis?
Que sais-tu de ce que je sais?
J'ai un creux au ventre
C'est mon bébé qui meurt
Je veux du silence
Ne plus entendre mes pleurs
Qui es-tu pour me dire que c'est terminé?
Qui es-tu pour me dire que je dois oublier?
Que sais-tu de moi, de mon passé?
Que sais-tu de ce que je ressens dans mon coeur déchiré?
J'ai mal à mon être
C'est mon enfant qui nous quitte
Je suis vide de lui
Laissez-moi tranquille
Qui es-tu pour me dire de ne pas m'inquiéter?
Qui es-tu pour me dire que je dois continuer?
Que sais-tu sur le fait de perdre un enfant?
Que sais-tu de mes sentiments?
J'ai mal à ma peau
De devoir le laisser partir
Je me sens si seule
Je voudrais moi aussi mourir
Qui es-tu pour me dire que je ne suis pas maman?
Qui es-tu pour me dire que je n'ai pas d'enfant?
Que sais-tu de la vie? Qui t'en a montré autant?
Que sais-tu pour me regarder et rire de ce qui m'attend?
Et toi, il ne peut rien t'arriver
Non, c'est certain car tu le sais
Tu sais que la vie ne te réserve pas cela
Tu sais que « ça n'arrive qu'aux autres » tout cela...

Nadia Pinet, maman du petit Jason (23/01/04 – 05/01/05) (211)

211. http://royaume.com/nosanges/newpage2.html

Envisager et vivre une nouvelle grossesse : parce que la vie continue...

Certains parents mettront du temps à accepter l'idée qu'un autre enfant puisse partager leur vie. D'autres n'auront qu'une envie, recommencer tout de suite. Dans tous les cas, le désir de grossesse correspond à un objectif de vie, à une petite flamme qui renaît. Mais ce bébé, cet « enfant suivant », n'est pas un bébé comme les autres. Dans le ventre de sa mère, dans la voix et les caresses de son père, il pourra trouver de la tristesse, de l'angoisse, mais aussi beaucoup d'amour, cet amour de parents qui savent la valeur de son existence et la fragilité de sa présence. Pour la mère, comme pour le père, cette grossesse peut être teintée d'ambivalence, réveiller de la peur, des angoisses. En parler à son praticien, médecin ou sage-femme, ou consulter un thérapeute, peut s'avérer utile et libérateur et permettre au couple de vivre cette nouvelle grossesse plus sereinement.

Li, 30 ans, maman d'un bébé (à terme) mort durant l'accouchement en 2006 et de Tao, né en mai 2007 (212)

« Le médecin l'a sorti, on arrête tous de respirer, comme pour lui laisser plus d'oxygène, et là j'entends le plus beau son du monde.... « Ouin, ouin, ouin... » il est si beau ce bébé tout gluant ! Le mot pour décrire c'est « légèreté »... Je me suis sentie allégée du poids du bébé, du deuil, des larmes, du désespoir, de l'angoisse, des peurs, et de l'attente (...) »

Un mois plus tard...

« Notre petit Tao a un mois, il est en pleine santé, il a un sourire merveilleux après la tétée du matin, je n'en reviens toujours pas d'avoir fait un si beau bébé ! Je suis enfin passée de l'autre côté... du côté des parents comblés et ébahis devant leur enfant. »

212. Un très beau témoignage de grossesse vécue après la mort d'un premier bébé, texte intégral sur ce lien : http://www.materneo.com/kiwi/spip.php?article94

Sur le web...

- L'enfant sans nom – parents endeuillés
Tél. : 03 85 48 50 04
Contact : Sophie Helminger
Site web : http://lenfantsansnom.free.fr
http://nostoutpetits.free.fr
- Chantal Haussaire-Niquet
Tél. : 06 81 25 85 43
- Petite Emilie
Contact : Valérie Michel
Site Web : http://www.petiteemilie.org/fr_index.htm
- Association Clara
http://association.clara.free.fr
association.clara@caramail.com

A voir...

Valérie Ganne. *Petits fantômes*. DVD - documentaire. Yenta Production : http://www.yentaproduction.com

En savoir plus...

Chantal Haussaire-Niquet. *L'enfant interrompu*. Flammarion, 1998.
Chantal Haussaire-Niquet. *Le deuil périnatal. Le vivre et l'accompagner*. Le Souffle d'Or, 2004.
Dominique Sigaud-Rouff. *Aimé*. Actes Sud, 2006.
Muriel Flis-Trèves. *Le deuil de maternité*. Calmann-Lévy, 2004.
Isabelle de Mézerac. *Un enfant pour l'éternité*. Editions du Roche, 2004.
Suzette Fréchette Piperni. *Les rêves envolés : traverser le deuil d'un tout petit*. Editions de Mortagne, 2005.
René Frydman, Muriel Flis-Treves. *Mourir avant de n'être*. Odile jacob, 1997.
Gaëlle Brunetaud. *Marie-Kerguelen*. (édité par l'auteur).
Site : http://www.marie-kerguelen.fr
Blog : http://marie-kerguelen.over-blog.com
Vous trouverez d'autres références d'ouvrages pour adultes mais aussi de livres pour enfants sur ce lien : http://lenfantsansnom.free.fr/page/index1.htm

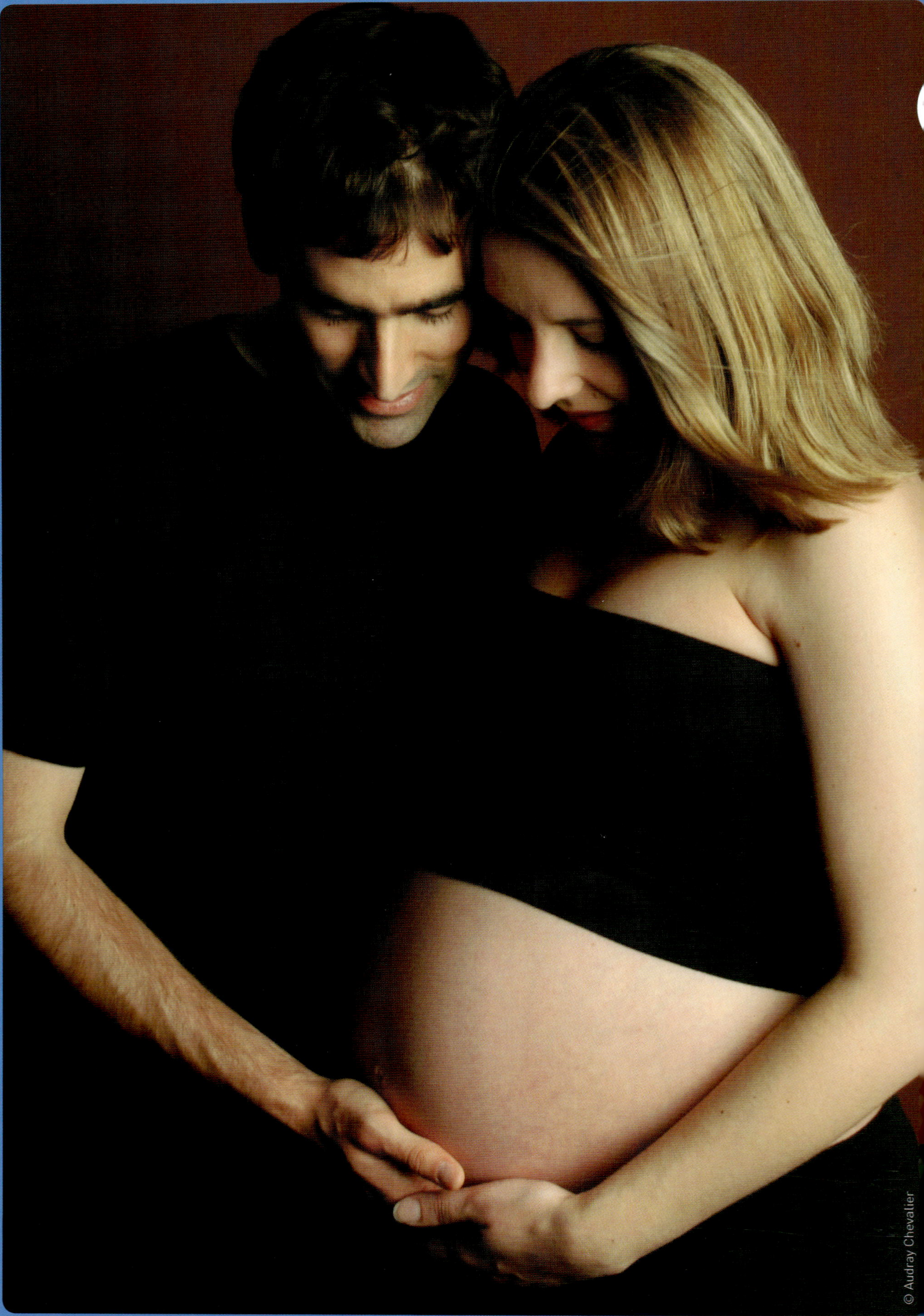

Troisième trimestre : le temps de l'organisation

C'est la dernière ligne droite ! D'ici quelques semaines, votre bébé sera dans vos bras. Vous pourrez enfin le voir, le toucher, le respirer, comme vous en rêvez depuis si longtemps. Il vous tarde aussi, et de plus en plus, de vous délester de ce ventre si beau mais tout de même « encombrant » et cause de désagréments de toutes sortes (remontées acides, mal de dos, problèmes de sommeil...). Sans parler de votre sexualité, à réinventer en fonction de votre nouvelle silhouette, qui vous trouble et perturbe aussi, parfois, votre compagnon (voir p. 222). Peut-être, à l'approche du grand jour, l'appréhension de l'accouchement grandit-elle aussi en vous : peur de ne pas partir à temps, peur de souffrir, etc. Autant de craintes que nous tenterons de vous aider à désamorcer, au travers de « rituels » aussi joyeux qu'alternatifs, comme le blessingway (voir p. 241).

Ce troisième trimestre est aussi, et avant tout, celui de l'organisation en vue du grand jour et des suivants : il y a le trousseau de bébé à préparer, sa chambre, la place de vos aînés le jour J et leur garde éventuelle... Et puis votre valise pour la maternité, à tenir prête dès la fin du huitième mois. Pas de panique : nous vous seconderons dans tous ces préparatifs !

Ce qui se passe dans votre ventre…

Septième mois (de 28 SA à 32 SA 1/2)

Selon certains, ce mois-ci marque « l'aube des sens » pour moi (213). Tous mes organes étant en place, je vais passer le trimestre qui vient à m'éveiller lentement, afin d'être fin prêt pour le grand jour. Non seulement j'entends, mais je baigne dans un environnement sonore ininterrompu, estimé entre 70 et 95 décibels : celui des bruits du corps de maman et des sons me parvenant de l'extérieur.

Ce mois-ci un évènement considérable se produit : j'ouvre les yeux ! Si ma vision reste très limitée – mes connexions nerveuses n'étant pas achevées –, je réagis désormais à des stimulations lumineuses importantes en sursautant, en me détournant ou en portant mes mains devant mes yeux. Si ma maman prend un bain de soleil à une heure de forte luminosité, je perçois une lumière diffuse qui traverse la peau de son ventre, ses muscles et le liquide amniotique. Un peu comme si je regardais à travers un verre dépoli. A sept mois, je pèse 1 500 à 1 700 grammes pour 40 à 45 centimètres. Il se peut que je me sois déjà placé tête en bas, mais la plupart du temps, je poursuis mes cabrioles. Si je venais au monde maintenant, j'aurais de grandes chances de survie : néanmoins, je n'ai pas encore le poids ni la maturité nécessaires pour affronter l'extérieur avec les meilleures cartes en main.

Huitième mois (de 32 SA 1/2 à 36 SA 1/2)

Je suis désormais totalement « fini », au sens biologique du terme. Mes principaux organes sont au point, en particulier mon estomac, mon intestin et mes reins. D'autres, comme mon foie et mes poumons, ont encore besoin d'un peu de temps pour être tout à fait opérationnels. Sur ces derniers apparaît d'ailleurs une substance graisseuse, le surfactant, qui enduit chacune de leurs alvéoles. Sa fonction : empêcher le poumon de se rétracter complètement après chaque inspiration. A la fin de ce mois, j'en serai suffisamment pourvu pour pouvoir respirer à l'air libre sans assistance respiratoire. Mon cœur, enfin, a sa forme et son aspect définitifs, mais certaines communications existent encore (par exemple entre les parties droite et gauche), qui ne se fermeront qu'après ma naissance.

Bref, ce mois-ci, je profite, « je me fais une beauté » ! Ma peau, de moins en moins rouge, devient d'un joli rose. Mon épiderme est à présent recouvert d'une épaisse couche de vernix, cette substance blanchâtre protectrice qu'il est si important de préserver à ma naissance. Parallèlement, le duvet qui me protégeait jusque là se met à tomber. Mon visage, quant à lui, présente une jolie forme ronde et j'ai perdu toutes mes rides. Je continue à avaler beaucoup de liquide amniotique et j'urine en conséquence. Dans mes intestins s'accumule le méconium, matière noirâtre et visqueuse que j'éliminerai naturellement à la naissance, et ce d'autant mieux en têtant le colostrum de maman, qui est un léger purgatif. Mes intestins se contractent de manière réflexe lorsque je suis stressé. C'est pourquoi, à partir de ce mois, le praticien qui suit maman sera attentif à la détection d'éventuelles traces de méconium dans le liquide amniotique, celui-ci étant le premier signe de souffrance de ma part.

Grossissant à vue d'œil (pendant les deux derniers mois de ma vie intra-utérine, je vais prendre 50 % de mon poids de naissance), je commence à me sentir à l'étroit. Avec sa forme de poire inversée, l'utérus est bien plus confortable pour moi si j'ai les fesses – désormais plus volumineuses que ma tête – en l'air. C'est pourquoi, après une dernière galipette, je vais sans doute me retourner pour prendre la position tête en bas, que je garderai jusqu'à ma naissance. Mon dos est généralement placé à gauche plutôt qu'à droite. A la fin de ce mois, je mesure de 45 à 47 centimètres et pèse entre 1,7 et 2,5 kilos.

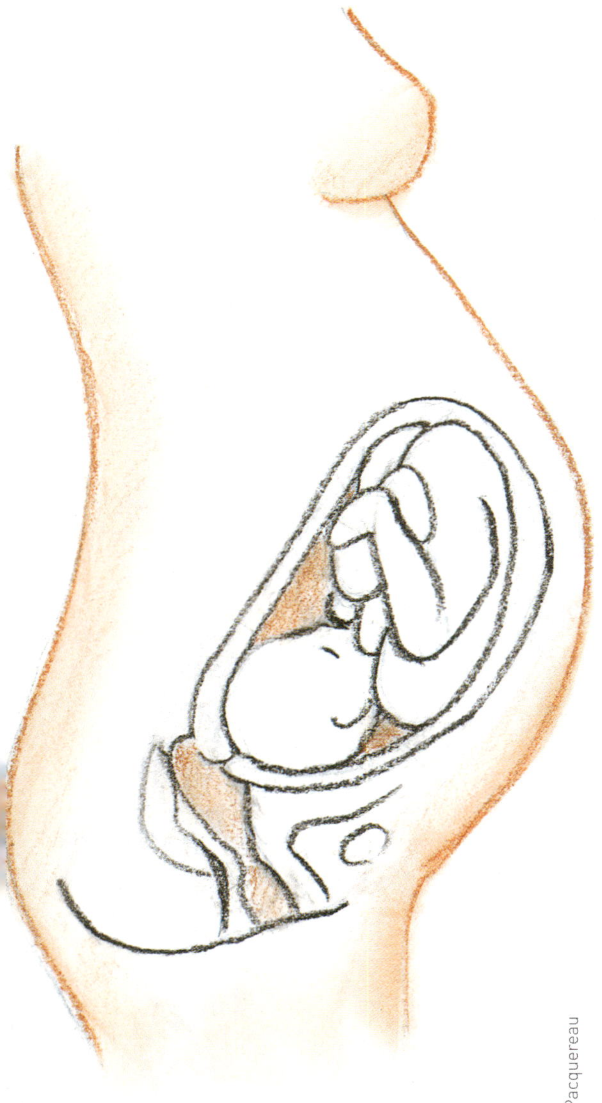

© Cam-tu Pacquereau

Le développement de votre bébé au cours de ce dernier trimestre

Neuvième mois (de 36 SA 1/2 à 41 SA)

Ce mois-ci, je vais prendre 20 à 30 grammes par jour et grandir encore de trois bons centimètres. Faute de place, je suis désormais moins libre de mes mouvements. Coudes au corps, bras croisés sur la poitrine, genoux fléchis et ramenés sur le ventre, je suis fin prêt pour le grand voyage qui me mènera, d'ici quelques semaines, quelques jours ou quelques heures, vers la sortie de mon cocon... Parfois, ce n'est qu'au tout dernier moment que je bascule pour me positionner tête en bas, comme 97 % de mes congénères, permettant ainsi une naissance dans les meilleures conditions, parfois en lieu et place d'une césarienne trop hâtivement programmée pour cause de « siège » (214) !

Côté look, le fin duvet qui me recouvrait est maintenant presque entièrement tombé. Néanmoins, à ma naissance, vous aurez peut-être la surprise d'en découvrir des résidus parfois impressionnants (mais, rassurez-vous, temporaires !) sur ma nuque et mes épaules. Mon enduit de vernix est lui aussi en train de disparaître. Les ongles de mes doigts et de mes orteils s'allongent, au point que je peux naître avec des griffures sur le corps ! Mon crâne n'est pas entièrement ossifié. Entre les os persistent deux espaces fibreux, les fontanelles, l'une en forme de losange au-dessus du front, l'autre triangulaire au niveau de l'occiput. Elles ne se fermeront que plusieurs mois après ma naissance.

Le jour J, je pèserai entre 3 et plus de 4 kilos pour une cinquantaine de centimètres. Mais « au dessous des courbes » ou largement au dessus, « bien portant » ou menu, chauve comme un œuf ou velu comme un petit singe, doté d'une jolie tête ronde ou flanqué d'un crâne en forme d'obus, le teint rose vif, blanchâtre ou violacée, le corps propre ou sale, griffé ou intact, je serai, quoi qu'il arrive, le plus beau bébé du monde... Parce que le vôtre !

213. Etienne Herbinet et Marie-Claire Brusnel. *L'aube des sens*. Stock, 1991.

214. Sur les techniques existant pour aider bébé à se retourner en douceur, voir page 254.

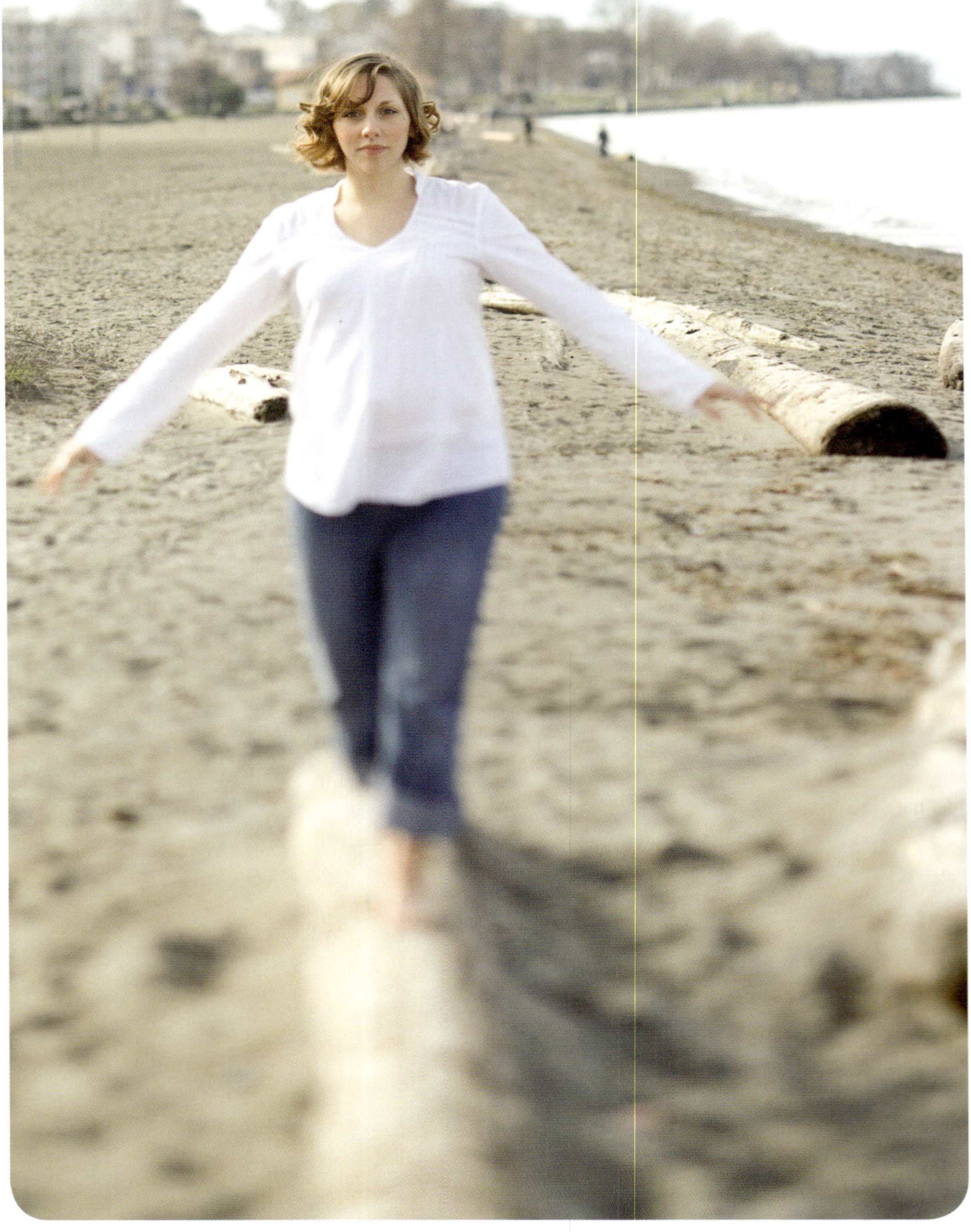

Pense-bête. Ce trimestre, penser à...

Rendez-vous périnataux

• Il est peut-être encore temps de vous inscrire aux cours de préparation à l'accouchement dispensés par votre maternité, qui débutent au septième mois, et notamment à la visite de l'établissement, importante pour être au fait de ses pratiques.

• Prenez rendez-vous, si vous le souhaitez, pour votre troisième et dernière échographie, entre la 31ème et la 32ème semaine.

• Si vous souhaitez une péridurale ou même si vous n'en souhaitez pas a priori, et – de manière impérative – si vous vous apprêtez à subir un accouchement programmé, prenez rendez-vous avec l'anesthésiste de votre maternité pour la consultation d'anesthésie, et ce avant la fin du huitième mois.

• Si vous n'y êtes pas encore allée, prenez rendez-vous avec un ostéopathe au huitième mois, afin de rééquilibrer votre bassin et d'augmenter la tonicité des muscles de votre plancher pelvien.

Démarches administratives

Ce trimestre marque le début (à sept mois et demi de grossesse) de votre congé de maternité. Si vous vous sentez trop épuisée ou si vous avez des contractions, vous pouvez demander à votre praticien un « congé pathologique » préalable de deux semaines. Lequel, bien entendu, aura pu être précédé d'un arrêt maladie classique le cas échéant.

• Si vous ne l'avez pas encore fait et si vous n'êtes pas mariée, vous pouvez procéder, avec votre compagnon, à la reconnaissance anticipée de votre enfant.

• Si vous comptez faire garder votre enfant juste après votre congé maternité, il est temps de prospecter pour le mode de garde de votre choix (en privilégiant, si possible, des formules d'accueil réceptives aux principes du maternage.

A préparer...

• Avant la fin de votre septième mois : votre blessingway, si vous souhaitez en faire un.

• Pensez aussi à établir une liste de naissance si vous le souhaitez, et notamment une liste alternative.

• Si vous comptez allaiter et/ou porter votre bébé et que vous êtes novice en la matière, inscrivez-vous à un atelier organisé par une association spécialisée.

• Avant la fin du huitième mois, vous devez avoir bouclé votre valise et celle de votre bébé en vue du séjour à la maternité ou à la maison de naissance). Si vous accouchez à domicile, pensez à vous procurer le matériel nécessaire pour vous et votre bébé le jour J.

Psychologie

Le troisième trimestre, c'est d'abord le début de la fin de l'attente. D'une attente longue de neuf mois, de beaucoup plus parfois, lorsque la conception de cet enfant a mis du temps à se concrétiser...

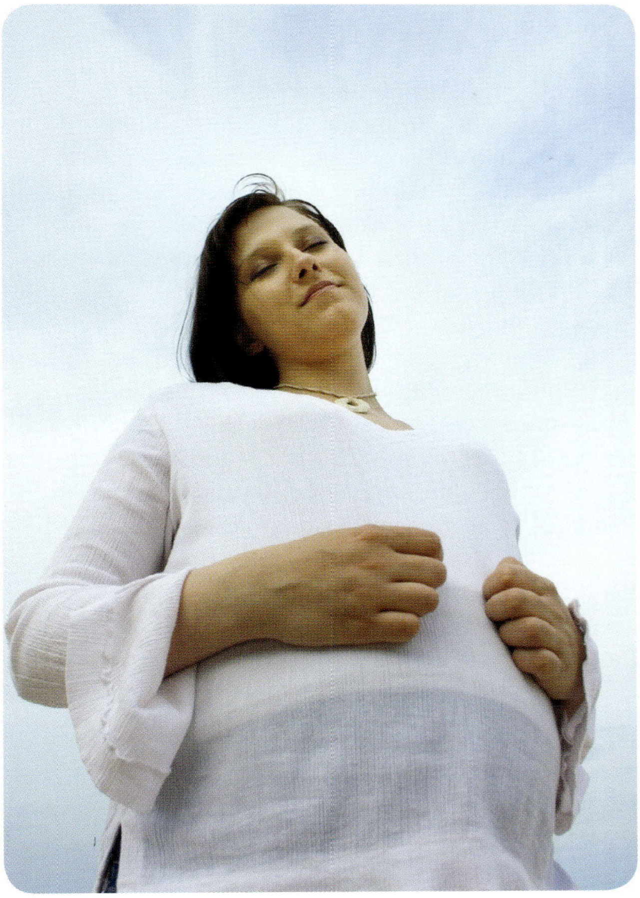

Humeur et libido : les montagnes russes !

En dépit de votre pêche d'enfer, votre émotivité continue à vous jouer des tours ce trimestre : une scène triste à la télévision ? Vous descendez la boîte de mouchoirs en papier. Vous êtes particulièrement sensible à tout ce qui touche aux enfants et aux bébés. Vous oscillez entre « petit nuage » et crises d'irritabilité aussi fréquentes qu'inexplicables.

Ces montagnes russes se retrouvent, de manière encore moins prévisible, dans votre libido, au grand dam de votre partenaire. Un jour, c'est le calme plat : les choses du sexe sont à mille lieues de vos préoccupations. Le lendemain, il vous vient des fringales de câlins version X qui, si elles sont satisfaites, peuvent vous envoyer tutoyer les étoiles plus intensément que jamais encore.
L'explication ? Vos hormones font les 400 coups, congestionnant en permanence les tissus de votre vagin et de votre appareil génital de manière très proche de l'état induit par l'excitation sexuelle. Pourtant, en même temps, il y a ce corps qui s'alourdit et qui ne vous permet plus la pratique de certaines positions ou pratiques. *« Enceinte, je ne supporte pas que mon mari me touche les seins, tant ils sont tendus et douloureux »*, témoigne Marjorie, maman de deux enfants. D'où la nécessité de s'adapter et de faire l'amour différemment.

Une vie amoureuse et sexuelle à réinventer

D'une manière générale, la grossesse est une période durant laquelle un couple va voir sa sexualité évoluer, prendre de nouvelles orientations et finalement se réinventer. Certains couples se retrouvent naturellement sur la même longueur d'ondes.
Dans son ouvrage : *Je vais être papa* (215), le gynécologue-obstétricien Gérard Strouk rapporte les témoignages enthousiastes de certains futurs papas recueillis lors des groupes de pères qu'il anime à la maternité des Lilas. « David : "J'ai aidé ma femme à redécouvrir son corps, elle s'est libérée de beaucoup de choses" (...) Pierre-Yves est heureux : "Le déversement d'hormones dans le corps de ma femme la met de plus en plus en forme et en « formes » (..). Elle fait tout en douceur, dans le feutré (...) Je deviens plus doux, peut-être plus féminin." »

D'autres couples – très nombreux ! – ont plus de mal à être en phase. La femme peut éprouver moins de désir ou exprimer des envies différentes : à la pénétration, elle préfèrera les caresses et la tendresse. L'homme peut alors être déstabilisé par cette demande et avoir l'impression de ne plus faire l'amour avec sa compagne, l'acte sexuel étant associé, pour lui, à la pénétration. Il peut aussi être troublé par la présence du bébé et avoir peur de lui faire mal. « Souvent, les pères craignent de toucher le bébé avec leur pénis, souligne Charlotte Fajardo-Marchandise, doula à Montreuil (Seine-Saint-Denis). Je leur explique qu'il n'y a pas de danger – à partir du moment où la grossesse se déroule bien – et que, puisque le bébé baigne dans un bain d'hormones, si faire l'amour est agréable pour ses parents, ça l'est aussi pour lui ! »

215. Gérard Strouk. *Je vais être papa*. Du Rocher, 2000.

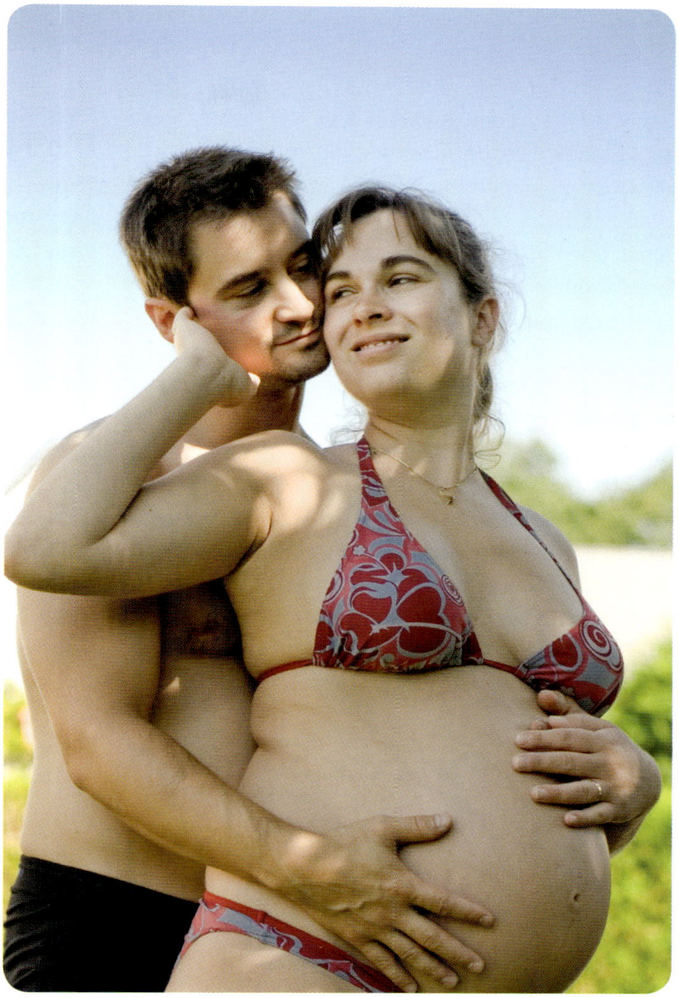

Photo : Raphaël Goetter

D'autres hommes éprouvent moins de désir – voire, parfois, du dégoût – face aux formes nouvelles de leur compagne, et culpabilisent.
Comment alors accommoder le désir de l'un et de l'autre, sans frustration ni incompréhension de part et d'autre ? En osant en parler ! En exprimant ses envies sans tabou. En acceptant aussi de ne pas combler à 100 % les désirs de l'autre et de lui permettre de les satisfaire lui-même (par la masturbation par exemple). Et en faisant preuve

d'inventivité ! « Il y a des positions plus « pratiques » que d'autres : la levrette, par exemple, permet au ventre de la femme de ne pas être comprimé et à l'homme de ne pas sentir le bébé bouger », poursuit Charlotte. Et de souligner que l'orgasme n'est pas forcément associé à la pénétration. « Les mains, la bouche aussi, peuvent procurer beaucoup de plaisir ! »

D'un point de vue médical, rappelons que dans le cadre d'une grossesse normale, il est possible de faire l'amour jusqu'au dernier jour si on le souhaite. Que les contractions provoquées par l'orgasme sont totalement physiologiques et sans danger, à partir du moment où elles demeurent indolores et n'entraînent pas de saignements (faire l'amour est d'ailleurs un moyen possible de « déclencher » naturellement l'accouchement quand bébé se fait attendre).

La peur de l'accouchement

Plus que trois petits mois avant de faire connaissance avec votre bébé. Un événement que vous attendez avec impatience, mais aussi peut-être avec une pointe d'appréhension, voire d'angoisse. Pas d'inquiétude, tout cela est normal. *« La peur est une émotion naturelle face à ce grand moment qu'est l'accouchement*, assure Lise Bartoli, psychologue clinicienne et hypnothérapeute. *Ces peurs sont d'ailleurs ancestrales et universelles, puisque, dans le monde entier, les rituels autour de la naissance ont pour but de canaliser les angoisses de la femme qui accouche. »*
Ne faisons toutefois pas de généralités. Toutes les femmes n'appréhendent pas l'accouchement, et pas de la même manière. De plus, selon le déroulement de leur grossesse et leur histoire personnelle, les futures mamans peuvent développer des phobies spécifiques : peur d'avoir trop mal, peur de mourir, peur du handicap chez leur bébé. Ces peurs deviennent en général plus prégnantes durant ce trimestre, à l'approche du jour J. *« On peut les interpréter comme un passage obligé, un rite. Avoir peur de l'accouchement signifie s'y confronter, l'envisager sérieusement, s'y préparer finalement »*, observe Frédérique Horowitz, doula à Alban (Tarn).

D'où viennent ces peurs ?

L'origine de ces peurs est multiple. Savoir d'où elles viennent – notamment quand elles deviennent envahissantes – permet de les désamorcer et d'appréhender le jour J plus sereinement.

De son propre vécu de la maternité

La maman ayant subi une ou plusieurs fausses couches, vécu une première naissance difficile ou connu des suites de couches douloureuses, appréhendera légitimement ce nouvel accouchement qui s'annonce. Il faut savoir qu'il est très rare que l'histoire se répète et qu'une première expérience difficile ne prédit en rien une série noire. Si la douleur ou le traumatisme est encore trop présent, n'hésitez pas à vous faire aider (voir le point « remèdes naturels ».

De son histoire familiale

La représentation positive ou non que l'on se fait de l'accouchement vient en partie de ce que notre mère nous a transmis sur le sujet, alors que nous n'étions bien souvent qu'une enfant. Un discours qui, bien souvent, est réactivée au moment de la grossesse : *« La mère de la femme enceinte peut relater à nouveau son vécu difficile ou celui d'un membre féminin de la famille : "tu te souviens de la tante X qui avait fait une hémorragie ?" »*, explique Lise Bartoli. Le passé familial peut aussi être entaché de véritables drames liés à la maternité (bébés morts *in utero*, femmes mortes en couches, etc.). *« Si la femme enceinte a connaissance de ces événements douloureux, elle pourra en parler et faire éventuellement un travail sur elle, si cela est nécessaire*, poursuit la psychologue. *Si en revanche ces drames sont restés dans le non-dit, il sera alors plus long et plus difficile de remonter jusqu'à eux et de comprendre l'origine de l'angoisse de la femme. »*

Des projections multiples de l'entourage féminin

« La grossesse constitue un moment de passage durant lequel la future maman va recevoir les projections de chacun », explique Lise Bartoli. Seulement voilà : toutes les anecdotes de grossesse et récits d'accouchement

ne sont pas bons à entendre, surtout quand ils sont porteurs d'angoisses.
Comment se préserver sans vexer son entourage ? *« Il faut être honnête et dire à la femme qui vous raconte son accouchement cauchemardesque : "j'entends bien tes angoisses et je suis de tout à cœur avec toi, mais je souhaite me nourrir de choses positives durant ma grossesse" »*, conseille la psychologue. Préférez aussi la lecture de témoignages et d'ouvrages positifs sur le sujet.

Du discours médical

Combien de femmes sont ressorties, l'estomac noué, de leur troisième échographie après avoir entendu leur médecin leur prédire un « gros bébé » ?
Combien de futures mamans vivent les derniers jours de leur grossesse dans le stress car leur gynécologue les a averties : *« si votre bébé n'arrive pas tel jour, on vous déclenche. »* Pour se prémunir contre les effets potentiellement dévastateurs de ce type de discours, il faut essayer de ne pas prendre pour argent comptant tout ce que disent les médecins. L'estimation du futur poids des bébés, par exemple, n'est à ce jour nullement maîtrisée par les échographistes !

Des remèdes naturels pour atténuer ces peurs

En parler

La parole est souvent libératrice de tensions et d'angoisses bloquées à l'intérieur de soi. Confiez-vous à votre médecin, à votre sage-femme ou à un psychologue. L'intérêt de l'accompagnement global est ici indéniable : au cours des séances d'1 heure à 1 h 30, la femme aura tout le loisir d'exposer ses craintes et pourra être rassurée sur de nombreux points par la sage-femme (voir l'AGN). La doula (si vous avez fait le choix de cet accompagnement) est aussi un interlocuteur privilégié et disponible. Vous pouvez également pousser la porte d'un psychologue. Certains modes de développement personnel comme les constellations familiales ou certaines thérapies comme la psychogénéalogie (il s'agit d'un travail sur son histoire familiale et ses dates clés) sont tout aussi indiqués.

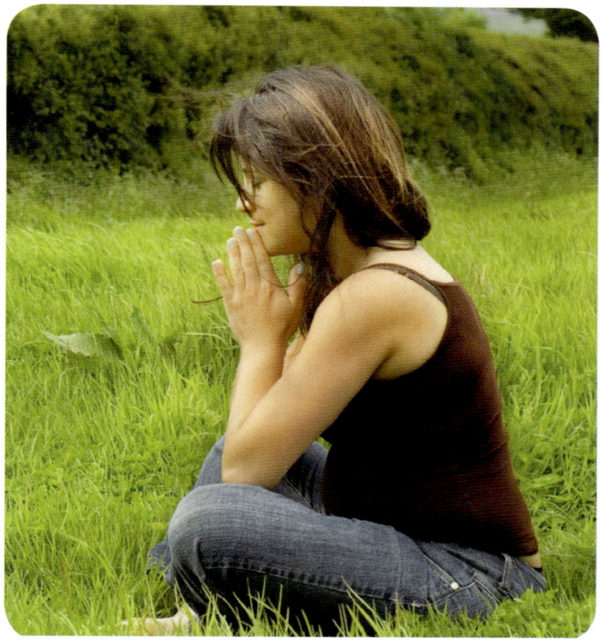

Bien choisir sa préparation à la naissance et la suivre assidûment

Sophrologie et hypnonatal sont deux préparations à la naissance spécialement conseillées aux futures mamans angoissées. La sophrologie permet à la femme de visualiser positivement son accouchement et d'atténuer ses peurs. La préparation par l'hypnose permet à la femme d'aller au cœur de son histoire et de mieux la comprendre. D'autres approches moins connues, comme la méthode Vittoz, peuvent aussi vous aider.

Faire confiance aux médecines douces

L'homéopathie et l'acupuncture peuvent être efficaces pour atténuer les peurs ressenties par la femme. Pensez également aux Fleurs de Bach (notamment avec Rescue) et aux huiles essentielles pour vous apaiser (voir à le chapitre « petits maux du premier trimestre »).

À lire…

Chantal Birman. *Au monde. Ce qu'accoucher veut dire, une sage-femme raconte*. La Martinière, 2003.
Catherine Bergeret-Amselek. *Ce mystère des mères*. Desclées de Brouwer, 2005.
Monique Bidlowski. *Je rêve d'un enfant*. Odile Jacob, 2000.
Josette Fort. *Naissance et fantasmes de mort*. L'Harmattan, 2005.
Evelyne Pétroff. *Carnets d'une obstétricienne*. Albin Michel, 2002.

ET SI...

Quelques réponses concrètes à des inquiétudes fréquemment évoquées par les futures mamans.

... je perds les eaux à l'extérieur de chez moi?

Il faut savoir que la rupture spontanée de la poche des eaux en tout début d'accouchement n'est pas fréquente. Toutefois, si cela vous arrive, sachez que l'écoulement de liquide amniotique, incolore et inodore, se limite en général à quelques fuites, mais qu'il peut parfois être abondant et franc. Pensez à vous munir de protections périodiques dans votre sac les dernières semaines de grossesse. Vous pourrez ainsi gagner les toilettes du lieu public dans lequel vous vous trouvez et vous protéger le temps de rentrer chez vous.

... je perds les eaux s'en m'en rendre compte?

Les futures mamans ont parfois peur de confondre la perte de liquide amniotique avec des fuites urinaires ou des pertes. Pas d'inquiétude! Le liquide amniotique est facilement reconnaissable : chaud, il coule par à coups ou bien franchement, sans que l'on puisse le retenir. Et en quantité cela n'a rien à voir avec un simple pipi! La poche des eaux peut également se fissurer et il n'est pas toujours facile, dans ce cas, de différencier le liquide amniotique qui s'écoule en petite quantité des pertes vaginales de fin de grossesse.
En cas de doute, consultez votre sage-femme ou rendez-vous à votre maternité : un test (sous forme de petit bâtonnet introduit dans le vagin) permettra à votre praticien de savoir s'il s'agit ou non d'une fissure de la poche des eaux. Si votre bébé est à terme, vous pourrez rentrer chez vous et attendre que le travail se mette en route, tout en surveillant votre température. Toutefois, une surveillance plus « lourde », similaire à celle prévue en cas de rupture de la poche des eaux pourra être engagée par l'équipe de la maternité. Si cette fissure survient un peu trop tôt, avant la fin du huitième mois, du repos (en position allongée) vous sera prescrit. Une prise de sang permettra également de vérifier l'absence d'infection.

... je n'arrive pas à temps à la maternité ou et si ma sage-femme n'arrive pas à temps à mon domicile?

Rassurez-vous : les accouchements non assistés, chez soi ou dans une voiture, sont rarissimes! Pour ne pas être prise en traître et tout savoir sur le moment pour partir à la maternité, rendez-vous page 262.

... j'accouche un dimanche ou un jour férié et que la maternité est en sous-effectif?

A la maternité, une garde est assurée 24h/24 de jour comme de nuit, jours fériés inclus. Une sage-femme sera toujours présente pour vous accueillir. En maison de naissance, les sages-femmes assurent des gardes, jour et nuit, de façon alternée. Les sages-femmes accompagnant des AAD sont, elles, joignable à tout moment sur leur portable à l'approche de l'accouchement. Certaines travaillent en doublon, notamment en période de vacances : les mamans ont alors à leur disposition les coordonnées des deux sages-femmes.

... je suis seule au moment de partir à la maternité?

Si votre compagnon a l'habitude de voyager, il est préférable, dans la mesure du possible, qu'il n'accepte pas de déplacement éloigné de votre domicile les dernières semaines. Dans tous les cas, prévoyez à l'avance les coordonnées téléphoniques d'une ou deux personnes de confiance motorisées et facilement joignables. Ayez également à portée de main les numéros de téléphone d'une ou deux sociétés d'ambulances privées, des pompiers (18), du SAMU (15) et d'une ou deux compagnies de taxi (indiquez-leur d'emblée votre destination et votre état car certaines refusent de véhiculer des femmes sur le point d'accoucher).

... mes intestins se « vident » au cours de l'accouchement?

En descendant dans le bassin et en amorçant sa sortie, le bébé appuie sur le rectum, ce qui a pour effet de libérer une selle (il s'agit souvent de pertes légères et discrètes). Pas d'inquiétude, c'est tout à fait normal et naturel. Les sages-femmes ont l'habitude et essuient discrètement les mamans. Et franchement, une fois dans l'action, on n'y pense généralement plus! Si cela vous stresse, vous pouvez utiliser un laxatif ou un suppositoire à la glycérine en début de travail.

Et les futurs papas dans tout ça ?

Certes, ils ne portent pas leur bébé et ne vivent donc pas la grossesse dans leur chair mais cela ne les empêche pas d'être chamboulés durant ces neuf mois ! Seulement voilà : « *les émotions de la femme enceinte prennent une telle place pendant la grossesse que celles du père sont rarement prises en considération et écoutées* », observe Charlotte Marchandise-Fajardo, doula. En clair, le futur père, c'est l'homme solide au moral d'acier. Celui qui accompagne, soutient, rassure, écoute sa femme pendant la grossesse, mais aussi pendant l'accouchement (voir le point sur la présence du père à l'accouchement.

Mais lui, qui s'enquiert de lui ? De sa libido en berne ? De sa peur panique de l'accouchement ? Toutes ces émotions, il ne les confie pas à sa compagne, de peur de la perturber. Pourtant, il a grand besoin d'être écouté, entendu, reconnu dans son futur rôle, pour justement trouver sa place, non pas en tant que simple accompagnateur de sa compagne, mais comme véritable acteur de cette grossesse et de la naissance qui se prépare. Les pères ont aussi besoin que l'on respecte leur façon bien à eux d'entrer en contact avec leur bébé in utero et de tisser avec lui les premiers liens. Les hommes ont, en général, tendance à se projeter à moyen terme, à imaginer cet enfant dans ses premières années de vie, à penser aux moments qu'ils partageront tous les deux.

Aux femmes enceintes, donc, d'être peut-être davantage à l'écoute de leurs hommes et de certaines de leurs réactions symptomatiques (voir le point sur la couvade) et surtout aux couples de tenter de maintenir coûte que coûte le dialogue, sans tabou mais dans le respect des désirs de chacun.

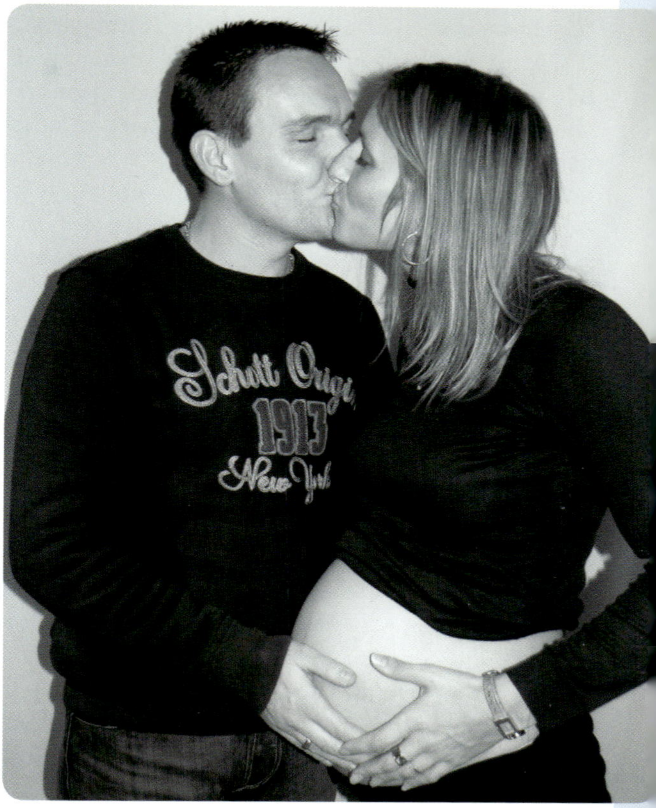

Photo : DR

Besoin d'écoute, d'attention et d'informations...

« *Lors de mes entretiens avec les futurs parents, les hommes sont souvent peu bavards devant leur compagne*, constate Charlotte, doula. *Mais, neuf fois sur dix, ils se proposent pour me raccompagner jusqu'à ma voiture et là nous parlons pendant une demi-heure !* » Pudiques devant leurs compagnes enceintes, les futurs pères n'en sont pas moins avides d'informations sur la grossesse et l'accouchement. Comme les femmes, ils ont aussi besoin d'échanger avec d'autres pères ou futurs papas. Des rencontres sont ainsi organisées entre pères par les doulas ou les sages-femmes libérales dans le cadre d'un accouchement à domicile.

Certaines maternités (à l'instar de celle des Lilas en région parisienne) (216) ou associations de maternage (217) mettent en place des groupes de parole pour les futurs papas. Messieurs, n'hésitez pas à vous renseigner sur ce qui se pratique dans votre région. Osez, aussi, demander à la sage-femme de vous montrer le matériel qu'elle apportera le jour J en cas d'AAD ou interroger la doula sur le rôle que vous pourrez jouer lors de la naissance, etc. En prenant la parole, en exprimant ainsi vos craintes, vous éviterez que des conflits n'émergent au sein de votre couple, et ferez en sorte de maintenir le dialogue.

L'accouchement : leur laisser le libre choix d'y assister ou non, et à leur façon

C'est désormais un fait établi : depuis les années 1970, les futurs papas se doivent d'être aux côtés de leur compagne le jour J, pour la soutenir, la masser, la rafraîchir, la rassurer, couper le cordon... Et les pères qui oseraient avouer : *« non, je n'ai pas envie d'assister à l'accouchement »*, seraient taxés de maris défaillants, voire de futurs mauvais pères.

Pourtant, être présent le jour J n'est pas forcément une évidence pour nombre d'entre eux. Et les raison ne manquent pas : peur de voir souffrir leur femme, peur de ne pas trouver leur place, etc. La question, légitimement, se pose alors : pourquoi les hommes devraient-ils à tout prix assister à l'accouchement ? Pourquoi ne pas leur laisser le choix ? En quoi leur présence est-elle finalement obligatoire ? Le docteur Michel Odent a largement soulevé cette question dans son ouvrage *Le Fermier et l'accoucheur* (218), posant comme postulat de départ que *« la participation du père est un aspect de la naissance industrialisée »* et que *« il y a un siècle (...) tout le monde savait que l'accouchement était une affaire de femmes. »* Pour accoucher, la femme a besoin, physiologiquement, de se sentir en confiance et en sécurité, sans être ni observée, ni jugée, afin de limiter sa sécrétion d'adrénaline tout en favorisant celle d'endorphines. Or, estime Michel Odent, la présence du père, anxieux, dégage un fort taux d'adrénaline hautement contagieux. Il avance aussi l'hypothèse que la présence du père peut freiner le travail, la femme ne se sentant pas libre de se « lâcher » : *« J'ai le souvenir d'un certain nombre d'accouchements qui progressaient très lentement, jusqu'au moment où le père, pour une raison imprévue, fut soudain obligé de s'absenter. Dès que l'homme eut tourné le dos, la femme en travail s'est mise à crier, est partie aux toilettes, et le bébé est né après une courte série de contractions puissantes. »*

Sans affirmer aussi catégoriquement que la participation du père est inutile, voire néfaste au bon déroulement du travail, ne pouvons-nous pas redéfinir sa présence ce jour là, non pas comme l'accompagnant de sa femme, mais comme homme et futur père, présent pour accueillir le premier regard de son bébé ? Libre d'aller et venir au cours du travail, de s'absenter, voire de n'être réellement présent qu'au moment de la naissance ?

La présence des sages-femmes dans le cadre d'un AGN et d'un AAD ou d'un accouchement en plateau technique, et celle des doulas auprès des femmes offre aux hommes cette liberté d'être plus ou moins présent s le jour J. Et pour les pères ne souhaitant définitivement pas participer à l'accouchement, une seule obligation : *« Celle de ne pas "abandonner" leur compagne, en lui donnant les moyens d'être accompagnée, par une doula ou par une figure féminine de son entourage avec laquelle elle se sente en confiance »*, conclut Charlotte, doula.

À lire...

Benoît le Goedëc et Lionel Paillès. *Papa débutant, le guide que tous les jeunes pères attendaient*. First éditions, 2007.

Ovidie. *Osez l'amour pendant la grossesse*. La Musardine, 2007.

Bernard This. *Le père : acte de naissance*. Seuil, 1991.

La couvade ou le besoin des futurs pères que l'on s'occupe d'eux...

Certains futurs pères, durant la grossesse de leur compagne, grossissent à vue d'œil, perdent le sommeil, souffrent de problèmes digestifs ou de douleurs lombaires, se cassent un bras : on parle alors de couvade. Ce terme recouvre l'ensemble des troubles physiques et psychiques qui apparaissent chez environ un futur père sur cinq. Pour comprendre ce phénomène, il est important de savoir d'où vient ce terme de couvade. Un peu partout dans le monde, dans les peuplades traditionnelles, le passage pour l'homme du statut de jeune homme à celui de père est marqué symboliquement par un rituel de couvade. Très fréquemment, les hommes restent alités durant la grossesse de leur compagne, et même après. Dans certaines tribus, l'homme se couche et imite les douleurs de la femme au moment de l'accouchement. Une fois l'enfant né, c'est aussi lui qui s'allonge avec le bébé et lui apporte les premiers soins.
Dans notre société où l'image de l'homme fort et viril prédomine, de telles coutumes – qui n'ont pas leur place – surprennent, voir dérangent. Alors, à défaut de rites reconnaissant son changement de statut et faute de pouvoir mettre en paroles sa souffrance, le futur père l'exprime autrement, en manifestant des maux physiques divers et variés.

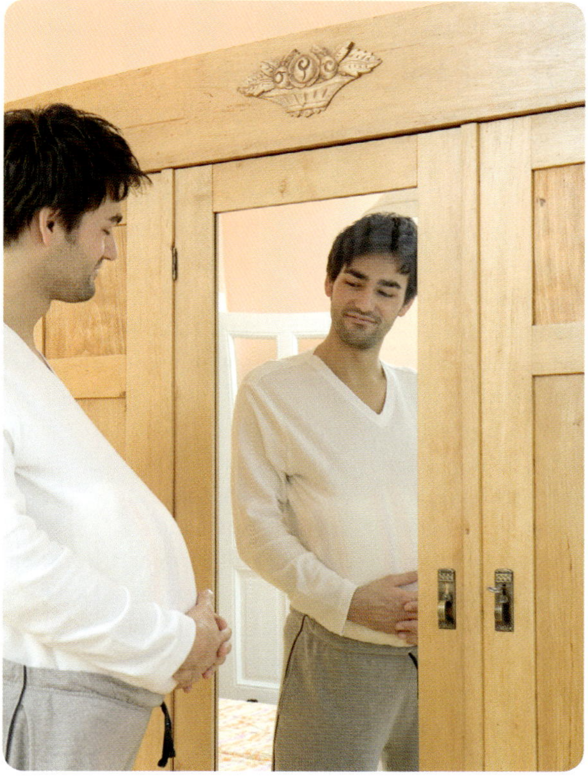

Fabrice, 30 ans, papa de Lyna, 16 mois (219)
« En France, les futurs pères ne sont pas pris en compte socialement ! »

« J'ai eu la chance de bien vivre la grossesse de ma compagne – même si j'ai quand même pris cinq kilos au cours du premier trimestre ! – car cette dernière m'a beaucoup impliqué et écouté. J'ai de la chance ! Car d'une façon générale, personne, au sein du corps médical, ne s'occupe des futurs pères pendant une grossesse, personne ne s'enquiert de leur moral, de leur forme. A aucun moment, lorsque j'accompagnais ma femme aux consultations ou aux cours de préparation à la naissance, on ne s'est préoccupé de ce que je ressentais. Alors je prenais moi-même la parole, en disant que « oui, je vais bien, j'ai pris un peu de poids mais ça va ! » On me regardait avec des yeux ronds... »

216. La maternité des Lilas met à la disposition des pères qui le souhaitent, des groupes de parole qui leur sont réservés tout au long de la grossesse de leur compagne et qui ont pour but de répondre à leurs multiples questionnements, sans tabou ni censure. Ces groupes sont animés par un gynécologue-obstétricien de la maternité, Gérard Strouk, auteur de *Je vais être papa*. Du Rocher, 2000.
217. L'association Matern' et Lait en Normandie (76) a mis en place des « réun ons pères ». Plus d'information sur http://maternetlait.info et http://www.doulas.info/peres.php
218. Michel Odent. *Le fermier et l'accoucheur*. Médicis, 2004.
219. Fabrice Florent est l'auteur du blog : http://futurpapa.blogspot.com et du livre : *Futur papa !* Timée, 2007.

Laisser les aînés assister ou non à la naissance : un choix personnel...

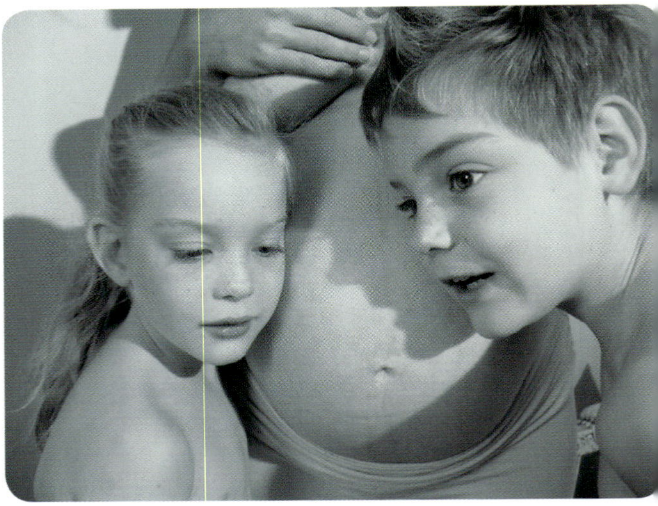

Photo : Sylvie F.

Cette question délicate se pose uniquement dans deux cas bien déterminés : celui d'un accouchement à domicile (assisté ou non) et en maison de naissance. En maternité, que ce soit en salle de naissance classique ou en salle « nature », la présence de vos enfants s'avère en effet impossible dans la quasi-totalité des cas, les protocoles médicaux ou les conditions pratiques s'y opposant formellement.
Sur la question de la place des enfants au moment crucial, le « pour » et le « contre » s'imbriquent de manière assez inextricable, les parents ayant souvent un ressenti ambivalent : à la fois réticence à se séparer de leurs enfants, mais envie aussi de vivre cette naissance à 100 %, dans leur bulle... En la matière, aucune réponse toute faite ne s'impose. Faites ce que vous dicte votre cœur. Votre décision sera la bonne. En cas d'hésitation, voici les arguments généralement avancés, dans un sens ou dans l'autre.

Pour

• La naissance d'un enfant est un évènement fondamental de la vie de la famille. C'est une expérience extraordinaire pour les frères et sœurs du bébé.
• Dans beaucoup de cultures, des enfants de tous âges assistent au travail et à la naissance. C'est une expérience très positive qui peut même faciliter l'adaptation et l'attachement au nouveau bébé.

Contre

• Certains psychologues mettent en garde contre le caractère « spectaculaire » de la naissance. *« L'accouchement est une scène primitive, sexuelle. La vue du sang et/ou les sons, les cris émis par la femme en travail peuvent surprendre, inquiéter, voire angoisser certains enfants »*, estime Françoise Peille, psychologue clinicienne [220].
• La présence d'enfants autour du couple, focalisé sur le travail de l'enfantement, entraîne des difficultés pratiques : comment les occuper, gérer d'éventuels chahuts ? Qui s'occupera d'eux en cas de transfert d'urgence à la maternité ? Et puis, pas évident pour la mère d'être dans sa bulle avec des petits qui jouent ou qui pleurent (et qui risquent de la réclamer) à quelques mètres !

Nos conseils

A partir de là, une foule de facteurs entrent en ligne de compte. *« Tout dépend de l'âge des aînés et du lien mère/enfant. Par exemple, un enfant d'un an ne sera pas choqué par le sang, mais il voudra sa maman, téter, lui faire des câlins... Un bambin de quatre ou cinq ans, lui, sera plus autonome et pourra jouer tranquillement dans une autre pièce, mais il risque d'être inquiet des bruits qu'il entend, de voir sa maman avoir mal, etc. »*, souligne Géraldine Brunet, sage-femme libérale accompagnant des AAD en Isère. A voir donc au cas par cas, en fonction des âges, de la personnalité des enfants et du ressenti des parents. Dans certains cas, des enfants suffisamment âgés et mûrs peuvent même apporter une aide appréciable à leurs mamans en leur tenant la main, en les accompagnant dans leur respiration et dans leurs vocalises.

220. Françoise Peille. *Op. cit.*

Et dans les cas où le nouveau-né pointe son nez un brin trop tôt, alors que le praticien n'est pas encore là, les enfants plus grands peuvent même être d'un appréciable secours pour la maman. Ecoutons Romain, 9 ans, qui témoigne fièrement, à propos de la naissance de sa petite sœur Elsa : « *Papa part au travail et voilà la première contraction de maman. Maman téléphone aux pompiers. Après, le SAMU a téléphoné. J'ai répondu et j'ai dit : « maman a perdu les eaux ». J'ai aussi téléphoné à papa. La tête du bébé commençait à sortir. Maman m'a dit : « Téléphone à la voisine », mais j'ai préféré courir, j'ai mis la cinquième vitesse. Elle était là, et quand on est revenu, le bébé était déjà sorti complètement. Il pleurait un peu. La voisine l'a pris et l'a enveloppé dans le peignoir de papa. A ce moment là, papa est arrivé et m'a demandé d'aller chercher un duvet pour couvrir maman. Puis le SAMU est arrivé.* » [221]

Une chose est sûre : s'ils doivent être présents le jour J, les enfants devront avoir été préparés (par des livres, des discussions, des vidéos…) aux événements, sons et atmosphère qui entourent le travail et l'accouchement. De plus, une personne familière extérieure au couple (grands-parents, ami, doula…), pourra se trouver dans la maison le jour de la naissance afin de s'occuper d'eux.

Si vous suivez ces conseils, vous aurez l'ensemble des cartes en main pour que ce jour si particulier se passe au mieux pour toute la famille. « *Lorsque les enfants ne sont pas loin (dans la maison ou gardés à côté), ils reviennent tout de suite après la naissance et c'est un instant magique.* », souligne Géraldine Brunet, sage-femme.

221. Source : http://cyberechos.creteil.iufm.fr/cyber8/ecole/Elsa/accouche.htm

La doula pour garder les aînés le jour J

Si votre choix est de vivre la naissance de votre bébé à deux, sans la présence de votre (vos) aîné(s), vous allez devoir déterminer à quelles personnes de confiance laisser ceux-ci quelques jours (en cas d'accouchement hospitalier) ou quelques heures (en maison de naissance ou chez soi). « *Si vous avez la chance d'avoir près de vous des membres de votre famille ou des amis avec lesquels vous vous entendez bien, qui ont toute votre confiance et que votre ou vos aînés ont l'habitude de voir, c'est l'idéal!* » conseille Frédérique Horowitz, co-fondatrice du Collectif Naître chez soi et doula à Alban (Tarn). Si ce n'est pas le cas, votre doula pourra vous dépanner efficacement (de jour en tous cas). A l'instar de celle de Myriam, maman de trois enfants. « *J'ai donné naissance à mon troisième enfant à la maison en décembre 2006. Ce projet d'AAD aurait été sérieusement remis en cause sans la présence de notre doula. En effet, nous n'avions pas de solution pour faire garder nos filles aînées le moment venu. Le jour J, accompagnante à la naissance et sage-femme sont arrivées de bonne heure le matin. Et notre doula a pris en charge mes filles aînées de A à Z! C'est elle qui leur a servi leur petit déjeuner, les a habillées et les a occupées pendant le travail. A un moment donné, ma cadette a été un peu angoissée de m'entendre crier : la doula l'a rassurée et proposé de faire un dessin pour le petit frère qui était en train de naître.* »

En Maison de naissance, quelle place laisse t-on aux aînés?

Isabelle Chevalier, sage-femme à la « MdN de Pontoise » (Val d'Oise)…

« Je ne vois aucun inconvénient à ce que le ou les aînés soient présents à l'accouchement. Cela est arrivé une fois, le petit enfant avait 18 mois, et tout s'est très bien passé. Il existe également une chambre pour accueillir les familles : un membre de l'entourage peut tout à fait s'y installer avec le ou les enfants le temps de l'accouchement, si les parents désirent être seuls. »

…Et Corinne Meyer, sage-femme à la MDN Zoé (Suisse)

« Tout est prêt pour accueillir les autres enfants. Après, tout dépend de l'âge et de leur préparation. Pour ma part, je refuse les plus petits en salle d'accouchement, plutôt pour que la maman ne se sente pas dérangée que pour les protéger. Lors d'AAD, les enfants sont souvent dans la pièce d'à côté et viennent sitôt après la naissance dès que le placenta est là. En maison de naissance, c'est parfois moins pratique de prendre les aînés, car ils ne se sentent pas chez eux. Pour cette raison, j'encourage les femmes à venir aux contrôles de grossesse avec leurs enfants. Ils connaissent comme cela les lieux et la sage-femme. »

Vie quotidienne

Matériel et layette : de quoi avez-vous vraiment besoin ?

Certaines listes de naissance ou de matériel à avoir « impérativement » pour l'arrivée de bébé sont impressionnantes. Des dizaines d'objets (poussettes, biberons, porte-bébés...) spécifiquement, commercialement « pensés » pour le confort de bébé et de sa maman. Faites le calcul : si vous achetez ne serait-ce que le quart de ce dont vous êtes censés avoir besoin, vous épuisez totalement la prime de naissance de plus de 860 euros que vous a alloué la CAF (222) ! Et puis, ces objets, en plus d'être outrageusement nombreux et chers, sont aussi terriblement encombrants et pas franchement respectueux de l'environnement et du commerce équitable (textiles blanchis, matériaux en PVC, produits chimiques, le tout fabriqué en Chine dans on ne sait quelles conditions).

Bref, il est nécessaire de trier le bon grain de l'ivraie avant de vous ruer dans les magasins. Car, comme vous le pressentez déjà, votre tout-petit est loin d'avoir besoin de tout cet équipement ! Avec un brin de provocation, nous vous dirions même qu'à la base, vous n'avez besoin de rien acheter (sauf si vous ne souhaitez pas allaiter). *« Un bébé a des besoins, mais ils ne s'achètent pas en magasin de puériculture : être bien au chaud contre sa maman, être nourri quand il a faim, être au sec. ETRE, pas AVOIR »*, souligne Anne, jeune maman « maternante » d'un bébé de huit mois. Bien sûr, cela nous rassure et nous fait aussi plaisir de préparer l'arrivée de notre enfant en achetant une foule de choses.

Mais inutile là encore d'acheter neuf et au prix fort : il existe, pour habiller et équiper bébé, des circuits d'approvisionnement alternatifs : occasion, récup', système D, etc. Revue de détail...

Les meubles

En matière de mobilier pour bébés, le 100 % écologique et équitable existe (notamment sur le site Natiloo) (223)... Mais il est assez rare (peu de marques et/ou de distributeurs) et pas à la portée de toutes les bourses. Si vous cassez votre tirelire pour investir dans ce type de produit, préférez du mobilier évolutif, qui vous durera plus longtemps. Et surtout, misez sur le système D, en récupérant à droite à gauche (voir encadré et témoignages) des meubles, même défraîchis, auquel vous redonnerez une nouvelle jeunesse. Ou bien, si vous avez la main bricoleuse, quoi de mieux que le 100 % « do it yourself » ?

Le lit bébé. Il existe deux modèles spécial « sidebed » (dotés de trois côtés seulement et destinés à être accolés à votre lit, en vue d'un co-dodo temporaire ou prolongé) (224). Très sympas, mais chers (autour de 150 euros). Si vous ne souhaitez pas prendre bébé directement contre vous dans votre lit, quelques astuces très simples peuvent vous aider. Dans les premières semaines, un couffin/nacelle posé sur une caisse bien stable à vos côtés (afin que vous ayez le nourrisson à votre hauteur) suffiront amplement. Sinon, un lit classique du commerce dont vous aurez scié ou tout simplement dévissé l'un des côtés, fera très bien l'affaire, à condition qu'il n'y ait pas d'espace entre votre lit et le sien (il risquerait de s'y coincer ou de chuter). Rajoutez, le cas échéant, un matelas de mousse supplémentaire sous le sien, afin de mettre les deux couches à niveau.

Le hamac pour bébé. Un procédé astucieux qui permet de bercer le tout-petit (225). Moins cher qu'un lit classique et pouvant aller jusqu'aux trois ans de l'enfant, il est toutefois moins pratique, car nécessitant l'installation d'un anneau à visser au plafond. Ce qui rend difficile son utilisation en lit d'appoint à l'extérieur de la maison ! A la place, une peau d'agneau, plus une turbulette ou un wrapper (couverture enveloppante en laine polaire), pourront vous dépanner.

La commode. Pour ranger les petites affaires de bébé, n'importe quel meuble de récupération avec tiroirs en bois naturel lazuré ou repeint avec une peinture bio, fera l'affaire !

La table à langer. Si vous manquez d'espace, optez pour une table à langer s'adaptant directement sur votre baignoire ou s'accrochant au mur (et rabattable) : des modèles souvent moins chers que la table classique, haute et encombrante. Plus simple encore : une simple planche posée en travers de la baignoire et sécurisée par des ventouses ou fixée avec des équerres et un pied, un matelas de mousse sur la machine à laver, une simple serviette posée sur un lit ou carrément par terre (ce qui a l'avantage de limiter au minimum les risques de chutes, mais est parfois pénible pour les dos douloureux).

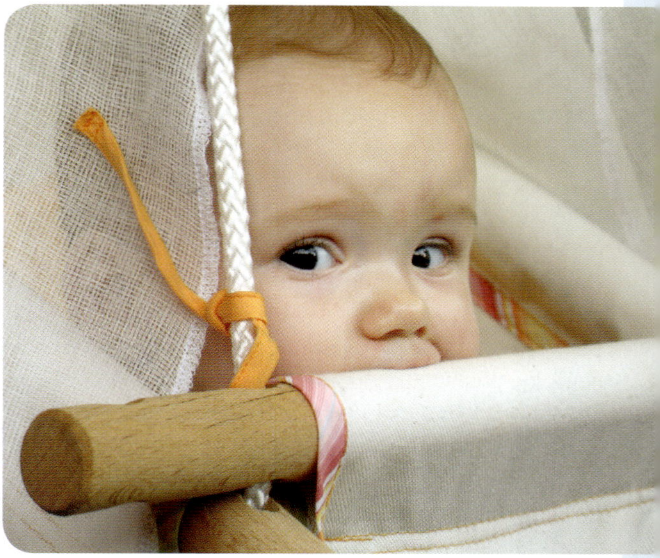

Les objets de puériculture

Le siège auto. L'un des seuls objets, si ce n'est le seul, absolument incontournable si vous circulez en voiture. Préférez la coque à la nacelle, moins sécurisée. La coque (appelée aussi siège groupe 0+) vous servira dès la naissance et jusqu'à 12 mois environ. Il existe aussi des combinés 0+/1, utilisables dès la naissance et jusqu'à 18 kg (3 ans environ). Nous vous rappelons que jusqu'à ce que votre bébé ait atteint les 9 kg (jusqu'à ce que sa nuque soit assez solide), son siège doit être placé dos à la route, afin de mieux estomper les chocs, sur les places arrière avec une ceinture 3 points, ou sur le siège avant si l'airbag est désactivé.

La poussette. A moins de soucis de dos particuliers, vous ne saurions trop vous recommander de préférer, à la poussette multi fonctions assez chère, une écharpe de portage et/ou un porte-bébé physiologique, dans les premiers mois en tous cas, où bébé ne pèse pas bien lourd et où il a avant tout besoin de votre contact physique et d'un bercement permanent. Si vous avez plusieurs enfants d'âge rapproché, des problèmes de dos ou que la poussette vous semble plus pratique à certaines occasions (pour faire les courses, pour aller au restaurant, etc.), pourquoi ne pas investir dans une poussette canne d'appoint (utilisable dès la naissance si vous pouvez adapter une coque sur le châssis ou sinon à partir de 6 mois). Il en existe de très bien, pas très chères (nettement moins, en tous cas, que les modèles combinés)... Vous en trouverez beaucoup, également, en parfait état, dans le circuit de l'occasion.

222. Prime versée sous conditions de ressources.
223. http://www.natiloo.com
224. http://armsreach.com et http://www.babybay.info (en allemand)
225. Vendu notamment par la chaîne Nature et Découvertes http://www.natureetdecouvertes.com

La turbulette. Ce sac de tissu pourvu de trous pour les bras de bébé ou de manches longues est incontournable jusqu'à ses deux ans environ.
Il lui permet de rester au chaud la nuit et surtout est une source de sécurité : avec des draps et des couvertures, bébé risquerait de s'étouffer. Autre avantage : elle est assez facile à réaliser soi-même !

Le transat. Beaucoup de mamans, « porteuses » ou non, l'apprécient pour poser bébé de temps à autre tout en l'ayant toujours sous les yeux. Mais son utilisation est déconseillée avant au moins l'âge de 1 mois, pour ne pas fatiguer le dos du bébé. Misez sur la récup (en dépôt-vente notamment), mais en parfait état.

Le lit-parapluie. Si vous dormez régulièrement hors de chez vous et si votre enfant n'est pas porté en écharpe de jour et co-dodoté la nuit, cet ustensile peut vous être utile. Dans le cas contraire, non.

La baignoire bébé. Pour baigner un nouveau-né, un lavabo ou une bassine peuvent suffire. Sitôt que l'enfant peut s'asseoir seul, et surtout s'il a des frères et sœurs pour lui tenir compagnie, il adorera patauger (sous surveillance parentale bien entendu) dans la grande baignoire.
Vous pouvez aussi préférer un modèle de baignoire spécialement conçu pour imiter la forme arrondie de l'utérus.
Deux marques se partagent le marché, Tummy Tub et Shantala. Les deux, en plastique transparent, se valent sensiblement, à la différence près que la première, un peu plus chère (mais très abordable, une vingtaine d'euros), a reçu un label et est livrée avec un support. « *Pour baigner bébé, rien de tel que ce type de baignoire*, témoigne Anne-sophie, maman d'un bébé né en mai 2007 et utilisatrice enthousiaste de la Shantala. *Très peu d'eau suffit, elle reste chaude longtemps, et, bonus non négligeable, bébé s'éclate et se sent « sécure » bien plus tôt que dans une baignoire « tradi »*. Et pour installer la Shantala à bonne hauteur, *« une planche en travers de la baignoire et tout est prêt ! »*. Seul bémol : il semble que pour le savonner, cela soit un brin plus ardu.

L'écoute-bébé. Vous vivez dans une grande maison bruyante et mettez régulièrement bébé à dormir seul dans sa chambre ? Dans ce cas, l'écoute-bébé peut être utile. Dans le cas contraire (petit appartement, maison très calme, bébé porté la plupart du temps en écharpe ou restant près de vous), vous pouvez aisément, nous semble t-il, vous abstenir de débourser les 30 à 200 (!) euros que coûtent ces gadgets électroniques dernier cri... d'autant plus qu'il n'est pas forcément très sain que les ondes de l'écouteur cohabitent étroitement avec bébé (voir notre partie sur le Feng Shui de bébé).

Les jouets. En avez-vous vraiment besoin pour le moment ? « *Tous les accessoires de la vie quotidienne sont une mine de découvertes pour bébé et un panier à trésor (avec des objets les plus divers possibles de forme et de matière : un cœur en dentelle, un paquet de bonbons, un porte-clef en argent, une cuillère en bois...) l'occupe vraiment très longtemps !* », témoigne Laurence Emmanuelle, maman d'un petit garçon de 9 mois. Si vous tenez à en acheter, il existe, là encore, pléthore de boutiques « en dur » ou en ligne très sympas qui

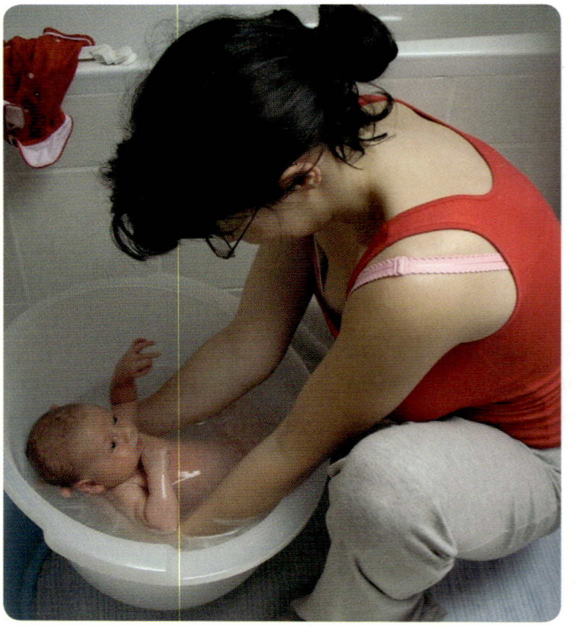

Un bain dans une baignoire Shnatala. Photo : Marion O.

vendent des jouets bios/équitables. Néanmoins, nous ne saurions que trop vous conseiller de jouer la récup' et le système D, au moins pour les premiers mois de votre enfant.

Pour son corps

Les vêtements. La plupart des sites de vente de produits liés au maternage en proposent, tous fabriqués selon des normes écologiques et souvent équitables. En la matière, si vous souhaitez vous faire plaisir, pourquoi pas, mais sachez qu'une mode « maternante » se développe de plus en plus, avec des produits certes de qualité, mais pas forcément donnés et qui, surtout, contribuent directement à la société de consommation dont un nombre croissant d'entre vous souhaiteraient se démarquer. Jouez donc, dans la mesure du possible, la carte « récupération » et « système D » surtout pour des articles de ce type, forcément très peu portés et usés.

Les couches. Même si vous avez fait le choix de l'hygiène naturelle infantile, vous ne couperez pas à l'achat de quelques couches, au moins dans les premiers mois de votre bébé. Plutôt que les changes du commerce, bourrées de produits chimiques, préférez les couches bios ou, mieux encore car plus écologiques, les lavables, qui sont aussi nettement moins chères sur le long terme, malgré un investissement au départ important (plusieurs centaines d'euros), et qui peuvent resservir à d'autres enfants. D'où la possibilité, aussi, de se les procurer d'occasion, de se les faire prêter ou même de les louer (auprès de certaines associations). Autre « truc » pour les petits budgets : acheter progressivement, une ou deux couches par mois, pour se constituer son stock petit à petit. Et, bien entendu, les coudre « maison » (on trouve des patrons sur Internet). Avec un seau à couches sales, vous voilà parée !

Les lingettes. Il existe des lingettes bios, mais aussi et surtout, des lingettes lavables (qu'on peut faire soi-même en coupant un plaid polaire doux, ou en commandant des tissus adaptés sur Internet). Dessus,

Pour équiper bébé, jouez la « récup' » et la solidarité !

Pour équiper bébé à moindres frais, tout en échappant à la surconsommation ambiante (les vêtements ou équipements achetés d'occasion ne sont pas produits deux fois et ne sont pas jetés, avec forte consommation d'énergie et production de pollution à la clé), plusieurs pistes s'offrent à vous.

- La récup' au sein du cercle familial ou auprès des proches.
- Le milieu de la « deuxième ou troisième main » : braderies, dépôts-ventes, brocantes, vide-greniers...
- Les petites annonces (notamment sur les forums Internet spécialisés « maternage » ou « simplicité volontaire » (226).
- Le «freecyclage». Sur le site Freecycle (227), vous pourrez entrer en contact avec des particuliers proposant gratuitement des objets dont ils ne se servent plus. Le tout dans une logique de « décroissance » aussi intelligente que généreuse.

Amandine, 25 ans, enceinte de sept mois « Notre mot d'ordre : à bas les achats inutiles ! »

« Je veux ce qu'il y a de plus simple pour mon enfant, il n'en sera pas plus malheureux qu'un autre. Et, au moins, je ne lui laisserai pas une planète poubelle comme héritage. Pour le coucher, on récupère le berceau en fer forgé qui a appartenu à mon arrière-grand-père : un peu d'huile de coude et il sera nickel. Ensuite, bébé passera dans le lit en 120 cm, de grand-père également. Les rideaux de la chambre sont faits avec des vieux draps en lin ou en fil. Pour la table à langer, on récupère une vieille table qui ne servait plus et un matelas tout simple, sur lequel on mettra une serviette éponge. L'armoire est une antique bonnetière de famille. Pour l'hygiène de mon bébé, je vais utiliser des couches lavables. Pour la promenade : portage en écharpe. Pour l'alimentation ? J'allaiterai ! »

226. Voir notamment : http://bulle-de-nature.com/forums
227. Voir notamment : http://fr.freecycle.org

Pour habiller bébé : faites simple et pratique !

Bodys, grenouillères, brassières, pyjamas : il est facile d'être perdue (surtout quand on attend son premier bébé) face à ce jargon et de ne pas savoir quels vêtements choisir pour habiller bébé durant ses premières semaines de vie. Il faut préciser qu'entre les tétées, le peau à peau, les soins et les siestes partagées, votre enfant va remplir vos journées et vos nuits ! Inutile donc de vous compliquer l'existence avec des vêtements difficiles à enfiler et à enlever. Les tout petits, de surcroît, n'apprécient guère les longues séances d'habillage et de déshabillage.

Les premières semaines, privilégiez donc des vêtements qui s'enfilent par les bras – et non par la tête : l'opération est délicate et votre bébé pourrait avoir l'impression d'étouffer – et qui possèdent des pressions à l'entrejambe (nettement plus facile pour changer bébé).
Un body (qui se ferme sur le devant avec des pressions ou des rubans) et un pyjama (ou grenouillère) épais ou fin selon la saison peuvent parfaitement faire l'affaire en journée. S'il fait très chaud, un seul body manches courtes ou manches longues conviendra. Pour la nuit, il est en général conseillé de rajouter une épaisseur de vêtements (ou une turbulette) : tout dépend toutefois si bébé dort ou non avec vous (et dans ce cas si vous avez tendance à vous découvrir la nuit) et de la température de votre pièce.

Côté quantité, prévoyez pour les premières semaines, sept à huit bodys et pyjamas en taille « un mois » (évitez d'acheter du « naissance » rapidement trop étroit. Si votre bébé est petit ou né prématurément, vous enverrez le papa acheter quelques vêtements complémentaires en urgence), trois à cinq paires de chaussettes, un petit bonnet et quelques brassières (notamment pour la maternité), un ou deux gilets, une ou deux turbulettes en taille 0-6 mois, un bob pour l'été, une combinaison pilote et un bonnet chaud pour la période hivernale. Pensez également aux babylegs, qui sont de grandes chaussettes sans pieds, idéales pour changer bébé sans le déshabiller et utiles si vous envisagez l'hygiène naturelle infantile.

Et côté pieds ? Il faut savoir que pour permettre aux petons des tout petits de se développer et de se muscler, il est préférable de les laisser nus. Les podologues déconseillent, par ailleurs, le port de chaussures solides avant deux ans, dans l'idéal.
Seulement voilà, les pieds de votre bébé (pas dans les tous premiers temps, mais à partir du moment où il n'est plus en pyjama) ont besoin d'être protégés du froid. Alors que faire? Opter pour des chaussons en cuir souples type Robeez, Artika, Lil Jo's ou Jack and Lily (228) : ils tiennent les pieds au chaud tout en les laissant respirer, sont bien souvent dotés d'une semelle anti-dérapante et tiennent très bien aux pieds ! Enfin, ce qui ne gâte rien, ils sont ravissants !

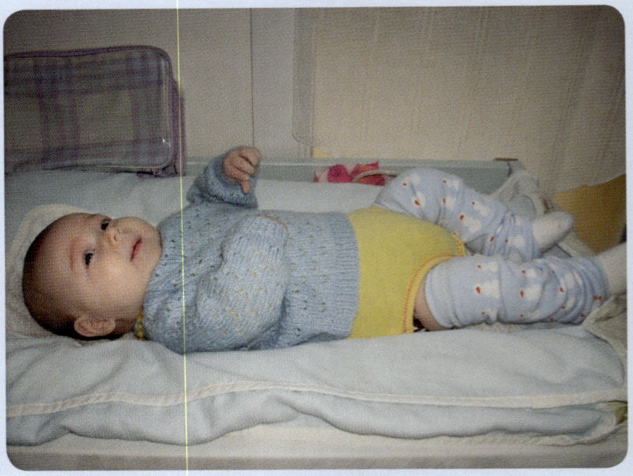

Bébé porte une couche lavable et des babylegs. Photo : Marion O.

228. Voici quelques sites où vous procurer des chaussons souples : http://www.robeez.com, http://www.artika-les-chaussons.com, http://www.lunesetlutins.com.

de l'eau du robinet tout simplement ou du liniment oléocalcaire, également « homemade » !

Pour ses repas

Le chauffe-biberon. Inutile en cas d'allaitement maternel... et absolument pas nécessaire non plus si vous biberonnez ! Il suffit d'une petite casserole et d'un peu d'eau pour réchauffer le biberon au bain-marie (par précaution, testez bien la température du lait sur votre poignet : à la chaleur idéale – 37° C – vous ne devez rien sentir).

Le stérilisateur. Pas la peine non plus si allaitement... et même si biberon ! Un lavage soigneux au goupillon à l'eau très chaude avec une goutte de liquide vaisselle et/ou un tour dans le lave-vaisselle suffisent pour tuer les bactéries.

Les biberons/tétines. Si vous avez prévu d'allaiter votre enfant, vous pouvez prévoir, le cas échéant, que le papa ou un autre de vos proches vous « décharge » parfois, en cas de grosse fatigue. Mais pour éviter la confusion sein-tétine, qui pourrait nuire à votre allaitement, munissez-vous plutôt d'une pipette, d'une seringue ou d'une petite cuiller (pour un usage ponctuel). Dans le cas où vous n'allaitez pas, voir page 362.

Pour plus tard...

Un certain nombre d'objets pourront vous être utiles par la suite, comme la chaise haute, le trotteur, le « baby cook » ou l'anneau de bain : pas de précipitation toutefois dans vos achats, attendez de voir comment évolue votre bébé pour identifier ses besoins réels le moment venu.

Future maman allaitante, future maman futée !

Les soutien-gorges d'allaitement. Vous aurez besoin de plusieurs soutiens-gorge d'allaitement (229). Attendez de préférence la naissance de votre enfant pour les choisir, le volume de vos seins pouvant encore largement évoluer... Si vous préférez en acheter déjà quelques-uns, optez pour des produits en coton naturel et avec une profondeur de bonnet au-dessus de celle que vous faites en fin de grossesse. Si vous hésitez entre deux tailles, préférez toujours la plus grande. Sachez qu'il est aussi possible de « bricoler » des soutiens-gorge normaux avec des attaches pour maillot de bain : couper entre le bonnet et la base de la bretelle et coudre l'attache qui permettra d'ouvrir le bonnet facilement. On peut ajouter un élastique pour faciliter le réagraffage.

Le tire-lait. Cet objet (disponible en location dans les pharmacies et remboursé partiellement sur prescription) peut être utile en diverses occasions. Il serait plus sage, toutefois, d'attendre la naissance de votre enfant afin de connaître vos réels besoins en la matière.

Les coussinets d'allaitement. Ils semblent indispensables les premiers mois, afin de ne pas vous retrouver inondée à chaque montée laiteuse. Choisissez-les en coton bio de préférence ou lavables. Ils peuvent aussi être fabriqués facilement, avec de la laine polaire.

Le coussin d'allaitement. Il peut vous être très utile les premières semaines, notamment s'il s'agit de votre premier enfant, pour trouver une position confortable. Si vous êtes déjà aguerrie, sachez qu'un bon polochon enroulé autour de vous fera aussi bien l'affaire. Vous pouvez aussi utiliser avec profit un coussin de maintien type Corpomed.

Sur le web...

Annuaire des principales boutiques en ligne de produits nature et liés au maternage :
http://www.materner.com/annuaire/categorie54-1.htm
Voir aussi :
http://www.acheterbio.com/voir_grandirnature.html

229. Des sous-vêtements d'allaitement jolis, voire sexy, vous en avez rêvé, ces boutiques l'ont fait : http://www.sibellia.fr, http://www.mamanana.com, http://www.madeinfemmes.com...

Le Feng Shui, ou les secrets d'une chambre zen pour bébé

Voici quelques règles simples à respecter pour faire de la chambre de bébé un espace propice au bien-être...

Les meilleurs emplacements pour une chambre sont les orientations Nord, Est ou Nord-Ouest. Si vous hésitez entre deux pièces, préférez celle située à l'est, cette orientation favorisant l'énergie du matin. En revanche, si vous devez choisir entre le nord et le sud, installez votre bébé plutôt au nord : il y a moins de soleil, donc moins d'énergie, c'est mieux le soir pour favoriser son endormissement.

Evitez les ouvertures situées en face de la porte de la cuisine ou de celle des toilettes.

Aérez au moins une fois par jour, de préférence avant le coucher, pour renouveler l'air et évacuer l'énergie rémanente.

Choisissez un lit en bois naturel, sans parties métalliques. Le matelas doit lui aussi être en fibres naturelles (coton, laine, chanvre...) et les draps en fil ou en coton. La couche doit se situer à au moins 20 cm du sol, pour une plus libre circulation de l'énergie. Il est vivement déconseillé d'installer des étagères ou des tableaux au-dessus de la tête du lit ou de l'entourer de meubles : cela peut provoquer une sensation d'oppression ou d'angoisse chez votre enfant et perturber son sommeil. Positionnez le lit en diagonale opposée à la porte d'entrée, pour permettre à bébé de voir qui entre dans la pièce.

Choisissez des meubles plutôt bas pour respecter ses proportions à lui, de préférence en bois ciré ou peint (peinture bio, voir encadré). Vous pouvez néanmoins installer un fauteuil confortable (de préférence à bascule) pour vous dans la chambre : c'est là que vous le bercerez et lui donnerez le sein.

Côté éclairages, préférez plusieurs sources de lumières douces et indirectes à celle d'un unique lustre au plafond. Quant aux couleurs, optez pour des teintes « yin » apaisantes telles que les pastels (rose, bleu, vert) ou encore des tons blanc cassé. Pas de blanc immaculé ni de couleurs vives. Vous pouvez, par contre, créer un coin aux couleurs plus vives, destiné à l'éveil et aux jeux de votre enfant.

Préférez un style épuré en limitant les objets, peluches et tableaux envahissants.

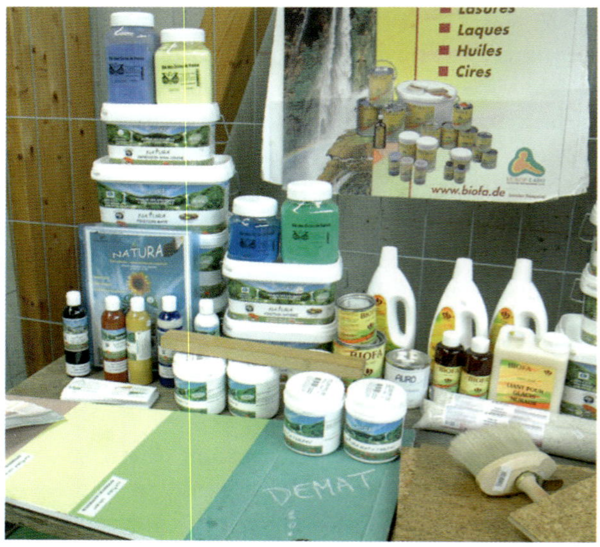

Les magasins d'écoproduits prosposent de larges gammes de peintures, cire et produits d'entretiens non toxiques.
Photo : Creabat Natura

À lire et à écouter...

Laura Forbes Carlin & Alison Forbes. *Le Feng Shui de bébé. Accueillez votre nouveau-né dans une maison harmonieuse.* Médicis, 2006.

Nicolas Jeandot. « Musique Feng Shui pour la chambre de bébé ». CD, Honey B, 2002.

Déco de la chambre de bébé : du beau, du bon, du bio !

Dans l'intérêt de l'enfant que vous portez, dès à présent et pour sa santé future, nous vous conseillons d'être vigilante à la qualité et la non-nocivité des matériaux utilisés pour décorer sa chambre. En août 2007, l'Agence française de sécurité sanitaire de l'environnement et du travail (Afsset) a publié un avis concernant l'utilisation de certaines peintures dites « à risques » pour les femmes enceintes. Selon l'Agence, ces peintures, à base de produits très forts tels que vernis et solvants (qui sont inhalés), sont souvent toxiques pour le développement du fœtus. Sont considérées comme risquées les peintures contenant du propylène glycol monométhyléther (Pgme) ou (Pgmea).
D'où la nécessité de bien regarder les étiquettes dans les magasins de bricolage. Préférez les peintures à l'eau, moins toxiques que les acryliques. Tous les produits de bricolage existent en version bio ou écologique... même s'il faut parfois chercher (vous en trouverez de toute façon dans les magasins d'écoproduits et sur les sites spécialisés) (230).
Préférez le parquet non traité et lazurez-le à l'huile, puis passez de la cire. Il existe aussi des produits de vitrification 100% naturels. *« Si vous estimez que poser un revêtement est plus simple, optez pour les moquettes naturelles (sisal, coco, laine, etc.) ou pour du véritable linoléum »*, conseille Jackie Péric (231). Et si vous avez la main bricoleuse et que vous êtes déjà familière avec les matériaux écologiques, pourquoi ne pas fabriquer vous-même ceux dont vous avez besoin ? (232)

Une liste de naissance alternative : osez demander des services !

On l'a vu, un bébé qui vient de naître n'a pas besoin de tout un équipement ultra-moderne pour se sentir bien. De surcroît, s'il ne s'agit pas de votre premier bébé, vous disposez sans doute déjà du matériel minimum nécessaire ! Pourquoi, alors, ne pas établir une liste de naissance différente (qui peut venir compléter une liste plus classique d'objets naturels et utiles) Des services, des coups de main, qui vous permettront, libérée de certaines tâches ménagères et de contraintes organisationnelles, de profiter à 100 % de votre bébé et de vous reposer les premières semaines suivant votre accouchement. Mais aussi des attentions, des cadeaux différents entièrement dédiés à votre bien-être, qui vous aideront à vous sentir bien dans votre corps et dans votre tête !

Les services gratuits

Bien sûr, en France, où la culture individualiste domine, ce type de services rendus ne fait qu'émerger et votre démarche étonnera peut-être vos proches. Qu'importe ! Expliquez-leur votre demande en argumentant sur le fait qu'un petit service rendu – de surcroît gratuit pour eux – vous sera d'un grand secours et vous réchauffera plus le cœur qu'un énième article de puériculture. Si vos amies ont prévu d'organiser pour vous un « blessing-way » , profitez de l'événement pour leur en parler. Vous pouvez aussi déposer votre liste alternative dans un SEL (système d'échange local) (233). A charge de revanche !

Des exemples de services qui peuvent changer votre quotidien de jeune accouchée :

- des repas chauds ou déjà faits et à congeler pendant une semaine (ou plus) ;
- une ou plusieurs heures de ménage et/ou de repassage ;

230. Voir notamment : http://www.maison-ecolo.com http://www.eco-logis.com/peint.htm ou http://www.qem.fr
231. *Op. cit.*,
232. Voir notamment : http://www.onpeutlefaire.com/forum/ et http://www.ideesmaison.com/Faire-soi-meme-ses-peintures-et.html
233. Les SELs sont des associations d'échanges à but non lucratif permettant aux membres de troquer des biens et des services.

• le lavage des couches et des vêtements pendant une semaine (ou plus) ;
• un ou plusieurs pleins de courses au supermarché ;
• le marché une fois par semaine (un panier bio par exemple) ;
• les aînés emmenés et récupérés à l'école ;
• une après-midi de jeu avec les aînés ;
• un mercredi ou un week-end entier (s'ils sont plus grands) avec les aînés ;
• quelques heures de baby-sitting au domicile des parents le soir ;
• de l'écoute, du soutien, des conseils pour la maman quand elle en ressent l'envie...

Les services et attentions payants

A ceux qui tiennent à vous chouchouter et à dépenser de l'argent pour vous (!), ainsi que pour votre famille ou vos amis aussi qui habitent loin et qui ne peuvent donc pas vous rendre de services nécessitant une proximité géographique, proposez-leur une liste de cadeaux pas comme les autres, qui revêtent un réel sens à vos yeux.

Quelques exemples :
• les services d'une doula avant, pendant et après l'accouchement ;
• une cotisation pour payer à la maman une femme de ménage pendant un mois (ou plus) ;
• une séance de massage maman/bébé ;
• un soin du visage ou du corps en institut ou à domicile ;
• une coupe chez le coiffeur ou à domicile ;
• un repas « japonais » ou autre livré à domicile pour un dîner en tête-à-tête ;
• une séance d'ostéopathie et/ou de shiatsu ;
• une participation aux frais d'isothérapie/isotropie placentaire;
• une cotisation pour une thalassothérapie maman/bébé, etc.

Enfin, si certaines personnes de votre entourage n'adhèrent pas au principe et souhaitent vous offrir « quelque chose qui reste », mettez à leur disposition votre liste d'objets « utiles ».

Liste indicative des objets à se faire éventuellement offrir

Des objets « nature », beaux, utiles mais pas forcément « donnés ») !

- *Echarpe ou porte-bébé physiologique*
- *Manteau de portage*
- *Hamac bébé*
- *Side-bed*
- *Peau d'agneau*
- *Baignoire Shantala ou Tummy Tub*
- *Chaussons de cuir*
- *Coussin de maternité/allaitement*
- *Ceinture de maintien*
- *Coffret de soins « nature » pour bébé*
- *Pack de couches lavables*
- *Une machine à coudre pour lui fabriquer vêtements, couches lavables, coussins, doudous, etc.*
- *Un collier/bracelet d'ambre ou de noisetier (jolis et utiles pour lutter contrer les douleurs dentaires)...*

Le blessingway ou rituel de bénédiction de la future mère

Le blessingway (littéralement : « chemin de bénédiction ») est à l'origine un rituel des Indiens Navajo visant à célébrer la transition que vivaient les femmes lorsqu'elles devenaient enceintes. Une tradition ancestrale remise au goût du jour dans les années 70 par des sages-femmes américaines, sous le nom de « mother blessing », de « belly blessing » ou de « alternative baby shower » (234). Ce n'est que depuis 2004 environ que cette fête est apparue en France, où elle est avant tout popularisée et pratiquée par les doulas. *« Principe du blessingway : mettre la femme enceinte au centre d'un cercle de célébration et d'offrandes, qui est le cercle d'une lignée de femmes et de mères, afin de recréer un rite de passage qui l'aidera à bien vivre sa fin de grossesse et à bien accoucher »*, explique Charlotte Marchandise-Fajardo, doula à Montreuil (Seine-Saint-Denis) et organisatrice de blessingways.

La cérémonie, qui reprend souvent beaucoup de rituels sacrés (religieux ou paganistes), se déroule généralement au septième mois, le 7 étant un chiffre porte-bonheur dans la plupart des cultures, et ce mois correspondant aussi au terme auquel le bébé est généralement viable. En la matière, un mot d'ordre prévaut : la liberté. La fête peut être plus ou moins organisée, plus ou moins marquée spirituellement, plus ou moins élaborée... C'est quelque chose que l'on peut organiser pour une amie, se faire offrir en surprise ou bien sur demande. Seule règle : la maîtresse de cérémonie (amie, sœur, doula...) ne doit pas être la future maman. En tant que reine de la fête, celle-ci est uniquement occupée à se faire dorloter par toutes.

Tout commence par la préparation du lieu de la cérémonie : purification de l'atmosphère avec de l'encens, organisation de la pièce (si c'est en intérieur) selon les principes du Feng Shui... Certains placent une table recouverte d'un drap blanc au centre de la pièce, qui servira d'autel et sur lequel sont disposés bougeoir et bougies, lys dans un vase rempli d'eau pure, objets symbolisant les quatre éléments... On peut aussi brûler de la sauge pour bénir la maison de la femme, mettre de la musique.

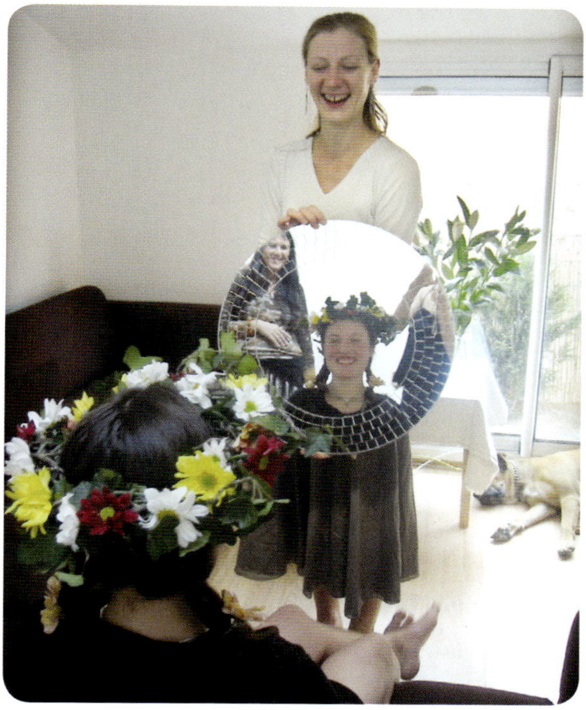

Le blessingway de Lucille. Photo : Doulas de France

Dans un second temps, on prend soin de la future mère : on la coiffe tout en échangeant sur de beaux récits d'accouchements – *« défense d'évoquer des naissances « gore » ! »* prévient Charlotte en souriant – ou en lui lisant des extraits de *Une naissance heureuse*, d'Isabelle Brabant, on la masse – notamment à l'aide d'un rebozo mexicain (235) –, on lui lave les pieds dans de l'eau tiède parsemée de fleurs et de plantes : camomille pour la détendre, thym pour lui donner du courage...

234. Le « baby shower » est une fête à l'intention de la future mère, à quelques semaines de son accouchement, de longue date ancrée dans les moeurs Outre-Atlantique. Très consumériste, elle est caractérisée par l'offrande de nombreux cadeaux marchands destinés à la mère et au bébé.

235. Le rebozo est un tissu mexicain coloré, souple mais très solide, que l'on peut utiliser de diverses manières en pré natal et post partum. En prénatal, il permet de bercer la maman et le bébé. Pendant l'accouchement, ce tissu peut être également utilisé pour se suspendre, pour être bercé)... En post-partum, le « soin rebozo » est une mine d'or pour aider la jeune maman à se remettre de ses couches.

On la coiffe d'une couronne de fleurs, on lui chante des chansons, dont beaucoup viennent du chant prénatal... Les personnes présentes peuvent lui faire une sorte de haie d'honneur avec leurs mains, la faire danser, lui faire faire des mouvements de yoga, voire planter un arbre en son honneur...

L'un des moments-phare de la fête est souvent la décoration ou le moulage au plâtre du ventre et des seins de la future mère, qu'elle pourra ensuite choisir de peindre, de vernir ou bien de garder tel quel. Et, surtout, le moment des offrandes, qui toutes ont en commun d'être extrêmement personnalisées et de faible valeur marchande. La plupart du temps, ces cadeaux ont été fait « maison » et visent à obtenir une intention collective par la conjonction des intentions individuelles.
Ainsi, pour le patchwork mexicain, chacune des participantes apporte un carré de tissu qu'elles cousent ensemble, et qui va devenir la couverture et/ou le doudou de l'enfant. Le collier est aussi un objet chargé de sens. Chaque femme offre à la mère une ou plusieurs perles, en expliquant leur signification. La femme célébrée peut ainsi s'en faire un collier à porter durant l'accouchement, symbolisant la force des expériences des femmes présentes, en tant que mères mais aussi en tant que femmes. Ou, variante : tisser un bracelet de ficelle pour chacune des participantes, qu'elles garderont au poignet jusqu'à la naissance du bébé, en rappel constant du voyage à venir de leur amie.
Chacune peut aussi venir avec une carte personnalisée, porteuse de petits mots d'encouragements pour la future maman : « tu es belle » ou « la naissance de ton bébé va bien se passer », et une note pour le bébé avec des souhaits pour sa venue au monde. « *Je connais une femme à qui la soeur, à chacune de ses grossesses, offre une grosse bougie,* témoigne Charlotte. *Elles la décorent ensemble lors du blessingway en formulant des vœux pour la mère et le bébé, et cette bougie, qui brûle lors de chaque naissance, est rallumée pour l'anniversaire de chacun des enfants* ».

Le tout se fait dans un cadre de discussion informel, extrêmement détendu, ponctué d'éclats de rires, mais aussi, c'est fort à parier, de quelques larmes ! C'est d'ailleurs l'occasion, pour les participantes, de proposer leurs services pour une liste de naissance alternative ou de recevoir les demandes en ce sens de la future accouchée, si ses amies ne sont pas trop rompues à cette pratique.
Pour finir, tout le monde se retrouve autour d'un bon buffet ou goûter, auquel chacune aura contribué. Un cercle de solidarité, d'énergie et d'amour qui crée un souvenir inoubliable pour la future maman. « *Cela fait bien plus plaisir que de se voir offrir une énième grenouillère* », souligne Charlotte. Et, avant que tout le monde ne se disperse, la maîtresse de cérémonie peut lire un poème ou une citation approprié au blessingway.

En voici un que nous trouvons très beau :

Lorsque vous vous tenez à la limite
De tout ce qui est connu
Et que vous vous avancez
Dans les ténèbres de l'inconnu
La confiance, c'est d'être assuré
Que l'une des deux choses se produira,
Que vous prendrez pied sur la terre ferme,
Ou qu'on vous enseignera comment voler. [236]

236. *Ode à la confiance*, par Patrick Overter. Vous trouverez cette citation, ainsi qu'une foule d'autres qu'il peut être plaisant de dire au cours d'un blessingway, sur http://www.mother-care.ca/birth_quotes.htm (en anglais).

Sur le web...
http://www.doulas.info/blessing.php
http://www.cwhn.ca/network-reseau/4-1f/4-1pg2.html
http://www.mother-care.ca/blessing.htm (en anglais)

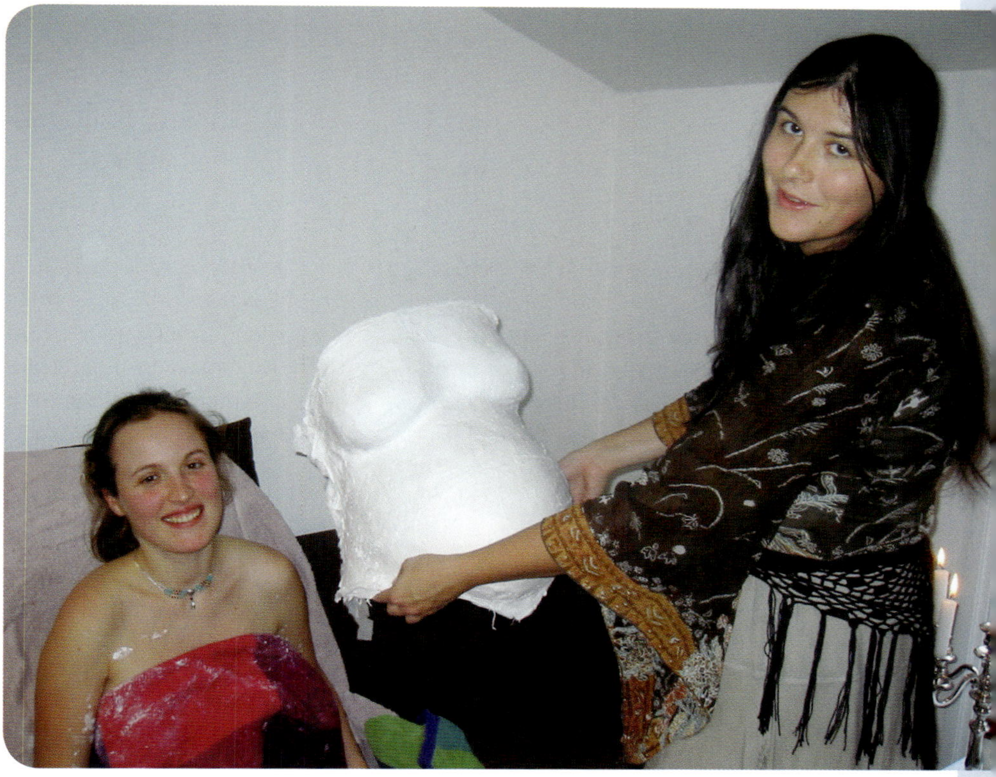

Le moulage du ventre de Lucille, lors de son blessingway Photo : Doulas de France

Blessingway, mode d'emploi

• Essayer de vous y prendre au moins deux semaines à l'avance, histoire de tout préparer et que chacun s'organise pour ce qu'il va amener.
• La cérémonie peut se faire chez l'une des participantes, chez la future maman, dans un local extérieur, voire en plein air l'été...
• Si vous l'organisez pour une amie, discutez bien avec elle de la liste des invités. Il est préférable d'en limiter le nombre à 10-15 personnes : les « intimes » – déjà mamans ou pas – qui connaissent bien la future mère et/ou qui ont des liens forts d'affection avec elle.
• Que vous soyez l'organisatrice ou la bénéficiaire de la bénédiction, mettez clairement sur la table, en amont, les traditions ou rituels avec lesquels la future maman se sent à l'aise et les gestes qui la gêneraient (certaines femmes enceintes très pudiques pourraient vivre mal, par exemple, le moulage public de leur ventre et de

Marine, maman de Romane et de Mahault, née à la maison

« Quel moment fort ça a été pour moi! Je n'ai pas pu articuler un mot cohérent de tout le blessingway, surtout à la fin ! Merci, Claire de m'avoir fait découvrir ça ! Au début, je ne me voyais pas trop proposer ça à mes amies... Et puis j'ai pris mon courage à deux mains : je me suis sentie très seule pendant mon premier accouchement et par la suite, j'ai décidé de leur faire savoir qu'elles m'étaient chères et que j'avais envie qu'elles m'accompagnent symboliquement dans ce cheminement... Et elles en ont été flattées! Même celles qui ont trouvé la démarche un peu étrange au départ ont été contentes au final d'y avoir été conviées et d'avoir participé! D'ailleurs, elles ont eu une idée que je n'avais pas eu : les appeler au moment où le travail se mettait en route. C'était un magnifique cadeau pour moi, nous avons été réunies par la pensée le jour J, elles m'ont soutenue en temps réel! Je n'avais jamais osé dire à des gens que je les aime et qu'ils comptent (mise à part mon chéri et mes filles!) et elles me l'ont rendu au centuple sans que je m'y attende. Ce blessingway a créé un nouveau lien vraiment fort entre nous! »*

** Claire Ferraci-Moncourtois, doula*

À écouter et à chanter...
CD de Chansons (en anglais) :
http://blessingwaysongs.org

leurs seins). D'une manière générale, c'est à l'invitée d'honneur de choisir les activités dont elle a envie.

• Lorsque vous invitez les gens (de vive voix, par téléphone ou, dans l'idéal, au moyen d'un joli carton personnalisé, comme celui de Delphine, ci-dessous), prenez le temps de leur expliquer de quoi il retourne et d'écouter leurs éventuels questionnements ou réticences : le blessingway est encore une pratique peu connue et qui peut surprendre.

• L'idéal est que la maîtresse de cérémonie ne soit pas la maîtresse de maison : la première est le chef d'orchestre des festivités, une autre participante la garante du confort matériel des invités. Prévoir une tierce personne affectée aux photos, qui seront ensuite distribuées à tout le monde.

• Côté matériel : pour le moulage du ventre et de la poitrine de la future mère, procurez-vous des bandes de plâtre en pharmacie. Si vous souhaitez décorer le « bidon », utilisez du maquillage hypoallergénique (celui utilisé pour grimer les enfants). Certains professionnels peuvent s'en charger, pour la cérémonie en particulier ou en cadeau original à faire à la future mère

• Les maris ne sont pas a priori exclus, mais c'est vrai qu'ils ne seront pas forcément à l'aise. « *Les femmes vont parler de choses très intimes (dilatation du col, fluides corporels, positions d'accouchement, allaitement...)* », souligne Charlotte, doula. Même chose pour les enfants : tout dépend de leur âge, mais le côté quelque peu solennel de l'évènement semble difficilement conciliable avec une nuée de petits courant partout. « *L'idéal est que quelqu'un les prenne en charge à l'extérieur. Quitte à ce que tout le monde se retrouve à l'heure du goûter* », conseille Charlotte.

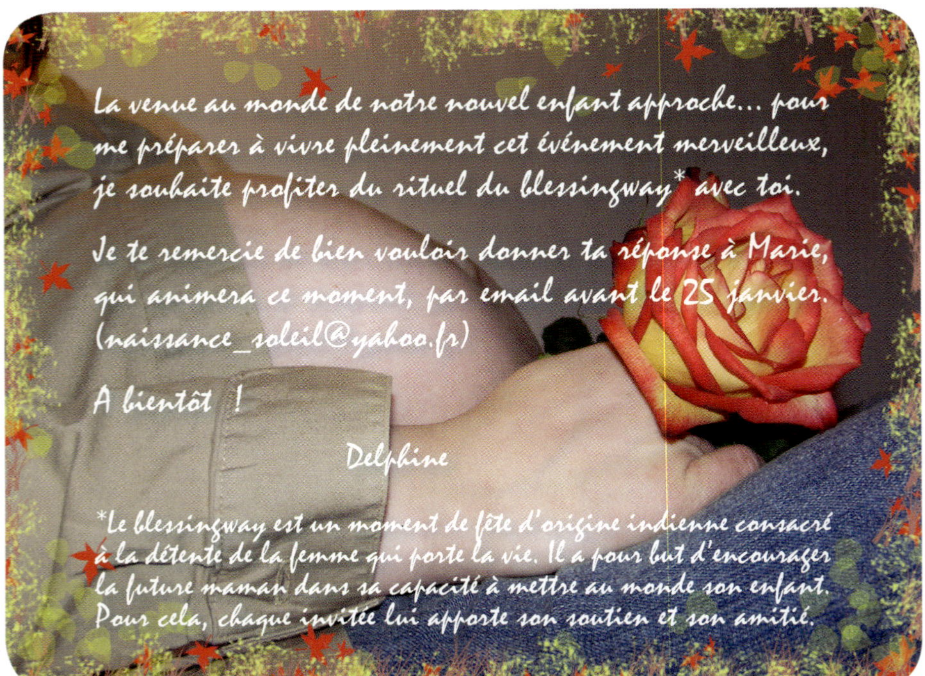
La venue au monde de notre nouvel enfant approche... pour me préparer à vivre pleinement cet événement merveilleux, je souhaite profiter du rituel du blessingway* avec toi.
Je te remercie de bien vouloir donner ta réponse à Marie, qui animera ce moment, par email avant le 25 janvier. (naissance_soleil@yahoo.fr)
A bientôt !
Delphine
*Le blessingway est un moment de fête d'origine indienne consacré à la détente de la femme qui porte la vie. Il a pour but d'encourager la future maman dans sa capacité à mettre au monde son enfant. Pour cela, chaque invitée lui apporte son soutien et son amitié.

Carton d'invitation au blessingway de Delphine, depuis maman d'une petite Éléonore. © D. Hubo

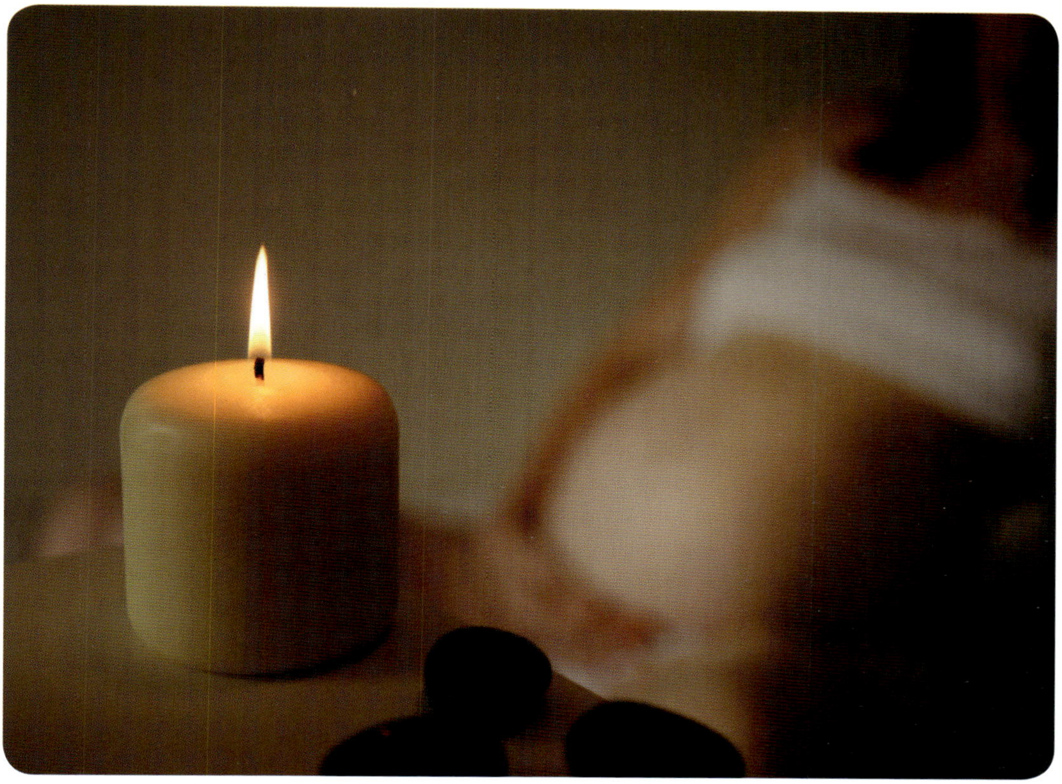

Et pourquoi pas un rituel de préparation pour les derniers jours ?

Plus que quelques jours avant de faire connaissance avec votre bébé, avant de vivre cette aventure tellement intense qu'est l'accouchement. Ce moment chargé d'émotions, sacré en quelque sorte, vous pouvez vous y préparer en vous recentrant progressivement sur vous, sur vos émotions, sur votre corps.

Ralentissez tout d'abord votre rythme : il est important que vous soyez détendue et suffisamment reposée pour aborder le travail en forme. Evitez de courir les magasins ou d'entreprendre un grand ménage de printemps. Reposez-vous, relaxez-vous, faites la sieste, prenez un bain... Prenez soin de vous aussi : allez chez le coiffeur (ou faites-le venir à votre domicile), épilez-vous, faites-vous un masque du visage. C'est le moment de vous chouchouter !

Appelez vos meilleures amies pour prendre de leurs nouvelles et pour papoter de tout et de rien avec elles. Plongez-vous, si vous le souhaitez, dans les albums photos de vos aînés, afin de revivre en images les moments forts de leurs naissances.

Profitez de tous les moments passés en famille, jouez avec vos enfants, lisez-leur des histoires, observez-les dans leurs activités quotidiennes. Savourez cette période d'attente où tout est possible à chaque instant...

Si vous comptez porter bébé : ne faites pas l'impasse sur l'atelier de portage !

Si vous découvrez l'écharpe de portage, nous vous invitons à lire notre descriptif des différents modes de portage respectueux de la physiologie de la maman et du bébé.
« Il est conseillé, à partir du huitième mois, de commencer à assister à une ou plusieurs réunions portage afin de s'entraîner (à l'aide d'un poupon lesté) aux diverses techniques de nouages, et choisir son porte-bébé », conseille Murielle Favre, monitrice de portage à l'association LANA. *« Dans les civilisations traditionnelles, les femmes étaient bien plus entourées et avaient accès, avant même de devenir mères, aux techniques ancestrales de portage des bébés*, renchérit Guillaume Guérid, animateur et formateur du réseau LANA. *Dans nos sociétés actuelles, où les familles sont éclatées et où le portage est encore peu connu, les femmes sont nombreuses à toucher pour la première fois un nouveau-né lorsqu'elles le mettent au monde ! Ces ateliers sont une excellente manière de se familiariser, d'un point de vue technique, avec une méthode de portage simple, mais pas forcément évidente à première vue ».*

Principales associations de portage :

- Porter son enfant : http://www.portersonenfant.fr
- Peau à Peau : http://www.peau-a-peau.be
- Porter son bébé : http://www.portersonbebe.com
- Association française de portage des bébés : http://afpb.apinc.org

Votre valise pour la maternité

Apporter juste le nécessaire pour vivre sereinement et naturellement ces premiers jours avec bébé

La maternité dans laquelle vous avez prévu d'accoucher vous a sans doute transmis un document vous présentant la valise type à prévoir pour vous et votre bébé en vue du jour J et de votre séjour dans ses murs. Cette liste a le mérite de vous donner des indications sur les pratiques de cet établissement en termes de fournitures de couches, de linge, de protections périodiques : ce qui vous évitera de vous encombrer inutilement. Pour ce qui est de la liste des vêtements et des produits, libre à vous de l'alléger – notamment si vous prévoyez un séjour court à la maternité et une hospitalisation à domicile (HAD) –, de la compléter et de la personnaliser. Le but : apporter ce qui vous paraît vraiment utile et qui vous permettra de vous sentir à l'aise aussi bien en salle de naissance que dans votre chambre, de pouvoir allaiter confortablement et dormir avec bébé en toute quiétude.
Nous vous proposons (là aussi à titre indicatif !) un sac « type » pour la salle de naissance et deux valises l'une pour vous, l'autre pour votre bébé, au contenu à la fois classique (certains vêtements pour bébé comme le bonnet ou les brassières sont incontournables) et surtout « nature ». Prévoyez d'avoir bouclé ce sac et ces deux valises à la fin du huitième mois.

Votre sac pour vous et votre bébé en salle de naissance

Pour vous

- une tenue confortable qui ne soit pas fragile et dans laquelle vous vous sentez à l'aise : un tee-shirt long ou un (ou plusieurs) paréo(s) que vous nouerez à votre guise et qui vous laisseront une grande liberté de mouvement tout en vous « habillant ».
- les huiles de massage, tisanes ou élixirs floraux dont vous pourriez avoir besoin au cours du travail pour mieux vivre la douleur.
- un brumisateur, un ou des CD de musique (notamment ceux écoutés en chant prénatal si vous en avez fait, et un lecteur si besoin), un appareil photo.
- des gants de toilette à humecter d'eau froide ou chaude pour vous soulager pendant le travail.
- si la maternité vous permet de vous alimenter pendant l'accouchement : un mélange de fruits secs (raisons secs, amandes) et de fruits frais (morceaux de banane, quartiers de pomme) et bien sûr, de l'eau.
- un objet porte-bonheur (comme par exemple un collier, un bracelet, une bougie, etc., offert par vos proches lors de votre blessingway).

Pour bébé

- Prévoyez un body, une brassière en laine (veste boutonnée dans le dos), des chaussettes, un pyjama et un bonnet (le tout en taille « 1 mois » de préférence, le « naissance » étant souvent trop petit).

A ne pas oublier !...

Votre dossier médical (deux déterminations de groupe sanguin, derniers résultats d'analyse de sang et d'urine), votre carnet de maternité (ou étiquettes de la Sécurité sociale), votre livret de famille ou la reconnaissance anticipée de votre bébé, votre carte d'assurée sociale et votre carte de mutuelle.

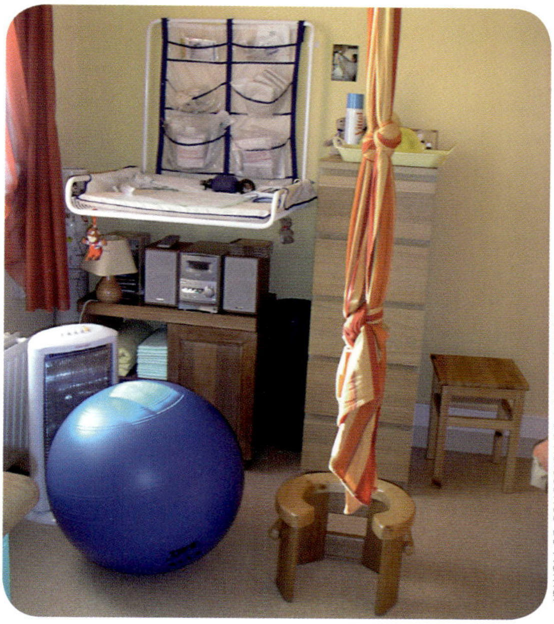

Photo : Maison de naissance de Namur

Apportez votre matériel d'accouchement !

Ces objets vous aideront à adopter, le jour J, des positions qui vous soulageront et vous faciliteront le travail. Si votre maternité n'en dispose pas, amenez les vôtres. Ils sont faciles à se procurer, et à moindre coût...

Le ballon de gymnastique : il favorise l'ouverture du bassin et permet à la femme de se balancer pendant les contractions. En vente dans les magasins de sport (environ 10-15 euros).

Le tabouret d'accouchement : une simple marche (utilisée pour permettre à un enfant de se rehausser devant le lavabo ou de monter dans la baignoire) remplace parfaitement le tabouret, difficile à se procurer. Elle favorise les positions accroupie ou semi-accroupie, très physiologiques. Cet ustensile se trouve facilement en grande surface (environ 5 euros).

Les suspensions : une écharpe de portage, passée autour d'un anneau ou d'une poutre au plafond, ou autour du cou du futur papa, permet à la femme de se suspendre, debout, assise ou accroupie et de s'étirer au maximum.

La galette en caoutchouc : pour vous détendre pendant les contractions, en vous permettant de balancer votre bassin, debout ou assise.

Votre valise

S'habiller : prévoyez une tenue par jour. Préférez les manches courtes (les maternités sont en général bien chauffées) et les « hauts » faciles à soulever pour allaiter (plus pratiques que ceux qui se déboutonnent devant). Pour le bas, un pyjama ou un caleçon souple feront l'affaire. Prévoyez aussi une petite laine (gilet, châle), au cas où la maternité serait équipée de la climatisation l'été, ainsi qu'une paire de chaussons, ou des ballerines.

Se protéger : les pertes de sang après l'accouchement peuvent être assez importantes. Pour vous protéger, prévoyez de vieilles culottes en coton (une au moins par jour) ou des slips jetables. Aux protections périodiques classiques, préférez les protections bio ou les feuillets jetables bio normalement prévus en insert dans les couches bébés.

Allaiter : le coussin de maternité, si vous en possédez un, est l'objet incontournable ! Certaines maternités en mettent à la disposition des mamans : renseignez-vous sur ce point. Pensez également à amener plusieurs soutiens-gorge d'allaitement, des coussinets et une crème de type Castor Equi ou Lansinoh en cas de début de crevasses. Emportez une petite lampe de poche pour éclairer doucement votre chambre la nuit si vous avez besoin d'y voir clair pour bien mettre bébé au sein.

Dormir avec bébé : dans les maternités françaises, les lits, étroits et peu sécurisés, ne sont pas vraiment adaptés pour le co-dodo ! Prévoyez un coussin d'allaitement ou un traversin que vous calerez contre la barrière du lit, afin de dormir en toute quiétude avec bébé.

Manger : L'allaitement donne faim et soif : prévoyez des bouteilles d'eau, des petits jus de fruit en pack (avec une paille), un mélange de fruits secs et frais, des biscuits, etc.

Prendre soin de soi : n'oubliez pas vos trousses de toilette et de maquillage, si vous vous maquillez habituellement. Se sentir belle, notamment sur les photos, c'est important aussi !

Et aussi : un stylo et un petit calepin pour noter vos impressions à vif, un caméscope, un petit album de photos de vos aînés, etc.

La valise pour votre bébé

L'habiller : une tenue par jour, composée d'un body et d'un pyjama. Prévoyez aussi une ou deux brassières de laine et des chaussettes, mais si bébé dort avec vous, il ne risque pas d'avoir froid ! Pour le jour de la sortie, une combinaison-pilote (et un bonnet) l'hiver ou une veste en laine tricotée main (et petit bonnet en coton) feront l'affaire. S'il fait chaud : un pyjama léger suffira. Si vous repartez à pied de la maternité, pensez à emportez votre écharpe ou votre porte-bébé. Si vous êtes motorisée, le siège-auto s'impose.

Prendre soin de lui : si les produits (savon, coton, sérum physiologique, etc) sont en général fournis par la maternité, rien ne vous empêche d'apporter les vôtres, plus naturels.

Le changer : la plupart des maternités fournissent (gratuitement ou non) des couches jetables aux mamans. Vous pouvez amener votre propre paquet de couches jetables bio, voire éventuellement un stock de couches lavables, à condition de pouvoir les donner facilement à laver au papa, à votre maman ou à votre doula.

N'oubliez pas le papa !

Si votre maternité permet au papa de rester avec vous et votre bébé, qu'il prévoie d'amener :

- de quoi manger et boire pendant l'accouchement ;
- une ou deux tenues de rechange ;
- une trousse de toilette ;
- un sac de couchage...

Accoucher à domicile : le matériel à prévoir

Pour votre confort durant l'accouchement et l'accueil de votre bébé dans de bonnes conditions, un minimum de matériel est à prévoir pour le jour J. La liste de base n'est pas longue et le coût de ce matériel très raisonnable. Votre sage-femme saura vous conseiller. Vous pouvez également prévoir tout qui pourra contribuer à votre bien-être (musique, bougies, etc.). Sachez aussi que la chaque sage-femme arrivera à votre domicile équipée de sa trousse de premiers secours, laquelle comprend de quoi vous recoudre en cas de déchirure, du matériel de réanimation, de l'oxygène, des masques, de quoi vous faire une perfusion si nécessaire, des pinces et ciseaux ombilicaux...

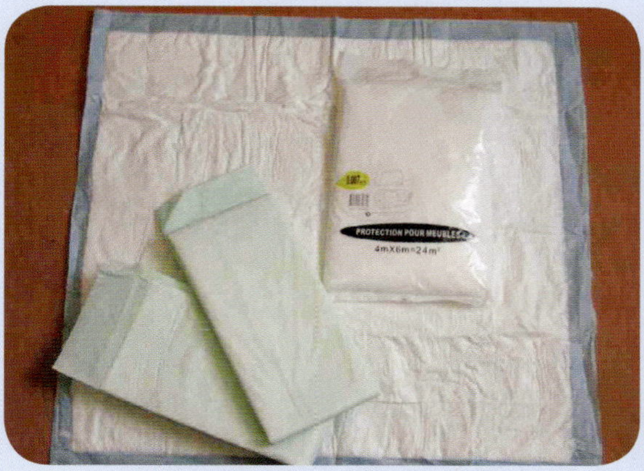

Photo : http://accoucherautrement.free.fr

Alèses et protections indispensables pour accoucher à la maison

Voici une liste indicative et non exhaustive, à compléter selon vos envies :

- une tenue simple composée d'un grand tee-shirt, d'une chemise de nuit ou d'un paréo (s'il fait chaud) dans laquelle vous vous sentez bien et qui ne craint pas les tâches ;
- un ballon de gymnastique, à utiliser pendant le travail pour accueillir les contractions ;
- un drap ou une écharpe de portage pour se suspendre pendant le travail ;
- une piscine d'accouchement si vous souhaitez accoucher dans l'eau ;
- des gants de toilette, à humecter d'eau chaude ou froide ;
- une bâche souple et fine pour protéger le sol, le canapé ou le lit et que vous trouverez dans un magasin de bricolage ;
- un vieux drap pour recouvrir la bâche : c'est plus agréable que d'être directement sur du plastique ;
- des alèses plastifiées : 20 ou 30, afin de pouvoir les changer régulièrement. Vous les trouverez en pharmacie ou en grande surface ;
- une cuvette en plastique pour le placenta ;
- des sacs poubelle de grande dimension (100 l) ;
- des serviettes de toilettes, que vous ferez chauffer devant un radiateur pour envelopper bébé à la naissance ;
- un radiateur d'appoint pour chauffer la pièce ;
- une couverture ou une couette pour la maman et le bébé ;
- des compresses stériles, de l'eau de rose ou biseptine et de l'éosine, ou de l'argile verte pour les soins du cordon ;
- du coton hydrophile ;
- de l'alcool à 70° ;
- du sérum physiologique ;
- un thermomètre ;
- des couches nouveau-né ;
- des protections hygiéniques taille maxi ;
- des slips jetables ou des vieilles culottes en coton blanc...

Et aussi :

- des aliments faciles à manger (fruits secs, fruits frais) et de quoi boire (eau, tisanes sucrées). Pensez aux pailles, utiles pour boire pendant le travail et après, en allaitant ;
- de l'huile de massage, des fleurs de Bach, de la musique, des bougies ;
- des coussins ;
- des plats surgelés (maison ou industriels) pour les jours suivants la naissance...

Et au cas où...

Un sac prêt pour la maternité avec les habits pour le bébé en salle de naissance, votre trousse de toilette et votre dossier médical.

Santé

Les petits maux du troisième trimestre et leurs remèdes naturels

Les reflux gastro-œsophagiens

Cette sensation de feu dans la gorge est l'un des « fléaux » de fin de grossesse dont les femmes se plaignent le plus. L'explication : en grandissant, votre bébé comprime vos organes, estomac, foie, rate, intestins... D'où un phénomène de compression de la valve de l'estomac, qui laisse alors remonter le contenu de ce dernier vers l'œsophage. Ces brûlures surviennent fréquemment juste après les repas.

Quels remèdes ?

• Adapter son alimentation et éviter de s'étendre après les repas.
• Adopter la position assise en tailleur.
• Mais aussi : l'homéopathie (un « plâtre médical » pourra vous être prescrit par votre médecin homéopathe). La phytothérapie (les tisanes de gingembre, de racines de pissenlit, de menthe poivrée ou de camomille) et les médecines douces – manipulations corporelles et acupuncture en tête .

Les crampes

Une douleur soudaine qui vous mord le mollet, si violente qu'elle vous éveille en sursaut si vous dormiez : voila la fameuse crampe de fin de grossesse, dont nombre de futures mamans ont à souffrir.
Un désagrément dû à une carence en magnésium, qui est un puissant rééquilibrant musculaire.

Quels remèdes ?

• Se faire prescrire une supplémentation en magnésium ou augmenter sa consommation d'aliments en contenant.
• Surélever le pied de votre lit pour faciliter la circulation sanguine.
• L'homéopathie.

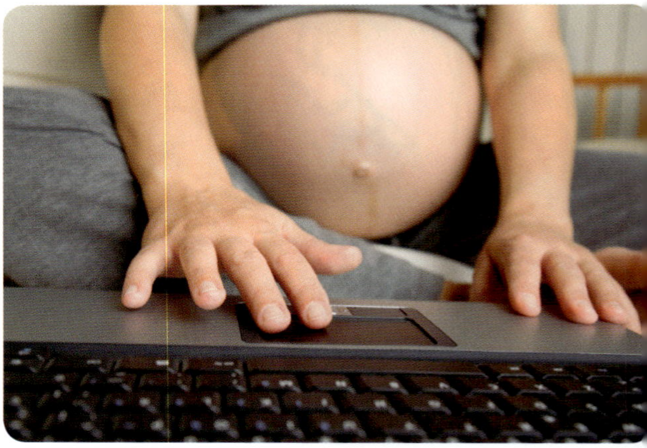

Des rêves curieux, des cauchemars angoissants : n'y voyez rien de prémonitoire !

La grossesse est une période de création intense propice aux rêves en tous genres. Ces songes traduisent le bouleversement psychique qui est le vôtre en ce moment, ainsi que certaines de vos peurs à l'approche de l'accouchement. Ils peuvent également traduire des angoisses infantiles refoulées (peur d'être abandonnée, manque d'affection) et d'anciens conflits non résolus avec votre propre mère, qui refont à présent surface.
Toutes ces manifestations inconscientes combinées donnent parfois des résultats détonants : rêve d'un enfant anormal, d'un accouchement douloureux et difficile, cauchemars mettant en scène des courses poursuites, des monstres terrifiants, sans lien apparent avec votre état actuel...
N'y voyez surtout rien de prémonitoire, mais plutôt une façon d'exprimer durant votre sommeil vos ambivalences et vos émotions, et de régler certains conflits du passé. Vous pouvez écrire vos songes – de préférence au lever – si vous souhaitez les décrypter. S'ils se répètent et vous angoissent, parlez-en à votre sage-femme ou à un psychologue. Pensez aussi aux élixirs floraux : *Rescue*, si vous faîtes des cauchemars avec des réveils soudains, *Aspen* en cas de peurs sans raison apparente, *Mimulus* si votre crainte est précise et *White Chesnut* en cas de pensées obsédantes.

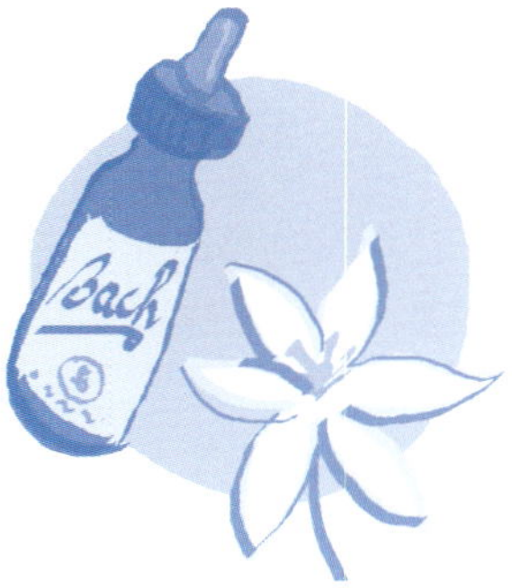

Les troubles du sommeil

L'inconfort physique généré par un ventre qui se fait chaque jour plus encombrant et dont l'occupant, de plus en plus costaud, danse la java la nuit, rend vos nuits difficiles. Entrent aussi en ligne de compte courbatures, reflux gastriques, envie d'uriner et la multiplication des rêves, parfois angoissants à l'approche du jour J (voir ci-contre).

Quels remèdes ?

- En journée, privilégier relaxation, yoga, gym douce ou marche, sources de « bonne » fatigue. Le soir, préférer les aliments riches en vitamines du groupe B et en magnésium, favorisant la détente nerveuse.
- Prendre (sur prescription médicale) une supplémentation en lithium, qui soulage irritabilité et troubles du sommeil ou une bonne tisane de tilleul, de fleurs de camomille, de verveine ou de fleurs d'aubépine, voire un bon bain chaud.
- Mais aussi : l'homéopathie et les médecines naturelles.

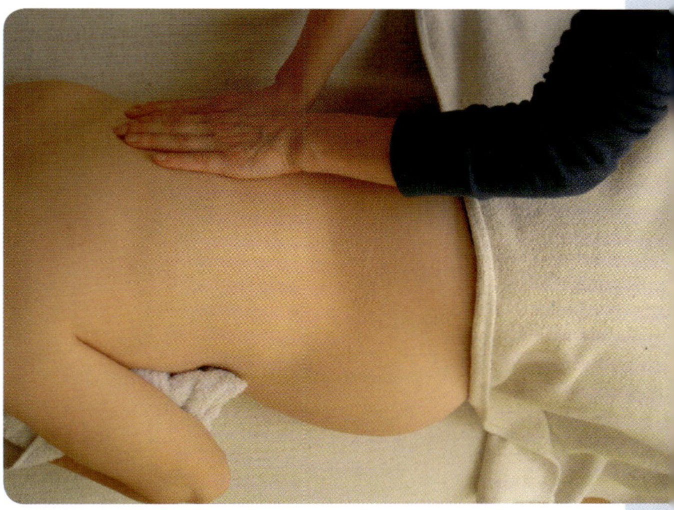

Deux accessoires bien utiles pour finir en douceur votre grossesse

Vous l'avez vu, ce guide ne vous pousse pas à l'achat tout azimut. Il y a néanmoins deux objets que nous vous recommandons, car ils vous seront précieux tout au long de votre grossesse et de vos suites de couches.

Le coussin de maternité

Cette sorte de polochon en forme de demi-lune existe en plusieurs marques, de matières et de prix différents. Dès les premiers mois, vous pourrez vous y installer allongée sur le dos, nuque reposant sur la partie centrale et buste bien calé par les côtés, bras détendus posés dessus. Une position idéale pour prévenir les reflux oesophagiens ou brûlures d'estomac d'après repas. Durant ce troisième trimestre, il vous permettra de vous caler confortablement pour dormir et vous relaxer. Le docteur Bernadette de Gasquet conseille cette position de détente : allongée sur le côté, le coussin épousant la forme de votre ventre, une extrémité soutenant la tête, l'autre surélevant la jambe. Une position qui a l'avantage de placer correctement le bassin et la colonne vertébrale et évite que l'utérus ne tire douloureusement sur le côté, car il repose en partie sur le matelas.
Si vous vous sentez mal sur le dos et sur le côté, le coussin de maternité peut être utilisé comme un nid pour laisser le ventre dans le vide, dans une position couchée ventrale, sans appui désagréable. En position assise, le coussin peut être utilisé pour soutenir le dos et les épaules. Il dégage l'estomac et permet une meilleure digestion et une respiration libre. En cas de douleurs lombaires ou du bas du dos, en cas de menace d'accouchement prématuré, de bébé très bas, de congestion pelvienne, varices des petites lèvres etc., le polochon permet de surélever le bassin sans mettre la femme tête en bas, ce qui évite inconfort et problèmes digestifs.
Le jour J, il vous aidera à prendre des positions antalgiques. Vous pourrez aussi l'utiliser pour les tétées. Il vous suffira de glisser une extrémité du coussin au creux de vos reins, en position assise, l'autre étant placée sur vos cuisses : vos bras seront ainsi bien soutenus et votre enfant pourra téter sans fatigue pour vous. B. de Gasquet recommande le Corpomed (237). Son prix est un peu élevé (entre 50 et 90 euros à l'achat neuf) mais ses utilisations sont tellement nombreuses que vous ne regretterez pas votre achat...

La ceinture de maintien

Autre accessoire indispensable si vous souffrez du dos, si votre ventre vous pèse trop ou si vous souhaitez préserver votre périnée : la ceinture de maintien. Là encore, il en existe de différentes sortes sur le marché, mais nous vous recommandons celle préconisée par B. de Gasquet : la ceinture Physiomat (238). Assez étroite, cette bande de tissu élastique, qui se ferme par des scratchs, se positionne sur le bas-ventre et apporte un soutien immédiat, en entraînant le redressement immédiat du bassin et l'adoption d'une posture appropriée. Contrairement à l'idée reçue selon laquelle un tel accessoire empêcherait les muscles abdominaux de travailler, la ceinture agit sur les muscles les plus profonds du bas ventre, qu'elle tonifie en douceur. En suites de couches, vous la mettrez aussi à profit pour vous aider à adopter une bonne posture, soutenir votre périnée et porter votre bébé.

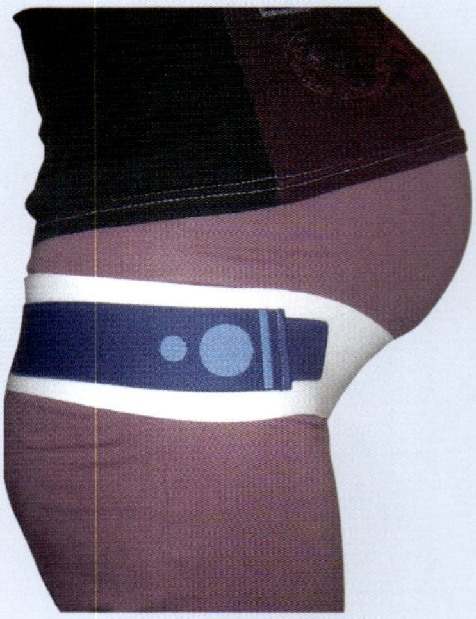

La ceinture de maintien est idéale pour soutenir le ventre et préserver le périnée. Photo : Physiomat.

237. http://www.physiomat.com
238. Voir sur le web : http://www.physiomat.com. On peut aussi trouver cette ceinture dans les points de vente Kiria et en pharmacie, sur commande. Coût : une trentaine d'euros, non remboursés.

Murielle, 35 ans, animatrice de portage et enceinte de son troisième enfant

« J'ai fait mes premiers essais de nouages avec l'écharpe pour soutenir le ventre au deuxième trimestre et en dépit du fait que mon ventre n'était pas encore très lourd, le soutien était déjà bien réel. Je suis actuellement au milieu de mon huitième mois. Mon utérus a pris du volume depuis et j'ai pu déjà apprécier ces nouages pour le ventre. Mon bébé est déjà bas dans le bassin et le soutien exercé par le tissu est agréable quand cela pèse en fin de journée. Je pense que l'écharpe peut être un bon soulagement dans certains cas (grossesse gémellaire, abdos distendus par plusieurs grossesses, bébé très lourd, femme très active n'ayant pas la possibilité de bien se reposer, sportives, douleurs prononcées...). »

L'écharpe de portage, des trésors de bienfaits, avant même la naissance...

Savez-vous que l'écharpe peut aussi servir à soutenir le ventre pendant la grossesse ? Il existe des nouages spécialement adaptés à cet effet, à découvrir, notamment auprès du réseau LANA, à partir de la 30ème semaine. Selon l'association de portage, ces techniques ont pour particularité de soutenir le ventre par le bas et de tirer les épaules vers l'arrière, de façon à maintenir la colonne vertébrale droite. Cette position facilite la tenue du ventre lourd en fin de grossesse.

Réseau LANA : http://www.portersonenfant.fr

Neuvième mois : bébé est encore en siège ? Pas de panique !

À 32 semaines, environ 85 % des bébés se présentent la tête en bas. A quelques semaines/jours de votre terme, votre bébé ne s'est toujours pas retourné ? La césarienne que certains vous prédisent n'est pas inéluctable ! Il existe plusieurs techniques qui peuvent l'aider à se retourner en douceur.

Les postures

Avant de vous tourner vers un quelconque professionnel, il existe certaines positions très simples que vous pouvez réaliser, en toute sécurité, chez vous, afin d'inciter votre bébé à basculer tête en bas.

Ces postures, déjà connues du temps des Incas, peuvent être pratiquées à partir du début du huitième mois (32ème semaine d'aménorrhée), durant un quart d'heure à vingt minutes, matin et soir.

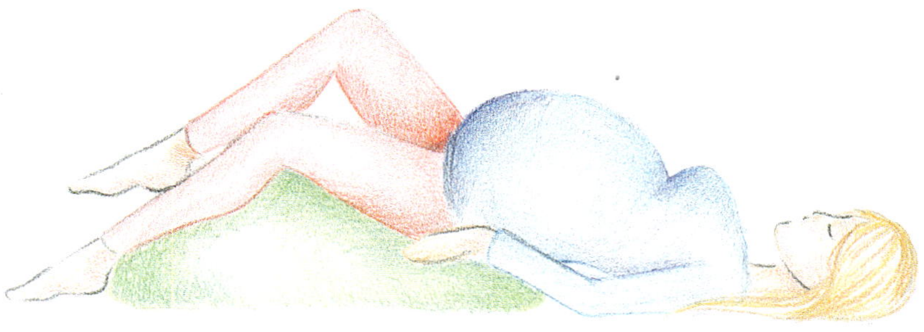

Voici deux exercices très faciles à réaliser…

• **Exercice 1, version « indienne ».** Couchez-vous sur le dos et placez deux ou trois oreillers ou livres sous vos fesses, de sorte que vos hanches soient de 15 à 20 cm plus élevées que vos épaules.

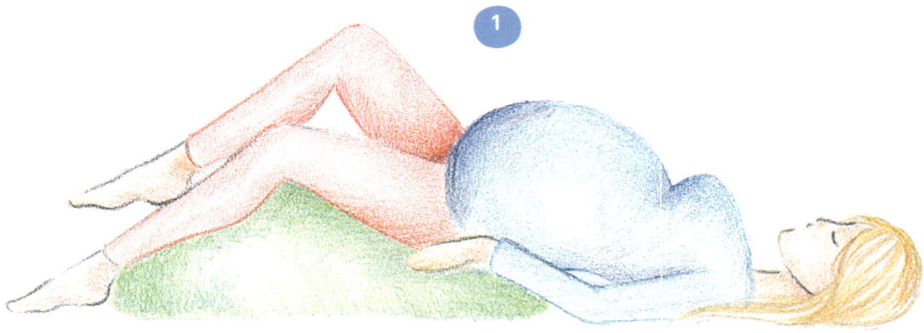

Posture version « indienne » pour faciliter le retournement du bébé. © Cam-tu Pacquereau

• **Exercice 2, position genu-pectorale.** Mettez-vous à genoux, sur votre lit, par exemple, avec les épaules sur le matelas et les fesses en l'air.

Vous devriez vite vous apercevoir du changement si vos efforts ont porté leurs fruits, en percevant différemment les mouvements de votre bébé et en sentant ses pieds sous votre poitrine. Grâce à ces postures, le taux de version du bébé est bien supérieur à celui observé habituellement.

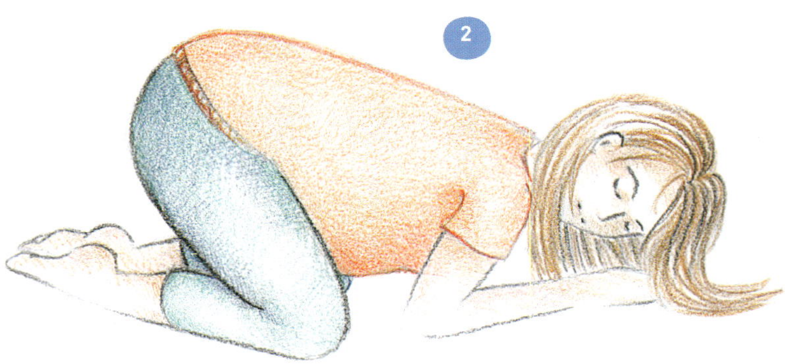

Position genu-pectorale pour induire le retournement du bébé. © Cam-tu Pacquereau

Les manœuvres par manipulations

L'ostéopathie. En travaillant au niveau du bassin, par des pressions légères, l'ostéopathe peut « détendre » l'utérus, rendant l'environnement du bébé plus souple et plus relâché pour lui permettre de se retourner...

La chiropractie. Le chiropraticien peut aider à faire pivoter un bébé, sans jamais le toucher ni le manipuler physiquement, mais en aidant à rééquilibrer le bassin et à soulager les torsions dans l'utérus de la mère : ajustement qui donne plus de place au bébé pour qu'il puisse se tourner par lui-même.

L'acupuncture. La stimulation par aiguille d'un point situé à l'angle externe du cinquième orteil de la future mère active les mouvements du bébé. Elle peut aussi favoriser la survenue d'une version spontanée en cas de siège (idéalement à 32 semaines). Selon une étude randomisée de Cardini, un bébé en siège à 32 semaines a 30 % de chances de se retourner spontanément. Un chiffre qui passe à 70 % si on pratique l'acupuncture (239).

L'haptonomie. Il ne s'agit pas d'une technique de version utérine à proprement parler. Néanmoins, lors d'une séance d'haptonomie, il est possible de parler à son bébé, de lui faire des propositions invitantes, en lui expliquant que le grand jour approche et que l'on préfèrerait qu'il ait la tête en bas. Souvent, dans les 24 heures qui suivent, le bébé se retourne... Bien sûr, cela nécessite d'avoir fait de l'haptonomie tout au long de la grossesse.

La réflexologie. Selon ses pratiquants, le massage du pied peut agir sur le positionnement du bébé.

Le shiatsu permet d'entrer en contact avec le bébé, qu'il peut aider à repositionner.

239. Il existe une autre technique issue de la médecine chinoise, la moxibustion (combustion d'une herbe, l'armoise, placée, sous forme de petits cônes, sur des points d'acupuncture ou d'autres zones cutanées), avec des objectifs identiques.

Côté médical : la version par manœuvres externes (VME)

Cette technique, généralement pratiquée vers la 37ème semaine d'aménorrhée, a lieu à l'hôpital, sous la responsabilité d'un médecin. Ce n'est pas forcément la plus efficace, mais certainement l'une des plus désagréables à subir (sans être forcément douloureuse), ne serait-ce que de par la position sur le dos qu'elle implique. Elle nécessite, pour la future maman, la prise préalable d'un antispasmodique et la mise sous échographie et sous monitoring (pour surveiller le coeur du bébé et d'éventuelles contractions).

Le médecin pose ses deux mains sur le ventre maternel, une au niveau de l'os du pubis, l'autre au niveau de la tête du bébé. En douceur, d'une main il fléchit la tête pour la diriger vers le bas, tandis que, de l'autre, il remonte les fesses pour les amener vers le haut de l'utérus. Un geste renouvelé, si nécessaire, plusieurs fois de suite. La manœuvre en elle-même ne dure que quelques minutes, mais la future maman reste sous surveillance pendant environ une heure. Et doit revenir quelques jours plus tard pour un deuxième contrôle.

Une contrainte somme toute légère qui, bien menée, diminue de 80 % le nombre de bébés en siège au moment de la naissance et réduit les césariennes de moitié presque. Il est possible d'en tenter plusieurs à quelques jours d'intervalle. Mais elle possède des contre indications : hypertension, faible quantité de liquide amniotique, grossesse gémellaire.

Si, en dépit de ces méthodes, votre enfant (comme 3 % des bébés) ne s'est toujours pas retourné à quelques jours de votre DPA, on vous proposera peut-être une radio du bassin, afin de vérifier que ce dernier est assez large pour laisser passer votre enfant. Cet examen étant sans danger, nous vous conseillons de le faire afin d'éviter peut-être la programmation d'une césarienne. Sachez aussi qu'il est tout à fait possible d'envisager une voie basse (tout dépend ensuite si votre bébé est en siège complet ou décomplété, voir notre partie sur la physiologie de l'accouchement.

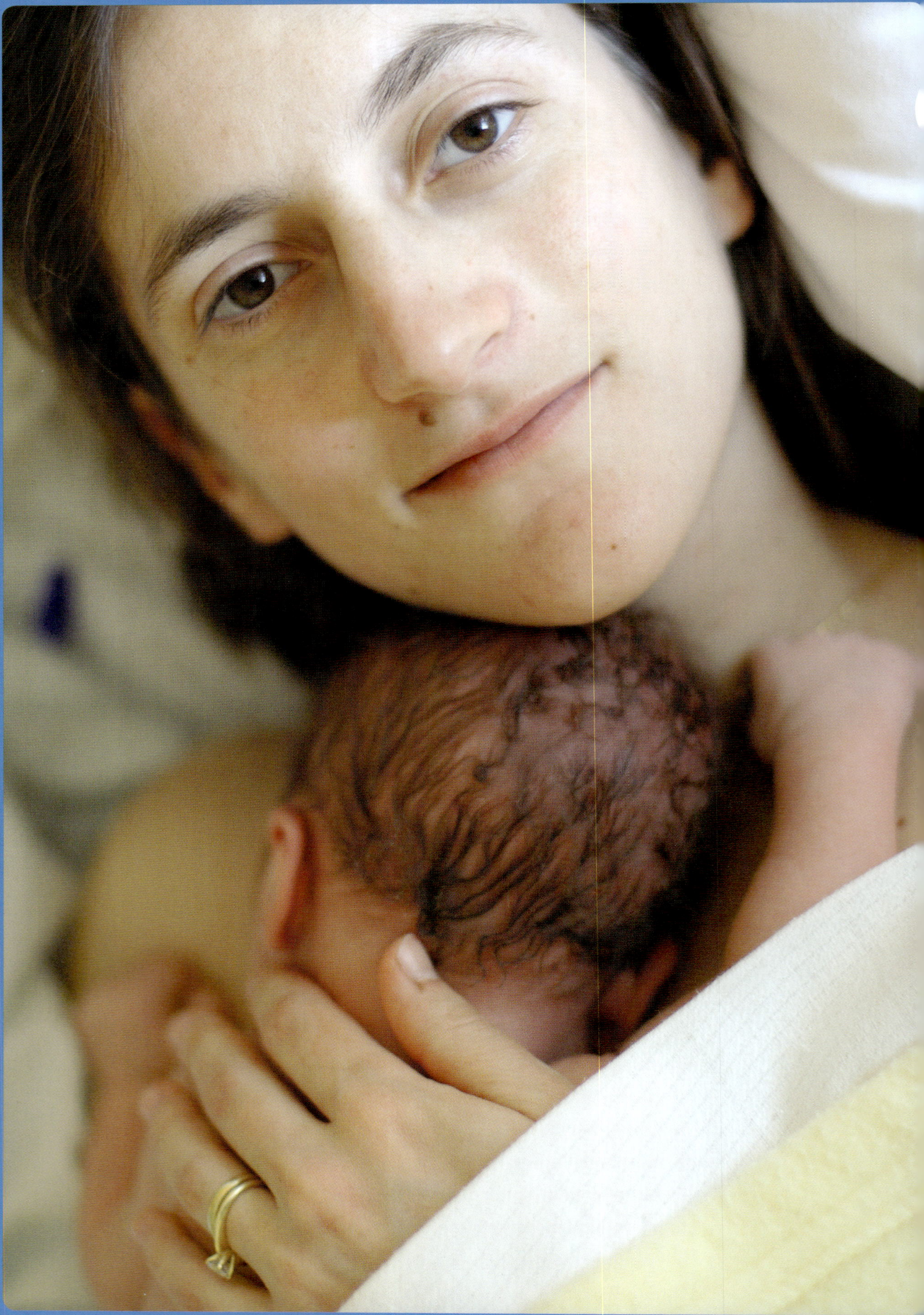

Donner la vie autrement

vers un accouchement plus respectueux

Votre grossesse touche à sa fin. Les mois que vous venez de vivre ont été doux, épanouissants, peut-être durs à traverser, dans tous les cas riches en émotions. L'issue de cette longue attente va, elle aussi, être forte, intense, éprouvante.

Afin de vivre pleinement son accouchement, de se l'approprier, être accompagnée, écoutée, respectée dans ses choix, est fondamental. Mais la sérénité et la confiance passent, peut-être d'abord, par l'information. Sur les différentes étapes de l'accouchement, sur le chemin que va parcourir votre bébé dans votre corps. Sur les sensations nouvelles, dérangeantes et, osons le dire, souvent douloureuses, qui vont vous parcourir, voire vous envahir totalement. Sur la possibilité, enfin, qui ne peut jamais être totalement exclue, que les choses ne se passent pas exactement comme prévu, avec, au final, un transfert à la maternité si vous aviez choisi de donner naissance à votre bébé chez vous, une possible extraction instrumentale, le recours à la péridurale, voire à la césarienne.

C'est de tout cela (et plus encore) dont va vous parler ce chapitre, entièrement consacré à l'accouchement. Et comme une naissance, c'est aussi – et avant tout ! – un dénouement qui vous plonge dans la félicité la plus radieuse que vous ayez jamais connue, nous avons choisi de conclure ce chapitre par des récits de naissance tous différents mais tous heureux, car, tout simplement, respectés.

Le début du travail

Proche du terme :
des remèdes « nature » pour favoriser la mise en route du travail et éviter le déclenchement artificiel

Dans quelques jours, vous aurez atteint votre date prévue d'accouchement. Et vous trouvez le temps long... C'est compréhensible ! Sachez toutefois que si votre bébé ne s'est pas encore décidé à pointer le bout de son nez, c'est que le moment n'est pas encore arrivé. Faites-lui confiance et ayez confiance en votre corps aussi : il y a de fortes chances pour que le travail se mette en route naturellement dans les jours qui viennent. Toutefois, dans le cas où vous vous sentez vraiment épuisée (à condition d'avoir atteint déjà les 39 SA), il est possible de donner un petit « coup de pouce » à la nature à l'aide de remèdes 100 % « naturels ». A fortiori si vous êtes à terme ou l'avez dépassé, dans le but bien entendu d'éviter un déclenchement artificiel, potentiellement nuisible.

Des remèdes naturels certes, mais pas tous sans effets secondaires...

Les pratiques « douces » qui respectent la physiologie du corps

• **L'acupuncture.** Cette médecine naturelle peut favoriser le début d'un travail, en libérant des tensions émotionnelles et en levant certains blocages dans le corps. Une ou plusieurs séances peuvent être nécessaires. Veillez à consulter un praticien spécialiste de la maternité.

• **L'ostéopathie.** Cette technique de manipulation manuelle est très utile pour libérer le corps de certaines tensions (ligaments utérins tendus, mauvaise position de votre bassin, etc.), pouvant empêcher votre bébé de bien se placer et de s'engager.

• **L'homépathie.** Il existe de nombreux remèdes homéopathiques pour « booster » un peu le démarrage du travail.

• **Faire l'amour.** A condition d'en avoir un minimum envie (car à ce stade de la grossesse, avoir un rapport sexuel peut ressembler à de la haute voltige !), faire l'amour peut être une façon agréable de déclencher naturellement le travail. En effet, la prostaglandine, une hormone qui joue un rôle important dans la dilatation du col, se retrouve en quantité non négligeable dans le sperme. Si le travail s'enclenche et que la femme a eu de surcroît un orgasme, elle bénéficiera des endorphines (hormones qui atténuent la douleur) libérées par son corps au plus fort de son plaisir. Il faut savoir toutefois que si le col n'est pas assez mûr, faire l'amour peut déclencher un pré-travail, qui, loin d'être inutile, ne marque pas encore le début réel de l'accouchement.

• **La stimulation des mamelons.** Elle favorise la sécrétion d'ocytocine naturelle, qui aide l'utérus à se contracter. Certaines femmes vont jusqu'à utiliser un tire-lait électrique ou manuel pour titiller leurs bouts de seins...

• **Les plantes.** A condition d'en avoir consommé en infusion pendant les derniers mois de grossesse et avoir habitué en quelque sorte votre corps à les recevoir, certaines plantes peuvent avoir un effet positif sur la mise en route du travail. L'infusion de feuille de framboisier aurait pour effet de préparer les tissus du col et de rendre le muscle utérin plus tonique. La tisane d'ortie favoriserait, elle, la progression du travail. Consultez toutefois un phytothérapeute qui saura vous prescrire les breuvages ad hoc.

• **Les huiles essentielles (HE).** Elles peuvent être utilisées – sur avis médical – en massage dans le bas du ventre ou dans le dos. A utiliser de préférence : la verveine, la girofle, la sauge, la lavande. Isabelle Chevalier, sage-femme à la « MdN de Pontoise », propose de verser dix gouttes de girofle de lavande et dix gouttes de lavande dans 30 ml d'huile de base et de masser le pubis avec ce mélange.

• **Se promener.** Si la météo est clémente, hiver comme été, une belle ballade, peut vous faire profiter de la gravité, laquelle favorise la pression de la tête du bébé sur le col de l'utérus et le démarrage du travail.

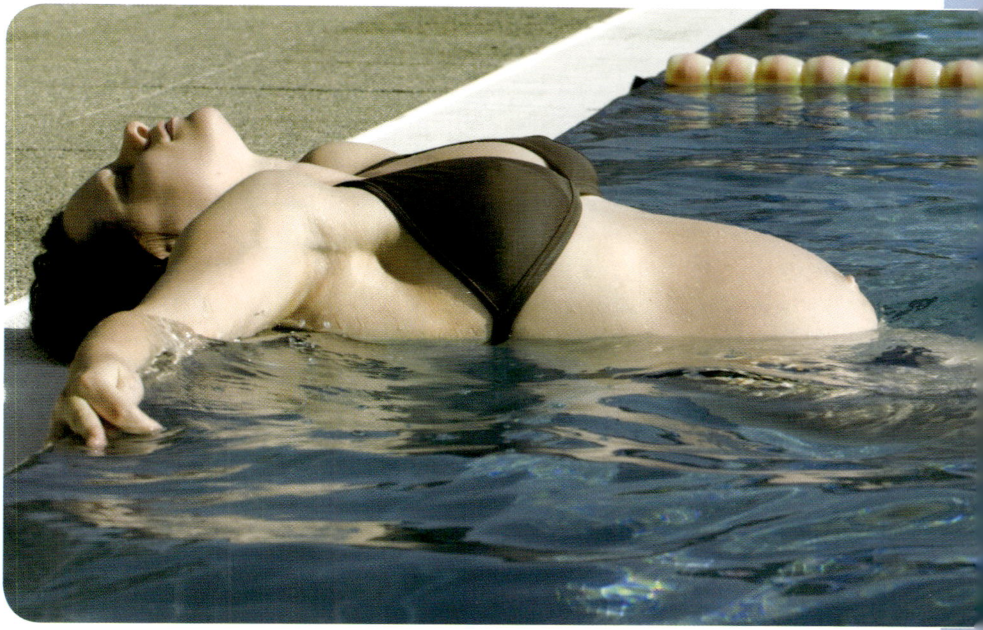

Les remèdes plus invasifs

Certes souvent efficaces pour mettre en route le travail, leurs effets ne sont pas toujours ceux recherchés.

• **Le décollement des membranes.** Ce geste est réalisé par le gynécologue ou la sage-femme lors d'un toucher vaginal et consiste, en introduisant un doigt dans le col, à décoller les membranes (la poche des eaux), qui se situent au niveau du pôle inférieur de l'utérus. Ce geste a pour effet de libérer une charge de prostaglandine, hormone qui joue un rôle clé dans la dilatation du col.
Il faut savoir qu'un décollement des membranes est (très) douloureux, qu'il déclenche souvent des contractions de pré-travail et qu'il peut provoquer la fissure ou la rupture de la poche des eaux sans que le vrai travail ne soit enclenché (le risque de déclenchement artificiel est alors augmenté). Si vous souhaitez que votre médecin pratique ce geste, discutez-en avec lui afin d'évaluer, selon l'état de votre col, ses chances de réussite. Sachez aussi que le décollement des membranes est pratiqué de façon systématique par certains médecins à l'approche du terme ou une fois le terme dépassé, à l'insu de la future maman. Informez votre praticien que vous ne voulez pas que ce geste soit réalisé sans votre accord et que c'est vous qui donnerez, le cas échéant, le feu vert pour qu'il soit effectué.

• **L'huile de ricin.** Cette recette de grand-mère, efficace au demeurant, n'est à utiliser qu'en ultime recours, quand le col est mûr, le bébé bien positionné et qu'un rendez-vous pour un déclenchement artificiel est prévu le lendemain ou le surlendemain ou lorsque la poche des eaux est percée depuis plusieurs heures, par exemple. Car l'huile de ricin a des effets secondaires : c'est tout d'abord un laxatif très fort, qui peut occasionner (pas toujours) une diarrhée. Son absorption peut également déclencher un travail assez violent d'entrée de jeu, avec des contractions intenses qui peuvent s'avérer difficiles à supporter, pour vous comme pour votre bébé. Discutez-en avec votre sage-femme : c'est elle (si elle est rompue à cette pratique) qui composera le cocktail.

Premiers remèdes : la sérénité et la confiance en soi !

Sage-femme libérale (Aveyron) Virginie Lecaille insiste sur le fait que le recours à ces divers « coups de pouce » ne doit pas être systématique. *« Il est important de discuter avec la future maman – et le futur papa – pour voir si un événement du présent ou du passé, frein inconscient à la mise au monde, n'empêche pas le travail de se déclencher »*, explique-t-elle. La peur d'accoucher peut également freiner le début du travail. *« Dans tous les cas, il est important de mettre des mots sur ces réticences et de les exprimer à son bébé. Cela permet de décharger ses émotions et de se laisser aller, de lâcher prise »*, poursuit la sage-femme.
Concernant ces remèdes, il ne s'agit pas non plus de les tester tous l'un après l'autre, au risque de vous acharner et de vous épuiser. Choisissez-en un ou deux, avec lesquels vous vous sentez à l'aise. Ayez confiance en vous et en votre corps, soyez sereine, profitez des derniers moments de votre grossesse et tout se passera bien. Car comme le confirme une enquête britannique sur la question (240) : *« A 41 semaines, les chances d'accoucher naturellement sont encore nettement en votre faveur. Six femmes sur dix auront leur bébé dans les trois jours et neuf sur dix dans la semaine qui suit. »*

240. Etude : « When your baby is overdue » (Quand votre bébé est en terme dépassé), publiée par le *MIDIRS* (service anglophone de ressources pour sages-femmes). The Informed Choice Initiative (Women's Edition), Vol 1, N° 1, April 2007, pp. 77-82(6).
241. Lire à ce sujet l'excellent article écrit par la sage-femme Jacqueline Lavillonnière « La postmaturité en question » sur le web : http://www.ansl.org/images/termedepasse.pdf

Eviter autant que possible le déclenchement artificiel

Pourquoi faut-il que certaines maternités déclenchent les accouchements dès 39 ou 40 SA, alors que l'OMS, lui-même, situe un accouchement à terme entre 37 et 42 SA? Tout simplement parce que le dépassement de terme fait peur et inquiète car il est associé (à tort) au syndrome de post-maturité. Cette pathologie de fin de grossesse se caractérise par un placenta défaillant, entraînant une souffrance fœtale pouvant aboutir à la mort in utero. Ce syndrome se repère à différents signes comme la perte de poids de la femme, une non progression de la hauteur utérine ou une réduction de la quantité du liquide amniotique. Bien évidemment, cette pathologie est à prendre extrêmement au sérieux, mais elle n'a rien à voir avec une grossesse qui se prolonge et pour laquelle tous ces indicateurs sont au beau fixe (241).
Pour éviter un déclenchement inutile trop tôt, renseignez-vous, au moment de choisir votre maternité, sur le protocole en vigueur sur ce point. Parlez avec votre praticien de votre souhait de privilégier le déclenchement spontané du travail. Comme la plupart des sages-femmes libérales accompagnant des AAD ou des naissances en plateau technique, ce dernier assurera alors, à partir de 41 SA, une surveillance rapprochée de votre état : vérification quotidienne du rythme cardiaque de votre bébé par monitoring, de la quantité du liquide amniotique par palpation, de la progression de la hauteur utérine associée au périmètre ombilical et de la tonicité du bébé. Sachez qu'une fois les 42 SA atteintes, vous échapperez difficilement au déclenchement artificiel. Si l'état de la femme et du bébé le permet, les sages-femmes libérales, en concertation avec la maternité, essaient de prolonger la grossesse de quelques jours, mais cela demeure assez rare...

Les signes annonciateurs du début du travail

Depuis quelques jours ou même quelques semaines, vous ressentez dans votre corps des sensations nouvelles, comme une impression de pesanteur et d'appui dans le bas de votre ventre, des petites douleurs inconnues au niveau du pubis, du bassin et du vagin, semblables à celle d'une piqûre. Autant d'indices qui montrent que votre corps se prépare au grand jour qui s'approche : les tissus de votre périnée et de votre col s'imprègnent d'hormones, en même temps que votre bébé commence à descendre et à s'engager dans votre bassin. Certains signes en particulier annoncent un début de travail « proche » dans les jours (ou semaines) à venir. Toutefois, nombre de femmes entrent en travail sans en avoir reconnu un seul ! Soyez donc confiante, sereine et patiente...

La perte du bouchon muqueux

Ce que l'on appelle « bouchon muqueux », ce sont des glaires très compactes et collantes qui bouchent le col de l'utérus afin de barrer la route aux bactéries. En fin de grossesse, quand de petites contractions surviennent, ce « bouchon » s'effrite et occasionne des pertes assez épaisses. Pertes qui sont souvent de couleur « marron ». « *Un peu comme les gencives, le col de l'utérus est composé de multiples vaisseaux sanguins qui, suite à un examen gynécologique ou à un rapport sexuel, peuvent éclater et entraîner de petits saignements* », explique Virginie Lecaille, sage-femme libérale. Ces pertes montrent que votre col « travaille » et se modifie progressivement, mais elles n'annoncent pas forcément un début de travail dans les heures ou les jours à venir. En effet, le bouchon muqueux ne s'évacue pas en une seule fois, mais s'effrite plutôt par petits bouts au fil des dernières semaines de la grossesse. Ce qui explique d'ailleurs que ce phénomène passe totalement inaperçu aux yeux de certaines femmes. En tout cas, si vous constatez de telles pertes en toute fin de grossesse, sachez que c'est bon signe !

Les contractions de préparation

Au cours des dernières semaines de grossesse, des épisodes de contractions plus fréquentes et plus douloureuses qu'à l'accoutumée peuvent survenir et vous surprendre. Ces épisodes peuvent se produire une seule fois ou se répéter à quelques jours ou semaines d'intervalles. Souvent, les femmes y voient le début de l'accouchement et filent à la maternité où, après examen, on les informe qu'il s'agit d'un « faux » travail et qu'elles peuvent rentrer chez elles. Plutôt que de « faux » travail, il est plus approprié de parler de « pré travail », dans la mesure où ces contractions de préparation ne sont pas inutiles, bien au contraire : elles favorisent la maturation du col et aident le bébé à descendre. Grâce à elles, le vrai travail se mettra en route dans les meilleures conditions possibles : un col mûr et un bébé bien descendu dans le bassin.

La rupture de la poche des eaux

Il se peut que le premier signe du début du travail soit, pour vous, la rupture des membranes (ou poche des eaux). Vous sentirez alors entre vos cuisses, le liquide amniotique s'écouler par petits filets ou de façon plus franche. Il faut savoir que si la rupture des membranes annonce un travail imminent, ce dernier ne démarre pas forcément d'emblée. Il se peut que vous attendiez quelques heures avant de ressentir les vraies contractions de travail.

En général, la majorité des femmes accouchent dans les 24 heures qui suivent la rupture spontanée des membranes... quand on en leur laisse le temps ! Car dans la pratique, il est bien répété aux femmes enceintes devant accoucher en structure hospitalière de se rendre à la maternité dans les deux heures qui suivent la rupture de la poche des eaux. Cette urgence s'explique par le fait qu'une fois rompue, la poche des eaux – membranes qui entouraient le bébé à l'intérieur de l'utérus – ne protège plus le liquide amniotique des

bactéries venant de l'extérieur : le risque d'infection est donc présent.
Face à ce risque, certaines maternités préfèrent déclencher rapidement et artificiellement le travail. D'autres, à l'instar des sages-femmes libérales et des équipes des maisons de naissance, préfèrent attendre que le travail se mette en route spontanément, tout en surveillant la femme (quantité du liquide amniotique, rythme cardiaque et tonicité du bébé) et sauf cas particuliers (242). Renseignez-vous sur la conduite adoptée par votre maternité ou votre MdN, en cas de rupture des membranes : pouvez-vous attendre chez vous que le travail se mette en route et combien de temps ? Quelle surveillance est ensuite assurée et selon quelle fréquence ? Au terme de quel délai le déclenchement artificiel est-il décidé ? Interrogez également votre sage-femme libérale (si vous prévoyez d'accoucher en plateau technique ou à la maison) sur sa pratique en la matière.

Les autres signes...

A quelques jours de l'accouchement, les futures mamans sont parfois prises de certaines envies ou renouent avec certains petits maux – oubliés – du début de grossesse.

- **La frénésie de ménage et de rangement.** On appelle cela l'instinct de nidification (que l'on retrouve chez tous les mammifères). L'envie irrépressible de tout ranger et de tout nettoyer, qui répondrait au besoin de préparer un nid douillet pour l'arrivée de son bébé.
- **L'envie fréquente d'aller à la selle,** qui peut s'accompagner de diarrhée. Cette forte activité intestinale s'explique par la présence, à l'approche de l'accouchement, de la prostaglandine, une hormone à l'effet légèrement laxatif.
- **Les nausées.** Ce ne sont pas vraiment les nausées, souvent fortes, du début de grossesse, mais un état plus ou moins nauséeux, qui vous dérange et vous coupe parfois l'appétit.
- **Une fatigue plus accentuée.** Vous ne ressentez pas, comme au premier trimestre, des « coups de barre » terribles, mais une sorte de lassitude, un manque d'entrain généralisé.

Quand partir à la maternité ?

Ça y est, les contractions sont là, installées depuis plusieurs heures. Vous les sentez qui se rapprochent. La sensation douloureuse s'accentue, mais reste supportable. Vous continuez à vaquer à vos occupations tout en vous demandant à quel moment il va vous falloir partir pour la maternité. Pas trop tôt si vous souhaitez effectuer une partie du travail à la maison, au calme et dans l'intimité. Pas trop tard non plus, car l'accouchement impromptu, à la maison ou dans la voiture, ne vous tente guère...

S'assurer qu'il s'agit du « vrai » travail

Vous avez peut-être vécu un ou plusieurs épisodes de contractions de préparation : pour être sûre qu'il s'agit cette fois du « vrai » travail, glissez-vous dans un bain. Si les contractions ne stoppent pas mais au contraire s'intensifient, c'est que le travail est en route. Il se peut qu'une fois dans le bain, vous ayez l'impression que les contractions se calment, cela est dû à l'effet apaisant de l'eau. Pas d'inquiétude, si l'accouchement est bien en marche, les contractions reprendront de plus belle, une fois ce moment de répit passé. Vous le réaliserez en sortant du bain.

Attendre la phase « active » du travail

L'accouchement comporte plusieurs phases : la phase de latence (ou début du travail) qui est suivi de la phase dite « active » : celle où le col, bien effacé, est dilaté entre 3 et 5 centimètres (ce chiffre diffère d'une femme à une autre, si elle est primipare ou multipare. Le bon moment pour partir à la maternité ou à la maison de naissance se situe durant cette phase active, là où les contractions s'intensifient, où le travail progresse. Comme il n'est pas possible de connaître précisément le niveau d'avancement du travail, à moins d'être soi-même sage-femme ou médecin et de savoir examiner

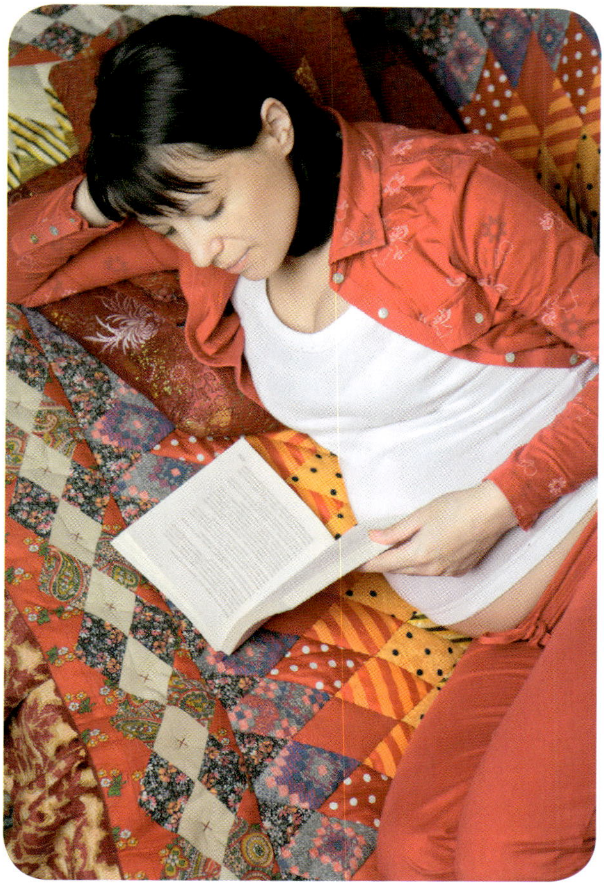

son col pour en évaluer la dilatation ou d'être très exercée, il faut alors se fier à son ressenti et à la force des contractions. Voici quelques indications qui peuvent vous aider à repérer le bon moment pour partir.

Rupture de la poche des eaux et poursuite du pré-travail chez soi (avant de partir à la maternité)

Vous avez certainement dû entendre, au cours de votre grossesse, le discours encore prédominant qui consiste à demander aux femmes de venir dans les deux heures qui suivent la rupture de la poche des eaux, en raison du risque d'infection existant. Alors que faire, si vous n'êtes pas encore en travail et que vous souhaitez qu'il démarre spontanément, afin d'éviter le déclenchement artificiel qui risque fort de vous être proposé à la maternité ? Ou si les contractions commencent tranquillement à s'installer et que votre souhait est de faire une bonne partie du travail chez vous ? Prenez-vous un risque à attendre chez vous quelques heures de plus ? « *Ce qui inquiète les médecins, ce n'est pas tant le risque d'infection que le risque de procidence du cordon*, explique Amandine Osorio, sage-femme libérale (Marne). *En dehors de toute situation méritant une prise en charge rapide, la femme ne prend aucun risque à attendre tranquillement chez elle plusieurs heures que le travail se mette en route spontanément (au-delà de douze heures, un examen visant à surveiller le rythme cardiaque et la tonicité du bébé est conseillé)* (245). *Le seul risque qu'elle prenne est de se faire « taper sur les doigts » à son arrivée à la maternité.* »

Durant cette attente, des précautions s'imposent : veillez à prendre votre température (la fièvre pouvant révéler la présence d'une infection), vérifiez que le liquide amniotique qui s'écoule est bien clair et que votre bébé bouge toujours comme à l'accoutumée. Si tout va bien, profitez de ces heures pour favoriser le déclenchement spontané du travail : faites une promenade, détendez-vous, buvez et mangez, prenez un bain. Ceux-ci n'augmentent pas le risque d'infection, à condition que l'eau soit parfaitement propre : veillez à ce que votre baignoire ait été lavée et bien rincée au préalable (préférez les produits d'entretien bio non toxiques !) et pensez à vous laver les pieds avant de vous glisser dans l'eau.

242. Certaines conditions spécifiques exigent que la femme ayant rompu les membranes soit prise en charge rapidement : si elle a des streptocoques du groupe B, si elle a de la fièvre (au-dessus de 37, 5°), si le liquide est teinté et si le bébé se présente par le siège (comme la tête n'appuie pas sur le col, il y a alors un risque de procidence du cordon).

245. Douze heures : c'est le délai à partir duquel les antibiotiques (en prévention d'une possible infection) sont administrés.

Concrètement, vous pouvez envisager de partir à la maternité quand :

- les contractions sont à moins de cinq minutes d'intervalle les une des autres ;
- elles durent au moins 45 à 60 secondes ;
- elles deviennent intenses et montent d'un « cran » (vous ne pouvez plus rien faire d'autre quand elles sont là, vous êtes déconnectée des gens qui vous entourent, etc.).

Une fois parvenue à ce stade du travail, vous ne tarderez pas trop si :

- vous avez déjà accouché une ou plusieurs fois : le second accouchement et les suivants sont en général plus rapides que le premier.
- votre (vos) accouchement(s) précédent(s) ont été rapides ;
- votre col est favorable : lors de votre dernier rendez-vous, votre praticien vous aura informée sur l'état de votre col. S'il est mou et raccourci, l'accouchement aura plus de chances d'être rapide que s'il est encore long et fermé. Attention toutefois, les modifications du col peuvent être très rapides : tout peut évoluer d'un jour à l'autre ;
- la maternité se situe à une demi-heure de route ou plus de votre domicile. Sachez que le trajet en voiture sera un moment assez pénible à vivre, surtout à un stade avancé du travail (inconfort des positions, soubresauts, etc.) : n'attendez donc pas le dernier moment pour partir si un périple assez long vous attend.

Ce ne sont que des indications. Si vous avez l'impression que les choses vont très vite, que les sensations ressenties sont très vives, qu'il s'agisse de votre premier bébé ou pas, écoutez votre corps.

D'un point de vue pratique, vous serez sûrement conduite par votre compagnon à la maternité. Mais ne connaissant pas à l'avance la date du jour J, veillez à préparer et à avoir sous la main les coordonnées de personnes pouvant vous véhiculer. Si la maternité est située à proximité de votre domicile, l'autre alternative est de vous y rendre à pied (si votre état vous le permet bien entendu) : la marche est excellente pour la progression du travail.

Quand appeler sa sage-femme dans le cadre d'un accompagnement global ? (accouchement à domicile, plateau technique, maison de naissance)

Si vous bénéficiez d'un suivi global, vous avez la chance d'être accompagnée depuis le début de votre grossesse par une seule et même sage-femme, avec laquelle vous avez tissé des liens de confiance. Si vos ne souhaitez pas la déranger pour « rien », assurez-vous dans un premier temps qu'il s'agit du vrai travail, puis attendez d'être dans la phase active. En cas d'hésitation ou de douleurs vives, appelez-la : elle saura évaluer la situation. La sage-femme connaît les femmes qu'elle accompagne, sait si leur col est mûr ou non, connaît leurs antécédents et saura évaluer, au son de leur voix, si la naissance est proche.

Rupture de la poche des eaux et accompagnement global

Dans le cadre d'un accompagnement global, votre sage-femme mettra tout en œuvre pour favoriser le déclenchement spontané du travail. Si vous rompez vos membranes, que le travail ait ou non commencé, appelez-la. Si vous accouchez en maison de naissance, elle vous demandera de venir et s'assurera que tout va et si tel est le cas vous laissera repartir tranquillement chez vous. *« Nous attendons 48 heures avant de déclencher et nous voyons les mamans toutes les 12 h à partir du moment où la poche des eaux s'est rompue, pour une consultation avec monitoring, surveillance de la température et de la couleur du liquide, bilan sanguin infectieux. Nous profitons aussi de cette attente pour favoriser la mise en route spontanée du travail à l'aide de remèdes naturels comme l'homéopathie »*, indique Isabelle Chevalier, sage-femme à la maison de naissance de Pontoise.

L'arrivée sur votre lieu d'accouchement

A la maternité

De jour comme de nuit, vous serez accueillie par une des sages-femmes de garde. Après vous avoir demandé votre dossier médical, elle procèdera à un examen d'une trentaine de minutes : prise de votre tension et de votre température, monitoring afin d'évaluer la régularité et la force des contractions et de surveiller l'activité cardiaque de votre bébé et toucher vaginal (pour évaluer la dilatation de votre col).

Au vu de ces informations, vous serez emmenée directement en salle de naissance si le travail est bien avancé, ou dirigée vers une chambre de la maternité si l'accouchement n'est pas imminent. Dans cette pièce démunie d'appareillage médical, vous pourrez bouger à votre guise et accueillir les contractions librement. Si vous êtes à un stade avancé du travail, mais pas non plus proche de la dilatation complète, et/ou que les salles de travail ou de naissance sont déjà occupées, osez demander à être installée dans une chambre : vous y serez plus libre et plus tranquille.

Pensez également à parler de votre projet de naissance à la sage-femme qui vous accueillera. S'il ne figure pas dans votre dossier, remettez-lui directement un exemplaire que vous aurez pensé à emmener. Si elle y est favorable, pas de problème ! Si en revanche, son accueil est un peu mitigé, voire froid, pas de panique : expliquez-lui calmement quels sont vos principaux souhaits (demandez à votre compagnon de s'en charger si vous n'êtes pas en mesure de parler au moment des contractions), écoutez ses contraintes si elle vous les expose et essayez de trouver, avec elle, des compromis.

En maison de naissance et en plateau technique

En maison de naissance, les sages-femmes s'organisent de deux façons différentes.

- Soit elles assurent des tours de garde : vous contacterez alors la sage-femme de garde ce jour ou cette nuit-là (la vôtre ou une de ses collègues) et vous la rejoindrez à la MdN.
- Soit elles accompagnent leurs patientes le jour de l'accouchement : à ce moment-là, c'est votre sage-femme que vous contacterez et qui vous rejoindra à la MdN. L'examen effectué sera plus « light » : monitoring de vingt minutes – pour écouter le cœur du bébé – et toucher vaginal pour évaluer l'avancée du travail (la tension et la température ne sont pas prises de façon systématique).

Si vous avez fait le choix d'accoucher en plateau technique, vous serez accompagnée le jour J par votre sage-femme, celle qui vous suit depuis le début de la grossesse. Soit elle vous rejoindra chez vous et vous partirez ensuite ensemble à la maternité, soit vous vous retrouverez directement à l'hôpital ou à la clinique. Si vous êtes partie précipitamment à la maternité, votre sage-femme pourra alors être appelée et prévenue par la sage-femme de garde. Accompagnée de votre praticienne, vous serez alors installée en salle de naissance. Et c'est elle, et uniquement elle, qui sera à vos côtés (le personnel de la maternité n'intervenant pas). En guise d'examen, elle écoutera le cœur de votre bébé via un monitoring qui sera ensuite intermittent, vous fera un toucher vaginal (le seul en général de tout l'accouchement), et vous posera un cathéter obturateur (247).

Et à la maison ?

La sage-femme écoutera le cœur du bébé et réalisera éventuellement un toucher vaginal (la tension et la température ne sont pas prises de façon systématique comme en MdN).

246. Le toucher vaginal s'impose parfois pour vérifier l'ouverture du col à l'arrivée à la maternité. S'il vous dérange, vous pouvez néanmoins préciser à cette occasion que vous préféreriez subir le moins possible ce geste lors de la suite des évènements.

247. Un cathéter obturateur est un petit tuyau en matière plastique fermé et placé dans une veine (en général du bras). Il peut à tout moment être ouvert et servir à une perfusion de solution glucosée, d'ocytocine, etc.

Si vous devez accoucher par césarienne...

Les causes possibles d'une césarienne programmée

Comme quatre femmes sur dix qui accouchent par césarienne en France, et donc comme 10 % des accouchées environ, vous allez accoucher par césarienne programmée. Les raisons qui ont pu amener le corps médical à cette décision (et vous à l'accepter, car ce n'est jamais une obligation) sont multiples. Les voici, de la plus fréquente à la plus exceptionnelle (source : association Césarine).

Un antécédent de césarienne (césarienne itérative)

La majorité des césariennes programmées le sont pour « utérus cicatriciel », combiné à un autre facteur. Par exemple, si pour votre premier accouchement vous avez eu une césarienne pour non engagement du bébé, si par ailleurs votre pelvimétrie est jugée « limite », il est probable que votre gynécologue ne voudra pas tenter la voie basse et vous proposera une césarienne itérative.

Une présentation non céphalique

Un bébé en siège

La césarienne pour siège est de plus en plus fréquente (elle est toutefois moins inéluctable en cas de siège décomplété qu'en cas de siège complet). Les raisons en sont multiples :

• une extraction instrumentale impossible, car les forceps, spatules ou ventouses ne peuvent s'appliquer que sur la tête du bébé, pas sur ses fesses (encore que cet avis ne soit pas partagé par tous les gynécologues) ;

• la tête passant en dernier, on cherche à éviter la situation dans laquelle le corps du bébé serait sorti, mais sa tête coincée dans le bassin ;

• la raréfaction des accouchements en siège par voie basse fait que le nombre de personnes formées à effectuer de tels accouchements en toute sécurité diminue... poussant les gynécologues à préférer une césarienne, qu'ils estiment « sûre » plutôt que de pratiquer un geste non parfaitement maîtrisé (248) ;

• le travail peut être plus long, surtout en cas de siège complet, car les pieds qui se présentent en premier n'exercent pas une pression assez forte sur le col de l'utérus.

N'oubliez pas, toutefois, qu'un bébé en siège peut se retourner jusqu'au dernier moment : vous pouvez essayer de négocier avec votre gynécologue une césarienne tardive (par exemple le jour du terme et non pas 15 jours avant) pour laisser une chance à votre bébé de se retourner.

Une présentation du front

La tête de votre bébé est défléchie, c'est à dire qu'elle est vers l'arrière, au lieu d'être repliée sur le thorax. Le front, et non pas le sommet de la tête du bébé, appuie sur le col ; le diamètre de la tête est plus grand et ne peut pas franchir le bassin.

Une présentation en transverse

Le bébé est positionné « de travers », par exemple le dos contre le col de l'utérus. Dans ces cas, il ne peut s'engager correctement, la césarienne est inévitable.

Un bassin « limite », macrosomie fœtale (bébé trop gros)

Votre gynécologue vous prescrira peut-être une pelvimétrie pour voir si bébé peut « passer ». Il prescrira systématiquement cet examen si votre bébé est en siège, et parfois, si le poids estimé de votre bébé lui paraît important par rapport à votre morphologie. Par ailleurs, le poids d'un bébé semble moins significatif que son périmètre crânien (voir notre partie Physiologie de l'accouchement).

Une grossesse multiple

Jumeaux : en ce qui concerne les vrais jumeaux, la voie basse ne sera possible que si le premier jumeaux se présente tête en bas. Cependant, dans le cas de faux jumeaux, le CNGOF semble indiquer que la voie basse serait possible dans tous les cas.

Triplés et plus : dans ce cas de figure, la césarienne est souvent programmée, tant pour des raisons pratiques (besoin d'une équipe importante sur place) que médicales (les bébés sont généralement extraits plusieurs semaines, voire plusieurs mois, avant terme et un déclenchement serait trop hasardeux).

Une pathologie chez la mère ou l'enfant

Pathologies nécessitant d'abréger la grossesse. Du côté maternel : pré-éclampsie, éclampsie, toxémie gravidique.

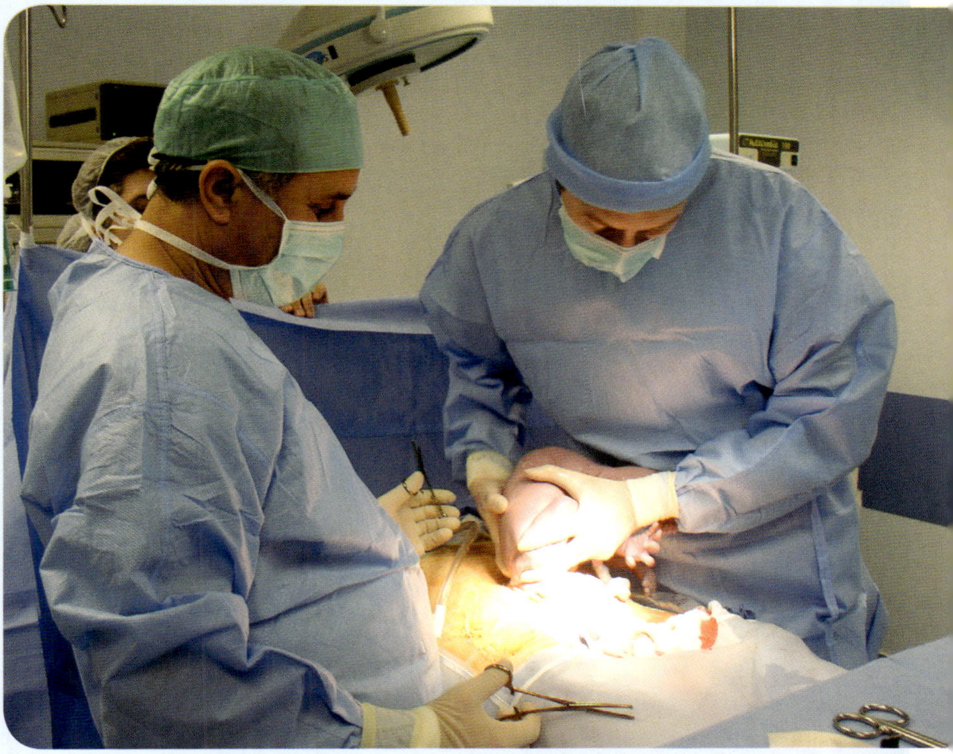

L'extraction du bébé lors d'une césarienne. Photo : Karine Sizgoric

Du côté du bébé : retard de croissance intra-utérin (RCIU), souffrance foetale chronique

Autres pathologies de la grossesse susceptibles de déboucher sur une césarienne : diabète gestationnel, placenta praevia, kyste ovarien ou fibrome proche du col ou sur le col.

Risques de contamination du bébé si passage par les voies génitales (en cas d'herpès génital ou de sida).

Autres cas. En cas de problème présent chez la mère, tels que : maladie cardiovasculaire, accident, hémorragie, fatigue extrême, antécédent de chirurgie sur l'utérus tel que l'ablation d'un fibrome, décollement de rétine sur lequel il faut éviter les efforts de poussée, etc.

Zoom sur la pelvimétrie

La pelvimétrie est une radio du bassin, prescrite en fin de grossesse par le praticien en cas de doute sur les capacités de celui-ci à laisser naturellement passer votre bébé. Les résultats de cet examen sont souvent exprimés en utilisant un indice (l'indice de Magnin). Or cet indice ne parle que de « pronostic incertain », « médiocre », « mauvais », mais jamais d'impossibilité.

Il faut considérer, de plus, que cette mesure ne tient aucun compte des adaptations du bassin pendant l'accouchement, notamment de l'espace gagné lorsque la mère change de position, ou de l'étirement des ligaments facilité par les hormones de la grossesse. A l'inverse, la fameuse position gynécologique réduit la mobilité du bassin (par exemple en empêchant le sacrum de bouger vers l'arrière) et peut, à elle seule, transformer un bassin confortable en obstacle infranchissable. Autre facteur à prendre en compte : les os du crâne du bébé sont malléables et peuvent, dans une certaine mesure, se resserrer pour faciliter son passage.

N'hésitez donc pas à demander plusieurs avis. Néanmoins, en cas de pelvimétrie douteuse, la césarienne sera quasiment inévitable. Il est, de plus, certains cas pour lesquels la césarienne s'imposera : malformation congénitale du bassin, rachitisme, fracture dont la consolidation gène le passage du bébé. **(source : Césarine)**

248. Ajoutons qu'en Belgique, les gynécologues ne sont plus assurés en cas de problème lors d'un siège par voie basse...

• Dans certaines maternités, le père peut faire la demande de couper lui-même le cordon ombilical. *« Cela ne l'oblige pas à voir sa femme le ventre ouvert*, précise Myriam Pottier. *Dans ce cas, l'obstétricien sort le placenta juste après le bébé et présente ce dernier relié au placenta par le cordon »*.

• Dans certains cas aussi, notamment si vous êtes sous péridurale et gardez un relatif contrôle de vos mouvements (ce qui n'est pas le cas sous rachi-anesthésie), vous pouvez demander à ce qu'on vous indique le moment où l'on va sortir le bébé, afin d'accompagner cette sortie d'une poussée symbolique.

• Questionnez aussi l'équipe pour déterminer s'il est possible que le champ opératoire soit abaissé, vous permettant de prendre quelques secondes ou quelques minutes au moins votre enfant sur votre ventre à sa sortie, voire de le mettre au sein. *« Cette dernière éventualité n'est guère possible que dans les "hôpitaux amis des bébés" »*, précise Myriam Pottier.

• Vous êtes, de même, en droit de vous opposer à ce que votre enfant soit systématiquement aspiré s'il va bien et à solliciter que les soins non urgents (bains, pesée, mesures, gouttes dans les yeux...) soient reportés à plus tard, et notamment en votre présence. Par contre, n'espérez pas donner le bain au bébé dans la salle d'opération, souvent à température très basse pour des raisons d'asepsie.

• Si votre état de santé et celui de votre enfant le permet, vous pouvez essayer de faire raccourcir le délai de deux heures initialement prévu pour vous en salle de réveil, sans votre bébé, ou de bénéficier de conditions de réveil aménagées. « Dans le calcul de ces deux heures entrent en ligne de compte des considérations d'organisation du service, au moins autant que des raisons médicales, souligne Myriam Pottier. Lorsqu'on se retrouve en plein « rush » opératoire, à devoir partager la salle de réveil avec plusieurs autres opérés, les chances de voir son bébé accepté en salle de réveil sont nulles. Mais en période calme et si vous êtes seule en salle de réveil, on peut vous amener votre bébé une demi-heure après, c'est ce qu'il m'est arrivé lors de ma propre césarienne». Vous pouvez aussi demander à effectuer ce temps de surveillance dans les chambres prévues aux nouvelles accouchées.

• En tout état de cause, en attendant que vous puissiez à nouveau vous occuper de votre bébé, le père doit avoir toute latitude (lorsque la santé du nouveau-né le permet, bien évidemment) de garder celui-ci en peau à peau et de participer aux premiers soins. S'il faut le nourrir alors que la mise au sein n'est pas encore possible, il est en droit d'exiger que l'on donne du lait à son enfant par le biais d'une pipette, d'une cuiller ou d'une seringue, afin d'éviter la confusion sein-tétine.

• Une fois remontée dans la chambre et bien qu'immobilisée, vous êtes également dans votre droit le plus strict de ne pas céder aux sirènes, parfois très insistantes, du personnel hospitalier qui voudrait prendre le bébé en nursery la nuit, arguant que vous ne pourrez pas vous en occuper. *« Pourquoi ne pas caler votre bébé en peau à peau contre vous, dans une écharpe solidement nouée par exemple, ou en vous servant de votre coussin de maternité? Un contact rapproché qui pourra vous aider à « compenser » les premiers instants perdus par suite de la césarienne »*, suggère Myriam Pottier.

• Dans le cas où sa femme est immobilisée et éprouve des difficultés à s'occuper de son enfant, le père est aussi en droit, dans certaines maternités, de demander à bénéficier d'un lit d'accompagnant, afin de pouvoir demeurer la nuit près de sa femme et prendre son relais, si besoin, auprès du bébé.

Autant de questions que vous pouvez – et devriez ! – poser bien en amont du terme de la grossesse à la maternité dont vous dépendez, a fortiori à partir du moment où la césarienne s'annonce possible ou probable. Elles peuvent même déterminer votre choix de tel ou tel établissement.

La présence du père au bloc : un droit encore méprisé par une majorité de maternités

« Je dirais que dans deux maternités sur trois aujourd'hui, le père n'est pas admis au bloc. Non seulement les choses ne s'améliorent pas, mais on a pris le prétexte des infections nosocomiales pour leur fermer la porte des césariennes », dénonce Myriam Pottier, présidente de l'association Césarine.

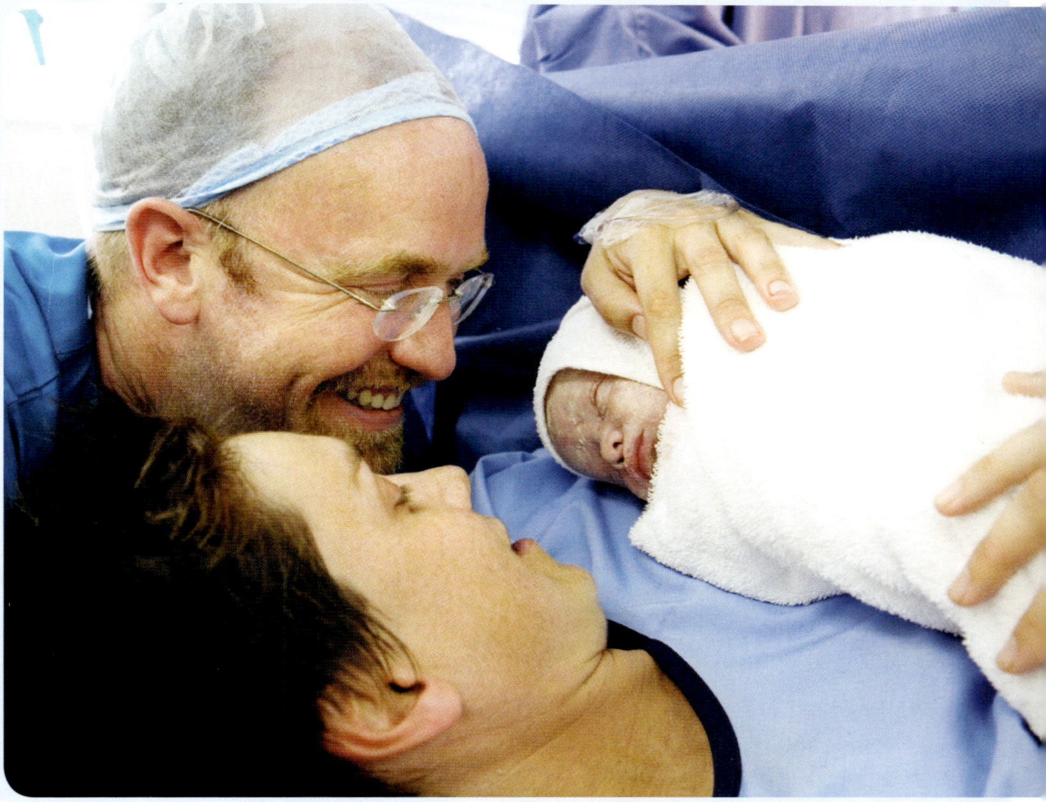

Lorsque le père est autorisé à assister à l'accouchement, c'est bien souvent lors de césariennes programmées (beaucoup moins souvent pour les césariennes d'urgence, surtout quand il y a un risque vital pour la mère ou pour l'enfant) (254). Raisons invoquées par le corps médical : le père risque de gêner, il va falloir s'occuper de lui, lui expliquer quoi faire ; les conditions d'asepsie ne sont pas réunies ; après avoir attendu neuf mois, il peut bien attendre quelques minutes de plus, etc. En réalité, les équipes éprouvent toujours des réticences à admettre un non initié dans le Saint des Saints, le bloc obstétrical. Et craignent, parfois, une plus grande propension du père à attaquer sur le plan médico-légal en cas de problème s'il a assisté à l'intervention.

Pourtant, les études ne montrent que des effets positifs à la présence du père à la césarienne. *« Diminution de l'angoisse maternelle et paternelle, amélioration du vécu de la césarienne dans une situation d'échec d'un accouchement par les voies naturelles, partage de cet événement familial heureux »*, note Michel Briex, gynécologue-obstétricien, dans un article (255). Sans compter de multiples autres retombées positives sur le post-partum. *« Un meilleur état de l'enfant à la naissance, moins d'hémorragies maternelles, une meilleure rétraction de l'utérus, une meilleure prise de contact entre le père et son enfant »*, énumère Michel Briex.

254. Pour une liste des maternités acceptant le père au bloc, voir la discussion consacrée à ce sujet sur le site Doctissimo : http://forum.doctissimo.fr/grossesse-bebe/cesarienne/maternites-acceptant-presence-sujet_100_1.htm

255. Michel Briex et les sages-femmes de la maternité du Centre hospitalier de Libourne. « Chroniques de maternité, le mal joli et l'art de naître ». *Revue Spirale*, n° 39, 2006.

Au coeur de l'accouchement

La physiologie de l'accouchement : comprendre ce qui se passe dans son corps

Le col de l'utérus : il s'efface et se dilate

En dehors de la grossesse, l'utérus est un muscle creux d'une longueur d'environ 7 centimètres. Sa forme ressemble à celle d'une poirée inversée dont la queue – le col utérin – débouche dans le vagin. Pendant la grossesse, l'utérus s'adapte merveilleusement à son petit locataire et à l'augmentation de son poids et de son volume. Le col utérin joue aussi un rôle protecteur : c'est lui qui en restant long, fermé et postérieur (c'est-à-dire qu'il n'est pas dans le prolongement du vagin, mais tourné vers le sacrum et l'anus) évite au bébé de naître trop tôt. C'est lui aussi qui, en s'ouvrant, va permettre à l'enfant de s'acheminer vers la sortie et de naître.
Dans les semaines qui précèdent la naissance de votre bébé, votre utérus et votre col vont peu à peu se préparer au « travail » qui les attend et ce sous l'action des hormones de fin de grossesse (les œstrogènes, à l'action contractile, et les prostaglandines, qui jouent un rôle de maturation).

Au fil des jours, le col de votre utérus va se modifier pour être prêt le jour J :

• alors qu'il était postérieur, il va avoir tendance à se centrer davantage, à être plus orienté vers l'avant, vers le vagin.
• alors qu'il était tonique, il commence à changer de texture, à se ramollir, à devenir mou « un peu comme du beurre ».

Le jour J, sous l'action des contractions, le col va progressivement s'effacer, puis se dilater :

• **l'effacement** : il va peu à peu raccourcir, pour s'effacer totalement. L'effacement du col n'a pas lieu au même moment pour les primipares et pour les multipares. « *Lors d'un première grossesse, la col va d'abord complètement s'effacer avant de se dilater, tandis que pour les femmes qui ont déjà eu des enfants, les deux actions sont simultanées,* explique Isabelle Chevalier,

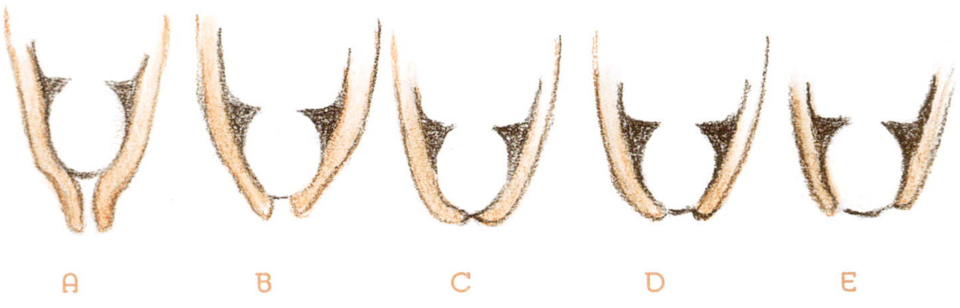

Effacement (A et B) et dilatation du col (C, D et E).
Source : OMS - © Cam-tu Pacquereau

sage-femme à la maison de naissance (MdN) de Pontoise. *Ce qui explique qu'un deuxième accouchement (et a fortiori les suivants) soient plus rapides qu'un premier. »*

• **la dilatation :** pour permettre au bébé de sortir de l'utérus et de s'engager plus avant dans le bassin osseux, le col va devoir s'ouvrir progressivement (voir schéma). On appelle cela la dilatation. Celle-ci est complète lorsque le col est inexistant au toucher et qu'il est totalement passé derrière la tête du bébé : son diamètre est à ce moment-là ouvert à dix centimètres en moyenne. Quand la dilatation est complète, l'intérieur de l'utérus se trouve être en continuité directe avec le vagin. La tête du bébé peut alors glisser dans le bassin.

Comment se dilate-t-il ?

L'ouverture du col est la résultante de deux forces simultanées. D'un côté, celle des contractions utérines : en se contractant, l'utérus exerce un travail de tractation du col : « *Comme si l'on tirait sur deux ficelles invisibles accrochés de part et d'autre du col* », explique Isabelle Chevalier. De l'autre, la pression exercée sur le col par la tête du bébé, poussée vers le bas par la même contraction utérine.

Les différentes phases de l'accouchement

Le début du travail ou la phase dite de « latence »

C'est la période qui précède le travail dit « actif », le moment où « ça mijote », pour reprendre le mot d'Isabelle Chevalier. Cette phase peut durer quelques heures ou une journée entière, voire plus. Les contractions ressemblent à celles du pré travail et finissent de préparer votre corps, en aidant votre bébé à descendre et à bien se positionner et votre col à mûrir. Elles peuvent être irrégulières dans leur fréquence et leur durée, éventuellement s'interrompre pour reprendre un peu plus tard.

Durant cette période, plus ou moins longue, il est impératif de vous « préserver », en n'épuisant pas toute votre énergie (indispensable pour la suite du travail), et en n'investissant pas non plus trop ces contractions de début de travail. Au risque d'être découragée si les choses n'avancent pas comme vous le souhaiteriez. Combien de femmes, persuadées que leur travail était bien avancé, sont parties à la maternité et se sont vues priées de rentrer chez elles pour cause de col toujours fermé ! Ces mêmes mamans diront, à posteriori, que leur accouchement a duré 30 heures ! Or dans ces 30 heures, il n'y a peut-être eu que 15 heures de travail vraiment actif...
Ces contractions ne sont généralement pas très douloureuses (du moins au début) et peuvent vous permettre de continuer vos activités. Détendez-vous, prenez un bain, partez en promenade. Si vous prévoyez d'accoucher chez vous, aménagez votre nid. Pourquoi ne pas confectionner un gâteau que vous pourrez partager après la naissance avec votre compagnon ? Si elles débutent la nuit, essayez de vous détendre après chacune d'entre elles et de vous rendormir.

Pendant cette phase...

• *Vous :* vous ressentez des contractions (qui ressemblent à des coliques ou des douleurs de règles), dont la fréquence et l'intensité, d'abord irrégulières, vont se rythmer petit à petit. Votre col s'efface et commence à se dilater de quelques centimètres.
• *Votre bébé :* il repose dans la partie évasée et « haute » de votre bassin. S'il était encore placé haut, il va descendre et venir se positionner juste au-dessus de l'entrée du petit bassin (voir schéma du bassin 274), qu'il devra traverser pour arriver jusqu'à vous.

Les différentes présentations possibles de votre bébé

1. Présentation, tête en bas, dos tournée vers l'avant : présentation antérieure

C'est la présentation la plus courante et la plus « favorable » à l'engagement et à la descente du bébé. Ce dernier oriente sa tête en oblique pour offrir son plus petit diamètre (9,5 centimètres) à l'entrée du bassin. Il n'aura ensuite à effectuer qu'une petite rotation pour placer son dos sous votre ventre et son front vers le sacrum, la position requise pour traverser les détroits moyen et inférieur du petit bassin.

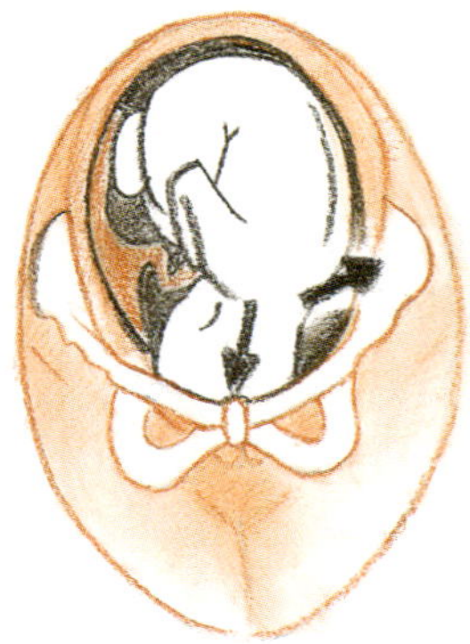

2. Présentation, tête en bas, dos tourné vers l'arrière, contre le dos de la mère : présentation dite postérieure

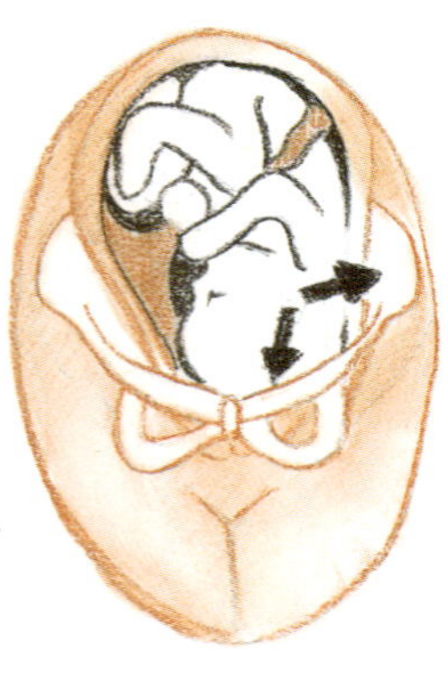

Votre bébé a ici son dos en contact avec votre propre dos et votre colonne vertébrale. Lorsque l'on parle d'accouchement « par les reins », on évoque une naissance d'un bébé se présentant ainsi (son dos en contact avec celui de sa mère) : les sensations douloureuses provoquées par les contractions sont alors ressenties par la femme au niveau de ses lombaires, la tête et la colonne du bébé appuyant contre son dos.

Outre le fait d'occasionner des douleurs plus vives à la femme, cette présentation oblige le bébé à un travail supplémentaire : pour pouvoir présenter son plus petit diamètre à l'entrée du petit bassin et glisser ensuite son dos sous le ventre de la mère pour pouvoir descendre, il va devoir effectuer une plus grande rotation. Les bébés se repositionnent en général correctement au cours de l'accouchement, mais ces efforts induisent un travail souvent plus long. La femme peut aider son bébé dans sa rotation en adoptant des positions adaptées qui, de surcroît, soulageront ses douleurs lombaires :

- ***en fin de grossesse :*** si votre bébé se présente dos en arrière, préférez les positions assises, le dos un peu penchée en avant. Vous pouvez aussi adopter plusieurs fois par jour la position quatre pattes, fesses remontées plus hautes que vos épaules. *« Ce qu'il faut éviter, c'est de s'adosser ou d'être « affalée » car, dans ces positions, la colonne vertébrale du bébé est attirée vers l'arrière et non vers l'avant »*, souligne Amandine Osorio, sage-femme libérale (Marne).
- ***pendant le travail :*** adoptez de préférence des positions penchées vers l'avant et fesses relevée quand la posture le permet (debout en appui contre un meuble ou un mur, assise à califourchon sur une chaise, à genoux la tête reposant sur le lit, à quatre pattes). Allongée, mettez-vous sur le côté gauche (si votre bébé se présente en postérieure dos à droite), la jambe supérieure relevée. Toutes ces positions favoriseront sa rotation.

3. Présentation par le front

C'est une présentation peu courante : au lieu de bien appuyer le menton sur sa poitrine, le bébé a la tête un peu défléchie et présente son front à l'entrée du petit bassin. La césarienne est très souvent envisagée dans ce cas de figure : le diamètre de la tête du bébé est ici plus grand que le plus grand diamètre du bassin, la tête du bébé ne peut donc pas s'engager. Toutefois, il arrive, mais c'est rare, que le bébé se présentant ainsi en début de travail parvienne à fléchir progressivement sa tête sous l'effet des contractions et naisse par les voies naturelles.

4. Présentation par la face

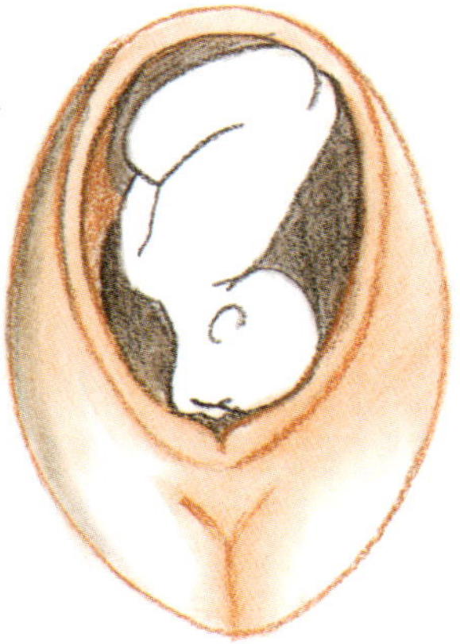

Encore plus rare : le bébé a ici la tête complètement défléchie (en arrière) et présente sa face à l'entrée du bassin. Le diamètre de la tête est ici plus petit que celui présenté lorsque le bébé est front en avant : un accouchement par voie basse peut être alors envisagée si le bébé parvient à s'engager, mais il faut savoir que sa descente risque d'être plus difficile. Certains bébés n'y parviennent pas : une césarienne est alors pratiquée.

5. Présentation en siège décomplété

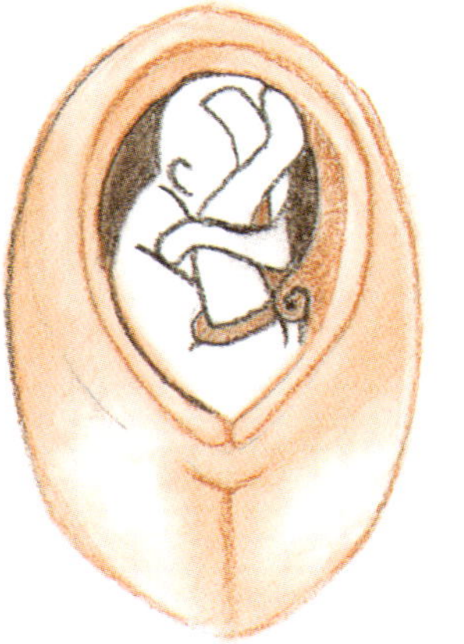

Le bébé se présente assis les jambes relevées à la verticale devant son visage, comme les deux tiers de bébés se présentant par le siège. Dans cette position, ce sont les fesses qui se présentent les premières dans le bassin. Le jour de l'accouchement, elles appuieront efficacement sur le col de l'utérus : un accouchement par voie basse est donc envisageable. Discutez-en avec votre praticien. Il ou elle saura évaluer la situation (selon les mensurations de votre bassin, s'il s'agit ou non de votre premier bébé).

6. Présentation en siège complet

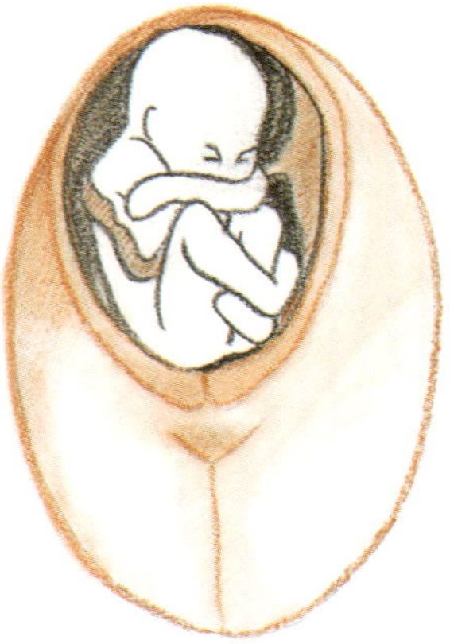

Le bébé est assis en tailleur, ses pieds en appui sur le col. Au cours du travail, ses pieds n'exerceront pas sur le col une pression aussi efficace que celle de la tête ou des fesses. La dilatation risque donc d'être lente et difficile. L'accouchement par voie basse peut être envisagé, mais c'est assez rare et dans des conditions optimales (bonnes dimensions de votre bassin, bébé pas trop gros et présentant une tête bien fléchie).

7. La présentation transversale

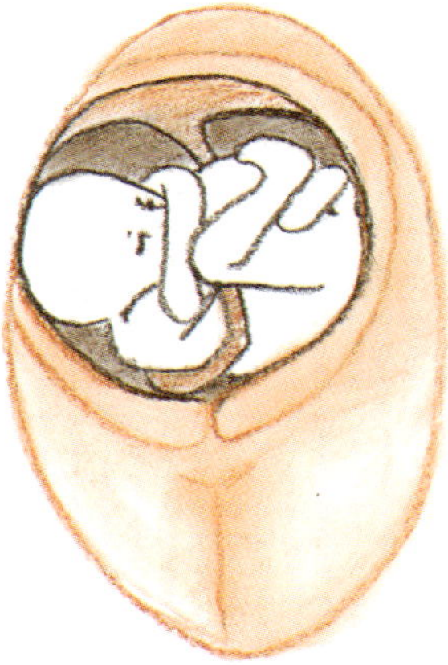

Le bébé se présente à l'horizontale, allongé dans le bassin de la mère. Cette position nécessite une césarienne, le bébé ne pouvant absolument pas s'engager (une version externe peut être envisagée en fin de grossesse : cela vaut le coup d'essayer...).

Le cœur du travail ou la phase dite « active »

Alors qu'en début de travail, les contractions pouvaient encore s'interrompre pour reprendre un peu plus tard, là elles ne s'arrêteront plus. *« Le travail actif se caractérise par le fait qu'il dépasse une sorte de point de non-retour et que seule la naissance y mettra fin »*, résume Isabelle Brabant, sage-femme québécoise [256].

Dans votre corps, vous sentez que les choses passent à la vitesse supérieure : les contractions, désormais régulières, sont aussi plus longues (45 à 60 secondes) et vous obligent peu à peu à cesser votre activité au moment où elles surviennent. Certaines vous surprennent d'ailleurs par leur intensité, elles deviennent elles aussi plus fortes, plus exigeantes. Elles reviennent aussi plus souvent : toutes les huit minutes puis toutes les cinq, quatre, trois minutes. Si vous sentez que les choses progressent très rapidement, vous pouvez décider de partir à la maternité ou bien, si vous sentez que ce n'est pas encore le bon moment, rester encore un peu chez vous au calme. En cas d'AGN, vous pouvez appeler votre sage-femme pour l'informer que le travail est en route. Vous essayez de trouver des positions qui vous soulagent, vous demandez à votre compagnon des massages. Vous décidez de prendre un bain : l'eau vous soulage et vous détend. Les contractions sont là, plus présentes que jamais. Peu à peu, vous vous déconnectez de votre environnement extérieur, vous vous centrez tout entière sur vos sensations, sur votre bébé qui progresse dans votre bassin.

A la fin de la dilatation, la phase de transition ou de « désespérance » : c'est la phase la plus difficile de l'accouchement, qui heureusement, ne s'éternise pas – une demi-heure en général – et précède la phase de l'expulsion, durant laquelle les douleurs provoquées par les contractions s'atténuent pour laisser place au réflexe de poussée.

Pendant cette phase...

• *Vous :* au début de cette phase, votre col est complètement effacé et ouvert, en moyenne, entre 3 et 6 centimètres (tout dépend s'il s'agit de votre premier bébé ou pas, de la rapidité de la dilatation, etc.). Les contractions qui s'enchaînent vont continuer leur travail de tractation sur le col, l'amenant, au fil des heures, à dilatation complète. La sensation de la contraction utérine se fait plus pressante, plus intense. Vous la ressentez à différents endroits, dans le ventre, dans le bas du dos, entre les jambes. A la fin de cette phase, votre col finit de se dilater et passe de 8 à 10 centimètres.

• *Votre bébé :* poussé vers le bas sous l'effet des contractions, il va progressivement descendre, sa tête toujours en appui sur le col utérin, à l'entrée du petit bassin. Si vous pouvez bouger librement et n'êtes pas sous l'effet de la péridurale, la progression du bébé est souvent concomitante à la dilatation. Le bébé s'engage dans le petit bassin et franchit le détroit supérieur. Il peut aussi rester à l'entrée du petit bassin et ne s'engager qu'une fois le col parvenu à dilatation complète. Chaque accouchement est unique dans son rythme et sa durée.

Le bassin : une structure osseuse qui s'adapte au passage de votre bébé

C'est à l'intérieur du bassin que l'utérus repose, dans sa partie supérieure et évasée. Surtout, c'est lui que le bébé va devoir franchir pour naître (plus précisément sa partie basse, appelée le petit bassin, qui débute au niveau du détroit supérieur : l'ouverture est délimitée par la symphyse pubienne à l'avant, les ailes iliaques sur les côtés et le promontoire, le haut du sacrum à l'arrière, voir schéma). Le bassin n'est pas fixe, ses os ne sont pas soudés entre eux mais reliés par des ligaments qui se détendent au cours de la grossesse sous l'effet des hormones et autour desquels ils peuvent bouger, tantôt en s'écartant, tantôt en se rapprochant, tantôt en reculant, pour ouvrir le passage à votre bébé.

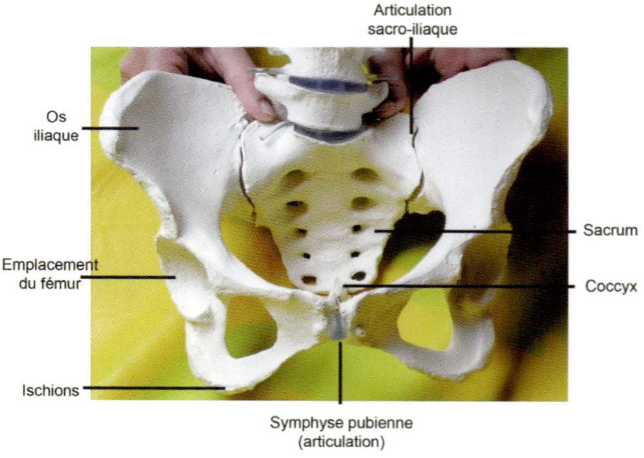

256. *Op. cit.*

Le chemin de votre bébé dans le bassin

Le passage dans le petit bassin est loin d'être évident car ce dernier ressemble à un tuyau coudé, composé de trois détroits (supérieur, moyen et inférieur), qui ne présentent pas le même diamètre et qui ne sont pas parallèles entre eux.

Trois éléments vont permettre à votre bébé de franchir ces obstacles :

• les os du bassin sont articulés et vont pouvoir bouger afin d'agrandir les diamètres des trois détroits ;

• pour avancer, votre bébé va adapter l'orientation de sa tête selon les passages à franchir, en bougeant et en adoptant les positions ad hoc ;

• vous pourrez vous-même laisser plus de place à votre bébé pour traverser votre bassin, en adoptant des positions spécifiques.

Pour s'engager au mieux et bien progresser dans votre bassin, ce n'est pas tant son poids et sa corpulence qui vont compter que la bonne présentation de sa tête. Votre bébé devra présenter le plus petit diamètre de sa tête, celui qui passe par le front et l'arrière de la tête et pour cela bien la fléchir, son menton collé contre sa poitrine.

Le détroit supérieur

Votre bébé va s'engager dans votre petit bassin en franchissant le détroit supérieur. Ce passage est délimité sur les côtés par les ailes iliaques, à l'arrière par le promontoire du sacrum et par la symphyse pubienne à l'avant. Ce passage n'est pas rond mais a plutôt la forme d'un cœur, le plus grand diamètre se situant donc dans les deux diagonales. Pour le franchir, votre bébé n'a qu'une solution : s'y engager en oblique, dans l'une ou l'autre des diagonales.

Pour ouvrir au maximum le détroit supérieur, les ailes iliaques vont s'écarter légèrement, tandis que les ischions vont, eux, se rapprocher : il s'agit du mouvement de contre-nutation. Pour sentir ce mouvement : pivotez vos cuisses vers l'extérieur ou repliez vos cuisses contre votre torse (vous sentez que les ailes iliaques s'ouvrent).

A quel moment mon bébé franchit-il le détroit supérieur?

Tout dépend de sa rapidité de progression : s'il avance vite, il peut le franchir avant que votre dilatation soit complète, en cours de travail donc. Vous sentez alors une pression dans le bas de votre dos, c'est le signe que votre bébé s'engage. S'il progresse plus lentement, il s'engagera dans ce détroit une fois votre col complètement dilaté. La même sensation se produira à ce moment-là.

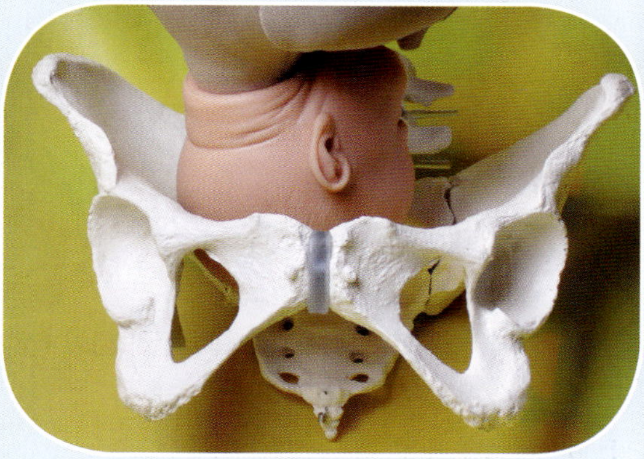

L'engagement de la tête à travers le détroit supérieur.
Photo : Césarine

Le détroit moyen

Ce passage se situe à mi-hauteur du petit bassin. Il est très étroit, car rétréci par les épines sciatiques de chaque côté. Pour franchir ce détroit (et le suivant), votre bébé va effectuer une petite rotation de la tête, afin de se remettre dans l'axe du bassin. Sa face est alors dirigée vers l'arrière, vers le sacrum. Pour franchir ce détroit, et le suivant, votre bébé va également fléchir sa tête au maximum, son menton collé à sa poitrine.

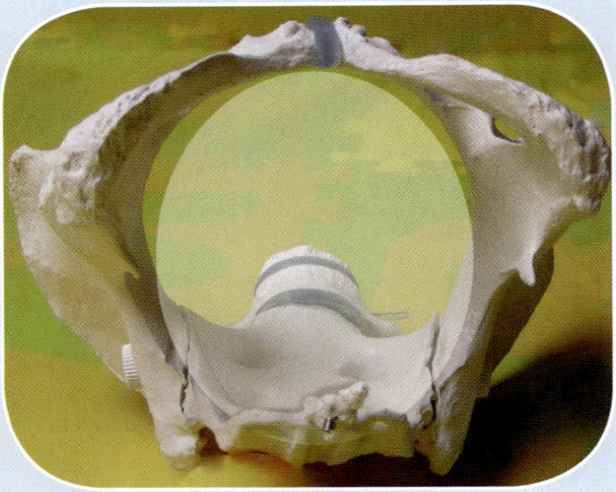

Le détroit moyen. Photo : Césarine.

Le détroit inférieur

C'est la partie située en bas du petit bassin, qui s'ouvre sur le plancher pelvien. Pour ouvrir au maximum le détroit inférieur, le mouvement inverse de celui réalisé pour ouvrir le détroit supérieur va s'opérer : les ailes iliaques vont légèrement se rapprocher, tandis que les ischions vont s'écarter, permettant ainsi au sacrum et au coccyx de reculer. On appelle cela la nutation. Pour ressentir ce mouvement : positionnez vos pieds « en dedans » et cambrez le dos.
Votre bébé, tête complètement fléchie, vient appuyer son front contre votre sacrum et sa nuque se glisse sous la symphyse pubienne. Il a franchi votre bassin et s'apprête maintenant à traverser votre périnée et votre vulve pour naître.

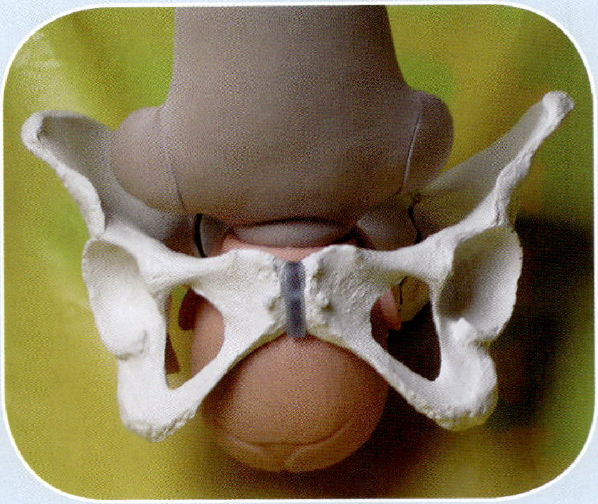

Le franchissement du détroit inférieur. Photo : Césarine.

À quel moment mon bébé franchit-il les détroits moyen et inférieur ?

C'est une fois votre col complètement dilaté que votre bébé va pouvoir sortir de l'utérus et descendre complètement dans votre bassin. À mesure qu'il progressera dans ce tunnel coudé, la sensation de pression dans le bas du dos se fera plus forte. Elle laissera la place, une fois qu'il aura franchi le détroit moyen et fera pression sur les muscles du périnée, au réflexe de poussée.

La poussée

C'est la phase qui aboutit à la naissance de votre bébé. À ce stade, votre bébé est bien descendu dans votre bassin. C'est à peu près au niveau du détroit moyen que sa tête va commencer à appuyer sur les muscles de votre périnée, faisant naître chez vous le réflexe de poussée. Irrépressible et totalement naturel, ce mouvement va finir de guider votre bébé vers la sortie. Parvenu au niveau du détroit inférieur, tout en bas de votre bassin, votre bébé, qui a fixé sa nuque contre votre symphyse pubienne, va être obligé de relever sa tête – de la défléchir totalement – pour trouver le chemin de la sortie, en l'occurrence celui de votre vulve. Il va alors traverser, en l'étirant, votre périnée, franchir votre vulve et enfin sortir. La tête de votre bébé refait une petite rotation à ce moment-là, pour se mettre de côté dans le prolongement des épaules.

Pendant cette phase...

• *Vous :* les contractions, qui étaient rapprochées en fin de dilatation, s'espacent, tout en restant très efficaces. C'est un peu une période de calme après la tempête. Le réflexe de poussée, une fois présent, va occulter la douleur des contractions. Impérieux, il est souvent vécu comme libérateur par les femmes. C'est au moment du passage du périnée et de la vulve que la dernière douleur – cette fois une sensation forte de « brûlure » – va survenir (là encore les ressentis diffèrent d'une femme à l'autre).

• *Votre bébé :* il franchit les détroits moyen et inférieur de votre bassin. Parvenu au bord du plancher pelvien, il va relever doucement sa tête et écarter votre périnée, traverser votre vulve et naître (sa tête sort en premier, puis ses épaules et tout le reste de son corps).

La délivrance

Dans un délai allant de 10 à 30 minutes (pouvant aller jusqu'à plusieurs heures), vous allez ressentir à nouveau des contractions – en principe de faible intensité, mais pas toujours – qui ont pour but de décoller et d'expulser le placenta. La délivrance est en général indolore pour la femme, le placenta étant très souple, mais peut être plus douloureusement ressentie si le périnée a été déchiré. Dans tous les cas, cettte phase fait l'objet d'une étroite surveillance de la part de la sage-femme car le

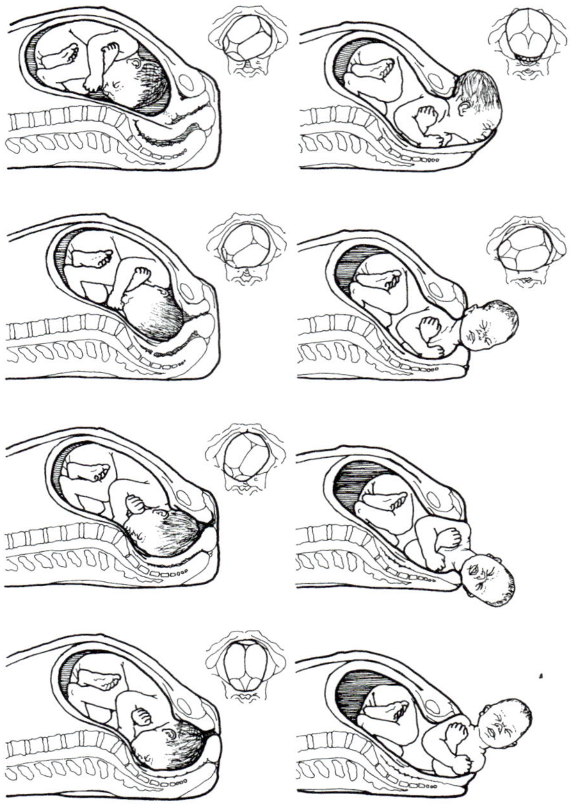

Les différentes phases d'engagement et d'expulsion du bébé.
Source : OMS.

risque d'hémorragie chez la jeune maman est présent, notamment dans la première heure qui suit la naissance de son bébé. Une fois le placenta décollé puis expulsé, la sage-femme vérifiera qu'il est bien complet.

Pendant cette phase :

• *Vous :* vous êtes entièrement centrée sur votre bébé, submergée par l'émotion, occupée à sa découverte. Si votre placenta se décolle et s'expulse sans problème, cette ultime phase de l'accouchement se passe sans douleur, ni dérangement pour vous. S'il se fait attendre, vous devrez peut-être participer à son expulsion, en changeant de position.

• *Votre bébé :* il est né et à présent, petit poids tout chaud, collé à vous pour une découverte commune intense. Peut-être a-t-il déjà trouvé votre sein !

La douleur

La douleur de l'accouchement est bien souvent au cœur des discussions des femmes enceintes : à quoi ressemble une contraction ? Est-ce que le travail fait mal ou très mal ? Comment supporter cette douleur ? Ces questions sont légitimes car c'est un fait, une réalité : les contractions, la pression de votre bébé qui s'engage dans votre bassin, tout votre corps qui s'ouvre pour laisser passer votre enfant, tous ces phénomènes combinés le jour J procurent des sensations douloureuses. Vous dire le contraire serait vous mentir et pire, reviendrait à faire l'impasse sur tout un pan de votre accouchement, à vous déposséder en quelque sorte, d'une partie de cet événement si extraordinaire que vous vous apprêtez à vivre. Oui, enfanter, donner la vie est douloureux, et la douleur fait partie intégrante de l'accouchement. Un dicton populaire mexicain nous dit d'ailleurs que « l'enfant naît au centre de la douleur ».
Mais de quelle douleur s'agit-il exactement ? Pourquoi est-elle présente en ce moment si particulier ? Revêt-elle un sens, et lequel ? Toutes ces questions se doivent d'être posées, car la douleur de l'accouchement n'est pas inutile, permanente et lancinante comme celle subie, par exemple, lors d'une rage de dents (connue pour être très douloureuse). La douleur de l'accouchement est l'expression d'un travail « fabuleux », aboutissant à un événement heureux : la naissance de votre bébé.

La douleur de l'accouchement : un mal pas comme les autres, un mal qui a un sens

La douleur refusée, niée par notre société

Mener une réflexion sur la douleur de l'accouchement c'est la faire exister, la faire revivre en quelque sorte. C'est aller à l'encontre du mouvement général actuel qui consiste à la nier, à la fuir et à la faire taire surtout. *« Nous sommes dans une société qui refuse la douleur, qui ne veut pas la voir, ni la sentir »*, observait Maïtie Trelaün, sage-femme libérale, dans une conférence intitulée « Douleur et enfantement : pourquoi ? ».
Avec l'avènement du fameux « accouchement sans douleur » du docteur Lamaze, puis la généralisation de la péridurale ces dernières décennies, l'heure est plutôt, dans les maternités, aux salles d'accouchements calmes, peuplées de futures mamans anesthésiées et tranquilles. Certaines sages-femmes hospitalières n'ont d'ailleurs jamais accompagné d'accouchement naturel, sans analgésie, de leur carrière. La femme qui émet le souhait de se passer de péridurale passe alors pour la « maso » de service, celle qui dérange aussi, car accompagner une femme qui souhaite vivre cette naissance dans tout son corps, c'est la soutenir, l'écouter, et se confronter soi-même à la douleur.

Une douleur qui agresse, qui fait peur...

Cette volonté de faire disparaître la douleur de l'accouchement a renforcé l'image négative que les futures mamans s'en font : si on veut l'éviter à tout prix, c'est qu'elle est vraiment insupportable, « horrible ». La douleur, vécue alors comme un phénomène agressif, engendre la peur et le stress. Des peurs alimentées de surcroît par notre culture judéo-chrétienne (« tu enfanteras dans la douleur »), notre propre naissance et les images de l'accouchement véhiculées par notre entourage féminin.
Dans son mémoire, Audrey Laurent a interrogé des femmes n'ayant jamais accouché sur l'intensité de la douleur imaginée (257). Les résultats sont particulièrement intéressants : *« Sur une échelle de 0 à 11 (où 0 = pas de douleur et 11 = douleur insupportable), 77 % des réponses se situent entre 8 et 11. (...) Ce qui montre qu'elles imaginent une douleur plus forte que ce que les femmes qui ont déjà accouché décrivent. »* L'étude met également en lumière le fait que deux nullipares (258) sur trois doutent de leurs capacités à endurer la douleur de l'accouchement et qu'une sur trois déclare même se sentir incapable d'endurer cette douleur.

La douleur de l'accouchement n'est pas l'expression d'une blessure ou d'une maladie...

Vous vous dites : *« Si c'est cela, l'accouchement, je ne veux pas y aller et/ou je serai obligée de prendre la péridurale »*. Sauf que la douleur de l'accouchement, ce n'est pas cela justement, une douleur continue, lancinante, intense, qui serait plus vive que celle d'une rage de dents ou d'une sciatique. Tout simplement parce que la douleur de l'accouchement n'est pas continue. Entre deux contractions, la douleur disparaît complètement,

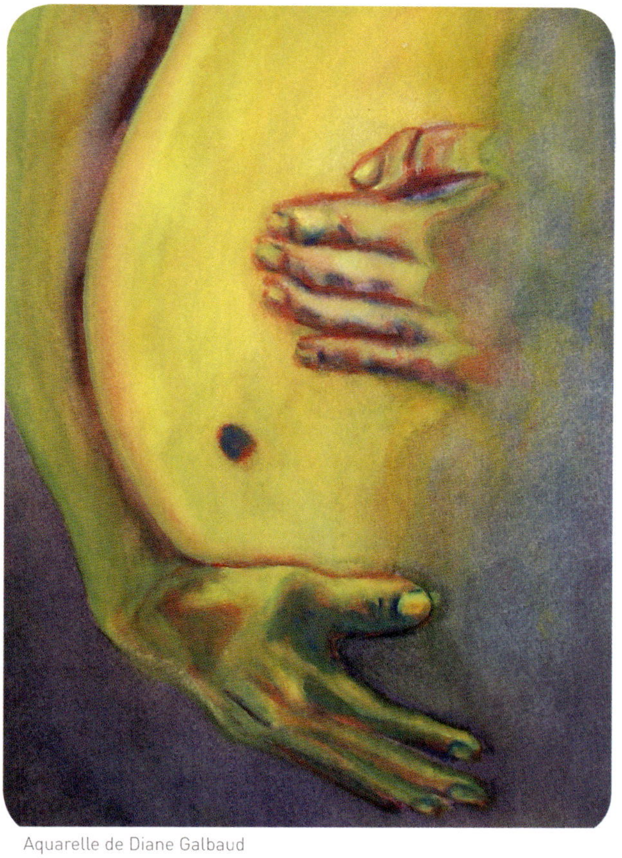

Aquarelle de Diane Galbaud

laissant à la femme le temps de se relâcher et de se régénérer.

Cette douleur est également progressive. Semblables à des coliques ou à des douleurs de règles au début, les contractions vont se faire plus intenses mais de façon progressive, laissant à la femme le temps d'entrer dans le travail. *« Ça monte petit à petit. Le corps s'adapte : il y a d'ailleurs un phénomène d'accoutumance à la douleur pendant le travail »*, souligne Isabelle Députier, sage-femme libérale accompagnement des AAD dans le Bordelais.

Et puis, la douleur de l'accouchement n'est pas l'expression d'une maladie, d'une blessure, d'une pathologie grave, mais celle d'un travail extraordinaire qu'accomplit votre corps pour donner naissance à votre enfant. On l'appelle d'ailleurs le « mal joli ». Envisager cette douleur sous cet angle positif permet de ne plus la redouter autant.

Une douleur qui a un sens, qui joue un rôle le jour J

Mener une réflexion sur la douleur de l'accouchement, c'est s'interroger sur le sens de sa présence le jour J, sur sa signification profonde. Lui donner un sens permet de l'envisager là encore différemment, non plus comme une agression, mais comme une présence utile et finalement « nécessaire ». Si elle est là, c'est qu'elle sert à quelque chose. Mais à quoi ? Les sages-femmes qui se sont longuement penchées sur le sujet (comme Isabelle Brabant et Maïtie Trelaün) pensent que la douleur prépare le passage pour la femme entre la grossesse et la maternité, symbolisé par l'accouchement. Ce passage, à l'instar des rites de passage des sociétés traditionnelles (de l'adolescence à l'âge adulte, du jeune homme au statut de père, etc.) consiste à laisser une partie de soi pour devenir une autre, à renaître en quelque sorte. La douleur de l'accouchement, par la force des contractions et l'intensité des sensations ressenties, va demander à la femme d'aller chercher au plus profond d'elle-même des ressources et une énergie qui lui seront nécessaires dans son nouveau rôle de mère.

Maïtie Trelaün parle de cheminement intérieur dont la douleur serait le guide : *« Elle plonge dans ce face à face avec elle-même, elle lâche ce qu'elle connaît pour se lancer dans l'inconnu, elle rencontre ses peurs et doit les dépasser (...) La douleur n'est pas là pour la casser, pour la meurtrir, pour la contraindre. Non ! Elle est là pour la guider, pour lui montrer là où il faut qu'elle ouvre, là où il faut qu'elle lâche. (..) Ce cheminement de la femme à l'intérieur d'elle-même guidée par la douleur, l'amène à dépasser ses limites connues pour lui montrer sa vraie force intérieure, ses vraies limites. »*

La douleur de l'accouchement est aussi l'expression du passage du bébé dans le corps de la femme, de sa sortie du monde utérin vers le monde aérien. Ressentir le travail accompli par les contractions utérines permet de rester connecté à son bébé qui, lui aussi, vit un moment extraordinaire et intense.

257. Etude réalisée en janvier 2007 auprès de 510 femmes inscrites sur le site Gyneweb et ayant répondu à un questionnaire complet sur la douleur.
258. Les nullipares sont les femmes qui attendent leur premier bébé, à distinguer des multipares, qui ont déjà un ou plusieurs enfants.

« Il appartient à chaque femme de trouver son propre sens à la douleur »

Rencontre avec Isabelle Brabant, sage-femme québécoise à la maison de naissance de Côtes-des-Neiges et auteure d'*Une naissance heureuse*.

Vous dites dans votre ouvrage que la douleur fait partie intégrante de l'accouchement. Pourtant, aujourd'hui, la tendance est de vouloir la supprimer à tout prix. Pourquoi est-il important de ne pas la nier?

I.B. : La naissance et par conséquent l'accouchement sont (tout comme la mort) des moments charnières de la vie d'une femme, dont le vécu n'est pas sans conséquence. Nier la douleur de l'accouchement, c'est enlever une partie de l'expérience de la naissance, c'est l'escamoter sans savoir à l'avance quels seront les impacts de cette décision sur la femme. Le recours à la péridurale ne doit donc pas se faire à la légère. Car cette douleur a un sens. Bien sûr, parler de douleur et de sens de la douleur, c'est évoquer des accouchements normaux qui se déroulent dans un contexte favorable. Il est évident que lorsque l'on se retrouve en milieu hospitalier sans liberté de mouvements, par exemple, il devient normal de prendre la péridurale, qui est alors salvatrice. Je voulais préciser ce point pour que les femmes qui liront ces lignes et qui n'ont pas pu vivre cela, lors d'une grossesse précédente, ne culpabilisent pas et ne soient pas renvoyées à un ressenti peut-être douloureux.

La douleur, le jour de l'accouchement, semble préparer le passage, pour la femme, entre la grossesse et la maternité, lui servir de guide dans son cheminement intérieur, dans son parcours initiatique vers son rôle de maman?

I.B. : Oui, c'est un peu tout cela en même temps. La douleur est, en fait, une ligne de sens, et il appartient à chaque femme de trouver le sens, son propre sens, à cette douleur. Ce sens qui va lui donner le courage de continuer le jour de l'accouchement, de tenir encore deux heures alors qu'elle n'en peut plus. Notre rôle à nous, sages-femmes, est de nourrir le sens positif de cette douleur. La femme, de son côté, peut mener une réflexion pendant sa grossesse sur la douleur et sur le sens qu'elle revêt pour elle. Cela l'aidera le jour J, quand la douleur, justement, deviendra trop vive et qu'elle se dira « non, là c'est trop ». Elle pensera alors : « oui, je savais que je réagirais comme cela et que je ne voudrais pas y aller, mais cette douleur je sais pourquoi elle est là, et je veux avancer, j'accepte d'avancer »

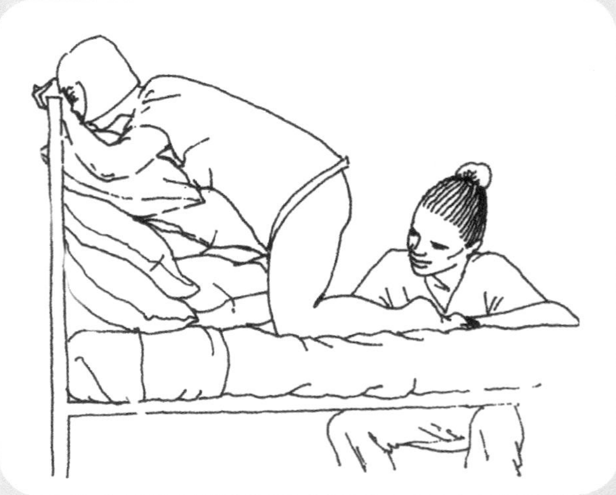

Source AFAR

Entamer une réflexion sur la douleur pendant la grossesse est une très bonne préparation à l'accouchement, finalement ! Comment la mener?

I.B. : Le plus simple est de fonctionner par associations d'idées, en allant fouiller ce qui est à l'origine de la question initiale, à savoir : « pourquoi je pense à la douleur? « Est-ce que cela me rappelle que ma mère et ma grand-mère ont accouché naturellement et que je fais partie de cette lignée de femmes? » La femme peut s'interroger ensuite sur ce qu'elle ressent, en entendant une maman raconter qu'elle a travaillé très fort pour donner naissance à son bébé : « qu'est-ce que j'admire dans ce vécu? » « qu'est-ce qui m'émeut? », « qu'est-ce qui m'effraie? ». Elle peut, au contraire, se demander ce qui la gêne quand elle entend quelqu'un dire que la douleur est inutile. Mener cette réflexion consiste à ramener cette question de la douleur à soi-même. Et il est clair que le sens que l'on cherche n'est pas rectiligne, univoque, mais plein de contradictions, car nous sommes pleines d'ambivalence face à l'accouchement. Il y a dans celui-ci une part d'inconnu, des moments difficiles, mêmes surhumains. Mener cette réflexion sur la douleur, lui trouver un sens, c'est y aller bravement.

La réalité des contractions : une douleur accompagnée de sensations intenses et parfois déroutantes

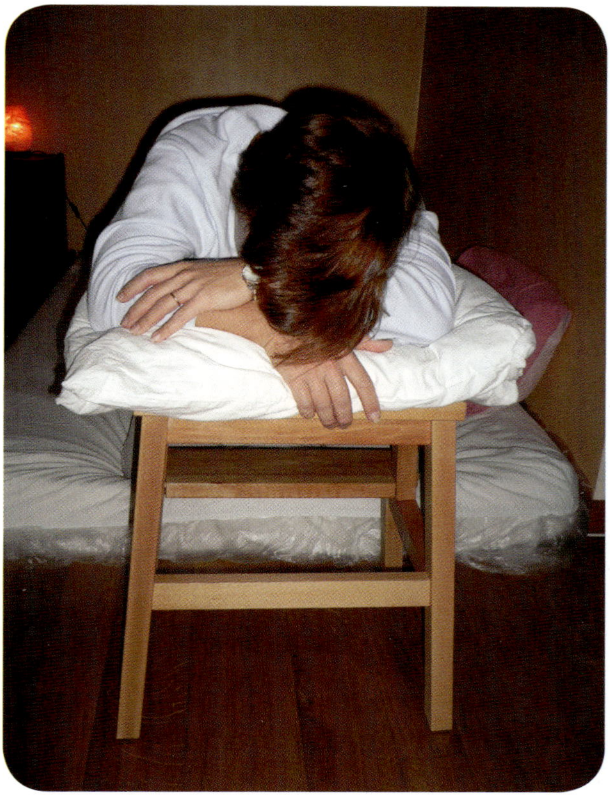

Photo : Sylvie Francotte.

A quoi ressemble une contraction de travail ?

La douleur de la contraction utérine provient principalement de la compression que cette dernière exerce sur les nerfs du col de l'utérus au moment où elle se produit. On peut la comparer à une douleur de fortes règles, de coliques ou de crampes, qui devient de plus en plus intense à mesure que le travail avance. C'est une douleur en trois temps : elle arrive, monte et se diffuse progressivement un peu partout dans le ventre, le comprime et l'étreint, puis redescend. Les femmes dont le bébé se présente en position postérieure ressentent cette douleur dans le dos.
D'abord espacées toutes les quinze ou dix minutes, les contractions se rapprochent, pour se succéder toutes les une à deux minutes en fin de travail. Elles durent, tout au long du travail, entre 45 et 60 secondes.

En début de travail (phase de latence) vous ressentez une gêne, comme un poids dans le bas du ventre semblable à des douleurs de règles. C'est désagréable mais largement supportable. Vous pouvez d'ailleurs continuer à vaquer à vos occupations.

Durant la phase active, les contractions vont se rapprocher et gagner en intensité. La douleur un peu sourde mais pas trop douloureuse, va faire place à ce que les sages-femmes nomment la « barre dans le ventre ». La contraction arrive, monte, monte, monte toujours plus haut, puis redescend. Au plus fort de la contraction, vous pouvez avoir l'impression que votre utérus est comme pris dans un étau. Ça serre, c'est puissant.

Des sensations inconnues, déroutantes, intenses...

La douleur des contractions, principalement localisée dans le ventre, s'accompagne souvent de douleurs et de sensations fortes et déroutantes à d'autres endroits du corps.

• La pression dans le vagin, les douleurs aux jointures du pubis : vous sentez que ça tire, que ça appuie, que ça travaille. Ces sensations dont dues à l'étirement de vos ligaments qui se préparent en vue du passage de votre bébé.

• La barre dans le dos : cette douleur qui ne se situe plus devant, mais à l'arrière de votre corps, est le signe que votre bébé a commencé sa progression dans votre petit bassin. En s'engageant et en descendant, sa tête va venir comprimer les nerfs sacrés à l'arrière de votre bassin, et engendrer une sensation à la fois douloureuse et déroutante de pression à l'arrière, dans le bas du dos.

• L'impression que votre bébé va sortir par le « mauvais trou » : vous ressentiez déjà une pression dans le dos due à la descente de votre bébé. Lorsque ce dernier va commencer appuyer sur votre rectum et à rencontrer votre périnée, déclenchant ainsi le réflexe de poussée, vous allez ressentir une sensation similaire à celle ressentie lorsque vous allez à la selle. Vous pouvez alors avoir l'impression que votre bébé ne va pas sortir pas votre vagin, mais par votre anus. Cela peut être très déroutant si l'on n'y est pas préparé.

• La sensation de brûlure : au moment de la poussée, votre bébé va étirer votre périnée et écarter votre vulve pour sortir et vous pouvez ressentir (ce n'est pas toujours le cas) une sensation de brûlure très intense. Certaines femmes parlent de sensation d'étirement extrême, d'écartèlement. Rassurez-vous, cette douleur disparaît instantanément une fois votre bébé né.

Mais aussi...

Certaines femmes ont mal à l'intérieur des cuisses (de l'intérieur de l'aine jusqu'au genou) : changez de position et alternez les postures, debout et allongée. D'autres ressentent des douleurs au niveau des trapèzes et des épaules : pensez à lâcher vos bras et à faire des tours de tête entre les contractions pour détendre le haut de votre corps, sollicité lui aussi pendant le travail.

« Plonger » dans le travail

En début de travail, vous êtes encore « présente » : vous discutez avec votre compagnon ou votre sage-femme, vous pouvez accomplir des tâches du quotidien. Progressivement, à mesure que le travail va avancer, les contractions plus intenses, vont exiger de vous une concentration de plus en plus grande. Peu à peu, vous allez vous déconnecter de votre environnement (sans forcément vous en rendre compte sur l'instant), pour vous recentrer sur vous-même, sur vos contractions qui ouvrent peu à peu votre col, sur votre bébé qui descend toujours plus bas en vous. Ce « lâcher prise » va entraîner la sécrétion d'endorphines, des hormones bienfaitrices qui vont engourdir votre douleur. Mais plonger ainsi dans le travail, s'ouvrir aux contractions, n'est pas chose aisée. Votre façon d'appréhender les contractions, mais aussi et surtout votre environnement, s'il est favorable, seront vos meilleurs alliés pour y parvenir.

En fin de travail, la phase de transition ou phase de désespérance : l'envie de mourir, l'impression de se perdre...

Il est important de connaître à l'avance cette phase qui survient à la fin du travail et que l'on appelle la phase de transition ou de désespérance, car c'est souvent à ce moment-là, quand la douleur est à son paroxysme, que les femmes demandent la péridurale. Or, cette phase ne dure pas longtemps (heureusement!) – une demi-heure au plus – et précède directement celle de la poussée et la naissance de votre bébé. Savoir cela peut éviter de recourir à la péridurale alors que la dilatation est presque complète et que le réflexe de poussée ne saurait tarder. Mais si elle est courte, sachez que cette phase est difficile, très difficile.

D'après ce qu'en disent les femmes à posteriori, c'est la phase la plus ardue de l'accouchement, celle durant laquelle votre col finit de se dilater (passant de 8 à 10 centimètres), où les contractions très rapprochées (une minute de pause entre deux), s'enchaînent à un tel rythme et avec une telle intensité que la douleur semble se diffuser dans tout le corps, l'irradier en quelque sorte. Les femmes ont parfois l'impression de perdre pied, de se « noyer » dans la douleur : elles peuvent alors éprouver une grande angoisse et même avoir peur de mourir. Ces émotions et réactions un peu extrêmes sont tout à fait normales. Elles sont en partie causées par la décharge importante d'adrénaline qui survient à ce moment-là de l'accouchement et qui annonce la phase de la poussée. *« Dans le Sud-Ouest, on appelle ce moment la « putain » de phase, car souvent, les femmes pestent, voire jurent »*, sourit Isabelle Députier, sage-femme libérale. À la douleur quasi-continue des contractions s'ajoutent en plus, à ce moment de l'accouchement, des sensations très fortes de pression dans le bas du dos, provoquées par la progression du bébé dans le bassin (voir le point sur les sensations).

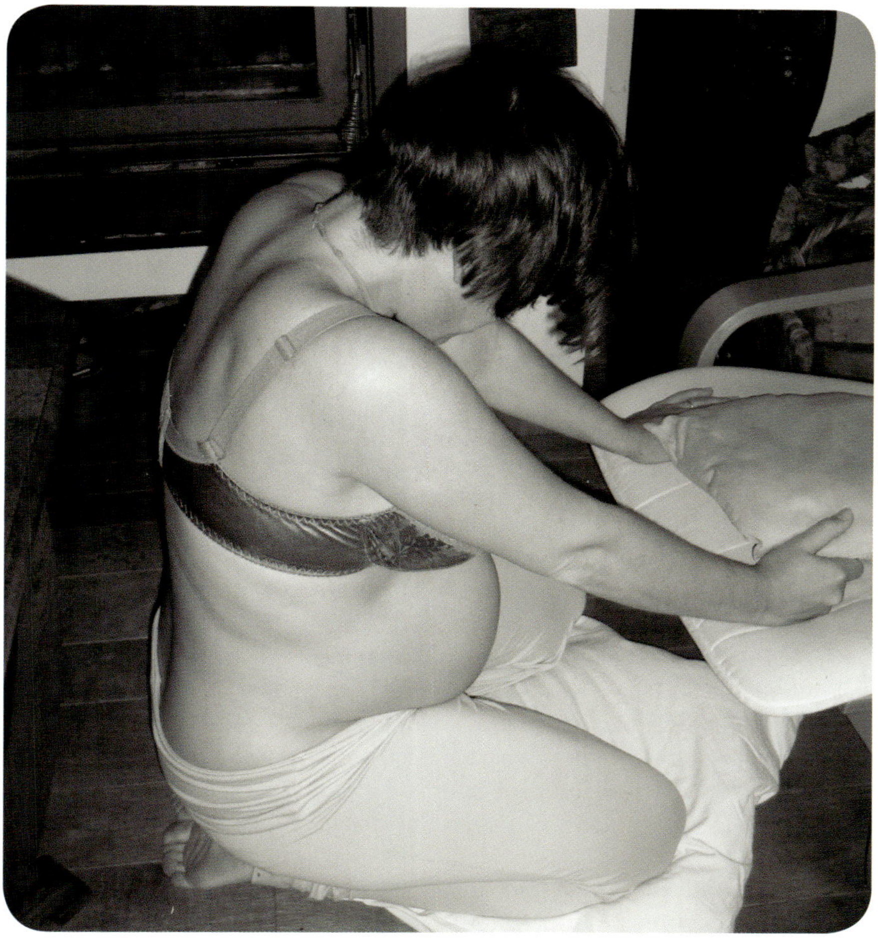

Photo : Sylvie Francotte.

Profiter du temps de « détente » entre les contractions

À l'exception de la toute fin du travail, où les contractions ne vous laissent plus de répit, vous allez alterner, tout au long de l'accouchement, des phases de contractions et de détente.

Comment parvenir à mettre à profit ces temps de repos ?

• Lorsque les contractions ne sont pas encore trop douloureuses, votre entourage peut vous distraire. *« Je dis souvent aux papas : « faites-les rire » ! Cela m'est aussi arrivé de faire des parties de tarot ou de scrabble avec des mamans qui n'étaient pas à un stade trop avancé du travail »*, relate Isabelle Députier, sage-femme libérale. Bailler, expirer longuement, assouplir ses bras, relâcher sa tête, sont aussi des gestes simples qui permettent de se détendre et d'évacuer les tensions.

• Lorsque les contractions se font plus intenses, profitez de ces phases de relâchement pour prendre du soutien auprès de votre compagnon, de votre sage-femme, de votre doula. Des paroles encourageantes « tu vas y arriver, c'est super ce que tu fais », des mots d'amour, un massage, un verre d'eau, deux, trois fruits secs pour reprendre des forces : autant de dérivatifs qui vous permettront de ne pas vous focaliser sur la douleur ni sur la prochaine contraction qui s'annonce, qui vous réconforteront, qui vous feront tout simplement du bien.

Et surtout...

• Se sentir en sécurité entourée de personnes de confiance qui croient en vous, qui vous aiment et vous soutiennent. « *On ne se relâche que lorsque l'on se sent bien, à l'aise, en confiance* », confirme Isabelle Députier.

Accueillir les contractions l'une après l'autre, ne pas anticiper sur ce qui va se passer

Essayez autant que possible de vivre l'instant présent en accueillant chaque contraction l'une après l'autre sans penser aux suivantes, sans songer à la douleur de la contraction qui va suivre. Efforcez-vous de ne pas anticiper sur les heures à venir : un accouchement est tellement inédit dans son déroulement qu'on ne peut prédire de sa durée. Essayez, autant que possible, d'accepter les événements tels qu'ils surviennent. Et si la douleur vous paraît déjà forte en début de travail, ayez en tête que, même si les contractions se font plus intenses au fil du travail, votre ressenti de la douleur, lui, si vous parvenez à lâcher prise, ne sera pas décuplé. Comme le souligne très justement Isabelle Brabant [260] : « *Beaucoup de femmes ont eu peur, au début du travail, pensant que si les contractions-là étaient les « petites », elles ne seraient jamais capables de prendre les grosses. Elles ont raison... si le col restait aussi tendu. Lorsque vous vous relâchez, le col fait de même, et, comme, il oppose moins de résistance (...) la douleur diminue.* »

Le moment où on lâche prise

Lâcher prise, plonger dans le travail, aller dans le sens des contractions et travailler avec elles : tout cela vous tente bien sûr, mais le jour J, quand les contractions sont bien installées, que la douleur est bien présente, comment y arriver ?

Isabelle Chevalier, sage-femme à la maison de naissance de Pontoise, parle d'étape à franchir : « *On observe très bien chez les femmes qui accouchent un moment où elles franchissent un cap, où elles ne résistent plus à la contraction mais la prennent comme une alliée, essaient de la comprendre, de l'apprivoiser, de cheminer avec elle.* »

Ce fameux déclic a lieu, en premier lieu, dans la tête. Comme l'explique très bien Isabelle Brabant, dans l'interview qu'elle nous a accordé : « *Il y a deux façons de vivre le travail : ou bien je vis cette douleur, ces contractions, comme agressives et je suis, par conséquent, en lutte avec ce qui se passe, ou bien je les vis comme utiles, nécessaires pour m'amener mon bébé dans mes bras, et je suis alors en accord avec ce qui se passe dans mon corps. Ces contractions, je les accepte, je les veux. Et c'est à partir de ce moment-là, quand le déclic s'est produit dans la tête, que le corps va réagir différemment. J'ai vu ainsi des femmes, dont la dilatation du col stagnait, faire cette bascule, accepter les contractions, et gagner des centimètres en peu de temps.* »

Cela peut paraître un peu surréaliste, mais c'est une réalité : quand la tête dit oui, le corps dit oui aussi. Le col, moins tendu, offre alors moins de résistances aux contractions, qui peuvent accomplir leur travail. Et la douleur est moins forte pour la femme, grâce notamment aux endorphines, produites à ce moment-là par le corps et qui ont l'admirable pouvoir d'engourdir la douleur, de mettre la femme dans un état un peu cotonneux, presque second. « *Les femmes dont le corps est imprégné d'endorphines donnent l'impression d'être déconnectées, d'être ailleurs, sur une autre planète* », observe Isabelle Chevalier.

Dire oui aux contractions, accepter de les laisser accomplir leur travail, peut prendre du temps. En début de travail, on tâtonne, on essaie différentes positions, on voit de quelle façon on ressent la contraction dans son corps. On se retient, car se « lâcher » c'est plonger aussi dans l'inconnu, aller à la rencontre d'une contraction dont on ignore la force. Et puis on ose s'abandonner sur une contraction qui arrive et on réalise que la douleur n'est pas plus forte et que le travail s'accomplit encore mieux, que le col s'ouvre. Vous pouvez vous représenter la contraction comme une vague qui vient vous chercher sur le rivage et vous emmène, loin, toujours plus loin. Elle est forte, impérieuse, mais vous vous laissez porter par elle, vous glissez avec elle, jusqu'à ce qu'elle vous ramène sur le sable, et s'éloigne. « *Cette métaphore est très parlante car on réalise très bien que si l'on n'entre pas dans la vague, on se heurte à elle et on se fait mal* », souligne Isabelle Députier, sage-femme libérale.

260. *Op. cit.*

Les besoins physiologiques de la femme qui accouche

Pour réussir à plonger dans le travail, à se laisser emporter par les contractions, il faut certes être dans un état d'esprit positif, mais aussi – et c'est impératif – bénéficier d'un environnement favorable. « *Pour que la femme se sente à l'aise et fabrique des endorphines, elle doit évoluer dans une ambiance respectueuse, avec le minimum de stimuli et d'intrusion extérieure* », explique Isabelle Chevalier.

Pour bien comprendre ces besoins de la femme qui accouche, il est important de revenir à la physiologie même de l'accouchement, cheval de bataille du docteur Michel Odent. Il faut savoir que l'accouchement est orchestré par la zone la plus ancienne de notre cerveau, la partie primitive, celle que nous partageons avec tous les mammifères. Dans cette partie ancienne de notre cerveau, se trouvent deux vieilles structures, l'hypothalamus et l'hypophyse, qui fonctionnent comme des glandes et libèrent, le jour J, les hormones de l'accouchement : l'ocytocine, les endorphines et la prolactine (hormone de la lactation). Pour que cette partie ancestrale, primitive, de notre cerveau fonctionne bien, il ne faut pas qu'elle soit perturbée par des manifestations de la partie nouvelle du cerveau (qui nous distingue cette fois-ci des mammifères), celle qui nous permet de réfléchir : le néocortex. Si ce dernier est stimulé par des situations qui suscitent chez la femme peur, stress, inquiétude ou gêne, la production d'hormones est alors ralentie, voire bloquée.
Il est donc primordial de limiter toute stimulation du néocortex qui tend à inhiber le processus de l'accouchement.

Toute femme qui accouche a donc besoin :

• *d'intimité.* Le fait de se sentir observée peut stimuler le néocortex. Pour se sentir libre d'agir à sa guise et se « lâcher », la femme a besoin de ne pas se sentir épiée, étudiée sous toutes les coutures. Auriez-vous envie de faire l'amour devant un parterre de spectateurs ? Non, bien sûr. Les animaux femelles l'ont bien compris. Si elles sont actives le jour, elles ont tendance à donner naissance à leurs petits la nuit (et vice-versa). Beaucoup d'animaux – comme les chimpanzés – se séparent aussi du groupe, le moment venu.

• *de sécurité.* La peur, le stress, l'inquiétude engendrent la sécrétion d'adrénaline, qui tend à inhiber l'accouchement. Il est donc important d'épargner à la femme toute situation d'urgence stressante. La femme qui accouche a besoin de se sentir en confiance, entourée de personnes qu'elle connaît (compagnon, sage-femme, doula) et sur lesquelles elle peut se reposer sans conditions.

• *de pénombre.* La lumière est un élément qui peut stimuler le néocortex. Comme dans tout moment intime, la femme qui accouche préfère bien souvent la lumière tamisée, voire la pénombre, à un éclairage vif qui tient en quelque sorte tous ses sens en éveil et l'expose aux regards extérieurs.

• *de silence.* Parler, poser des questions à une femme en plein travail, c'est la tirer de sa concentration, la faire sortir de sa bulle. Sauf quand c'est elle qui sollicite l'échange, il est important de ne pas la déranger, de surcroît avec des propos rationnels. Les paroles d'encouragement, les mots d'amour, eux, peuvent être dits (à moins qu'elle n'exprime son souhait de silence total).

Comment créer ces conditions favorables à la maternité ?

S'il paraît assez facile de créer une ambiance tamisée et chaleureuse chez soi, en maison de naissance ou en plateau technique lorsque l'on connaît bien sa sage-femme, comment faire à la maternité pour se sentir à l'aise et préserver son intimité ? Premier conseil : oser ! « *Nombre de femmes arrivent à la maternité en pensant : « Je suis accueillie, je ne suis pas chez moi donc je ne peux pas prendre d'initiative* », souligne Pascale Gendreau, doula en Gironde. *Certes, elles ne sont pas chez elles mais la salle d'accouchement est LEUR salle le temps de leur accouchement et elles peuvent l'investir.* »

• *faire la pénombre.* Vous avez le droit de tirer les rideaux ou de baisser les stores de la salle d'accouchement, si la lumière vous gêne. Vous ne perturberez pas le travail des sages-femmes, qui disposent de lampes pour vous ausculter.

• *réchauffer la pièce.* Si vous avez froid, vous pouvez remonter le thermostat individuel dont sont équipées la plupart des salles d'accouchement.

• *limiter les bruits.* Il est possible de baisser le son du monitoring sans en perturber le fonctionnement. Cela permet de ne plus entendre le bruit dérangeant et stressant de cet appareil. Il est préférable d'en faire la demande à la sage-femme au préalable.

• *se sentir en sécurité.* N'hésitez pas à emmener des objets personnels. Un duvet ou un oreiller (voire pourquoi pas un doudou ou une peluche) imprégnés de votre odeur et de celle de votre maison vous rassureront. Vous pourrez vous en recouvrir ou enfouir votre tête dedans au moment des contractions.

• *préserver son intimité.* Pour limiter les intrusions – nombreuses – de l'équipe médicale le jour J et préserver votre intimité, pensez à « briefer », au préalable, le futur papa et/ou votre doula (dossier médical, affaires pour votre bébé...). En salle d'accouchement, les femmes sont souvent habillées d'un tee-shirt long ou de la blouse de la maternité : pensez à apporter un ou plusieurs paréos, avec lesquels votre compagnon vous recouvrira (notamment la partie basse de votre corps) lorsque vous adopterez, par exemple, des positions à quatre pattes. *« En sentant sa vulve protégée des regards extérieurs, la femme se permettra plus de positions différentes »*, indique Pascale Gendreau. Concernant les touchers vaginaux, vous pouvez demander dans votre projet de naissance à ce que leur fréquence soit réduite et qu'ils soient toujours effectués par la même personne.

Tout ce qui peut vous soulager pendant le travail...

Vous avez décidé de donner naissance à votre bébé sans passer par la case « péridurale ». Vous n'allez pas souffrir le martyre en continu pour autant ! Il existe – heureusement ! – pléthore de remèdes (solutions naturelles, médecines douces, remèdes médicamenteux) pour atténuer le ressenti douloureux des contractions et faire en sorte que cette douleur ne se transforme pas en souffrance. Ils vous soulageront, vous permettront d'accueillir les contractions lorsque vous aurez l'impression d'avoir déjà atteint vos limites. À une condition toutefois, comme le rappelait Isabelle Brabant lors de notre entretien : *« Que la femme accepte les contractions et les vive positivement. A ce moment-là, l'aide apportée viendra soutenir la femme dans cette démarche d'acceptation. En revanche, si elle se ferme aux contractions et les vis comme agressives, aucun remède ne parviendra à la soulager et à faire de la sensation de la contraction une amie, une alliée. »*

Les remèdes naturels

La mobilité

C'est LE remède par excellence contre la douleur et, d'une façon plus générale, une des conditions sine qua non du bon déroulement de votre accouchement. Pouvoir bouger librement, marcher, se balancer, changer de positions est bénéfique, et ce, pour deux raisons majeures :

• la mobilité – et notamment la verticalité, grâce à la loi de la pesanteur – engendre des contractions plus efficaces, sans les rendre plus douloureuses. Tous ces mouvements permettent une répartition de la pression exercée par la contraction et par la tête du bébé sur les nerfs du col de l'utérus et les nerfs sacrés, à l'arrière du bassin. La pression s'avère moins forte, et par conséquent moins douloureuse.

• la mobilité va favoriser l'engagement et la descente du bébé dans le bassin de la femme. *« En bougeant, la femme va pouvoir présenter plein de créneaux différents à son bébé et lui faciliter ainsi le passage dans le bassin »*, explique Amandine Osorio, sage-femme libérale (Marne).

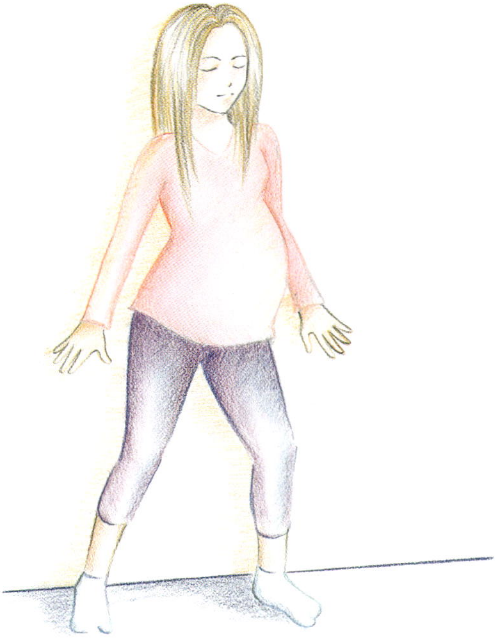

• Varier les positions et écouter son corps

Dès que les contractions vont se faire plus exigeantes, vous allez sans doute ressentir le besoin de bouger. De marcher, de vous asseoir à califourchon sur une chaise, de vous balancer pendue au cou de votre compagnon, de faire des rotations avec votre bassin. Il ne faut pas hésiter à changer de position dès que l'envie vous en prend. Il se peut aussi qu'à certains moments du travail, vous n'ayez plus envie de marcher ou de bouger. Faites alors une pause et allongez-vous sur le côté. Ecoutez votre corps, laissez-le vous guider. *« Une femme sans péridurale et libre de ses mouvements va adopter d'instinct les positions physiologiques, pour elle et pour son bébé »*, confirme la sage-femme.

• Les positions qui soulagent

Ce sont toutes celles qui vous permettent de profiter de la pesanteur, de faire en sorte que votre ventre soit libéré et ne comprime pas le reste de votre corps, et notamment votre dos. Quelle que soit votre posture (debout, assise, à genoux), pensez à bien étirer votre dos (pas à le creuser ni à le cambrer) et à soulever les fesses si la position vous le permet. Si vous êtes assise, évitez au maximum de vous tasser le dos rond : outre le fait d'être moins antalgiques, ces positions ne facilitent pas l'engagement et la descente de votre bébé.
En étirant bien votre dos, en vous penchant en avant, vous libérez votre sacrum et votre coccyx, et ouvrez le chemin à votre bébé.

- <u>Debout</u> *:* vous pouvez marcher, vous tenir adossée à un mur, vous balancer vos deux bras croisés autour du cou de votre compagnon, faire bouger votre bassin comme si vous dansiez en vous appuyant sur un mur ou en vous accrochant à une porte si besoin (cela favorise la progression de votre bébé dans votre bassin). Pendant la contraction, de nombreuses femmes éprouvent le besoin de se pencher en avant en prenant appui sur un meuble, par exemple.
- <u>*Assise*</u> *:* toutes les positions dans lesquelles votre dos est bien étiré vous soulageront et favoriseront la progression du travail. Vous pouvez être assise à califourchon sur une chaise, les bras et la tête reposant

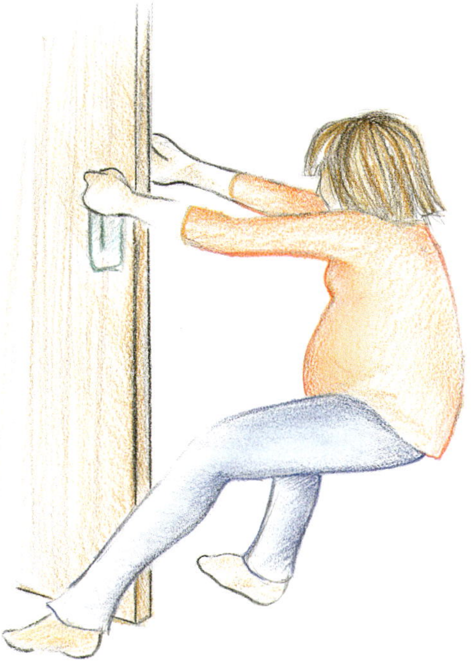

Danser, ou bouger son bassin en s'accrochant à une porte pour faciliter la progression du bébé.
© Cam-tu Pacquereau

sur un coussin posé sur le dossier, assise sur le bord d'un lit ou sur une chaise, le buste en avant, les coudes en appui sur vos genoux ou encore sur un ballon de gymnastique et bougeant votre bassin de gauche à droite.
- *À genoux* : par terre, la tête et les bras reposant sur un oreiller posé sur votre canapé, votre lit ; sur la table d'accouchement, votre corps reposant sur le dossier relevé et garni de coussins (voir le point « bouger à la maternité »).
- *À quatre pattes* : cette position est souvent très appréciée des mamans, qui peuvent aussi balancer leur bassin, de gauche à droite, ou se reposer, la tête enfouie dans un oreiller posé devant elles.
- *Accroupie* : vous pouvez adopter cette position adossée contre un mur, ou mieux encore – car moins fatiguant – soutenue par votre compagnon, debout ou assis en hauteur derrière vous.

En bref, toutes les positions sont permises, au gré de vos envies. Seule posture à proscrire : la position gynécologique !

Pensez à utiliser le matériel que le lieu où vous accouchez met à votre disposition ou que vous vous êtes procuré au cours de votre grossesse : ballon, barre ou écharpe de suspension, tabouret d'accouchement, tous ces objets peuvent vous aider à adopter des positions qui vous conviennent et vous soulagent.

Et si le travail stagne ? Adoptez des positions non plus forcément antalgiques, mais efficaces

Il arrive parfois, malgré la mobilité, que le travail stagne un peu. Cela peut être dû à votre bébé, à sa difficulté d'engagement : optez dans ce cas pour des positions penchée en avant, fesses relevées, qui faciliteront son entrée dans le petit bassin et son bon positionnement s'il se présente, notamment, dos en arrière. N'hésitez pas à balancer aussi votre bassin. Parfois, certaines femmes, fatiguées par des heures de travail, préfèrent rester allongées sur leur lit et ne plus bouger. D'autres,

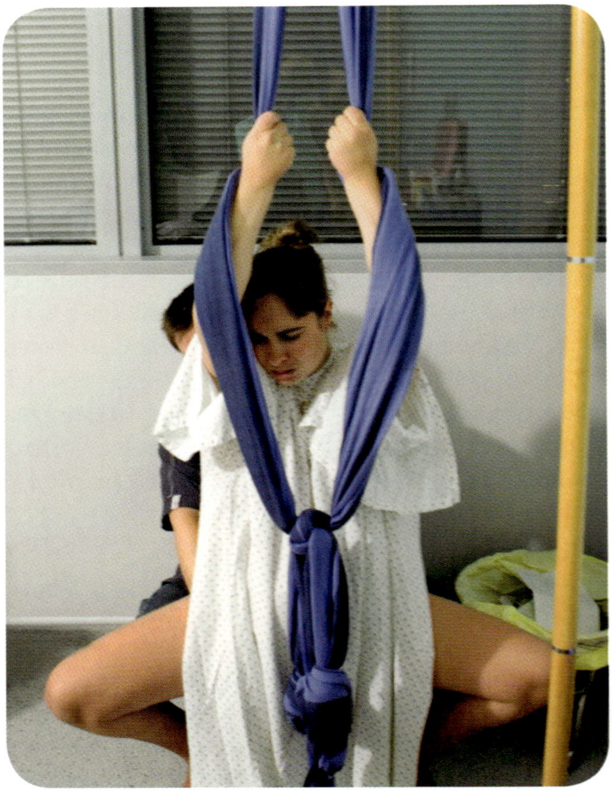

Pendant le travail, suspendue à une écharppe tandis que son compagon la soutient et masse son dos. Photo : R. Goetter.

ayant senti que la position debout leur faisait ressentir la contraction de façon beaucoup plus forte, préfèrent rester assises.

A ces femmes épuisées, assommées par la douleur, nous voulons confier un « truc » de sage-femme : lors d'un accouchement, tout comme il vaut mieux arracher un pansement d'un coup sec pour ne plus y penser, *« il est parfois redoutablement efficace de ne plus forcément adopter la position antalgique, mais au contraire, de rechercher la sensation de pression qui survient au moment de la contraction, et d'adopter la position dans laquelle vous la « sentez » le mieux »*, conseille Isabelle Chevalier, sage-femme à la « MdN de Pontoise ». C'est

Etre mobile à la maternité, perfusée, monitoring branché : c'est possible !

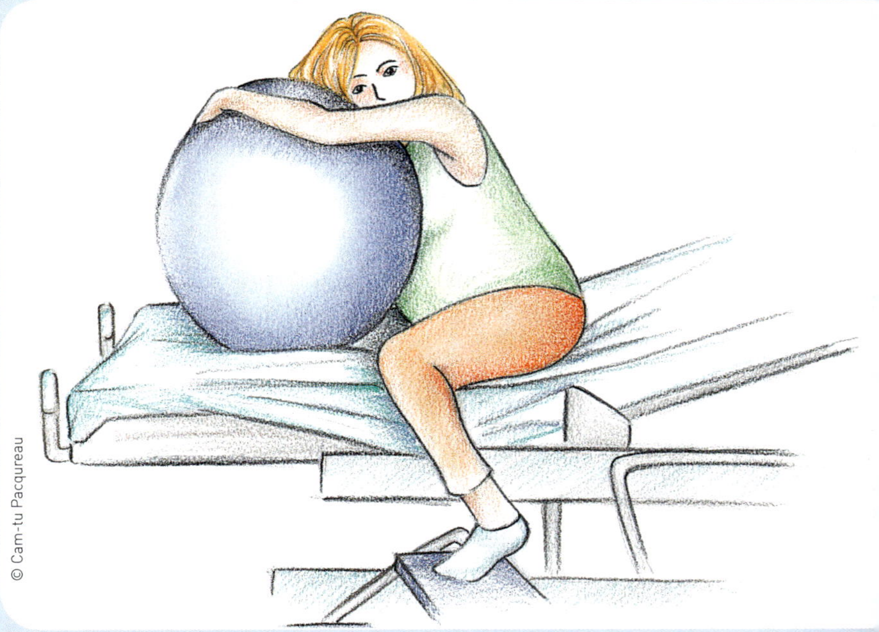

Certes, bouger et changer de position lorsque l'on est perfusée et rattachée au monitoring par deux sangles, paraît difficile. Mais sachez que c'est tout à fait envisageable, en faisant preuve d'imagination et d'un peu d'audace !

Vos déplacements se limiteront bien entendu à un petit périmètre autour de votre lit, mais ils seront possibles, votre perfusion et les fils qui vous relient au monitoring étant assez longs pour que vous vous leviez sans difficulté. Pour faciliter vos mouvements, vous pouvez demander à ce que perfusion et monitoring soient disposés du même côté du lit : cela vous laissera une plus grande marge de manœuvre.

Autour de la table d'accouchement...

Vous pouvez adopter des positions verticales. Si votre lit est à proximité d'un mur, vous pouvez vous y adosser et y effectuer des rotations de bassin ou vous y appuyer le temps de la contraction. Si votre lit est en plein milieu de la pièce, vous pouvez vous suspendre, debout, au cou de votre compagnon, vous balancer de gauche à droite. Les salles d'accouchement disposent bien souvent d'une chaise et/ou d'un tabouret, utilisez-les. Votre compagnon peut s'y asseoir : à genoux devant lui, vous pouvez alors laisser reposer votre tête et vos bras sur ses jambes. L'idéal est de disposer en plus d'un ballon (le vôtre ou celui de la maternité) : assise dessus, votre compagnon placé derrière vous sur une chaise, peut alors vous masser le dos. Vous pouvez aussi vous adosser contre lui entre deux contractions.

Sur la table d'accouchement...

Il faut savoir que les tables d'accouchement sont composées de trois parties (partie basse, partie du milieu et partie haute), qu'il est possible de surélever ou d'abaisser. *« Il faut oser moduler la table. Certes, les sages-femmes n'ont pas l'habitude de voir les patientes « démonter » le matériel, mais elles ne sont pas hostiles à cette initiative, bien au contraire »*, constate Pascale Gendreau, doula. Vous pouvez, par exemple, vous mettre à genoux et laisser reposer vos bras et votre tête sur la partie haute de la table, que vous aurez relevée au préalable et garnie de coussins. Il est possible aussi de se mettre en position quatre pattes sur la table, qui sera cette fois-ci mise à plat pour vous laisser plus de place. Vous pouvez aussi vous asseoir sur le bord de la table (la partie basse pouvant s'enlever) libérant ainsi votre périnée, et vous suspendre au cou de votre compagnon (pensez à surélever vos pieds).

Mais aussi, les toilettes

Vous pouvez refuser la sonde urinaire que l'on vous proposera et demander à aller uriner. Si on vous y autorise, prenez le temps de rester assise sur les toilettes, dos penché en avant et les bras posés sur vos jambes – ou, variante, assise à califourchon votre tête et vos bras reposant sur des oreillers posés devant vous – une position qui convient souvent aux femmes en travail. *« Les toilettes, c'est une petite pièce intime, où l'on se sent protégée et autorisée à « lâcher » ses sphincters »*, confie la doula.

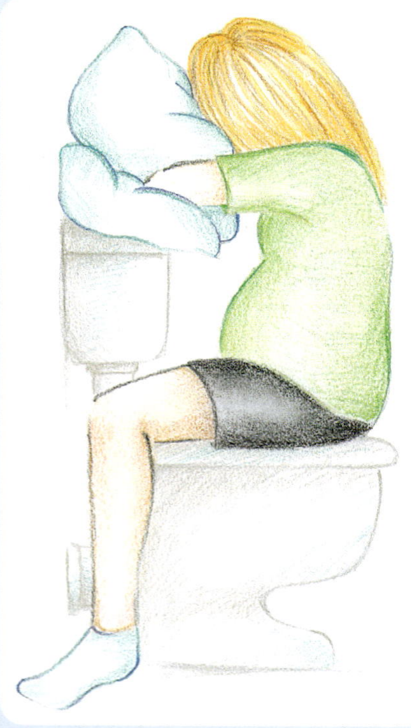
© Cam-tu Pacqureau

Si vous bénéficiez de la péridurale ambulatoire (261)

Votre marge de manœuvre sera plus importante. Vous pourrez vous déplacer dans un plus large périmètre (dans toute la salle d'accouchement, voire au dehors, dans les couloirs ou les jardins de la maternité, si vous y êtes autorisée) et adopter des positions variées plus aisément.

en général cette position dérangeante entre toutes dont le corps a besoin pour continuer son travail, pour aider le bébé à amorcer un autre « palier » dans sa descente. La sage-femme qui vous accompagne sera là pour vous suggérer de changer de position. L'envie de faire pipi est souvent l'occasion pour les femmes de bouger, d'adopter la position qu'elle redoutaient et de voir le travail progresser ensuite à vitesse grand V.

L'eau

C'est l'autre grand remède pour atténuer la douleur des contractions. Si vous en avez envie et/ou si vous sentez que le travail stagne un peu, n'hésitez pas à vous glisser dans un bain : les vertus de l'eau chaude (37 ° C environ) pendant le travail sont légion...

• Un effet relaxant assuré. L'eau chaude a pour effet de détendre les muscles. Immergée dans l'eau, la femme relâche tous ses membres et peut plus facilement plonger dans le travail. Son ventre lui paraît moins lourd, moins encombrant.

• Une douleur des contractions atténuée. Une fois dans l'eau, les femmes ne ressentent plus, en général, les contractions avec la même intensité. Celles-ci leur semblent moins fortes et plus supportables. Cela est dû à la chaleur qui engourdit en quelque sorte leur corps et au contact doux de l'eau sur la peau.

• Un travail plus efficace et moins long. C'est un cercle vertueux : plus relâchée et détendue, la femme ressent moins la douleur des contractions et voit sa production d'ocytocine augmenter. Les contractions sont alors plus intenses et plus efficaces. La dilatation est en général plus rapide et le temps de travail deux à trois fois moins long qu'en dehors de l'eau, comme l'affirme Thierry Richard, gynécologue obstétricien et président de l'Association française de l'accouchement aquatique, sur son site (262).

• Un recours à la péridurale moins fréquent. L'atténuation de la douleur des contractions, couplée à la rapidité du travail, fait que les femmes qui ont pris un bain au cours du travail ont moins souvent recours à la péridurale.

261. La péridurale ambulatoire est plus faiblement dosée et inclut un monitorage fœtal à distance : la femme conserve donc l'usage de ses jambes et peut se déplacer sans ressentir trop fortement la douleur des contractions.

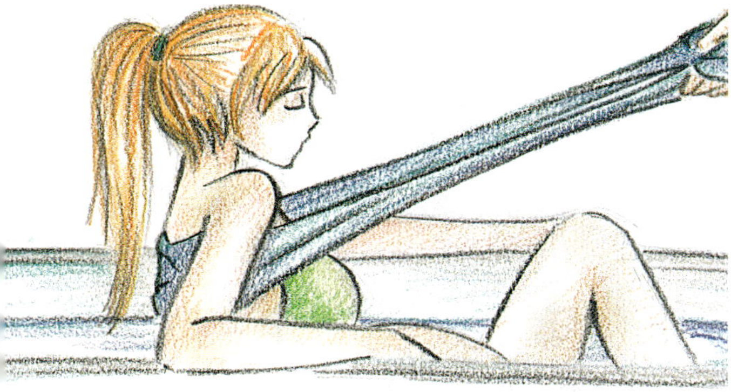
© Cam-tu Pacqureau

Accoucher dans l'eau, une alternative sécurisée et nettement moins médicalisée

L'accouchement dans l'eau est une pratique initiée dans les années 70 par le docteur Michel Odent à la maternité de Pithiviers et largement répandue en Grande-Bretagne et en Belgique, qui a ouvert voilà vingt ans la première maternité aquatique à Ostende. Pourtant, seules cinq maternités françaises proposent cette modalité d'accouchement aux femmes. Pourquoi si peu d'adeptes? Tout simplement parce que l'accouchement dans l'eau ne cadre pas avec la logique de surmédicalisation des naissances engagée dans l'Hexagone depuis quarante ans. Et parce que cette pratique est encore, à ce jour, considérée comme potentiellement dangereuse. Pourtant, une étude anglaise, réalisée sur un large panel de 4 000 bébés nés dans l'eau entre 1994 et 1996, n'a observé que cinq morts périnatales, soit un taux d'1,2 pour mille (similaire à celui observé pour des naissances ayant lieu hors de l'eau) (263).

Gynécologue obstétricien belge, Christine Wasterlain a accompagné durant quinze ans des accouchements dans l'eau et confirme l'absence du risque de noyade. *« Le bébé peut rester plusieurs dizaines de seconde sous l'eau sans problème. C'est une fois que sa tête est sortie de l'eau et qu'il a pris sa première respiration qu'il faut veiller à ce qu'il n'avale pas d'eau. »*

- ***Un accouchement sécurisé.*** Le rythme cardiaque du bébé est surveillé en continu, ainsi que celui des contractions, grâce à un système de télémétrie (un capteur sans fil et étanche posé sur le ventre de la femme).
- ***Un accouchement moins médicalisé.*** Selon l'Association française de l'accouchement aquatique, le taux de péridurales, d'épisiotomie, de forceps et de césarienne est ramené à 10 % en moyenne (264).

Prendre un bain : plus ou moins facile selon son mode d'accouchement...

A domicile ou en maison de naissance, vous aurez toute liberté de vous glisser dans un bain chaud. Si vous accouchez à la maternité (de façon classique ou en plateau technique) vous aurez plus ou moins de chances d'avoir accès à une baignoire, selon l'équipement de la structure que vous aurez choisie. Certaines maternités (notamment les labellisées « Amies des bébés » et celles disposant de salle nature ou de pôle physiologique) disposent d'une (ou plusieurs : mais c'est très rare) baignoire destinée aux femmes en travail. Pensez à exprimer, dès que vous en ressentez l'envie, votre souhait de prendre un bain, car le temps de remplissage de la baignoire est assez long (une demi-heure ou plus) et il se peut que d'autres femmes aient la même idée que vous! Ce serait dommage de ne pas en profiter...

262. http://portail.naissance.asso.fr/afna/pourquoi.htm
263. GILBERT, R.E., et Tookey, P.A., « A landmark in the history of birthing pools », *British Medical Journal*, 319, 1999, p. 483-487.
264. Référence citée en note 262.

Les sources de chaleur

« La chaleur, tout comme la pénombre et l'intimité, fait partie des conditions favorables au bon déroulement du travail. Or comme les mamans qui accouchent ont souvent froid, il est important de leur permettre de se réchauffer », souligne Pascale Gendreau, doula. Chez vous, en maison de naissance ou à la maternité, demandez à ce que le thermostat de la pièce dans laquelle vous vous trouvez soit haussé. A la maison, vous pouvez brancher un petit radiateur d'appoint ou demander à votre compagnon d'allumer un feu.

Outre le fait de conférer bien-être et confort à la femme, la chaleur peut aussi contribuer à diminuer la sensation de douleur qu'elle ressent pendant le travail. Vous pouvez demander à votre compagnon, votre sage-femme ou votre doula, de tremper des gants de toilette ou des petites serviettes dans de l'eau chaude (il ou elle prévoira un récipient d'eau très chaude, ainsi qu'une réserve de compresses à portée de main pour les renouveler fréquemment) et de vous les appliquer pendant les contractions là où vous avez mal : sur le ventre, dans le bas du dos, ou sur la vulve, notamment au moment de l'expulsion. Certaines femmes trouvent que les compresses refroidissent trop vite à leur goût et préfèrent une application chaude en continu : la bouillotte de nos grands-mères est ici tout à fait indiquée, ou, autre alternative, une bouillotte home made réalisée à l'aide de noyaux de cerises chauds.

La respiration

Bien respirer pendant et entre les contractions évite de trop se crisper et de se détendre rapidement. Une respiration abdominale lente et ample qui privilégie l'expiration – et non les grandes inspirations – vous aidera à décharger votre tension. Pour cela, dégagez bien le haut de votre corps, étirez-vous et expirez doucement et longuement par la bouche (vous pouvez, pendant la contraction, émettre des sons pour accompagner l'expiration), puis ouvrez la bouche pour reprendre un peu d'air et recommencez. Une fois la contraction passée, essayez de ralentir votre respiration si elle est trop rapide, trop saccadée. Laissez sortir l'air, détendez-vous, ne bloquez pas votre corps.

Les sons

Gémir, émettre des sons rauques et graves, faire des vocalises des « Ô » et des « Â » pendant les contractions peut s'avérer utile car très libérateur. Cela permet d'accompagner la douleur et de l'extérioriser. L'émission de sons graves favorise, de surcroît, la production des endorphines, ces hormones qui engourdissent la douleur.

Les femmes qui ont choisi de pratiquer le chant prénatal pendant leur grossesse se servent bien souvent des sons pour accompagner la douleur et la venue au monde de leur bébé. Ce fut le cas d'Audrey, 32 ans, maman d'Oscar, 9 mois : *« Lors de mon accouchement, les sons travaillés au cours des séances m'ont directement aidée. D'abord dans l'attente, car le travail a été long. J'avais emmené mon magnéto, et avec le papa, nous avons chanté en boucle tout le répertoire, ce qui a bien accompagné ma recherche de positions pour me soulager. Quand Oscar a commencé à descendre, je l'ai accompagné pendant plus d'une heure, au travers de vocalises spécifiques. Et notamment à la fin, de la vocalise de la poussée : « Ho Hisse eh Ho », qui part de façon très grave (le « ho » permet de visualiser le bébé qui descend), le « hisse » étant destiné à l'aider à avancer et le « eh ho » à récupérer son souffle et à accompagner le bébé dans l'ouverture. »*

Beaucoup de femmes – sans aucune pratique du chant prénatal – vont elles aussi émettre des sons le jour J. Spontanément. Instinctivement. Des sons qui semblent venir du fond de leurs entrailles et qu'elles n'avaient jamais émis jusqu'alors. *« Ce sont des sons assez rauques, d'une primitivité presque animale »*, constate Isabelle Députier, sage-femme libérale. Ces sons graves, qui ne sont pas sans rappeler les gémissements émis pendant l'amour, peuvent parfois surprendre, voire « gêner » l'équipe médicale, si vous accouchez à la maternité. A la maison, les femmes ont aussi souvent peur d'être entendue par les voisins et n'osent pas s'exprimer. *« Quand les femmes se refrènent, je suggère au papa de les accompagner en faisant lui-même des vocalises, en émettant des « ho » et des « ha ». Comme il y a déjà du bruit, elles osent davantage chanter ou crier »*, explique Pascale Gendreau, doula.

Le toucher

Poser une main sur l'épaule, sur la cuisse ou sur le bas du dos d'une femme en plein travail, c'est la soutenir, l'accompagner, vouloir prendre à sa charge un peu de sa douleur. C'est un toucher conscient, présent, plein d'amour, de tendresse, d'empathie. A certains moments du travail, les femmes aimeront être massées : en se plaçant derrière sa compagne, l'homme pourra alors la soulager en effectuant des petites pressions ou des mouvements circulaires avec ses mains, là où la douleur se fait ressentir. A d'autres moments – et notamment vers la fin de la dilatation – les femmes ne souhaiteront plus être touchées de façon active. A ce stade du travail, leur corps entier est douleur, elles sont exacerbées, à fleur de peau. La présence immobile et chaude des mains peut alors suffire à les soulager ou du moins à les rassurer, à leur faire comprendre qu'elles ne sont pas seules. *« Le futur papa – la sage-femme ou la doula – peut prendre la main de la femme et l'envelopper de ses deux mains. Il peut aussi appuyer son front contre le sien pour la soutenir. Si elle est d'accord, il peut lui caresser les cheveux, c'est un geste très sécurisant,* conseille Pascale Gendreau. *Je me souviens d'une maman qui avait voulu que je laisse ma main posée sur son épaule du début à la fin de l'accouchement. Cela la rassurait. Elle savait que j'étais là, avec elle. »*

L'haptonomie : le toucher affectif en pratique

Si vous avez suivi des cours d'haptonomie pendant la grossesse, votre compagnon pourra vous soutenir grâce au contact de ses mains sur votre ventre. Installé derrière vous, il accueillera chaque contraction avec vous et les accompagnera pour favoriser la dilatation du col. Beaucoup de femmes confient que ce contact charnel les a aidées à supporter la douleur, comme si la sensation douloureuse quittait un peu leur corps pour se répandre aussi dans celui de leur compagnon.

La visualisation, la relaxation

Visualiser, imaginer son col qui s'ouvre, son bébé qui avance dans son tunnel, propulsé par la force de la contraction, cela permet de concentrer ses pensées sur autre chose que sur la douleur et de ressentir celle-ci moins intensément. A chaque femme de choisir son image, sa métaphore évocatrice. Vous pouvez imaginer

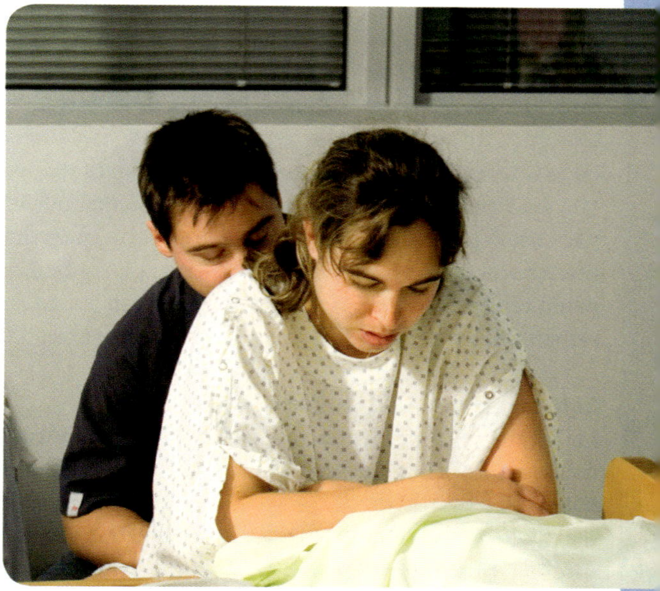

Photo : R. Goetter

Quelques « trucs » de mamans pour surmonter la douleur

« A chaque contraction, je m'imaginais remonter une piste de ski noire, puis la descendre en slalomant! » (Julie)

« Pendant tout l'épisode de poussée : ma solution : « partir », « aller sur mars », ne plus échanger avec le monde extérieur, partir dans ma bulle. Et lors des douleurs intenses de la poussée, vocalisations très fortes, très « animal », sans me priver et position (pour moi, à genoux, penchée en avant) où je pouvais me détendre complètement, limite dormir entre les contractions, sur des gros coussins qui étaient devant moi. » (Daphné)

« Moi, j'avais un plafonnier au dessus de ma tête tout rond et très gros... quand une contraction venait, j'imaginais que cette lampe était mon col et qu'il s'ouvrait rond et large comme cette lampe... » (Valérie)

« Marcher, bouger... voire danser. J'avais pris dans la salle de travail une cassette de musique qui bouge bien, et je dansais en me balançant d'un pied sur l'autre pendant les contractions... ça faisait bien rire les sages-femmes, mais ça marche du tonnerre pour faire descendre bébé et gérer la douleur de la contraction (conseil de ma kiné)! » (Véronique)

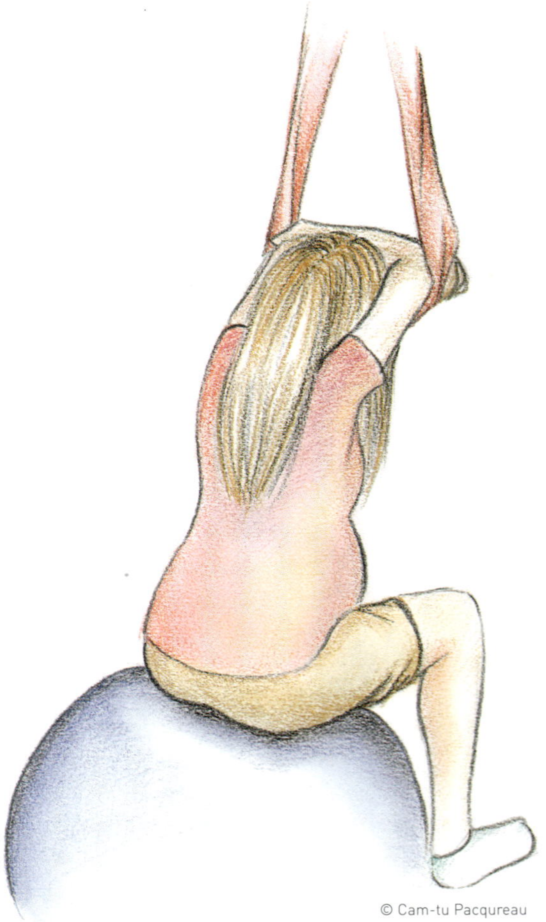

© Cam-tu Pacqureau

qu'une vague vous emporte loin, très loin du rivage, puis vous ramène ou visualiser une fleur qui éclot un peu plus à chaque contraction, etc. La sophrologie et l'hypnose prénatales préparent bien à cette technique de la visualisation. Elles apprennent aussi aux femmes – et vous pouvez vous en inspirer même si vous n'avez pas suivi l'une de ces deux préparations – à se créer un lieu « sûr » : un paysage, une image qui rassure, inspire sérénité et calme et dans laquelle il est possible de se réfugier entre deux contractions pour se détendre.

Et bien entendu : l'accompagnement

La femme qui accouche, nous l'avons vu, a besoin de se sentir en sécurité, en confiance. La présence auprès d'elles de personnes connues, sur lesquelles elle peut compter, contribuera à créer ce climat serein et chaleureux dont elle a tant besoin. Celle de son compagnon, celle de la sage-femme (qui l'accompagne depuis le début de la grossesse dans le cas d'un AGN ou celle de la maternité de garde ce jour-là, à condition que le courant passe), celle de sa doula.
Ces personnes seront ses compagnons de route, tantôt présents quand elle le souhaitera, tantôt plus discrets et en retrait lorsqu'elle désirera rester seule. Ils la soulageront et la soutiendront pendant les contractions (massages, chant, compresses chaudes, etc.), l'encourageront quand elle sentira son moral défaillir, lui diront combien ce qu'elle fait est bien, lui diront aussi qu'ils l'aiment et qu'ils sont contents d'être à ses côtés en ce moment si important pour elle, se tairont quand elle leur demandera, comprendront quand elles les enverra « balader », souriront à sa colère et à ses jurons. Bref, l'accompagneront tout simplement. Mais de façon respectueuse et nullement intrusive. En s'adaptant à ses besoins, à ses demandes. En suggérant, parfois, mais sans rien imposer. Isabelle Chevalier, sage-femme à la « MdN de Pontoise », se souvient d'une maman qu'elle avait accompagnée : *« Quelques jours après l'accouchement, elle m'a demandé : « mais tu étais là tout le temps ? Je ne me suis même pas rendue compte de ta présence ! » C'est, pour moi, la plus belle récompense : que les femmes vivent si bien leur accouchement qu'elles n'aient pas besoin de moi, seulement que je sois là, pas très loin, si besoin. »*

Osez crier, râler, jurer : désinhibez-vous !

Oser crier, émettre des sons graves pour accompagner les contractions, râler, se mettre en colère quand le travail n'avance pas, jurer au plus fort des contractions, cela permet de décharger son énergie, d'exprimer ses émotions, et parfois même de débloquer un travail qui n'avançait plus guère ou qui stagnait carrément. Comme si le corps, à ce moment précis de l'accouchement, avait besoin de ce sursaut de la femme, de sa présence toute entière, pour poursuivre le processus. Car souvent après avoir exprimé sa colère ou son ras-le-bol, la femme retrouve toute son énergie et est prête à en découdre, à accepter le travail qui se fait en elle. Alors osez, même et surtout si vous êtes d'un naturel discret et peu démonstratif ! Départez-vous de vos inhibitions. Osez être bruyante, embêtante, insatisfaite. Les personnes qui vous accompagneront n'en prendront pas ombrage. Bien au contraire.

Les méthodes anti-douleur à l'accouchement autres que la péridurale

Les médecines douces

• L'homéopathie

On recense plusieurs dizaines de remèdes homéopathiques pouvant faciliter l'accouchement. Précisons que l'homéopathie n'a pas pour but premier de diminuer la douleur de l'accouchement, mais de favoriser la dilatation et de réduire le temps du travail. Il prévient aussi les complications du post-partum.
Si vous souhaitez vous aider de l'homéopathie pour surmonter la douleur de l'accouchement, nous ne pouvons que trop vous conseiller d'aller consulter un médecin homéopathe plusieurs semaines avant votre terme. Soit, si c'est votre première visite, il mettra au point un traitement spécifique à votre personnalité et à votre approche du jour J, soit il ajustera la posologie déjà prescrite. Pour mettre toutes les chances de votre côté, l'idéal est d'être suivie par un médecin ou une sage-femme formée à cette forme de médecine. Si vous accouchez en structure hospitalière, renseignez-vous sur les pratiques en cours dans votre maternité

• La phytothérapie

La prise de certaines tisanes ou décoctions dans les dernières semaines avant l'accouchement peut aussi vous aider efficacement à surmonter votre angoisse et à préparer votre corps. « Nous conseillons à nos patientes de boire, tout au long du neuvième mois, des tisanes de feuilles de framboisier, excellentes pour préparer l'ensemble des tissus qui vont devoir s'écarter lors de l'accouchement », déclare Isabelle Chevalier, sage-femme à la « MdN de Pontoise ». Consultez un phytothérapeute, qui vous prescrira un traitement adapté à vos besoins spécifiques.

• L'aromathérapie

Les huiles essentielles peuvent aussi être de précieuses alliées en salle de travail, vous aidant à vous relaxer. Si vous supportez d'être touchée (ce qui n'est pas le cas de toutes les femmes), vous y adjoindrez avec grand profit des massages, prodigués par votre compagnon, votre sage-femme ou votre doula. *« J'applique girofle et lavande sur le bas-ventre, et nous testons actuellement un mélange de palmarosa, géranium et sauge, appliqué au niveau du dos »*, indique Isabelle Chevalier. Rose, jasmin et genièvre sont également souvent utilisés pour leurs effets bénéfiques pendant le travail. Certains élixirs floraux, comme Rescue (contre la peur, l'angoisse) ou Olive (contre l'épuisement), pourront aussi vous détendre efficacement, à tout moment du travail, et par conséquent aider votre corps à surmonter la douleur.

• L'acupuncture

C'est l'une des techniques « douces » les plus efficaces, en plein essor actuellement. Sa principale contrainte : elle nécessite la présence d'un professionnel (médecin ou sage-femme) spécialement formé. Les aiguilles sont mises en place au fur et à mesure du travail, en fonction des besoins spécifiques à telle ou telle phase.
Côté douleur, l'acupuncture ne prétend pas remplacer la péridurale – *« elle n'agit que peu sur les douleurs ventrales – mais elle atténue considérablement les douleurs sacro-iliaques (le fameux « accouchement par les reins »*, précise Caroline Viry, sage-femme et acupunctrice au Vésinet (78). *Surtout, de par ses effets calmants et relaxants, elle permet de mieux gérer la douleur. »* L'acupuncture est l'une des rares solutions alternatives aux méthodes médicamenteuses a avoir fait l'objet de plusieurs études randomisées, pour la plupart concluant à un soulagement réel, plus ou moins complet, des patientes. Une étude de 2003 a ainsi mis en lumière que l'utilisation de l'acupuncture pendant le travail réduisait sensiblement la consommation d'analgésiques et montrait un niveau de satisfaction des patientes très élevé : 89 des 103 femmes testées demandèrent à pouvoir bénéficier de cette technique lors d'un prochain accouchement (265).
Les maternités ouvertes à l'acupuncture sont encore peu nombreuses en France (266). D'où la difficulté de trouver un praticien formé susceptible d'être présent le

265. Nesheim BI, Kinge R, Berg B, Alfredsson B, Allgot E, Gove G, Johnsen W, Jorsett I, Skei S et Solberg S. « Acupuncture during labor can reduce the use of meperidine : a controlled clinical study ». *Clinical journal of Pain*, 2003;19 : 197-191. Conclusions (en français) sur : http://www.meridiens.org/obslille/GYNECO-OBS/analgesie.pdf
266. Citons (entre autres) la clinique Pasteur (Brest) et parmi les centres hospitaliers : Les Bluets (Paris 11) ; les Diaconesses (Paris 12) ; Sainte-Croix (Metz) ; Jeanne de Flandres (Lille)...

jour J. Néanmoins, les professionnels s'accordent pour dire qu'une bonne préparation, quelques semaines au moins avant l'accouchement, visant à maturer le col, à renforcer la zone lombaire ou encore à réduire les angoisses, contribue elle aussi très efficacement à faciliter la mise au monde.

• L'acupressure

Cette méthode, autre descendante de la thérapie manuelle chinoise, consiste à stimuler des points du corps par la pression des mains, des doigts et des pouces, de manière à améliorer le bien-être de la patiente. Certaines sages-femmes utilisent l'acupressure pour diminuer les douleurs de l'accouchement, notamment par des pressions simultanées des deux côtés de la colonne vertébrale sur le sacrum, dans le bas du dos. Les pressions sur les endroits sensibles du corps (dos, utérus, bas-ventre) peuvent être particulièrement efficaces. La technique a prouvé scientifiquement son efficacité.

• Ostéopathie, chiropraxie, étiopathie, etc. permettent de soulager depuis les premières contractions jusqu'à l'accouchement. Là encore, la présence d'un professionnel en salle de travail est souvent problématique, une carence qui peut être largement compensée par des consultations quelques semaines avant le jour J.

• Autres méthodes possibles...

Les techniques évoquées ci-dessous sont très peu utilisées en France à l'heure actuelle. Ce qui ne les empêche pas d'être intéressantes et potentiellement envisageables, vous pouvez en parler à votre praticien.

- Les injections stériles cutanées d'eau.

Cette méthode consiste à injecter par voie intradermique de l'eau stérile au niveau du sacrum (bas de la colonne vertébrale), généralement en quatre points. La douleur provoquée par l'injection (comparable à une piqûre d'abeille et qui dure une trentaine de secondes), stimule la libération d'endorphine, qui agit aux endroits douloureux. Une technique particulièrement efficace pour soulager les douleurs lombaires dont souffre une femme sur trois lors d'un accouchement.

- Les TENS (Transcutaneous Electrical Nerve Stimulation ou stimulation nerveuse électrique transcutanée).

Ce procédé vise à détourner l'attention du cerveau de la douleur principale par une autre stimulation d'ordre mineur, à base d'un courant électrique de faible tension transmis par électrodes. Un traitement dont l'efficacité est néanmoins controversée.

- Le toucher thérapeutique.

Cette approche rappelle l'antique pratique de l'imposition des mains, la connotation religieuse en moins. Dans une étude, 77 % des patientes ont déclaré avoir ressenti « moins de douleur » lorsqu'elles étaient touchées pendant le travail, et 40 % ont rapporté un moindre besoin de médicaments anti-douleur (267).

Les solutions médicamenteuses

• Le masque (protoxyde d'azote), ou gaz hilarant

Egalement appelé oxyde nitreux, ce gaz, composé de deux atomes d'hydrogène et d'un d'oxygène, est incolore et inodore. Il a longtemps été l'accessoire numéro un des salles d'accouchement en lieu et place de la péridurale. Aujourd'hui moins utilisé, il reste assez fréquemment proposé aux patientes pour les soulager. Uniquement inhalable en salle de naissance et en position allongée, il donne à la mère une sensation de vertige et d'ivresse, sans jamais enlever totalement la douleur des contractions utérines. L'effet ne peut être vraiment bénéfique que si celle-ci trouve en elle-même les ressources pour dominer sa douleur et parvient à ne pas perdre le rythme de ses respirations.

• Les analgésiques

Les analgésiques servent à réduire, abolir ou à modifier la perception de la douleur chez la femme, sans que celle-ci ne perde conscience. Ils peuvent être administrés dans la phase préliminaire du travail si la naissance n'est pas prévue dans les quatre heures qui vont suivre. Le soulagement qu'ils apportent est conséquent mais leurs inconvénients sont nombreux. Ils rendent la femme somnolente, voire lui occasionnent des étourdissements, de l'euphorie et des nausées,

Pour trouver un praticien...
http://www.medecines-douces.com

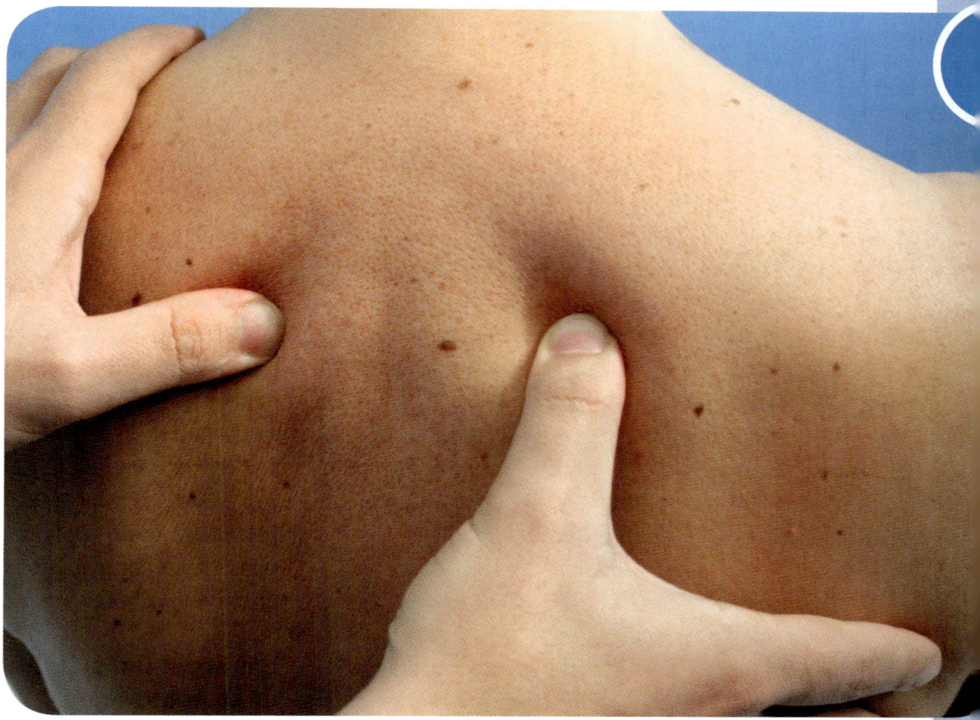

L'acupressure, l'une des méthodes douces qui peut soulager les douleurs des contractions.

ainsi qu'une chute de sa pression artérielle.
Des conditions de somnolence que l'on retrouve chez le bébé à la naissance, ce qui est susceptible d'affecter son réflexe de succion, de lui provoquer des troubles respiratoires et même parfois des problèmes cérébraux mineurs. Utilisés trop tôt ou trop tard, ils peuvent ralentir le travail et entraîner, le cas échéant, une césarienne.

• Les antispasmodiques

Du fait des inconvénients des opiacés, ils sont d'usage plus courant, en piqûre ou, le plus souvent, en perfusion. Ils n'entraînent pas de modification des fonctions maternelles et sont inoffensifs pour le foetus. Loin d'arrêter le travail, ils en favorisent la progression et la régularité, tout en atténuant les douleurs. Mais leur efficacité, quoique réelle, est limitée : uniquement en début de travail pour apporter un soulagement (notamment pour les douleurs dorsales) (268).

• L'anesthésie locale

Cette technique n'est utilisée qu'à l'approche de l'expulsion, au moment du passage du bébé au niveau du périnée. Elle peut aussi être effectuée lorsque l'on doit réparer la coupure ou la déchirure du périnée, ainsi qu'en cas de forceps ou de spatules sur une patiente non anesthésiée. A l'aide d'une aiguille introduite dans le vagin, une anesthésie locale des nerfs honteux, conducteurs de la douleur au niveau du périnée, est réalisée. Inconvénient de cette technique : elle peut être inconfortable pour la mère et entraîner des complications : hématome ligamentaire, perforation du rectum, lésions au nerf sciatique... Rendant moins élastiques les tissus périnéaux, elle augmente de plus les risques de déchirure périnéale (269).

267. Penny KS. « Postpartum perceptions of touch received during labor ». *Res Nurs Health*, 1979, 2, 9-16.

268. Les perfusions d'antispasmodiques sont aussi utilisées pour relâcher un col trop dur à 4 ou 5 cm de dilatation, permettant, en cas de succès, d'éviter la césarienne.

269. Pour un panorama complet des effets, scientifiquement prouvés, de l'ensemble des médecines douces et des solutions médicamenteuses sur le soulagement de la douleur pendant le travail, lire l'excellente étude réalisée par le professeur Michel Tournaire et le docteur Anne Théau, du département d'obstétrique et de gynécologie de l'hôpital Saint-Vincent de Paul (Paris) : http://ecam.oxfordjournals.org/cgi/content/full/4/4/409 (en anglais).

La poussée

C'est la dernière ligne droite avant la rencontre avec votre bébé. Bientôt, vous pourrez le tenir tout chaud, blotti contre votre poitrine. Mais avant cela, il va falloir fournir encore quelques efforts, pour l'aider à franchir les derniers centimètres de votre bassin, écarter votre périnée et traverser votre vulve pour sortir enfin à l'air libre. Cette phase de la poussée (appelée aussi expulsion) est vécue différemment par les femmes : certaines y voient une libération totale, voire un soulagement, d'autres la vivent plus difficilement...

Une phase en deux temps

La durée de cette phase varie d'une femme à l'autre : elle est en général plus longue pour un premier bébé (une heure ou plus si on le permet, voir les situations qui peuvent gêner le réflexe) et plus rapide pour le second et les suivants (une demi-heure en moyenne) et se déroule en deux temps.

Le premier temps est celui durant lequel votre bébé, déjà bien engagé dans votre bassin, sa tête tout contre votre sacrum, va poursuivre son chemin dans ce tunnel coudé. Votre col, qui est désormais complètement dilaté, ne le retient plus dans l'utérus et lui permet de descendre toujours plus avant. C'est à peu près au niveau du détroit moyen, au moment de franchir les épines sciatiques, que sa tête va commencer à faire pression sur les muscles de votre périnée, déclenchant le fameux réflexe de poussée. La durée de cette première étape est variable, selon la bonne progression de votre bébé (tête bien orientée et bien fléchie) et son passage des différents détroits de votre bassin. S'il peine à avancer, il est possible de l'aider.

Le deuxième temps est celui de la poussée en elle-même. A partir du moment où le réflexe de poussée survient, le bébé va être guidé par cette force extraordinaire vers la sortie. Mais son trajet, là encore, n'est pas linéaire. Contrairement à ce que l'on pourrait croire d'emblée, le bébé ne sort pas vers le bas, dans la trajectoire de la descente qui était la sienne dans le bassin, mais remonte au contraire dans le vagin. Parvenu au niveau inférieur du bassin, le bébé a, en effet, sa nuque fixée contre la symphyse pubienne, qui lui sert en quelque sorte de barre d'appui. Sa tête est totalement tournée vers le sacrum. Dans cette position, il ne peut plus avancer ! Pour continuer sa progression, il va devoir défléchir – c'est-à-dire remonter – la tête. Celle-ci va distendre le périnée, l'étirer à son maximum puis franchir la vulve, dont les tissus imprégnés d'hormones vont s'écarter comme ils ne l'ont jamais fait auparavant. Sa tête va sortir, puis une épaule, deux épaules, et le reste de son corps, glissant de celui de sa mère, à l'air libre pour la première fois.

Les sensations, la douleur pendant cette phase de la poussée

La sensation de pression dans le bas du dos, vous donnant l'impression que votre bébé va faire fausse route, va s'accentuer à mesure que ce dernier va descendre dans le bassin, sa tête appuyant sur votre sacrum, puis sur votre rectum. C'est une sensation gênante, envahissante, qui surprend et déstabilise. Essayez de l'apprivoiser en visualisant la position de votre bébé dans votre bassin, sa tête orientée vers l'arrière de votre corps. Une fois votre col complètement dilaté, les contractions, qui s'étaient enchaînées à une cadence folle durant cette phase de transition, en fin de dilatation, vont adopter un rythme moins soutenu, tout en restant efficaces.

Le gros « grain » est passé. Mais les secousses vont reprendre, avec le réflexe de poussée qui, lui aussi, est impétueux, irrépressible, très déroutant. Sa force est telle qu'il va supplanter la douleur des contractions, certes moins rapprochées, mais toujours présentes. L'ultime courbe de votre bébé à l'intérieur de votre corps va, elle aussi, provoquer des sensations très fortes, impressionnantes d'intensité. Il va distendre votre périnée, traverser votre vagin, qui va se mouler littéralement autour de sa tête, et enfin écarter votre vulve : les femmes disent alors que c'est fort, puissant, que la sensation de brûlure est là, forte, voire même exacerbante, qu'elles ont l'impression que le bas de leur corps s'écartèle. En fait, il s'étire au maximum, comme il ne l'a encore jamais fait, pour faire naître leur bébé.

Ces sensations sont ressenties de façon plus ou moins

Et si, sous la douleur de l'enfantement... se cachait le plaisir ?

L'accouchement comme expérience non plus éminemment douloureuse, mais au contraire l'une des plus sensuelles que peut connaître une femme au cours de sa vie. Une idée qui fera sans doute bondir nombre d'entre vous ! Mais c'est une réalité : l'accouchement, et notamment la phase de l'expulsion, est décrit par plusieurs mamans comme le plus formidable orgasme qu'elles aient jamais vécu. Et elles seraient même bien plus nombreuses qu'on ne le croit : la sage-femme américaine Ina May Gaskin a interrogé 151 femmes (ayant accouché à domicile et ouvertes à ce type d'expérience), parmi lesquelles 82 (soit 54 % !) disent avoir eu un accouchement orgasmique.

Voici ce qu'en dit, par exemple, l'Américaine Ruth Claire : *« On m'avait dit de m'attendre à une douleur importante, mais je n'étais pas préparée à la sensation d'extase sexuelle, à la voluptueuse impression de pénétration... Accroupie sur mes genoux sur le petit tapis afghan, j'ai attrapé le bébé qui jaillissait de mon vagin entre mes jambes, au centre d'un extraordinaire orgasme venu de l'intérieur. »* (270) Un ressenti confirmé par Sheila Kitzinger, mère de cinq enfants et célèbre chercheuse sur la sexualité féminine : *« La naissance peut être la sensation sexuelle la plus intense qu'une femme ait jamais expérimenté, aussi forte qu'un orgasme, et même plus impérative que l'orgasme »*, écrit-elle (271).

Un ressenti qui s'explique assez aisément si l'on considère que l'acte de naissance **est le pendant direct de celui qui procède à la conception d'un enfant :** l'acte sexuel. En tant que tel, il libère les mêmes hormones et entraîne des phénomènes physiques similaires : l'ocytocine (ou hormone de l'amour) coule à flots ; la femme connaît, dans les deux cas, des contractions utérines, une érection de ses mamelons, une ouverture de son vagin... Et, bien entendu, une intense sensation de pénétration.

Michel Odent fait remarquer : *« Un enfant qui passe dans le canal de la naissance touche et stimule les mêmes aires qui sont stimulées lors de l'étreinte sexuelle. »*, Et de préciser : *« Lorsque le col utérin est pleinement dilaté et que l'accouchement entre dans sa deuxième phase, les mères sans cuirassement rapportent des sensations d'intense joie et de puissance sans plus d'inconfort. Cette sensation de joie de vivre et de bien-être perdure encore durant plusieurs heures. Elle est accompagnée parfois d'une sensation de flottement et de douce extase. »*

Carolyn Cowan, professeur de yoga, témoigne ainsi dans un article : *« Il a fallu que j'accouche de mon fils pour trouver mon point G »* (272) . Caroline donne aujourd'hui des cours de danse érotique aux femmes enceintes, pour les débarrasser de leurs inhibitions.

Ce « final » en apothéose n'est évidemment possible que si la femme se trouve dans un environnement intime, seule, avec son compagnon ou, à la rigueur, sa sage-femme (ce qui exclut pratiquement, dans les faits, une naissance en structure hospitalière et, souvent même, la présence de tout intervenant à la naissance autre que le couple lui-même) (273), en pleine confiance face à son corps, à sa capacité de donner la vie et, enfin, désinhibée sexuellement, au point de faire sauter les multiples barrières psychologiques liées à la relation entre naissance et sexualité.

Ces expériences ont donné l'idée, à Caroline Cowan comme à d'autres professionnelles de la naissance (dans les pays anglo-saxons notamment), de provoquer l'excitation sexuelle de la femme en couches **pour rendre le travail moins douloureux et le faciliter.** *« Si la femme se sent suffisamment*

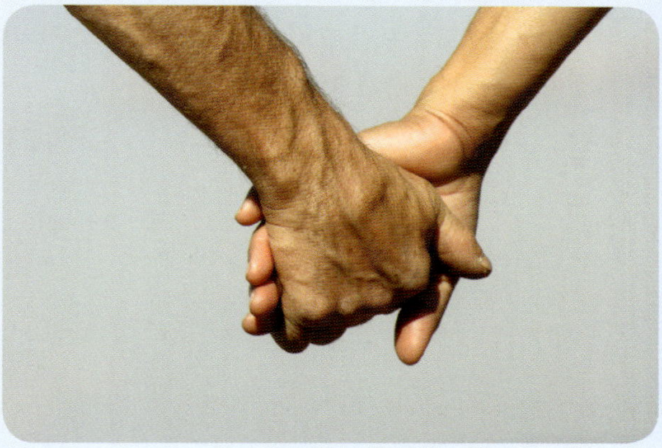

270. Ruth Claire. *They Don't Call it a Peak Experience for Nothing* (Ils n'appellent pas ça une expérience d'exception pour rien). Mothering, Fall, 1989.
271. Sheila Kitzinger. *Women's Experience of Sex : The Facts and Feelings of Female Sexuality at Every Stage of Life* (L'expérience du sexe côté femmes : les faits et les sensations de la sexualité féminine à tous les âges de la vie). Penguin, 1985.
272. « Accoucher, une expérience orgasmique », in *Courrier International* du 3 mai 2007, consultable sur internet. Tiré de l'article d'Anastasia Stephens (The Independent).
273. C'est pourquoi nombre de ces mises au monde orgasmiques ont lieu dans le cadre d'un accouchement non assisté.

à l'aise pour accepter une stimulation des mamelons et du clitoris pendant l'accouchement, cela aide à lutter contre la douleur et ça facilite le travail », confirme Andrya Prescott, porte-parole de l'Association des sages-femmes indépendantes (274).

Même sans l'assistance d'une sage-femme, ou en phase de pré-travail, les couples sont invités, dans cette logique, à se livrer à des stimulations sexuelles ou carrément à un rapport complet. Une stimulation sexuelle entraîne une décharge d'ocytocine dans le flux sanguin, tandis que le sperme est riche en prostaglandine, une hormone connue pour initier et accélérer le travail. Les avantages de grimper aux rideaux en donnant la vie sont loin d'être négligeables : selon les auteurs américains Ann Douglas et John R. Sussman, un simple orgasme est considéré comme 22 fois plus puissant qu'un tranquillisant moyen ! (275)

Et Ina May Gaskin de déplorer : *« Les femmes y réfléchiraient peut-être à deux fois avant d'accepter une péridurale si elles savaient tout ça, mais personne n'en parle. »* (276)

Aujourd'hui encore en effet, le sujet est tabou dans nos sociétés soi-disant « libérées ». Mais la question du plaisir lors de l'accouchement mérite d'être soulevée. Ne serait-ce que parce qu'un enfant mis ainsi au monde naît, plus encore qu'un autre, inondé de cette « hormone de l'amour », déterminante dans le lien mère-enfant...

274. *Courrier International, op. cit.*
275. Ann Douglas et John R. Sussman, M.D. *The Unofficial Guide to Having a Baby*. John Wiley & Sons, 1999.
276. *Courrier International, op. cit.*

Sur le web...

http://orgasmicbirth.com (en anglais).

Le site (en anglais) de Laura Shanley, une militante de l'accouchement non assisté aux Etats-Unis : http://www.unassistedchildbirth.com/sensual

L'article de Matthew Appleton « La naissance est un processus sexuel » à consulter en ligne sur : http://acorgone.free.fr/NaissProcSex.htm

A lire...

Catherine Blanc. *La sexualité des femmes n'est pas celle des magazines*. La Martinière, 2004.

vives par les femmes. La sensation de brûlure, par exemple, survient de façon variable d'une femme à l'autre, et même d'un accouchement à l'autre chez la même femme.

Le réflexe de poussée

L'envie de pousser qui est déclenchée par l'appui du bébé sur le périnée est totalement spontanée, involontaire, incontrôlable, irrépressible : c'est la raison pour laquelle on parle de réflexe. D'ailleurs, les femmes disent souvent à ce stade de l'accouchement : « ça pousse tout seul ». Outre le fait d'être redoutablement efficace pour guider votre bébé vers la sortie, ce réflexe induit un processus physiologique dans votre corps qui va préserver votre utérus et votre périnée. Pour comprendre, imitez l'envie de vomir : vos abdominaux se resserrent – ce qui fait remonter l'utérus et l'empêche de descendre – votre diaphragme remonte et votre périnée se détend.

Quand le réflexe survient précocement

Il arrive, parce que le bébé est déjà bien descendu et commence à appuyer sur les muscles du périnée, que le réflexe de poussée survienne avant que la dilatation du col soit complète. Si le col est déjà suffisamment ouvert et prêt à supporter la pression plus forte de la tête du bébé, il est possible de laisser faire : le col finira de se dilater rapidement sous l'effet de la force de la poussée. Si ce n'est pas le cas, c'est que l'heure de pousser n'est pas arrivée. Adoptez alors des positions dans lesquelles la pression est moindre (évitez la posture debout, allongez-vous, mettez-vous à quatre pattes) et concentrez-vous sur votre respiration en expirant lentement ou en « haletant ».

Quand le réflexe tarde à se manifester

Il peut arriver, au contraire, que la dilatation du col soit complète et que le réflexe de poussée n'apparaisse pas. Cela est dû au fait que le bébé n'est pas encore descendu assez bas dans le bassin de la femme pour appuyer sur les muscles du périnée et déclencher l'envie de pousser. L'idéal, si le bébé se porte bien et supporte les contractions, est de lui laisser le temps d'effectuer sa descente. Il se peut que l'équipe médicale, à la maternité, soit pressée d'activer le processus et demande de pousser avant que le réflexe ne se manifeste. Essayez de « négocier » un peu de temps et demandez à pouvoir changer de position, notamment si vous êtes allongée ou semi assise sur la table. Dans tous les cas, adoptez des positions qui vont favoriser la progression de votre bébé dans le bassin.

Les situations qui peuvent gêner le réflexe

La péridurale

La pose de la péridurale et l'injection d'ocytocine de synthèse, couplées à une position gynécologique guère favorable à l'engagement du bébé dans le bassin, peuvent accélérer le travail (en intensifiant les contractions) sans pour autant permettre la descente du bébé : il arrive ainsi fréquemment que le col soit complètement dilaté, mais le bébé encore très haut.

La femme étant de plus, coupée de ses sensations, il est monnaie courante que l'équipe provoque la poussée alors que le réflexe n'est pas présent : on parle alors de poussée dirigée.

Dans l'idéal, il faudrait que les effets de la péridurale puissent s'atténuer ou disparaître au moment de la phase de poussée, pour permettre à la femme de ressentir ce réflexe. Si vous avez la chance de bénéficier d'une péridurale bien dosée ou d'une péridurale ambulatoire – généralement moins dosée – ou encore d'une péridurale dotée d'une pompe qui vous permet d'injecter vous-même la dose d'analgésique dont vous avez besoin, essayez de mettre la pédale douce sur le débit du produit en fin de travail (ou de ne pas demander une nouvelle injection) afin de ne pas vous couper de vos sensations.

Des équipes médicales pressées

Même dans un accouchement sans analgésie, il n'est pas rare que les équipes médicales décident d'accélérer le processus et demandent à la femme de pousser alors que le réflexe n'y est pas.

Les effets néfastes de la poussée « volontaire », du « inspirez bloquez poussez »

Outre le fait d'être beaucoup moins efficace que la poussée réflexe et d'épuiser la femme, qui doit fournir à ce moment d'énormes efforts, la poussée volontaire, le fameux « inspirez bloquez poussez » va à l'encontre du processus naturel engendré par le réflexe. Ainsi, le fait de bloquer votre souffle va empêcher la remontrée naturelle du diaphragme, qui avait pour vertu de détendre votre périnée. En poussant du haut vers le bas, vous poussez sur le ventre au lieu de le rentrer et de le serrer et vous exercez une pression vers le bas entraînant avec elle l'utérus et la vessie. La tension de votre corps se ressent dans votre périnée, qui est tendu comme un arc. Les risques de déchirure et d'épisiotomie sont bien entendu plus importants dans un tel contexte.

Quand on ne peut pas attendre ou ressentir le réflexe : tenter de le reproduire

Vous avez tenté d'obtenir un délai auprès de l'équipe médicale pour laisser au réflexe le temps de se manifester (et à la péridurale de s'estomper un peu le cas échéant) mais en vain : on vous demande de pousser, tout de suite, maintenant. Essayez alors, plutôt que de vous éreinter en inspirant, bloquant, soufflant, de reproduire la poussée réflexe. Vous n'y parviendrez pas totalement, mais au moins vous limiterez les « dégâts » en favorisant la détente de votre périnée. Comment faire ? Comme le propose Bernadette de Gasquet dans son ouvrage (277), au moment où la contraction arrive et monte, serrez fortement votre ventre (en essayant de maintenir ce serrage tout au long de la contraction) tout en expirant. Afin de maintenir cette expiration, mettez votre poing devant votre bouche. Grâce à ces deux actions simultanées, vous faites remonter votre diaphragme et vous détendez votre périnée. Vous ne poussez pas, mais laissez votre bébé glisser hors de vous.

Les positions pendant la poussée

Si votre liberté de mouvements est réduite

Si vous accouchez à la maternité, votre marge de manœuvre sera plus ou moins importante selon le degré d'ouverture de l'établissement et, surtout, de la souplesse des équipes présentes ce jour-là. Si vous avez opté pour la péridurale, votre mobilité risque aussi d'être réduite, sauf si les effets s'estompent en fin de travail. Demandez à pouvoir vous installer dans la position de votre choix. En cas de refus, essayez de négocier la

277. B. de Gasquet. *Bien-être et maternité*. Albin Michel, 2009

position allongée sur le côté, instaurée et introduite dans un nombre croissant de maternités par le docteur Bernadette de Gasquet, position moins préjudiciable que la position gynécologique classique.
La position allongée sur le côté : remontez votre jambe supérieure et attrapez le haut de votre cuisse, afin que votre genou soit remonté au niveau de votre taille. Vous pouvez reposer votre jambe sur l'étrier ou demander à votre compagnon de la tenir. Cette position présente l'avantage de dégager le sacrum et le coccyx. Elle favorise également l'ouverture du bassin et permet à la tête du bébé d'exercer moins de pression sur le périnée. Elle permet enfin à la femme, si elle est fatiguée, de se reposer entre deux contractions.

Si vous êtes libre de vos mouvements

Durant la première phase

Si votre bébé progresse bien dans votre bassin, vous pouvez adopter la position qui vous soulage, celle dans laquelle vous vous sentez le mieux. Ecoutez simplement ce que vous dicte votre corps.
Si, en revanche, votre bébé a du mal à descendre et à franchir les différents détroits de votre bassin, aidez-le en adoptant des positions qui favoriseront sa descente et déclencheront le réflexe de poussée :

• debout, adossée à un mur, suspendue au cou de votre compagnon ou soutenue par lui ;

• assise ou à genoux, penchée en avant (le dos droit et pas cambré) ;

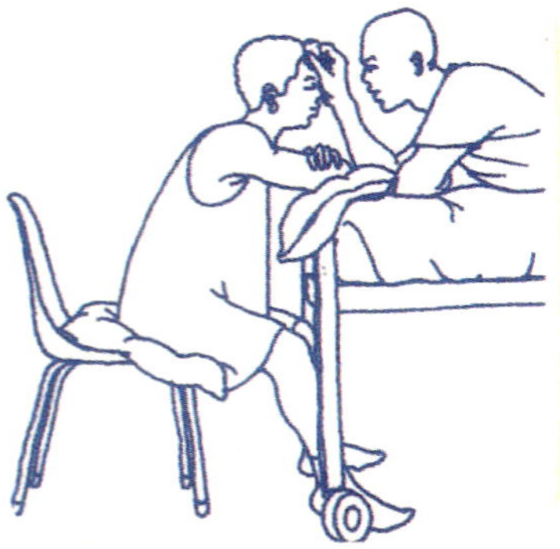

• accroupie, sur le lit, un bras entourant le cou de votre compagnon d'un côté et celui de votre sage-femme ou de votre doula de l'autre. Vous pouvez aussi être accroupie par terre, vos bras reposant sur le bord du lit ;

• à quatre pattes.

Au moment de la poussée

« Lorsque le réflexe de poussée arrive, je laisse la femme s'installer comme elle le souhaite ou je lui suggère une position, explique Isabelle Députier, sage-femme libérale (Aquitaine). *En général, les futures mamans se mettent à quatre pattes, à genoux ou encore accroupie. »*

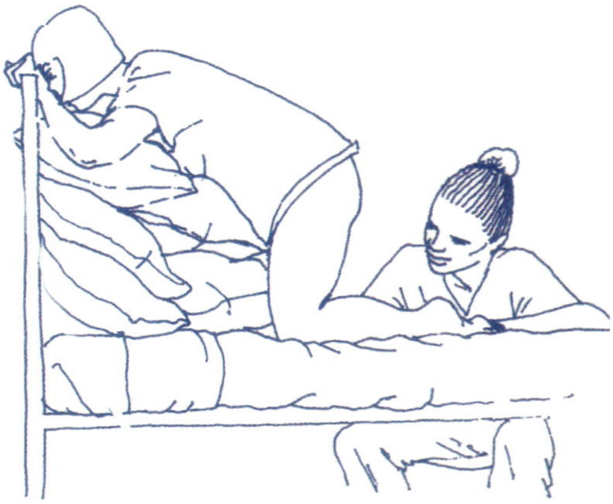

La position à genoux permet au périnée de rester souple.
Source : AFAR.

• À genoux ou à quatre pattes

Dans ces deux positions, votre périnée reste souple. Vous pouvez vous installer par terre et faire reposer votre tête et vos bras sur votre lit ou sur de gros coussins entassés. Si vous avez grimpé sur le lit, vous pouvez aussi être à genoux (voir schéma ci-dessous), vous suspendre au cou de votre compagnon ou être soutenue de part et d'autre par le futur papa et votre sage-femme.

• Accroupie. Cette position est intéressante car elle laisse également le périnée souple et utilise la pesanteur pour faciliter la sortie du bébé.

Pour tenir cette position (un peu fatigante) plus longtemps, vous pouvez vous suspendre : si la salle où vous accouchez est équipée de barres ou d'écharpes de suspensions, utilisez-les. Votre compagnon, placé derrière vous, peut aussi vous soutenir sous les bras.

• Autre alternative : le banc ou le tabouret d'accouchement. S'ils sont bas, ils reproduisent pratiquement la position accroupie tout en permettant à la femme d'être assise et donc soutenue.

Et encore : debout appuyée contre un mur ou soutenue par votre compagnon, allongée sur le côté.

Et quand bébé est en siège ?

On l'a vu, certaines présentations en siège (siège décomplété en particulier) permettent une naissance par voie basse. Mais est-il plus long et plus difficile d'accoucher quand bébé se présente par les fesses ? La réponse est non ! « *La phase de dilatation se déroule de la même façon que lorsque l'enfant se présente par la tête*, confirme Isabelle Chevalier, sage-femme à la « MdN de Pontoise ». *L'expulsion n'est pas plus longue non plus, à condition d'attendre le réflexe de poussée, de laisser la femme « pousser » librement dans la position de son choix (debout ou accroupie idéalement) et de n'intervenir vraiment qu'en cas de problème.* »

La délivrance

Peu après la naissance, alors que vous découvrez, profondément émue, votre bébé, vous allez ressentir de nouvelles contractions de faible intensité : elles ont pour but de permettre au placenta de se décoller de la paroi de l'utérus et d'être expulsé. C'est l'ultime phase de l'accouchement, appelée la délivrance. Deux approches de cette phase existent :

la délivrance spontanée

Il s'agit ici de respecter la physiologie et de laisser le temps au placenta de s'expulser, sans intervention médicale. Ce temps varie selon les femmes, allant de quelques dizaines de minutes à plusieurs heures. La sage-femme restera à vos côtés durant cette période afin de prévenir tout risque d'hémorragie. Si votre placenta tarde à sortir, elle pourra vous masser l'utérus, vous proposera de changer de position (la position accroupie facilite la descente du placenta) ou de mettre votre bébé au sein (si ce n'est déjà fait), la succion favorisant les contractions et donc l'expulsion du placenta. La sortie du placenta est totalement indolore pour la femme. Une fois ce dernier expulsé, la sage-femme vérifiera qu'il est complet et intact (ce qui est le cas en général). Si tel n'est pas le cas, une révision utérine peut alors être pratiquée afin de prévenir les risques d'hémorragie.

la délivrance dirigée

Ici, on active l'expulsion du placenta au moyen de divers gestes médicaux afin de prévenir tout risque d'hémorragie. Une pratique « contestable » mais malheureusement encore très courante dans les maternités.

Récupérer son placenta

Il est tout à fait possible de demander à récupérer son placenta pour l'enterrer symboliquement au pied d'un jeune arbre nouvellement planté dans son jardin ou en vue d'une isotropie ou d'une isothérapie placentaire. Si vous accouchez à la maternité, pensez à inscrire votre souhait dans votre projet de naissance, car les équipes hospitalières sont encore peu familiarisées avec ce genre de pratique. Et dans ce cas, glissez un grand tupperware dans votre valise...

Quand les choses ne se passent pas exactement comme prévu…

Depuis neuf mois, vous aviez rêvé – pour ne pas dire planifié – une naissance 100 % naturelle. Mais les choses ne se sont pas déroulées exactement ainsi. Partie pour une naissance en liberté à la maison, en maison de naissance ou en plateau technique, vous avez dû subir un transfert à la maternité la plus proche, et tout cela s'est achevé sur une péridurale, une césarienne… L'équipe peut aussi avoir eu recours à une extraction instrumentale (forceps, spatules ou ventouse) pour dégager votre enfant…
Dans tous ces cas, vous êtes sortie de votre accouchement avec un sentiment d'échec plus ou moins fort. L'impression d'avoir été dépossédée, en quelque sorte, d'une expérience initiatique, la plus intense de votre vie.

Le premier moment de déception passé et la chute hormonale, responsable aussi de votre bouleversement émotionnel, résorbée, vous commencerez à admettre l'évidence. D'une part, que l'essentiel, c'est que votre bébé soit là, avec vous, en pleine forme. D'autre part, et c'est fondamental, qu'en matière de naissance, il n'y a pas de « challenge » à relever entre soi et soi. Côté acceptation de la douleur, chacune fait ce qu'elle peut, comme elle peut, en fonction de ses limites. Et côté médical, rappelons qu'un accouchement comporte TOUJOURS une part d'incertitude quant à son déroulé et aux conditions de son achèvement. Aucune femme ne peut être absolument certaine qu'elle ne mettra pas son bébé au monde sous anesthésie, voire sous césarienne.

Zoom sur la césarienne en urgence

• Quelles sont ses causes possibles ?

Selon l'association Césarine, presque une césarienne sur deux est réalisée en urgence. Les deux tiers environ de ces interventions sont effectués avant même que le travail ne commence et un tiers est décidé en cours d'accouchement.

Les césariennes en urgence pour le bébé, qui ne va pas bien et dont on décide qu'il faut le faire naître le plus rapidement possible. La décision peut être prise en dehors du travail, si l'on constate une brusque aggravation de l'état du fœtus, ou encore une hémorragie en fin de grossesse, dans le cas d'un placenta praevia.
Au cours du travail, l'une des grandes indications à la pratique d'une césarienne en urgence est la souffrance fœtale. Celle-ci se traduit par une anomalie du rythme cardiaque du bébé et par la présence de méconium épais dans le liquide amniotique. Cette souffrance fœtale peut notamment être provoquée par un travail prolongé, des contractions utérines trop intenses ou trop nombreuses, une procidence du cordon (279), une circulaire du cordon (cordon autour du cou ou du torse) ou encore un cordon trop court.
Mais aussi : une affection de la mère (cardiopathie, éclampsie, infection grave ou intoxication, fièvre) ou une rupture utérine.

Les césariennes en urgence pour le bébé et la maman. On les pratique en cas de rupture utérine ou d'hématome rétro placentaire (280). La césarienne peut aussi être décidée en cours de travail lorsque l'accouchement, pour diverses raisons, ne peut se faire par voie basse. Entrent en ligne de compte les complications d'origine maternelle (contractions insuffisantes ou au contraire trop nombreuses ou irrégulières, anomalie pelvienne, résistance de la vulve ou du périnée, malposition du placenta, kyste de l'ovaire ou fibrome, position qui ne favorise pas l'engagement du bébé, stagnation de la dilatation) (281). Quant aux dystocies d'origine fœtale, elles peuvent être en rapport avec une mauvaise présentation du bébé : présentation par le front ou par la face), bébé trop gros, aux épaules trop larges (problème amplifié si la mère est en position allongée sur

le dos!), avec une certaine procidence des membres, par exemple le bébé a une main sur sa tête, avec un cordon trop court ou encore enroulé autour du bébé.
Ajoutons à cette liste déjà longue les échecs de déclenchement (notamment sur col non favorable).

• Comment les choses vont-elles se passer pour vous ?

Le déroulé des opérations sera sensiblement le même que pour une césarienne programmée, à quelques détails près, dus au caractère « imprévu » de l'intervention. S'il ne l'était pas déjà, votre pubis sera rasé. On vous déshabillera et on vous coiffera d'une charlotte en papier. On vous proposera peut-être un comprimé ou une boisson anti-vomitive. A ce stade, il est encore possible de demander un calmant pour être plus détendue pendant l'opération.
Si vous êtes déjà sous péridurale, l'anesthésiste rajoutera une dose supplémentaire de produit.
Sinon, on vous posera une rachi-anesthésie (la plus rapide à prendre effet). Néanmoins, si elle est contre-indiquée pour vous ou si le temps presse, on procédera à une anesthésie générale. Pendant ce temps, s'il est prévu qu'il vous rejoigne, votre conjoint sera en train de se préparer.
Les suites générales de l'intervention sont les mêmes que pour une césarienne programmée.

• Comment ne pas vivre votre césarienne comme un échec? (282)

Pourquoi une déception parfois cruelle?
Dans l'imaginaire collectif et social, la représentation de l'accouchement reste souvent très liée à la sortie « par voie basse ». C'est pourquoi vous pouvez vous sentir exclue du « clan des accouchées », celles qui « sont passées par là ». Celles qui ont participé à cette naissance, par les positions, les paroles, les chants... Vous, on vous a sanglée sur une table au bloc opératoire, on vous a anesthésiée. Derrière le rideau tendu du champ opératoire, on a procédé, en quelques minutes, à l'extraction d'un bébé qu'il vous a fallu, aussitôt, reconnaître comme le vôtre... Une détresse parfois renforcée par le fait que vous avez vécu ce moment seule, sans la présence du père, qui est rarement admis au bloc opératoire.
A la frustration issue de cet accouchement trop impersonnel, s'ajoute, pour nombre d'entre vous, une culpabilité plus ou moins forte. Cette naissance est vécue comme la démission d'un corps qui n'a pas assuré ses fonctions. En corollaire, les remords : « Et si j'avais tenu un peu plus longtemps? » « Et si j'avais su dire non? », etc. Et ce, même si toutes les évidences vous crient que l'intervention chirurgicale était la seule et unique chose à faire.
Se superposent encore à ce mal-être des suites de couches souvent plus difficiles. L'isolement obligatoire en salle de réveil, ainsi que cette cicatrice qui vous tiraille plusieurs jours (voire plusieurs semaines), vous ont peut-être empêché de vous occuper de votre bébé aussi pleinement que vous le souhaitiez, mettant parfois en péril le démarrage de votre allaitement.
Enfin, il y a l'incompréhension de votre entourage, qui ne comprend pas toujours de quoi vous vous plaigniez. L'essentiel n'est-il pas que vous teniez votre enfant en pleine forme dans vos bras? Ils n'ont pas forcément tort, et pourtant...

Du côté des papas, un vécu pas toujours facile non plus...
Pour certains pères, la naissance par césarienne de leur enfant peut aussi être un évènement difficile à vivre. Peur pour la santé de leur bébé et/ou de leur conjointe, sentiment d'impuissance et de mise à l'écart (spécialement lorsqu'ils ne sont pas autorisés au bloc opératoire), frustration de ne pas avoir été présents pour les premiers instants de leur enfant,

279. Ce problème se produit surtout lorsque la présentation n'est pas céphalique (par exemple, si le fœtus a les pieds ou les fesses en bas, ces derniers ne peuvent pas faire « bouchon » aussi bien que la tête) ou en cas de rupture prématurée des membranes, alors que le bébé est encore très haut. (source : Césarine).
280. En fin de grossesse, ou en cours de travail, le placenta se décolle de la paroi de l'utérus et le fœtus ne peut plus être oxygéné normalement. La mère souffre d'une hémorrragie massive. Cela arrive en moyenne dans 0,5 % des grossesses. Il existe différents degrés de gravité, du décollement partiel au décollement total. Dans les formes les plus sévères, il s'agit d'une complication grave, qui nécessite de faire naître l'enfant immédiatement. (source : Césarine)
281. En général, le délai de stagnation accordé par les protocoles hospitaliers avant la pratique d'une césarienne est de deux heures. Mais les recommandations du CNGOF et de l'OMS indiquent qu'il est souhaitable d'attendre plus longtemps que ces deux heures. (source : Césarine).
282. Source : Césarine (http://cesarine.org).

culpabilité d'avoir insuffisamment accompagné leur femme dans ses contractions...
A l'inverse, certains pères peinent à réaliser le mal-être de leur femme, alors que « tout va bien maintenant ». Pour eux, le bébé est là, en bonne santé, ils sont donc déjà passés à « autre chose », pour eux, l'accouchement, c'est du passé. Là encore, le dialogue est important et permet de cheminer l'un vers l'autre.
Ce qui peut les aider à surmonter ce malaise, c'est le rôle fondamental qu'ils ont à jouer auprès de leur bébé en cas de césarienne. Du fait de la mobilité limitée de la mère les premiers jours, ils sont souvent plus sollicités pour s'occuper de leur enfant que lors d'une naissance par voie basse. Ils peuvent alors en profiter pour établir un lien plus précoce avec le nouveau-né. Pendant que leur compagne se remet en salle de réveil, ils peuvent bercer et réchauffer leur enfant en peau à peau, lui donner son premier bain... Ils seront aussi davantage mis à contribution pour donner le biberon ou apporter le bébé à sa mère si elle l'allaite.

Zoom sur la péridurale

Vous aviez choisi de vous passer de péridurale, vous étiez prête à « affronter » les contractions et la douleur de l'accouchement. Mais voilà, malgré la mobilité, le bain, les compresses, la douleur est devenue à un certain moment envahissante, intolérable, insupportable et vous avez demandé la péridurale.

Si tel est votre choix et que vous avez auparavant tout essayé pour accueillir les contractions, vous ne devez pas vivre ce choix comme un échec. Chaque femme a ses propres limites et son propre ressenti de la douleur (voir le témoignage de Kelly, dans notre patchwork « naissances heureuses », p. 312)

• Quel est le principe de la péridurale ?

Il s'agit d'une anesthésie locale réalisée dans la région lombaire, qui insensibilise les nerfs situés au niveau de l'utérus, du plancher pelvien et du périnée. La péridurale fait disparaître les sensations de douleur, mais la femme conserve une certaine mobilité au niveau des jambes (si la dose n'est pas trop forte).

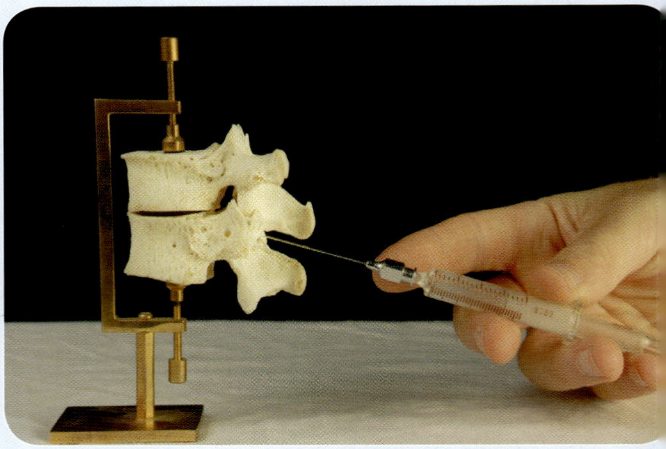

• Comment se passe la pose de la péridurale ?

Sauf contre-indication médicale qui aura été détectée au préalable lors de la consultation d'anesthésie à la fin du huitième mois de grossesse (scoliose, problème de coagulation...) ou condition spécifique le jour J (fièvre, par exemple), vous pourrez bénéficier de la péridurale. Celle-ci peut être posée à tout moment de l'accouchement, à condition toutefois que le travail soit bien enclenché et le col un peu dilaté et que l'accouchement ne soit pas trop avancé non plus (si la dilatation est presque complète, il est trop tard, l'anesthésiant n'ayant plus le temps d'agir).

Une fois que vous aurez demandé la péridurale, l'anesthésiste sera prévenu et arrivera dans la salle d'accouchement dans un délai plus ou moins long. On vous demandera de vous asseoir au bord de la table d'accouchement, le dos bien rond. L'anesthésiste se placera alors derrière vous : vous ne verrez pas l'opération, ni le matériel utilisé, lequel pourrait vous impressionner (l'aiguille mesure de 8 à 10 centimètres). Après avoir désinfecté votre dos, le praticien effectue une anesthésie locale à l'aide d'une fine aiguille à l'endroit où la péridurale sera posée. Vous pourrez ressentir alors une petite sensation de brûlure. Il procède ensuite à l'introduction de l'aiguille dans le bas du dos, entre les troisième et quatrième vertèbres lombaires jusqu'à l'espace péridural, puis introduit à l'intérieur un cathéter et retire l'aiguille. Le cathéter, une fois posé et fixé, va diffuser le produit anesthésiant, dont les effets se font ressentir dans les quinze à vingt minutes qui suivent. Demandez, si vous le pouvez, à ce que la dose administrée ne soit pas trop forte, afin de pouvoir sentir vos sensations et notamment le réflexe de poussée.

• La « péri » nouvelle génération : des progrès en matière d'autonomie

Les deux techniques ci-dessous ne sont pas encore largement diffusées dans les maternités, principalement pour des raisons de coût et d'organisation. Elles présentent pourtant de réels avantages pour le bon déroulement du travail.

La péridurale à système de pompe d'auto-injection permet à la femme de s'injecter elle-même, quand elle en ressent le besoin, une dose de produit analgésique à l'aide d'une poire sur laquelle elle appuie. L'avantage? Profiter d'une péridurale que l'on peut plus faiblement doser et ralentir les injections en fin de travail, afin de sentir le réflexe de poussée.
La péridurale ambulatoire permet à la femme, après la pose du cathéter, de se lever, de marcher et de bouger à sa guise. Mobilité qui facilite la progression du travail et l'engagement du bébé. Un système de monitorage à distance, à l'aide d'un capteur télémétrique sans fil (posé sur le ventre de la mère) permet une surveillance du bébé et des contractions.

Zoom sur le transfert

Que vous ayez choisi d'accoucher à la maison, en MdN ou en plateau technique, il est important d'évoquer pendant la grossesse la possibilité d'un transfert éventuel, le jour J, vers la maternité la plus proche (dans laquelle vous vous serez inscrite au préalable). « *J'aborde toujours le sujet au cours de la grossesse, car c'est une éventualité à laquelle il est bon de se préparer mentalement pour ne pas mal la vivre,* explique Virginie Lecaille, sage-femme libérale (Aveyron). *Je conseille d'ailleurs aux parents de rencontrer au moins une fois le médecin du service ainsi que l'équipe de sages-femmes afin de prendre connaissance des lieux et de parler de leur projet de naissance, de leurs souhaits en cas de transfert.* » A ce titre, il peut être utile de réaliser une version écrite de son projet de naissance (dans le cas d'un AAD, celui-ci est souvent informel et verbal) et de la remettre au chef du service de la maternité lors de cette rencontre.

• Les raisons d'un transfert

« *La majeur partie du temps, il s'agit de transferts de prévention et non d'urgence. La femme et le bébé vont bien, ils ne sont pas en souffrance, mais l'accouchement est trop long ou les contractions pas assez efficaces, et l'on préfère ne pas prendre de risques, ne pas attendre que la situation devienne critique* », précise la sage-femme.
Pendant l'accouchement :
- la non progression du travail est la raison principale des transferts en cours d'accouchement ;
- une rupture de la poche des eaux et un travail qui ne s'enclenche pas : décision prise au-delà d'une délai de 48 heures après l'amniotomie ;
- la souffrance fœtale ;
- des saignements abondants et rouge vif : c'est le signe d'un décollement du placenta en cours d'accouchement.

Après l'accouchement :
- les problèmes de délivrance. En cas d'hémorragie avant ou après la sortie du placenta, un transfert est décidé.

Autre raison : un placenta qui ne s'expulse pas après plusieurs heures d'attente.

• Une décision expliquée aux parents

En cas de non progression du travail, le transfert est, en général, décidé en dernier recours, après que toutes les solutions permettant d'améliorer la situation aient été testées. En cas de situation d'urgence (détresse fœtale, saignements abondants), la décision sera prise d'emblée. Mais dans les deux cas, elle sera discutée avec vous.

• Comment un transfert se déroule-t-il?

- *En cas de situation non urgente*, la sage-femme et le couple partent de leur domicile ou de la MdN pour la maternité dans leurs véhicules respectifs. « *Ce n'est pas la panique. La femme a le temps de s'habiller et d'emporter des affaires pour son bébé,* explique la sage-femme. *En route, j'appelle la maternité pour prévenir l'équipe de garde de notre arrivée.* »
- *En situation d'urgence*, la sage-femme appelle le Samu, attend l'arrivée de l'ambulance avec le couple et rejoint celui-ci à la maternité avec son propre véhicule.
- *Une fois sur place, la sage-femme reste aux côtés du couple* tout au long de l'accouchement, non pas en tant que praticienne mais en qualité d'accompagnante. « *J'assure le*

relais entre l'équipe et les parents et je fais en sorte que leur projet de naissance soit respecté, indique Virginie Lecaille. Je reste aussi auprès d'eux après l'accouchement, jusqu'au retour de la femme dans sa chambre, pour les premières mises au sein. »

- En cas d'accouchement en plateau technique, le trajet entre le plateau et la maternité classique se résume à traverser quelques couloirs. Néanmoins le principe du transfert reste identique : votre sage-femme passe le relais à l'équipe de garde mais reste à vos côtés pour vous accompagner et « défendre » votre projet de naissance.

Considérez le côté positif des choses !

• Si vous avez eu une césarienne

*« **Vous pouvez tenter de vous approprier cette partie de vous qu'est la cicatrice** en la touchant, en y trouvant un symbole positif. Certaines mamans y voient un sourire, le sourire de la vie, d'autres voient en cette marque une preuve indélébile de leur maternité ».*

Contrairement à ce qu'on entend encore trop souvent, une naissance par césarienne ne présage absolument pas automatiquement d'une autre césarienne. Votre prochain bébé pourra très bien voir le jour par voie basse, et même, pourquoi pas, lors d'une naissance très peu médicalisée !

Nombre de femmes étant passées par la case « césarienne » gardent d'ailleurs, a posteriori, un ressenti plutôt bon de leur accouchement. Surtout, elles ont pu vivre, par la suite, un maternage totalement « normal » (notamment avec allaitement et portage). Lisez, sur ce point le beau témoignage de Ladane, dans notre patchwork « récits de naissances heureuses », page 321.

• Un transfert ? Une péridurale non désirée ? Une extraction instrumentale qui vous a prise de court ?

Il est important de ne pas culpabiliser. Il arrive parfois qu'un bébé (mal positionné, mal engagé) reste bloqué dans le bassin et que seuls des forceps ou des spatules soient capables de le déloger. Il arrive aussi que des contractions ne soient pas efficaces (et ce malgré du repos, la possibilité de s'alimenter) et que la perfusion d'ocytocine soit le seul remède pour faire progresser le travail. Il arrive, encore, que la douleur que l'on arrivait à supporter nous submerge tellement que la péridurale s'impose. « *Parfois, il faut accepter le déroulement des événements simplement, sans se poser de questions. Il y a des choses que l'on ne maîtrise pas et c'est ainsi* », confie Virginie Lecaille, sage-femme libérale.

A partir du moment où les désirs profonds de la mère sont respectés, un accouchement sous péridurale peut se révéler une superbe expérience, même si on n'était pas a priori « fan » de cette anesthésie ! (voir le témoignage de Kelly, p. 312)

• Osez en parler !

Accepter sa césarienne, mais aussi, de manière plus large, toutes les circonstances imprévues d'un accouchement que l'on ne voyait pas « comme ça », passe aussi par la parole. En partageant votre vécu, votre ressenti, avec des personnes qui ne jugent pas, qui peuvent entendre, comprendre et accepter ce qui est dit, qui ont vécu des expériences similaires.

Il existe plusieurs associations dont vous pourrez pousser la porte ou échanger avec des membres par téléphone ou Internet (283). Sans compter les professionnels de l'écoute (psychologue, psychothérapeute, etc.).

• Et pourquoi pas exorciser tout cela sur le papier ?

Vous pouvez travailler sur la réalité de ce que vous avez vécu en écrivant ce que vous aimeriez changer (ex : « J'aurais dû tenir plus longtemps sans péridurale », « J'aurais dû marcher pour aider le travail plus longtemps »...), en y associant la réalité de ce qui s'est produit (ex : « J'ai pris la péridurale à 3 cm de dilatation »). « *Replacez le tout dans le contexte du moment (ex : « J'ai pris la péridurale ou j'ai arrêté de marcher parce que j'étais à jeun depuis 12 heures,*

283. Pour une liste de ces réseaux de soutien, voir : http://www.cesarine.org

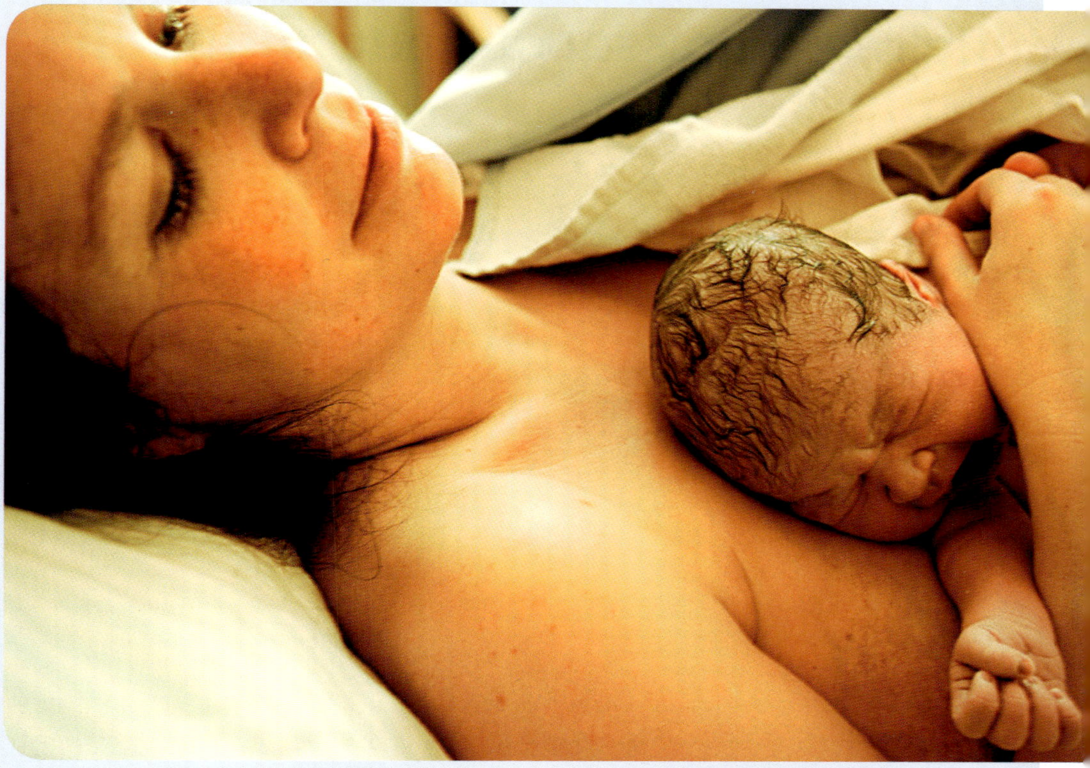

je n'avais pas dormi de la nuit, et que, à ce moment-là, dans ces circonstances-là, je ne pouvais pas faire plus ») », peut-on lire sur le site de Césarine. Accepter cette réalité des faits, être indulgente avec vous-même, c'est important. Vous pouvez aussi positiver vos actes (par exemple, transformez « Je n'ai pas été capable de marcher plus de 2 heures » en « J'ai réussi à marcher pendant 2 heures ! »).

Ecrire son accouchement...

D'une manière plus générale, pour fixer les bons comme les moins bons moments, la douleur comme la joie, écrire son accouchement est un acte choisi par plus de la moitié d'entre vous. Mais derrière tous ces mots jetés sur le papier ou sur l'écran, on retrouve le même amour et la même émotion rétrospectifs à l'évocation d'une journée gravée de manière indélébile dans la mémoire de chaque accouchée...

Les récits de naissance qui vont suivre illustrent chacun ce moment inoubliable, celui de l'arrivée d'un enfant parmi nous. Ce sont tous – c'est un parti pris – des témoignages positifs. Sept bébés nés de façons différentes (à la maison, avec ou sans assistance, en maison de naissance, en milieu hospitalier et de manière plus ou moins médicalisée et même par césarienne en urgence...). Nous avons choisi de vous les livrer dans un ordre aléatoire, loin des « statistiques » ou du politiquement correct. Ce qui les justifie étant d'un autre ordre, de l'ordre de l'émotion pure. Le point commun à tous ces accouchements ? S'être déroulés dans le respect des désirs profonds de la femme et du couple. Parce que là réside sans doute LA recette-clé d'une naissance heureuse...

Effaçons-nous et laissons maintenant la parole à ces mamans...

Récits de naissances heureuses car respectées

Une naissance en maison de naissance

La naissance de Céline à la maison de naissance « Aquila » à Aigle en Suisse, par Valérie.

« Pas d'aspiration, de lavage minutieux, on a le temps pour mesurer, peser... »

« Jeudi 22 mai 18 h 30, perte des eaux. Je continue de bricoler avec Océane, ma fille aînée, lui prépare le repas, ma belle-fille arrive pour s'occuper d'elle. Le papa fume et moi je suis sereine, le processus est en route, naturellement cette fois, et rien ne peut l'arrêter.
20 h 15. Arrivée de Marie-Hélène, ma sage-femme, et départ sans attendre à la maison de naissance.
Après 30 minutes de monitoring, tout est ok. Elle me demande si je pense utiliser la « baignoire » pour calmer les contractions, parce qu'il faut compter une demi-heure pour la remplir. Je lui dis « oui ». En attendant, mon mari et moi allons marcher dans le couloir, papoter sur le balcon. Je m'accroupis, laisse venir les contractions une à une, je suis si calme !
22 h 30. Petit contrôle, ça avance bien. Un petit coup de rocking-chair, je me balance.
23 heures. Plouf dans l'eau ! Ca fait du bien. Les contractions s'amplifient, je me penche en avant, en arrière, libre de mes mouvements. Marie-Hélène est là, aussi discrète qu'un papillon, aussi solide qu'un chêne. Mon mari ne réalise pas que j'accouche !
Je sors de l'eau. Les contractions sont vraiment puissantes maintenant. Je sens que ça pousse tout seul. « Mets ton doigt sur ton col », me dit la sage-femme, et je touche la tête de mon bébé encore en moi. Magique. Mes doigts cherchent les mains de mon homme. C'est le moment de pousser, de l'aider à venir à nous. « Viens mon bébé, viens je t'aime, tu vas y arriver, on t'attend, allez viens ! ». Une brûlure, et je sens sa tête qui passe. Une autre poussée et c'est les épaules. Je le prends, finis de le sortir doucement de moi.. Bienvenue notre bébé... il est 0 h 05.
C'est pas possible qu'il soit déjà là, si facilement, si vite ! Papa va couper le cordon. Tiens on n'a pas encore regardé : c'est une fille, Céline. Pas d'aspiration, de lavage minutieux, on a le temps pour mesurer, peser. Après l'expulsion, une p'tite tétée et retour chez nous. Il est 3h du mat'. Assise au bord du lit, Marie-Hélène partage encore un thé avec moi.
4 heures. C'est un papa tout ému qui réveille la grande pour lui montrer sa petite soeur, nous dormirons à quatre dans le lit cette nuit. Le bonheur.
Merci à Marie-Hélène, à ces femmes qui nous permettent de vivre notre accouchement, de nous réapproprier la naissance de notre enfant. »

Une naissance à la maternité sous péridurale (en fin de travail)

La naissance de Chloé, à la polyclinique Bordeaux Nord, par Kelly.

« Mes choix ont été entendus et respectés. »

« Mon terme est normalement prévu dans trois semaines mais je suis réveillée pendant la nuit par des contractions. Elles reviennent assez régulièrement et j'ai l'intuition que c'est le vrai travail qui se prépare. Je parviens quand même à me rendormir. Le matin, je me lève, les contractions sont toujours présentes et en allant aux toilettes, je perds le bouchon muqueux. Serait-ce possible que la promenade de la veille sur la dune du Pyla avec ma copine venue me rendre visite d'Afrique ait pu déclencher le travail ? A moins que ce ne soit le massage des pieds qu'elle m'a fait ensuite pour me soulager ! Mais oui, c'est sûrement ça, j'avais complètement oublié que le massage des pieds pouvait déclencher le travail. Je n'avais pas prévu d'accoucher trois semaines avant terme, mais bon, si cela doit arriver maintenant, c'est bien, laissons faire les choses. Je suis sereine.
La matinée s'étire au rythme des contractions : elles sont encore tout à fait supportables. J'appelle Pascale, ma doula, pour l'informer : elle me dit qu'elle

se tient prête et qu'elle garde son portable près d'elle. Vers 14 heures, les contractions s'intensifient et je ressens la douleur dans le bas du dos, puis tout autour des hanches et vers le pubis. Comme je ne sais pas à quoi ressemblent les contractions d'un travail spontané – mon premier accouchement avait été déclenché et s'était soldé par une césarienne car ma fille se présentait en siège complet – j'appelle ma mère, ma tante et mes trois sœurs pour leur faire part de ce que je ressens et leur demander leur avis. Aucune d'entre elles n'arrive vraiment à me confirmer qu'il s'agit bien du début du travail : c'est normal, à distance et par téléphone, ce n'est pas évident d'analyser la situation ! Vers 15 heures, les contractions sont régulières et reviennent environ toutes les huit minutes. Je reste debout. Je suis bien ainsi. Quand une contraction arrive, je bouge mes hanches. J'adore danser et ce mouvement me soulage.

Vers 17 heures, la douleur prend une nouvelle dimension et je ne peux plus faire « bonne figure » devant ma fille aînée. L'amie qui doit s'occuper d'elle arrive chez nous et repart avec ma puce. Quand je la reverrai, nous serons quatre... Les contractions sont là, fortes, la douleur se fait sentir plus en bas, vers le pubis, c'est aigu, ça chauffe : je continue à bouger mes hanches, je souffle beaucoup, je me sens bien, je mange un peu, j'écoute de la musique, je commence à entrer dans ma bulle. A 20 heures, on décide de partir, mon mari et moi, à la maternité. La clinique se trouve de l'autre côté de la rive de la Gironde et j'ai peur de traverser le pont d'Aquitaine, peur qu'il y ait des embouteillages. Le trajet n'est pas des plus agréables, mais c'est supportable. Je suis allongée et dans ma tête c'est le silence, je suis dans ma bulle. J'écoute une chanson que j'ai écrite et mise en musique : c'est un texte qui raconte ma peur d'être enceinte. C'est un moment très beau.

Et puis nous arrivons à la maternité. Pascale est là. On m'installe dans une salle. On m'ausculte : mon col est dilaté de quatre centimètres. Je continue à accueillir les contractions debout, le dos plaqué contre le mur. Au bout d'un certain temps (je ne me souviens plus précisément des heures qui passent), je suis conduite en salle d'accouchement. Pascale est à mes côtés. Elle me masse. Je continue de bouger mon bassin. Et là, arrive une contraction d'une intensité telle que je crois tomber dans les pommes et vomir. Je suis à 7 centimètres de dilatation et la douleur commence à me submerger. J'ai soudain la sensation de me perdre. Et je décide de prendre la péridurale. Ma doula ne me juge pas mais au contraire me félicite : « c'est bien ce que tu as fait, tu as très bien travaillé ».

La péridurale commence à faire effet et je me sens soulagée. Je suis contente car même si la douleur a disparu, les sensations sont toujours là, et je ressens les contractions. Pendant deux heures, le travail se poursuit. Je garde l'image de mon bébé qui descend dans mon bassin. Je reste connectée à lui. Les lumières de la salle de naissance ont été baissées et je n'entends que la musique classique que nous avons amenée et ma respiration. Et puis le grand moment arrive. L'envie de pousser se fait sentir, impérieuse. C'est presque sexuel. Je sens quelque chose qui appuie très fort sur mon périnée, puis la tête qui passe, les tissus qui s'étirent. C'est chaud, ça brûle. En cinq contractions, ma puce est sur mon ventre : un petit croissant tout chaud. Elle est calme. Elle ne pleure pas. Elle regarde partout. Je voulais une naissance naturelle et je l'ai eue. Mes choix ont été écoutés, respectés. Je suis en état de paix totale. Absolue. »

Une naissance à domicile

La naissance d'Azélie à la maison, par Anne-Sophie.

« Il est des instants si rares et précieux qu'on ne peut les vivre qu'en famille, loin des protocoles, hors du temps... »

« 16 novembre. Nous dînons, (pour la dernière fois à 5 !). Je dis aux enfants que j'ai des petites contractions, qu'il se peut que le bébé arrive cette nuit mais que rien n'est sûr. Avant de les coucher, j'en profite pour descendre deux petites couvertures en polaire qui se trouvent dans la chambre d'Aurèle, Xavier descend les alèses jetables et va chercher le vieux matelas dans le garage. Les enfants couchés je me décide à appeler J. à 20 h 45. Je lui dis que je ne sais toujours pas si « c'est ça », nous convenons de refaire le point à 22 h 30 maxi. Xavier prépare le matelas qui me servira certainement au moment de la sortie du bébé. Il me demande où l'installer. Je lui dis que je ne sais pas, j'aimerais bien dans le salon (j'ai toujours très froid pendant et juste après mes accouchements, et la chaleur de la cheminée m'attire). 21 h 45 : Je me décide à rappeler J. Avec Xavier nous calculons qu'elle devrait être là vers 23 h 15 - 23 h 30.

Je quitte mes vêtements, enfile un peignoir et vais dans le salon : les contractions deviennent plus douloureuses, je sens que le bébé appuie vers le bas lors de chacune d'elle, et je mets un certain temps avant de remonter à la surface entre deux. J'ai froid, je suis régulièrement secouée par les frissons. Je demande à Xavier de se débrouiller pour qu'il y ait moins de lumière : seules restent allumées la petite lampe près de la cheminée, et la lumière de la cuisine : effet tamisé garanti !

Je ne sais plus trop comment me mettre, tantôt je suis en boule ou en position fœtale sur le canapé, tantôt agenouillée par terre sur un oreiller. Un aller-retour aux toilettes de temps à autre... mais les contractions restent relativement espacées.

Xavier perçoit très vite que je ne franchis pas du tout les contractions de la même façon que pour Aurèle : j'étais toujours debout, active, je marchais, incapable de m'asseoir ou de me poser... là je suis presque figée sur mon canapé (que je trouve trop petit d'ailleurs !) et je ne trouve aucun soulagement dans le fait de me déplacer, ça me fatigue, j'ai envie d'être tranquille toute seule. Ca durera le temps que ça durera, je suis bien là, le feu me réchauffe, je n'ai pas envie de bouger. Puis il me demande si je veux mes « lingettes » (petites serviettes éponges qui m'avaient beaucoup servi lors de mon précédent accouchement), oui, on va bien voir ce que ça donne. Xavier apporte un récipient rempli d'eau très chaude (il fera des allers-retours dans la cuisine avec la bouilloire afin de maintenir l'eau du récipient toujours très chaude, et me tend une serviette quand je lui demande, que j'applique sur le bas de mon ventre à chaque contraction. Je suis toujours assise par terre, ou à genoux, ou bien je grimpe sur le canapé... La chaleur (et je demande à ce que ce soit vraiment TRES chaud !) qui se diffuse dans mon ventre me fait vraiment beaucoup de bien et m'aide à passer chaque contraction... Comme il y a deux ans, mes lingettes vont être mes compagnes jusqu'à la naissance, je ne pourrai plus m'en passer jusqu'au moment où je sentirai la tête de mon bébé arriver.

23 heures : Les contractions commencent à me « scotcher » sur place, je commence à dire que « ça fait mal », à regarder l'heure en me disant que J. ne devrait plus trop tarder, à m'impatienter de la voir arriver... Elle arrive vers 23 h 20 comme prévu et en entendant sa voiture arriver, une énorme contraction, beaucoup plus forte que les autres, me fait gémir et enfouir la tête dans les oreillers. Je l'entends qui ouvre la porte. Elle ne fait pas de bruit, ne parle pas, je l'imagine qui jette un œil pour constater que je suis installée dans le salon... elle se met dans « l'ambiance », en simple observatrice. La contraction passée, je relève la tête (je suis toujours par terre sur mon oreiller, la tête sur l'assise du canapé), et lui dis que je suis contente qu'elle soit là. Elle me répond d'un petit mot affectueux. A partir de cet instant là, je me sens à nouveau complètement « hors du temps ».

Je rappelle assez vite Xavier pour qu'il me donne des lingettes à chaque contraction et comme ça commence à m'agacer de demander à chaque fois, on

convient que je lui ferai juste un signe de la main pour qu'il me la tende.
Je me demande si je veux qu'on écoute le cœur de mon bébé ou pas. Je viens de le sentir bouger, je suis certaine qu'il va bien mais oui, je veux bien. Elle applique le doppler pendant quelques secondes sur mon ventre, sans que je change de position. J'entends tout de suite son petit cœur battre, J. nous dit que c'était vraiment « pour le fun »! Aucun autre examen ne sera fait ...
Puis elle se déchausse comme à son habitude et vient s'agenouiller tout près de moi. Elle trouve sa place.

Je la salue d'une caresse sur le front, et d'un sourire en signe de bienvenue... elle en fait de même. Tendresse teintée de pudeur. Nous sommes en « contact » et j'ai l'impression qu'à travers ce contact je vais pouvoir me soulager un peu de la douleur qui m'envahit. L'impression aussi que ça y est, nous sommes tous là et que je vais pouvoir me « lâcher ».
D'ailleurs ça ne tarde pas! Je commence à protester contre cette douleur, j'en ai marre, ça fait vraiment trop mal et je le dis! Je pense même qu'il faut vraiment être cinglée et que c'est sûr, cette fois, c'est la dernière! Je laisse échapper quelques jurons mais tant pis! J. me dit que oui, ça fait mal (ah, merci, ça fait du bien d'être comprise, j'en aurais presque moins mal!), c'est vrai qu'elle est passée par là plusieurs fois elle aussi!
Mes deux anges gardiens m'entourent, ils sont beaux tous les deux, j'ai l'impression que les flammes de la cheminée se reflètent dans leurs cheveux, sur leurs visages, c'est très doux, je garde le souvenir d'une lueur orangée pendant toute cette phase. Je les entends qui chuchotent et ça m'agace un peu parce que je trouve qu'ils sont bien tranquilles, eux! Ils en « oublient » même parfois de me donner une lingette quand s'en vient la contraction, je rappelle doucement Xavier à l'ordre, je ne vais quand même pas tout faire toute seule!
Je suis à genoux la plupart du temps, maintenant, et j'effectue un mouvement de balancier avec mon bassin, c'est comme un automatisme, ça fait du bien, ça détend. Au plus fort de la contraction, je bouge, je tourne en rond sur mon oreiller, à quatre pattes ou à genoux, ou bien je me mets en boule. J. appuie alors avec le bout de ses doigts dans le bas de mon dos, à trois ou quatre endroits bien précis. Je ne sais pas ce que sont ces points là mais que ça fait du bien! Elle me demande d'ailleurs si elle doit continuer, je gémis « oui »! Tout à coup j'ai très chaud, j'enlève rapidement mon peignoir avec son aide et elle replace ses doigts magiques dans le creux de mes reins à chaque contraction! Ca ne doit pas être très facile, j'ai l'impression de ne faire que bouger et tourner sur moi-même, mais elle suit le mouvement...
Sur les conseils de J., Xavier va chercher le matelas pendant qu'elle prend le relais avec les lingettes.
Je crois que c'est à peu près à ce moment-là que je commence à changer d'attitude. Je ne proteste plus guère, et pourtant les contractions me paraissent toujours aussi violentes, je ne parle presque plus, je gémis mais je ne rouspète plus. Avec le recul, je pense qu'à partir de ce moment je n'étais plus dans « l'accouchement » mais vraiment dans « la naissance ». Avant, j'étais telle une jument sauvage prête à ruer contre cette douleur que je ne supportais plus. Là je deviens gazelle fragile, prostrée, qui ne bouge plus guère, qui accepte, qui attend.
Tout à coup je dis « je crois que ça pousse »! Passent quelques contractions encore, avec cette sensation de poussée en fin de contraction seulement.
Xavier doit être en train de préparer d'autres lingettes mais j'entends J. qui lui murmure « oh tu sais, dans 2 ou 3 contractions ton bébé est là ». Elle a parlé à voix basse pour ne pas me perturber je pense, mais j'ai bien entendu! Ah que ça fait du bien d'entendre ces mots! Ils sont comme un phare dans la tempête, signe que l'arrivée est proche. Je pense « super, c'est bientôt fini! ».

Et voilà que je me mets à grogner et à pousser vraiment davantage, je ne contrôle rien, ça vient comme ça, je ne peux rien faire d'autre. J. me dit que je viens de rompre la poche des eaux et que mon bébé est là tout près, juste derrière! Je le prends comme un signe d'encouragement. Je me mets alors à genoux, j'ai envie de serrer les jambes à cause de la douleur mais

je me dis qu'il va bien falloir que le bébé sorte et que ce sera plus facile avec les cuisses ouvertes!
Je suis donc à genoux sur le matelas, la tête dans les coussins et je m'appuie sur un bras sur l'assise du canapé pendant que de ma main droite je maintiens la lingette chaude sur mon ventre. Et alors, au plus profond d'une contraction, je sens quelque chose qui soulève la paume de ma main : la tête! J. me dit : « oui Anne-Sophie, c'est ton bébé qui arrive », et elle ajoute que maintenant c'est à moi seule de décider quand il va naître, que j'ai tout « mon temps ». Je lâche ma lingette et je pose alors ma main nue, prête à accueillir ce petit être, j'ai envie de sentir mon bébé qui progresse vers la lumière, je l'accompagne en gardant ma main posée sur le sommet de sa tête.
Cela peut paraître étonnant, mais je n'ai aucun souvenir d'avoir ressenti une quelconque douleur lors du passage de la tête : elle glisse hors de moi, progressivement, doucement, mais sans s'arrêter, comme si ce bébé sentait que c'est l'heure de venir se nicher dans le creux de ma main. Je sens bien que mon périnée s'étire, mais je ne ressens aucune brûlure, sa tête me semble tellement douce que je me demande si je ne rêve pas! J. m'encourage et me dit d'y aller doucement, millimètre par millimètre, mais elle glisse tellement facilement que je ne fais rien pour la « retenir ».
Ça y'est, la tête est sortie et là je sens les épaules qui sont encore « en dedans ». Je ne gère plus rien, instant de panique, j'ai l'impression qu'il faut qu'ils fassent quelque chose pour décoincer les épaules, mais non! J'ai à peine terminé de parler que tout son petit corps se met à glisser hors de moi, accompagné d'un flot de liquide... Passage! Nous sommes dans l'instant de l'entre-deux... J'entends pleurer un tout petit peu, deux secondes peut-être, et puis plus rien...
Je me retourne : je découvre les mains de mon homme qui ont pris le relais, tenant ce petit être tout juste sorti de moi, ses mains sont encore dans le mouvement qui accompagne la sortie, qui reçoit... Au premier coup d'œil, je crois deviner que c'est une fille! Une fille? Je regarde Xavier, qui me fait signe que oui, avec un petit clin d'œil, je crois qu'il n'en revient pas lui non plus... Il n'a pas le temps de la poser, j'essaie de l'attraper mais il ne sait pas trop comment me la donner, le cordon gêne et il voit bien que ça ne peut pas faire le tour de mes jambes! Il me reste une lueur de conscience! Je lui dis : « entre mes jambes! », et je la saisis à pleines mains! Je reste à genoux, les fesses posées sur les talons, je me retourne vers le canapé pour être seule, J. et Xavier me tendent une serviette pour l'envelopper, je me recroqueville avec ma fille posée assise sur mes genoux, je la maintiens sous les aisselles... elle dort! Ca y est, tu es là !
J'ai l'impression que la lumière n'est plus la même, que Xavier a tout allumé maintenant. Plus tard il me dira que non. C'est étrange cette impression de changement de lumière entre l'avant et l'après.
Avec leur aide je m'allonge sur le matelas, mon bébé contre moi, sous une couette, tout près du feu (et j'ai encore froid!). Ah quel bonheur, nous sommes bien là tous les trois, nous commençons à discuter, la maison est calme, mon bébé dort toujours! Xavier vient près de moi, il a le sourire aux lèvres, il est heureux, ça se voit! Nous nous embrassons de temps en temps, nous sommes bien, personne ne nous dit quoi faire, nous profitons de l'instant présent.
Plus tard J. me dit que le placenta s'est probablement décollé au moment de la naissance (le liquide amniotique était teinté de sang), elle regarde, je pousse un peu, je lui confirme que je le sens tout près de la sortie, donc il est bien décollé. Elle tire un peu sur le cordon pour m'aider et il glisse hors de moi. C'est très doux et sa sortie me procure une sensation de mieux-être. Une « délivrance » qui porte bien son nom... une deuxième naissance! Xavier apporte un récipient de la cuisine pour le déposer, J. vérifie son intégrité. Azélie est toujours reliée à son placenta, Xavier coupera le cordon un peu plus tard. Puis ils mettront le placenta au congélateur en attendant qu'il soit enterré au pied d'un arbre. Un magnolia.

Une naissance non assistée

La naissance de Loan à la maison sans assistance, par Angèle.

« Loan, conçue, baignée et née dans l'eau, en toute intimité... »

« Loan n'était pas « attendue »... Entendez par là qu'elle s'est gentiment invitée dans notre famille alors que son grand frère n'était âgé que de trois mois et demi. Elle s'est invitée au cours d'une nuit ardente dans un corps rempli d'étoiles, palpitant en osmose avec un autre corps, tous deux lestés de plaisir, partant à la dérive dans des draps que l'extase du premier corps avait trempé...Fontaine...Des âmes ? Il n'y en avait plus qu'une... C'est ici même que Loan a choisi de venir, avec l'eau du plaisir charnel le plus pur, le plus intense que sa maman ait jamais connu.

Les eaux... La poche se fissurera le 14 novembre sans que le travail ne se mette en route comme c'est censé être le cas la plupart du temps... Je ne céderai pas à l'inquiétude, je suis à terme, le petit dans l'O peut venir quand il veut. Je suis restée couchée onze jours durant, en surveillant ma température et la couleur des écoulements...

Le onzième jour commence comme tous les autres. Je vaque à mes activités, j'ai, comme tous les jours depuis une semaine, quelques contractions. Vers 19 heures 30, elles semblent prendre un rythme certain. Ah ? Je me mets à l'écoute. Je prépare le dîner et au moment de passer à table, je m'aperçois que je n'ai absolument pas faim. Cela signe la certitude que le travail a bel et bien commencé : je n'ai jamais faim quand j'enfante, je le sais. Il est un peu plus de 20 heures... Je vais passer le repas à papoter avec les enfants et mon homme. Les contractions sont un peu plus fortes mais rien de bien méchant. Quand une s'annonce, je me lève et vais marcher à grands pas dans le salon, puis je reviens m'asseoir pour reprendre la conversation là où je l'avais laissée. Je décide d'aller me prélasser dans un bon bain. J'ai toujours énormément apprécié les bienfaits du bain lors du travail.

Avant de plonger dans l'eau, je décide de m'examiner... Mon col n'est pas totalement effacé, il reste un bourrelet d'un bon centimètre, mais il est ouvert de deux centimètres, je me dis que je vais y passer une partie de la nuit puis je saute dans la baignoire. J'ai additionné l'eau de quelques gouttes d'huile essentielle de sauge sclarée, tonifiant musculaire par excellence, censé favoriser un travail efficace. Il est 21 heures. Les contractions s'intensifient, mais pas de quoi fouetter un chat. Quand elles arrivent, je me mets à quatre pattes dans le sens de la longueur de la baignoire et je tire sur le bord de celle-ci : ça me fait du bien, ce mouvement de traction. Puis une nouvelle contraction arrive et avec elle, l'envie de pousser. Je décide de m'examiner à nouveau. Je m'installe dans le sens de la largeur, accroupie, les jambes très écartées. Mes doigts rencontreront une tête et sentiront le peu de col restant disparaître sous l'effet d'une nouvelle contraction. A ce moment-là, je SAIS que nous n'irons nulle part ce soir. Mon corps m'impose de conserver la position que j'ai prise, ça pousse, c'est incontrôlable. Je plaque mon dos contre la paroi de la baignoire, je plaque mes mains sur le bord opposé, ça me donne une force incroyable de pousser en opposition avec mon dos et mes mains. Je fais les choses à mon rythme, comme je les sens, je ne bloque pas ma respiration, bien au contraire, je pousse en soufflant et c'est d'une efficacité redoutable !

Jean arrive rapidement, loin de s'imaginer que la naissance est si proche. Tout en s'accroupissant en face de moi pour me caresser tendrement les épaules, il me demande ce qu'il peut faire pour moi. Je lui réponds dans un souffle rauque : « Rien, il arrive ! » Son regard plongeant sur mon entrejambe sera accompagné de l'exclamation : « Mais ! Mais c'est sa tête ! »

De l'intérieur, ce moment du passage aura été tout à fait spécial pour moi. Ce moment tant redouté et craint. Ce moment où je me suis cinq fois bloquée et où j'ai ressenti la brûlure du passage et la sensation d'écartèlement avec une violence terrible. Ce moment que j'ai détesté et passé en force à cinq reprises... J'ai senti la tête s'engager, j'ai senti un début de brûlure, tout mon être hurlait en silence « NOOOOON, pas ça ! ». Et la sensation tant détestée s'est volatilisée, littéralement ! La tête est passée en quelques secondes, les épaules ont suivi en autant de temps, puis le petit corps a glissé dans l'eau.

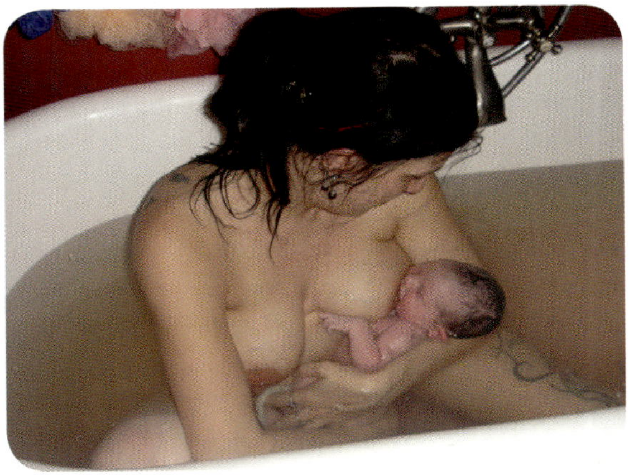

Photo : Angèle.

Je l'ai saisie rapidement et avec le maximum de douceur, de lenteur, je l'ai posée tout contre moi, le visage à l'air libre. Elle a pleuré de suite et s'est endormie dès qu'elle a perçu à nouveau le bruit rassurant de mes battements cardiaque. Et j'ai laissé exploser ma joie comme jamais auparavant, faute d'intimité... J'ai laissé libre cours à mes émotions, je l'ai caressée, reniflée, j'ai même léché sa petite tête, sans honte, sans pudeur, sans peur du regard de l'autre. Dans mon extase, j'ai vu Jean essuyer les larmes qui perlaient à ses paupières. Voilà! La boucle était bouclée : conçue dans l'eau, baignée neuf mois durant dans une multitudes d'eaux (plus ou moins troubles...), née dans l'eau sous l'œil humide de son papa : une belle entrée pour Loan! Des âmes? Il n'y en avait plus qu'une, là aussi...

Une naissance avec projet de naissance et doula

La naissance de Sacha, à la maternité des Bluets (Paris 11ème), par Yaël

« Grâce à Charlotte, je me sentais forte, j'étais une mère et non une patiente. »

« Quand j'ai contacté Charlotte, je voyais la doula comme un tampon entre nous – mon homme, le bébé et moi – et un corps médical englué dans des protocoles... Puis, j'ai rencontré une femme humaine, capable d'écouter les angoisses et les peurs que cette maternité éveillait chez moi, respectueuse de mon passé et de mes blessures.

Le 15 février au matin, je suis réveillée par de petites vagues douloureuses dans le bas des reins... Ca ressemble a des contractions. Je prends un bain et elles se calment, je me dis que ce n'est pas pour aujourd'hui. Pourtant, tout au long de la journée, elles reviennent irrégulièrement. A trois heures de l'après-midi, je perds le bouchon muqueux, mais les contractions sont encore trop espacées pour que je m'affole plus que ça. Je me dis juste que ça ne va probablement pas tarder. En fin d'après-midi, les contractions deviennent plus violentes. Je reprends un bain. Cette fois-ci, cela ne les arrête pas. En ressortant, elles sont moins douloureuses mais se sont rapprochées. Elles reviennent à peu près toutes les dix minutes. Elles se rapprochent de plus en plus au fil de la soirée et vers une heure du matin, nous arrivons à la maternité. Je suis vraiment pliée en deux. Charlotte me rassure, me rappelle qu'en fin de travail, il y a un moment de désespérance et me dit que c'est plutôt bon signe, que le bébé ne va sûrement plus tarder. Nous entrons en salle de naissance... Je peux à peine bouger. Quand la sage-femme me demande de m'allonger pour m'examiner, je lui dis que je n'y arrive pas. Elle me propose de me mettre à quatre pattes, cette position est beaucoup plus supportable. Je ressens aussitôt comme une décharge électrique et de l'eau coule entre mes cuisses...

La poche des eaux vient de se rompre et la

sage-femme me dit que le bébé est en train d'arriver... Le moment de la mise au monde reste très irréel... Les souvenirs me reviennent par bribes. Je pense avoir été dans une sorte de transe, il me semble que la douleur m'a transcendée et que j'ai transcendé la douleur. Dans ces instants, Charlotte m'a permis de ne pas perdre pied. C'est accrochée à son épaule et à celle de mon mari que j'ai mis au monde mon fils. Elle m'a aidée à ne pas avoir peur et à ne pas oublier qu'au-delà de la souffrance je vivais les plus belles et les plus intenses minutes de ma vie : la naissance de mon enfant. Pendant deux heures, elle m'a massé le dos pour atténuer les douleurs, elle m'a aidé à gérer les contractions : je m'accroupissait tout en m'accrochant à son cou ; elle m'a aussi aidé à me connecter avec mon bébé pour mieux accepter cette douleur, elle m'a rappelé de me reposer entre les contractions. « La contraction, c'est le temps du bébé, mais le temps entre les contractions appartient à la maman » me disait-elle. Elle me répétait : « C'est ton bébé... Il ne te fera pas de mal ton bébé... ». Elle m'a aidée à gérer mes cris pour qu'ils accompagnent le bébé. Surtout, elle m'encourageait à garder confiance en mon corps, en mon bébé et à notre faculté de vivre ce moment en me renvoyant une image positive de moi, en me disant que j'étais forte, en me soutenant tout le long de l'accouchement.

Elle m'a encouragée à toucher la tête de mon bébé avant sa sortie et je n'oublierai jamais le contact de mes doigts avec le sommet de ce petit crâne prêt à jaillir vers la lumière, comme reste gravée dans ma mémoire l'image de cette petite tête sortant de mon corps et se retournant pour faire passer ses petites épaules et son tout petit corps... Cette vision magique m'accompagnera dans tous les moments que je passerai avec mon fils. Grâce à Charlotte, je me sentais forte, j'étais une mère et non une patiente, j'avais accouché de mon fils et j'avais été soutenue et

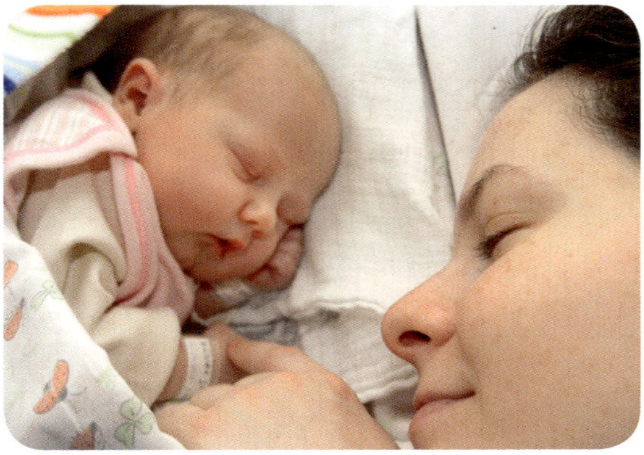

accompagnée dans ces instants, personne ne m'avait accouchée et cette force me permet de faire face aux moments difficiles de la maternité.

Mon bébé est né une demi-heure après notre arrivée à la maternité. Il a poussé aussitôt son premier cri et a fait glorieusement un petit pipi. Son papa était au bord des larmes en découvrant ainsi qu'il avait un fils. Je n'ai pas été séparée un seul instant de mon bébé. Il n'a pas été sondé, trituré ou baigné. Les sages-femmes ont attendu deux heures pour la pesée et je l'ai accompagné. Pendant ces deux premières heures, j'ai souhaité que Charlotte reste à nos côtés. Elle a accompagnée en douceur la première tétée. Je l'ai entendue chanter tandis que mon petit Sacha découvrait lentement le sein de sa maman, le léchouillant tout d'abord avant de téter goulûment avec toute la force de ses petites mâchoires.

Nous sommes sortis de la maternité le jour même pour découvrir notre fils en couple dans notre maison, avec juste un sage-femme venant nous voir les premiers jours. Depuis, telle une mère expérimentée, Charlotte est toujours à l'écoute dans les moments de doute... Mais ça, c'est déjà une autre histoire. »

Une naissance en plateau technique

La naissance de Louise, sur le plateau technique de la clinique Champs Fleuri de Decines (Rhône) par Catherine.

« J'ai pu me laisser aller librement, respectée dans l'expression de ce que je ressentais et dans mon intimité »

« Depuis le 19 au soir, mon utérus contractait gentiment, doucettement. Les contractions douloureuses et régulières ont commencé à se faire sentir le 20, vers 19 heures. Mon homme notait la fréquence des contractions sur une feuille de papier. Entre chaque contraction, il occupait son temps à faire un graphique au verso, histoire de bien illustrer ce qui se passait.

Il était entendu qu'à un écart de 5 minutes, j'irais prendre un bain, histoire de voir si ça ralentit, si ça passe ou si ça perdure. Alors, qu'elles étaient espacées de 8 minutes, je suis montée dans la salle de bain (trop mal). Une fois immergée, je constate que les trois contractions suivantes sont séparées de 6, 5 puis 4 minutes. Je sors et appelle Cyrille, le maïeuticien qui me suivait (je trouve que ça lui va mieux que sage-femme).

J'ai fait une bonne partie du travail à la maison puis, vers minuit trente, en accord avec Cyrille , nous nous sommes rendus à la maternité où il nous attendait (à 55 km de la maison). Et là, après un bref examen qui lui a permis de m'annoncer que j'étais déjà dilatée à 7, la pose d'une voie veineuse et l'enregistrement du cœur du bébé, j'ai pu adopter différentes positions pour gérer les contractions (debout, à genoux en prenant appui sur un gros ballon, assise sur le gros ballon en poussant le mur avec mes pieds). C'était géant. Un silence et une pénombre hyper agréables entre chaque contraction, des paroles encourageantes quand j'en ai eu besoin et nos vocalises à trois pour accompagner chacune des mes contractions.

Ensuite, comme aucune position n'était confortable, je me suis mise à quatre pattes et c'est dans cette posture que la petite est née. J'ai testé le « réflexe d'éjection du fœtus ». En fait, tu ne pousses jamais volontairement, c'est ton corps qui pousse tout seul. Il n'y a rien à faire, sinon laisser son périnée s'ouvrir sous l'effet de cette poussée. Deux poussées hyper intenses (en fin de contraction), qui ont placé la tête de la petite sous ma symphyse pubienne, deux autres (sur toute la contraction), ont suffit à la faire sortir. C'est d'ailleurs juste avant la naissance que le bouchon muqueux est sorti et que la poche des eaux s'est rompue. Ca a été magique, du pur bonheur! Un beau mélange de force et de douceur...

Je ne vous parle pas de la rencontre avec ma petite crevette... Très chargée en émotions, pour le papa comme pour moi. En fait, les mots me manquent... C'était trop fort, trop intense, trop beau...

Puis encore une chose : la puce a été accueillie toute en douceur. Cyrille a passé la petite entre mes cuisses pour que je puisse la saisir et la prendre tout contre moi, je me suis assise sur une bouée et suis restée comme ça pendant un temps indéfinissable. Elle a été essuyée avec des langes en coton, puis délicatement enveloppée dans un carré de soie recouvert d'une couverture en laine polaire. Puis direction la table d'accouchement, où nous avons encore profité de beaux moments d'intimité. Elle n'a pas été aspirée, a crachouillé contre moi avant de prendre le sein. On a attendu que le cordon ne batte plus avant de le couper. Ensuite, Cyrille l'a emmenée, avec le papa, pour la regarder de plus près et la peser. C'est moi qui ai pu l'habiller à son retour.

Magique, je vous dis, magique... Tout ça a été rendu possible par la préparation que j'ai suivie. J'ai pu identifier les différents stades du travail et me laisser aller librement, respectée dans l'expression de ce que je ressentais et dans mon intimité. »

Une naissance par césarienne

La naissance de Arvyn par césarienne, à la maternité de l'hôpital Saint-Vincent-de-Paul (Paris 14ème), par Ladane Azernour.

« Une sainte terreur de la césarienne. Un mot métallique aux consonances barbares qui n'a pas été fait pour moi. Pas besoin de passer par là. La naissance de mon enfant, je la vois d'ici. Ouatée, douce, une pluie fine bat le rythme de mes contractions, que je maîtrise de façon fantastique. Je respire entre chacune et telle la vague qu'a évoqué la sage femme lors des cours de préparation à l'accouchement, la contraction se retire pour me laisser jouir de ce moment intense. J'émets l'idée qui fait lever les yeux du futur papa au ciel, de ne pas utiliser de péridurale.
La réalité fut toute autre… rien à voir avec l'idyllique tableau du conte de fées que je m'étais imaginé sur fond de Prokofiev… À commencer par les aller/retour aux toilettes toutes les cinq minutes. C'est un signe physiologique que de se vider les intestins nous explique-t-on. Justement parlons-en, et rendre le contenu de son estomac, même quand contenu il n'y a plus, est-ce un signe physiologique ? Après un calcul rapide du rythme des contractions… Soit trois minutes entre chaque envie de m'allonger et d'attendre qu'un train me passe dessus, nous avons fini par prendre le chemin de la maternité. Toujours aussi optimiste, j'ai embarqué un bouquin de nouvelles pour patienter.
Moi qui ne voulais pas de péridurale, j'ai été servie. Le temps que l'anesthésiste, occupé avec une césarienne, vienne me la poser, j'avais déjà mordu mon mari, mon livre, les draps, la sage femme et tout ce qui passait à portée de ma mâchoire. Je garde un souvenir réellement désagréable de ces moments où je ne maîtrisais plus rien.
La suite fut beaucoup plus rapide. Mon bébé, délicat petit farceur, a décidé de s'enrouler le cordon ombilical autour de l'épaule et de faire arrêter les battements de son cœur, toutes les trois minutes. La décision de la césarienne ne s'est pas faite attendre. Je tremblais de tous mes membres tout en négociant avec mon lutin : « Je t'en supplie, sors de là en bonne santé, je suis prête à me faire amputer des deux jambes, mais toi il faut que tu ailles bien, promets le moi ».
L'accouchement a duré quelques minutes. L'obstétricien a sorti la huitième merveille du monde de mon ventre, je l'ai entendu hurler. Mon bébé, pas le chirurgien. Il hurlait encore quand ils l'ont posé sur moi. Enduit d'un vernix bien blanc. Après les basiques politesses d'usage agrafées, j'ai été emmenée en salle de réveil, où mon mari m'a rejoint les yeux humides, poussant un berceau transparent. Il a été mis immédiatement au sein (mon bébé pas mon mari), il n'avait pas encore une heure. L'allaitement qui a duré plus d'un an, s'est parfaitement bien passé malgré les découragements d'un bon nombre de détracteurs (y compris quelques éléments du corps médical) qui croient tout savoir.

Mon bébé est la plus belle chose qui me soit arrivée et je ne laisserais jamais ceux et celles qui croient savoir (les mêmes que cités ci-dessus), suggérer que j'ai raté mon accouchement. Les complications par la suite ne m'ont pas ôté le sentiment de victoire et de la plus belle des réussites que d'avoir mon bébé en bonne santé alors que la nature le prédestinait à un autre avenir. Il m'a faite mère, je l'ai porté dans mon ventre pendant neuf mois. Nous avons pratiqué le cododo, l'écharpe de portage, les câlins, l'amour, les bisous, les fous-rires, les grasses matinées, les premiers pas, les premiers mots, les anniversaires, les « zetème maman »… tout ce que nous n'aurions pas pu faire si je n'avais pas eu la chance d'avoir une césarienne.
La vie tout simplement.

Accueillir bébé en douceur...

Du côté de bébé...

« D'abord, il y a eu le tunnel et ces massages bizarres, ces pressions sur tout mon corps, à certains moments si oppressantes. Et puis mon monde opaque s'est brusquement déchiré et il y a eu la lumière. Un blanc, cru, solaire, qui a enflammé mes pupilles vierges. Et la brûlure simultanée de mes poumons, dont j'ai ressenti, dans un sursaut, le froissement sec lorsqu'ils se sont dépliés. En même temps que je prenais ma toute première inspiration de mammifère terrestre, j'ai éprouvé la morsure de l'air sur ma peau mouillée. J'ai senti tout mon corps glisser de son écrin protecteur, comme poussé par une force irrésistible, et se retrouver livré, tremblant et vulnérable, à une atmosphère glacée et inconnue.

Où est l'eau, cet environnement tiède et protecteur où je flottais encore, sans manque ni besoin, il y a quelques heures ? Je me sens si lourd, si pataud. Ma tête, surtout, me semble peser des tonnes : victime de cette pesanteur qui m'écrase, elle ballotte sur mes épaules. Où est cette paroi de chair qui épousait chacun de mes gestes ? Le monde est si grand, si vide alors que je ne suis plus contenu par rien ! Et ces bruits assourdissants tout autour de moi ! Pitié pour mes fragiles oreilles, qui ne connaissaient jusqu'alors que les échos sourds du tumulte du monde extérieur, ainsi que les doux sons, si apaisants, du corps de maman !

Mais déjà, je me sens saisi, emporté dans les airs et posé, à plat ventre, sur une molle couche de chair tiède dont je reconnais instantanément le contact et l'odeur. Ouf ! Je retrouve aussi ce cher « boum-boum » si rassurant. Je suis à nouveau en terrain connu, même si tout est différent. Alors que l'on couvre mon dos d'une matière moelleuse non identifiée mais qui supprime cette sensation de froid si désagréable, une voix s'élève au milieu du fracas ambiant. Je tourne la tête vers elle, pris de ravissement. Je la reconnais ! C'est celle qui peuple mes périodes de veille et de sommeil depuis neuf mois.

Bienvenue !

Maman vient de te mettre au monde
Elle t'a aidé comme elle a pu
Bienvenue à toi dans ce monde
Parmi nous sois le bienvenu

Blotti contre elle, tu sommeilles
Tu sens la chaleur de sa peau
Son cœur bat contre ton oreille
Tu es son rêve en plus beau

Du bout des doigts elle caresse
Le doux duvet de tes cheveux
Avec amour avec tendresse
Elle attend que tu ouvres les yeux

Maman vient de te mettre au monde
Pour partager nos lendemains
Bienvenue à toi dans ce monde
Bienvenue parmi les humains... (284)

284. Odile Rami, extrait du CD « Nouvelles chansons pour l'enfant à naître ». Autoproduit par le Collège de Psychophonie Marie-Louise Aucher®.

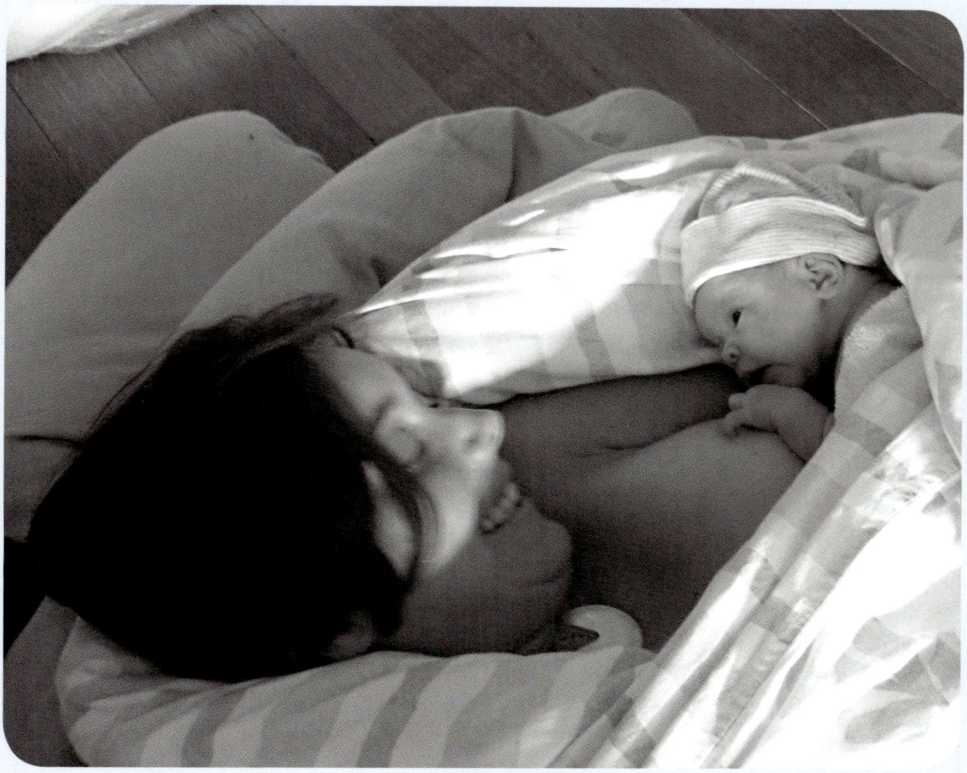

Photo : Sylvie Francotte

J'ouvre grand les yeux et découvre la chose la plus fascinante du monde : là d'où vient cette voix, portée par une bouche rose qui bouge, il y a aussi deux formes arrondies et mouvantes, plus sombres que la peau, sur lesquels mon regard s'arrête, irrésistiblement attiré. D'autres yeux. Un autre regard. C'était donc « ça », maman ! Cette voix, ces yeux, cette chaleur : là réside le centre du monde. Leur propriétaire est munie d'appendices à plusieurs doigts – comme les miens ! – dont elle caresse doucement tout mon corps. Je frémis de plaisir et de soulagement : ce toucher-là aussi, je le reconnais ! Je l'ai senti sur moi tant de fois au cours de ces derniers mois, au travers de ma cloison protectrice ! Là, c'est encore mieux...

Puis une autre voix, plus grave celle-là, s'élève, tandis qu'une autre paume, plus large, se pose sur moi. Un contact, là aussi, que je reconnais immédiatement : celui de l'Autre, le Tout-Proche, mais néanmoins étranger au grand Tout féminin dont j'étais hier le centre. Encore un repère qui me fait du bien.
De béatitude, je me mets à téter mes mains, encore toutes imprégnées de la bonne odeur du liquide amniotique. Mais, pour la toute première fois, cela ne me suffit pas. Je ressens, au creux du ventre, un manque étrange et inconnu : il m'en faut plus ! Mes narines frémissent : devant moi, je repère une source délicieusement odorante, à la fragrance identique à celle du liquide amniotique. Centimètre par centimètre, à tout petits coups de coudes et de talons, je me hisse jusqu'à cette mystérieuse oasis. Vers ce cercle de chair, nettement plus foncé que le reste de la peau, qui fait office de phare dans mon univers encore flou.

Avidement, je happe de ma bouche le promontoire de chair, qui semble avoir été dressé là juste pour moi. C'est un peu compliqué au début, car il est plus gros que mon pouce. Heureusement, maman me facilite la tâche en me calant confortablement dans le creux de son bras. Je me mets à aspirer le délicieux liquide sucré qui suinte de ma nouvelle « tétine ». Presque tous mes repères sont là, à nouveau. Envahi d'une torpeur bienheureuse, je laisse mes paupières retomber sur une énorme sieste bien méritée.
Je suis la Voix, je suis la Peau, je suis le Lait. Je suis bien, puisque Tout est là. Vu d'ici finalement, ce monde imparfait me va comme un gant... ».

Du côté de maman...

« Ils m'ont aidée à le poser sur mon ventre, il était là, tout mouillé, son visage si parfait, tout fripé, couvert de nos sangs mélangés. Je regarde le visage de mon enfant, je l'admire et je le touche, je le caresse, je le rassure, je l'aime, je le réchauffe, je lui parle, je lui souhaite la bienvenue, je l'embrasse, je le sens, je l'adoooooooooore !!!
Nous sommes restés en tête à tête tous les trois alors qu'il était encore relié à moi.
Je regardais ma petite merveille, notre petite merveille, je regardais mon amoureux, son papa.
Ils étaient tellement beaux, j'avais l'impression de ne plus faire qu'un avec eux. Les larmes coulaient, je riais, je pleurais, je savourais.
La vie est belle, je le savais !

Darius dirigeait son visage vers nous, il nous écoutait, il essayait d'ouvrir les yeux. C'était tellement beau et étrange à la fois.
J'étais soulagée, heureuse, extatique et en même temps je découvrais tous ces traits que je ne connaissais pas encore. Je voulais observer chaque détail de lui, le sentir, le toucher, le réchauffer : j'étais une maman-chatte, une maman-louve. Les autres sens prenaient le pas sur la vue. Les sens primitifs qui font qu'une mère reconnaît son petit.

Je tremblais toujours, j'avais froid, je sentais mon corps épuisé et pourtant moralement j'étais en forme, euphorique, saoule des efforts intenses que je venais de fournir, soulagée de voir mon tout petit en pleine forme, fière d'avoir été forte et courageuse, déjà consciente de l'énorme révolution que représentait cet accouchement.

Nous étions papa et maman, il était notre fils.
Je le regardais, essayant de réaliser que j'avais dans mes bras le bébé qui, quelques heures auparavant, était encore en train de gigoter dans mon ventre. J'essayais de lire dans ses yeux, de comprendre ses petits bruits, c'était tellement nouveau pour moi. Posé sur mon ventre, ma main sous ses petites fesses je le redécouvrais, comme s'il n'était pas vraiment sorti de sa bulle, je reconnaissais cette courbe, celle du petit cul qui venait pointer et remuer dans le haut de mon ventre.

Une infirmière est venue pour m'aider à mettre notre petit affamé au sein. Il a attrapé mon sein directement et sans problème a tété : un effet fantastique de plénitude et de symbiose. J'ai ressenti les contractions qui aidaient mon utérus a retrouvé sa taille initiale, mais ces contractions me semblaient douces car elles accompagnaient les tétées de Darius.

Couchés tous les deux dans le lit, Darius tétant le colostrum que je fabriquais en direct pour lui je me suis sentie tellement apaisée et sereine. Ma tête s'était vidée de toute pensée pour que je ressente mieux tout l'amour qui envahissait mon cœur, mon corps. J'ai ressenti cette sensation encore longtemps : à chaque fois que j'allaitais, je me sentais tomber dans une délicieuse torpeur.
Je sais que c'est hormonal, mais je préfère me dire que c'est tout simplement la magie d'être maman. »

Esther Spruyt, maman de Darius et de Faustine

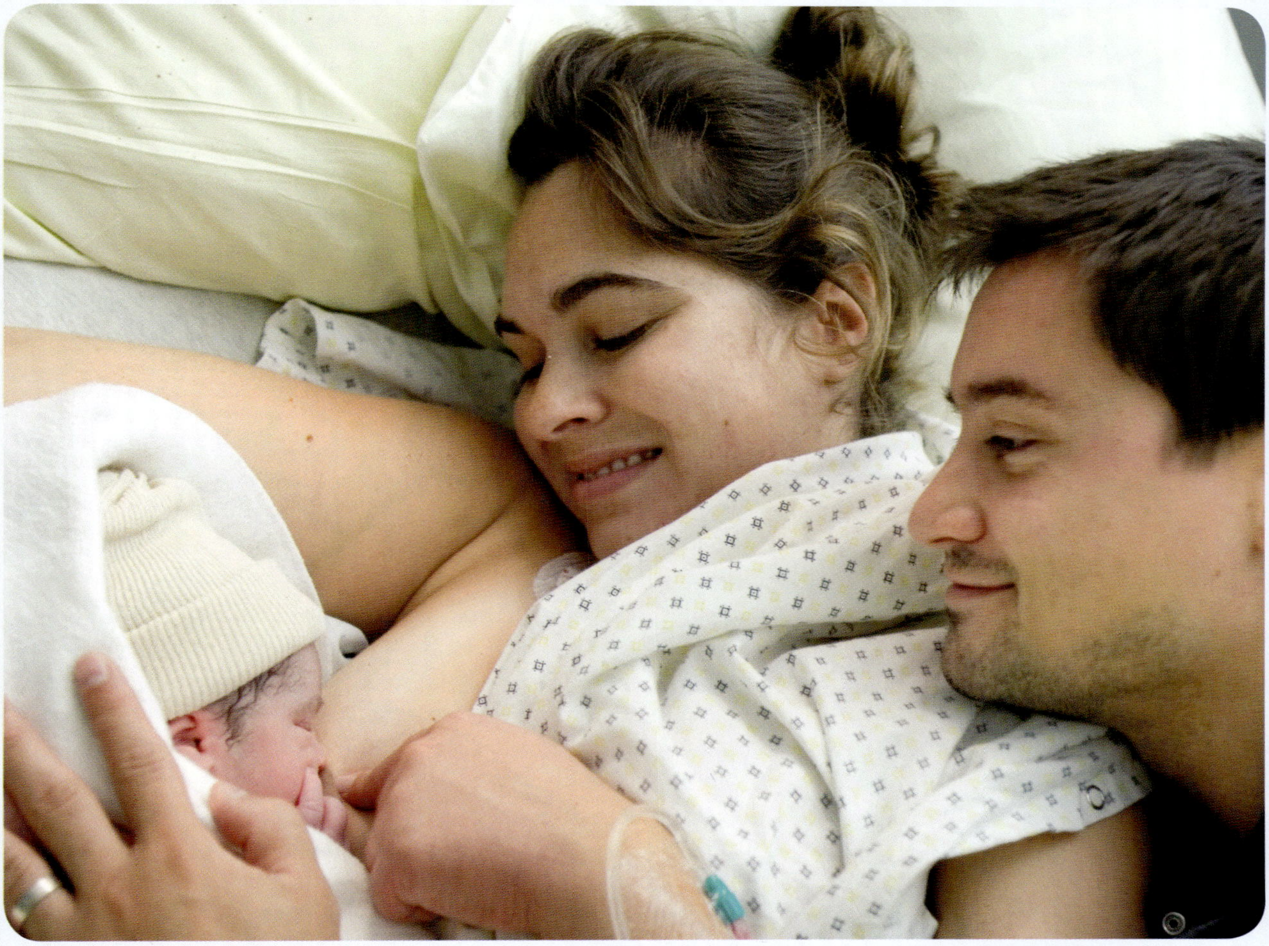

Photo : R. Goetter

« Entre la mère et l'enfant, le premier regard est le regard fondateur »

Entretien avec Marc Pilliot, pédiatre à la maternité Gustave Dron (Tourcoing, Nord) et président de la CoFAM (285).

Que ressent le nouveau-né à sa naissance?

Le petit d'homme est le seul mammifère à pleurer à sa naissance, ce qui laisse supposer qu'il subit une détresse psychologique. Celle d'être séparé d'un milieu aquatique, protecteur et nourricier, un monde parfait et constant où tout était organisé pour lui et où il vivait en symbiose avec sa mère.

S'ajoute à cette détresse un véritable inconfort physique. Mouillé, il arrive dans un air à 21 ou 22° C. Il y a les lumières crues, et puis le niveau sonore parfois très impressionnant d'une maternité (voix humaines, ronflement des machines...), que son oreille vierge prend de plein fouet, sans pouvoir y faire le « tri ». Il y a aussi l'absence soudaine de contenant, ce vide si angoissant qui l'entoure. Sans compter la pesanteur, toute nouvelle pour lui, avec cette impression de tomber en permanence, entraîné par sa tête, si lourde par rapport au reste de son corps.

Quels sont les bienfaits du peau à peau précoce avec la maman?

Posé immédiatement sur le ventre de sa mère (après avoir été essuyé, sous peine d'hypothermie rapide), le bébé retrouve les repères de sa vie d'avant : chaleur, odeur, sons (voix et battements du cœur de la mère), contenant avec les bras de sa mère et/ou de son père qui l'enveloppent... Les études montrent que ce peau à peau précoce favorise l'adaptation thermique du nouveau-né, améliore son bien-être, favorise son adaptation métabolique et microbienne (286) et facilite l'établissement du lien mère-enfant (287). C'est pourquoi ce contact précoce, parfaite transition entre la vie intra et extra-utérine, devrait être accordé à tous les bébés en bonne santé.

Pourquoi les deux heures qui suivent la naissance sont-elles fondamentales?

Au terme d'une naissance physiologique, le nouveau-né se trouve dans un état d'attention et d'éveil inouïs, dus à une phénoménale décharge de catécholamines, ou hormones du stress, dans son organisme. Cette période est propice à l'observation, à l'apprentissage et à la mémorisation. De son côté, la nouvelle maman est inondée d'ocytocine, cette « hormone de l'amour ». Elle se trouve dans ce que le pédiatre Winnicott a appelé la « préoccupation maternelle primaire » : sur le plan émotionnel, elle est entièrement et exclusivement disponible pour son enfant.

Y a-t-il un « scénario-type » de ces deux heures?

Oui, les comportements des deux parties sont assez stéréotypés, si on ne les contredit pas. Après une période de repos ou de veille calme de quelques minutes, le nouveau-né commence à avoir un regard extrêmement concentré et intense, avec un maximum vers 20 minutes de vie. Il s'intéresse surtout au visage — notamment les yeux — et au sein de sa mère. On sait que le nouveau-né a une attirance particulière pour les formes rondes et les contrastes, ce qui peut expliquer son intérêt pour l'aréole, qui s'apparente à un cercle foncé sur la peau maternelle. On sait aussi que c'est l'odeur du mamelon (semblable à celle du liquide amniotique) qui va le guider vers le sein. Il commence alors à bouger ses lèvres et sa langue, à téter ses doigts et ses poings et se met à ramper, en utilisant sa force musculaire et son réflexe de marche. Il devient de plus en plus actif dans sa recherche du sein, bouge la tête de droite à gauche et va finalement se placer sur l'aréole, bouche grande ouverte et langue vers le bas (réflexe de fouissement). Vers 50 à 60 minutes de vie, il peut ainsi prendre une large portion de sein et téter de façon efficace. Au-delà de cette période d'activité majeure qui dure environ 1 h 30, le bébé cesse de bouger et, à deux heures de vie, la plupart se sont endormis d'un sommeil de plomb.

La mère, elle, commence d'abord par effleurer les bras et les jambes du nourrisson, puis elle le touche plus franchement, le caresse, le respire, aussi. Intuitivement, elle place son visage en position de face à face pour qu'elle et son bébé se regardent dans les yeux. Enfin, elle se met à lui parler d'une voix haut placée, la « voix de mère », comme disent les chercheurs, remplie de sonorités particulièrement attirantes pour le bébé, qui aime les voix aigues.

Et le rôle du père dans tout cela?

Le père, quant à lui, a rapidement une attitude protectrice : il place son bras autour des épaules de sa femme, sa main sur le dos de son bébé... Ce qui reflète bien son rôle

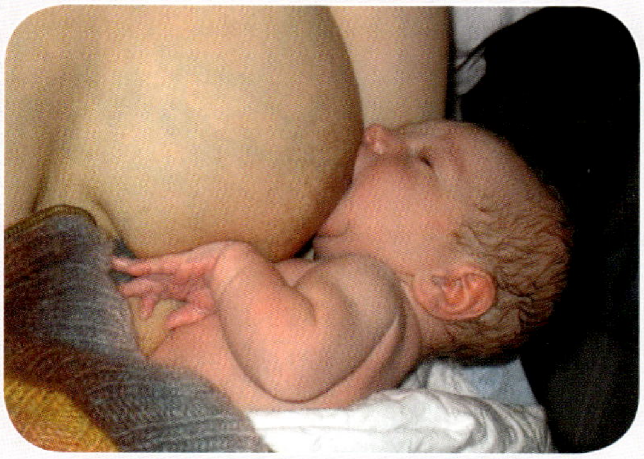

profond : rassembler la famille, pour la protéger, et aussi pour ouvrir ses enfants au monde. Or, dans notre culture fortement influencée par le freudisme, le père, c'est celui qui sépare : d'où ce rituel pour l'homme de couper le cordon. C'est un non-sens total, auquel il faudrait tourner le dos !

Comment expliquer ce regard, si intense, du nouveau-né, du « naissant », selon l'expression du docteur Claude-Emile Tourné ?

Avant même le sein, la première chose que va chercher le nouveau-né, c'est le regard. C'est le regard qui donne un sens à ce qu'il vit. Nous, les humains, sommes les seuls mammifères à utiliser le regard comme moyen de reconnaissance, comme langage d'amour et non pas comme simple signe d'agressivité. Ce regard du naissant est extrêmement perçant. C'est ce que j'ai appelé le « protoregard » (du grec *prôtos* : premier). Pour les mères qui souffrent de problèmes socio-psychologiques, ce regard a un côté très constructeur. Pour les autres, il est très impressionnant. En témoignent les réflexions de certaines mamans : « on a l'impression d'être en relation avec son âme », « on dirait qu'il contient toute la sagesse du monde ». Pour la maman, le premier regard de son bébé crée un « élan maternel » à tout jamais. Pour le nouveau-né, il l'humanise et le transforme en être de conscience et de pensée, en être de désir.

Les conditions « idéales » que vous décrivez se retrouvent-elles de la même façon en cas d'accouchement sous péridurale ou sous césarienne ?

Tout dépend du médicament administré et du dosage, mais il est vrai que tout accouchement médicalisé perturbe ce fragile équilibre. L'ocytocine artificielle en intraveineuse se substitue à celle naturellement sécrétée par la mère, à la différence près qu'elle n'atteint pas son cerveau et n'entraîne donc pas les effets observés sur l'attachement et la lactation. Quant à la péridurale, comme tous les analgésiques, elle a un impact plus ou moins fort sur le nouveau-né, qu'elle rend plus somnolent, moins actif, ce qui peut affecter négativement la mise au sein pendant plusieurs jours. Mais que les mamans – nombreuses, après tout ! – qui n'ont pas eu la chance de vivre pleinement ces premiers instants se rassurent. L'être humain possède une capacité extraordinaire à s'adapter, à réparer. C'est le phénomène de résilience, popularisé par Boris Cyrulnik.

Pourquoi la première mise au sein est-elle si cruciale ?

D'un point de vue hormonal, le fouissement du sein par le bébé provoque une décharge considérable de prolactine (l'hormone de la lactation) et d'ocytocine chez la maman, ce qui facilite le démarrage de la sécrétion/éjection de lait. D'un point de vue sensoriel, on l'a vu, au cours de sa première heure de vie, le bébé est dans une intense disposition d'action et de mémorisation. Si le lait coule, s'il a pu le prendre à son rythme, il enregistrera cette première tétée en tant qu'expérience positive, qu'il aura envie de reproduire par la suite. Il faut donc laisser les bébés se débrouiller seuls pour prendre le sein. C'est à eux de décider du moment où ils vont téter. Certains bébés ne prendront pas le sein, se contentant de tétouiller ou de lécher le mamelon : ils mettent plus de temps que d'autres à « démarrer », rien d'inquiétant à cela. Il ne faut pas « les mettre au sein » d'autorité, sous peine de les voir se détourner du sein par la suite, parfois durablement. Par contre, une aide est bienvenue quand ils montrent qu'ils sont prêts. Et lorsque les conditions de démarrage ne sont pas optimales (mère et enfant séparés à la naissance, bébé qui ne sait ou ne veut pas téter) cela n'empêchera pas forcément l'établissement de la lactation, toujours du fait de cette fantastique capacité d'adaptation qu'ont les humains. Mais ce sera généralement au prix d'un surcroît d'efforts et de motivation pour la mère et l'enfant, et d'un accompagnement plus appuyé de la part de l'équipe médicale.

285. Coordination française pour l'allaitement maternel.
286. Le fait d'être en contact avec sa mère permet au nouveau-né d'être d'abord colonisé par la flore bactérienne « familiale », généralement moins virulente que la flore bactérienne hospitalière et contre laquelle le lait maternel contient des anticorps adaptés.
287. Des études ont montré que si le bébé touche le mamelon dans la demi-heure qui suit la naissance, la mère laisse son bébé à la pouponnière beaucoup moins longtemps et elle passe beaucoup plus de temps à lui parler.

Les premiers soins au nouveau-né

Dans notre premier trimestre, nous vous décrivions les premiers soins au nouveau-né, dont nombre sont discutables, notamment dans les toutes premières heures de vie. Dans le cadre d'une naissance respectée, notamment hors milieu hospitalier, ces soins et tests sont faits également, mais pas forcément dans les premières minutes de vie et en respectant l'intimité de la mère et de son enfant. La pesée, notamment, est réalisée dans les deux heures et à l'aide d'un pèse-bébé de tissu, plus enveloppant et rassurant pour le tout-petit qu'un pèse-bébé traditionnel.

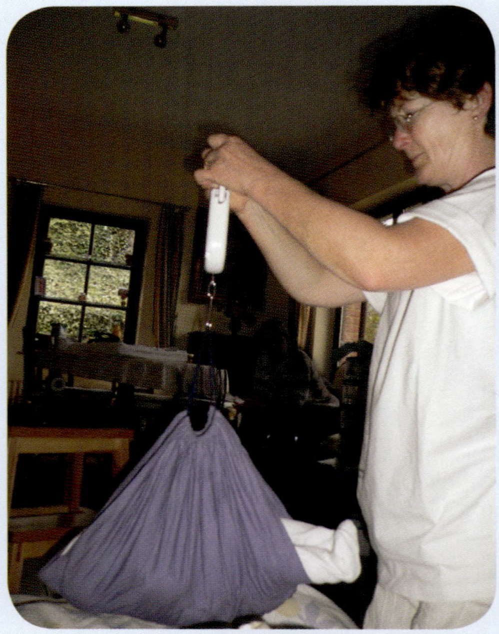

Lors d'un accouchement à domicile, la pesée du bébé se fait souvent à l'aide d'un pèse-bébé de tissu. . Photo : S. Francotte

Les compétences précoces de votre bébé

Quelques minutes ou quelques heures après sa naissance, le pédiatre ou la sage-femme fera effectuer à votre nouveau-né toute une série de tests, dont certains pourront vous paraître un peu impressionnants, voire quelque peu brutaux. Rassurez-vous, il ne s'agit que de s'assurer rapidement que votre bébé est bien pourvu de l'ensemble des réflexes issus de notre lointain passé de mammifères (réflexes dits « archaïques »). Ils témoignent de la vivacité, du tonus, de la maturation neurologique et aussi de la bonne santé du nourrisson. A noter que sauf raison médicale contraire, ils peuvent tous être réalisés en votre présence, voire votre enfant posé sur vous.

• *Le réflexe de reptation.* Mis sur le ventre, il cherche à ramper, pour atteindre votre sein.

• *Le réflexe de fouissement.* Lors de la première mise au sein, lorsque le bébé effleure le mamelon de sa bouche ou si le praticien effleure le pourtour de ses lèvres avec son doigt, celui-ci tourne la tête et place sa bouche de façon à atteindre l'objet de la stimulation, pour pouvoir téter.

• *Le réflexe de succion.* Lorsqu'on lui introduit quelque chose dans la bouche, le bébé tend spontanément la langue et se met à téter vigoureusement. Le mouvement de déglutition est automatiquement synchronisé avec la succion.

• *Le réflexe palpébral*. Vise à protéger l'œil par une fermeture spontanée de la paupière en cas d'agression, par la lumière ou par un objet.

• *Le réflexe d'agrippement ou grasping.* Dès qu'on met un pouce dans sa main ou que l'on effleure la plante de ses pieds du doigt, le bébé referme ses doigts ou ses orteils dessus et serre très fort, comme s'il voulait s'y agripper. Si fort qu'on peut le soulever avec les deux mains !

• *Le réflexe de marche.* Si on le tient debout, légèrement penché en avant, le nouveau-né redresse son dos et sa nuque, pousse sur ses jambes et ébauche spontanément des pas, comme s'il marchait. Si l'on place un objet dur contre sa jambe, il soulève son pied comme pour enjamber l'obstacle.

• *Le réflexe de Moro (ou réflexe du parachutiste).* Ce sursaut du bébé, qui va de pair avec une brusque ouverture de ses bras en croix, se produit en réaction à un bruit ou à un changement de position, lorsqu'il sent sa tête tomber en arrière. Un réflexe qui fait ouvrir les mains à l'enfant comme pour se cramponner, puis ramener ses bras contre sa poitrine dans un geste d'autoprotection, généralement accompagné de pleurs.

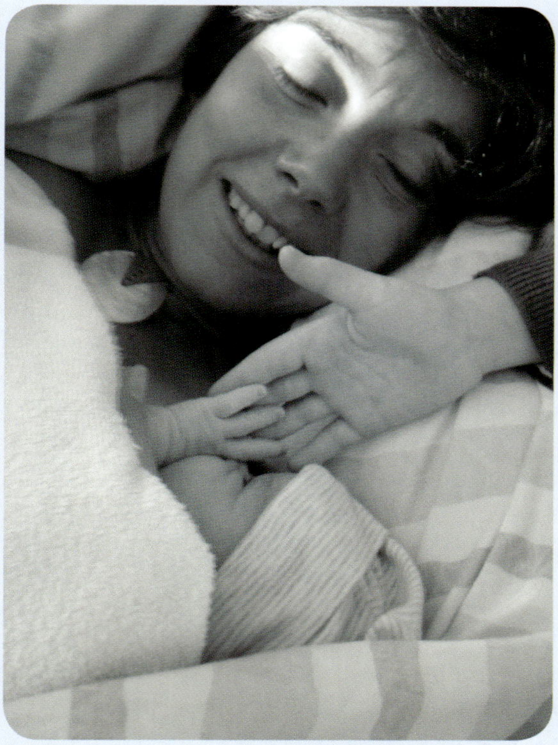

Photo : S. Francotte.

• *Le mantien de la tête.* Assis légèrement incliné vers l'arrière, le bébé réussit à maintenir sa tête.

• *Le réflexe tonique du cou.* Le bébé est couché sur le dos, la tête tournée vers un côté. L'un de ses bras est tendu de ce même côté, l'autre est fléchi. Si l'on inverse la position de sa tête, il modifie la position de ses bras.

• *Le réflexe d'allongement croisé.* Lorsque le praticien chatouille la plante d'un des pieds du bébé en tenant la jambe tendue, l'autre jambe se plie pour amener l'autre pied à pousser la main gêneuse.

• *Le retour en flexion.* Allongé à plat ventre, les bras le long du corps, le bébé tourne la tête de côté pour dégager son nez, puis il fléchit celui de ses bras placé du même côté que son visage et porte sa main à sa bouche.

Mais ce n'est pas tout : d'autres tests, plus poussés, ont montré que les nouveaux-nés avaient encore bien d'autres cordes à leur arc.

• Bien que sa vision soit encore assez mauvaise (il voit flou au-delà de 30 ou 40 cm), dès ses premières minutes de vie, bébé manifeste une préférence pour le visage humain (288) et distingue clairement celui de sa mère, pour qui il manifeste une nette préférence (289).

• Le bébé reconnaît et préfère la voix de sa mère. Plus encore : il est capable d'apprendre comment entendre plus souvent cette voix (290).

• Il est capable de reconnaître l'odeur humaine et celle-ci le calme, mais celle de sa maman lui plaît tout particulièrement(291).

• Il peut faire la différence entre les principales saveurs, et manifeste une nette préférence pour le goût sucré (ainsi qu'un rejet pour l'amer et l'acide, mais pas de réaction face au goût salé) (292).

• Des bébés de 32 heures sont déjà capables d'imiter des comportements humains (tirer la langue, ouvrir ou resserrer les lèvres) (293).

• Les nouveau-nés savent aussi distinguer leurs propres pleurs de ceux d'un autre enfant, et ces pleurs les dérangent davantage que les leurs (294).

• Si l'on présente à un nourrisson âgé de quelques jours des énoncés dans une langue étrangère et des phrases de sa langue maternelle, il distingue bien ces dernières et manifeste une nette préférence pour elles (295).

Qui oserait affirmer, aujourd'hui, que le « naissant » n'est qu'un simple tube digestif, avec comme seules fonctions la nourriture, l'excrétion et le sommeil ?

288. Goren, Sarty et Wu, 1975
289. Walton, 1992
290. De Casper et Fifter, 1980
291. Sullivan et Toubas, 1998
292. Rosenstein et Oster, 1988
293. Meltzoff et Moore,1977
294. Dondi et al., 1999
295. Différentes études l'ont prouvé depuis la fin des années 80, dans différentes langues. Voir Franck Ramus. « L'étude comparative de la perception de la parole : nouveaux développements ». *Rééducation Orthophonique*, 229, 181-198, 2007. http://www.lscp.net/persons/ramus/docs/ramusprimato06.pdf

À lire...

Guénolée de Blignières-Strouk, Roland Leclerc
Regarde-moi, Robert Jauze, 2006

Pour des suites de couches « zen » : préservez votre cocon !

Les jours qui suivent la naissance : soyez égoïste !

Vous venez d'accoucher et face à ce petit être qui bouleverse toutes vos certitudes, qui provoque en vous des émotions que vous ne soupçonniez pas, vous pourriez avoir tendance à vous oublier totalement, mettant de côté tout ce qui n'est pas votre tout-petit. D'autant plus facilement qu'un nouveau-né, c'est incroyablement prenant. Et que votre entourage, sans penser à mal, n'aura probablement d'yeux que pour lui, à l'instar de ce qui se pratique dans nos sociétés occidentales.
Jusqu'à la naissance en effet, la future maman est dorlotée, chouchoutée. Mais sitôt que son bébé est né, on a tendance à considérer que le « boulot » est fait et que le seul relais à prendre pour elle est celui de l'apprentissage de la maternité. C'est oublier le chamboulement physiologique et hormonal qui est celui de cette période, celle des suites de couches, d'une durée allant de six à huit semaines. Autrefois, on parlait de « relevailles » qui étaient assorties d'un temps de ménagement de la femme, voire de véritable réclusion post-natale. Une sorte de « dixième mois de grossesse », qui prenait fin lors d'une cérémonie officielle, au quarantième jour après la naissance. Ce temps de quarante jours, au cours desquels la mère est prise en charge, choyée et secondée de près par la communauté matriarcale, se retrouve encore dans la plupart des sociétés traditionnelles.

Mais dans nos cultures modernes, individualistes, la jeune maman est censé reprendre, sur tous les fronts, sitôt sortie de maternité : elle doit se consacrer à son enfant, retrouver rapidement forme et minceur, reprendre sa fonction de maîtresse dans le lit conjugal. Et, cerise sur le gâteau, repartir travailler deux mois et demi après la coupure du cordon ombilical...

Stop ! Ce rythme effréné, ce déni de ce qui vient de s'effectuer au plus profond de la mère toute neuve, ne sont tout simplement pas humains ! Dès la période des suites de couches immédiates et les semaines qui suivent, ne songez qu'à la mise en place du lien avec votre bébé et aux soins de votre corps. Pour la jeune accouchée, la « paresse » est plus qu'un droit, c'est un devoir !

Prenez soin de votre corps, il en a grand besoin !

En six à huit semaines, votre corps, déjà « bouleversé » par neuf mois de grossesse, va subir une transformation inverse tout aussi spectaculaire. Votre utérus, qui pesait environ 1 200 grammes pour une taille de 18 à 20 cm juste après l'accouchement, va retrouver son poids normal (50 à 80 grammes pour 6 à 8 cm de hauteur) et sa situation dans votre bassin. Parallèlement, le vagin et la vulve retrouvent leurs dimensions habituelles (avec la fermeture progressive du col), tandis que les ovaires et les trompes reprennent leur place. Cette involution est absolument physiologique et ne nécessite aucune intervention de votre part. Pour l'accompagner au mieux, différents soins sont nécessaires, parfois dès les premières minutes suivant votre accouchement.

Votre enfant vient de naître : ce qu'il se passe dans votre corps...

Les lochies

Ces saignements, qui surviennent après l'accouchement sont constitués des débris de la muqueuse superficielle de l'utérus, « la caduque » et du sang qui s'écoule de l'espace laissé par le placenta en se décollant. Ce flux est plus abondant et durable que celui des menstruations. La première semaine, les saignements seront couleur rouge vif, accompagnés parfois de petits caillots. Des « garnitures » taille XXL (fournies par la maternité ou apportées par vos soins) seront nécessaires : à porter deux par deux au début. Vous pouvez leur préférer des protections bios, à condition de les choisir très longues et épaisses (et de les porter, elles aussi, par deux).

Idée futée !

Un truc pour éviter le contact direct avec les substances chimiques contenues dans les garnitures fournies par la maternité : leur superposer des inserts – en matières naturelles, biodégradables, ou en laine polaire – pour couches lavables de bébé.

Les saignements vont peu à peu diminuer et s'éclaircir, pour prendre fin entre trois semaines et deux mois. Plus la femme pourra se reposer, plus les saignements s'estomperont rapidement. A noter qu'il n'est pas rare d'observer un écoulement plus important vers le 12ème jour après l'accouchement : c'est le petit retour de couches.

Côté soins, après chaque pause pipi, rincez-vous en versant sur votre pubis et sur votre périnée un mélange d'eau et de teinture-mère de calendula (disponible en pharmacie) que vous aurez apporté dans une bouteille. Essuyez-vous ensuite avec un gant de toilette propre et sec (en prévoir plusieurs).
Si vous accouchez chez vous et avez la chance de profiter, après la naissance, de toute l'intimité de votre maison, l'idéal est dormir nue (sans culotte ni serviette de protection : cela facilite l'assèchement de vos muqueuses et évite toute « macération »). Pensez à recouvrir votre lit d'une alèze jetable.

Les tranchées

Dans les minutes ou les heures qui suivent la naissance, des contractions – les tranchées – réapparaissent (296) et demeurent présentes durant trois à cinq jours. Elles permettent à l'utérus de se rétracter, de reprendre sa taille initiale et sa place dans le bassin de la femme et de limiter les saignements (en comprimant les vaisseaux sanguins ouverts lors de l'accouchement) et par conséquent le risque d'hémorragie. Rassurez-vous, elles ne sont pas omniprésentes et surviennent surtout lors des tétées. En tétant, votre bébé engendre une sécrétion d'ocytocine, l'hormone qui permet l'éjection de lait et qui favorise les contractions utérines.

• Les tranchées sont-elles douloureuses ? Oui et non. Le ressenti est très variable d'une femme à l'autre. Chez certaines, elles passent quasi-inaperçues, chez d'autres elles sont très gênantes, voire douloureuses. Ce que l'on peut dire c'est que la douleur des tranchées est comparable à celle des coliques ou des règles et semblables aux contractions de début de travail. Mais ces douleurs s'accentuent, semble-t-il au fil des grossesses... Là encore, ce n'est pas une règle absolue mais plutôt une tendance assez généralisée.

• Quels remèdes pour calmer la douleur ?
- _la prise de paracétamol_ (n'hésitez pas : sa consommation est compatible avec l'allaitement) ;
- _l'homéopathie_ : *Arnica* en granules ou en teinture mère, *Colocynthis* et *Magnésia phosphoricum*.

L'épisiotomie et ses soins

• Pour cicatriser au plus vite...
Pour bien évoluer, la cicatrice de votre épisiotomie doit rester aussi propre et sèche que possible. Pour ce faire, oubliez cette recommandation de la sécher avec un sèche-cheveux. Cette pratique dessèche le périnée, dilate les vaisseaux sanguins et est un véritable nid à poussières sur la plaie. Si vous avez accouché à la maternité ou en MdN, une infirmière fera votre toilette intime deux fois par jour (ce qui lui permettra de vérifier la cicatrisation). De votre côté, lors de chaque passage aux toilettes, adoptez les soins préconisés plus haut pour nettoyer les saignements. Séchez soigneusement au gant (ou à la gaze stérile), et ce jusqu'à complète cicatrisation (c'est normalement l'affaire de 4 à 6 jours, au terme desquels fils et agrafes vous seront alors enlevés, à moins qu'ils ne soient auto-résorbables). « *A ce stade, je conseille d'appliquer de l'argile blanche à l'endroit de l'épisiotomie deux à trois fois par jour, pour parfaire la cicatrisation* », précise Virginie Lecaille, sage-femme libérale. Le lait maternel appliqué sur l'épisiotomie est aussi très efficace. Vous pourrez contrôler l'état de cette cicatrisation à l'aide d'une petit miroir.

• Quels remèdes contre la douleur ?
- Passer de l'eau tiède ou chaude sur la cicatrice à l'aide du pommeau de la douche. Ou si c'est le froid qui vous fait du bien, asperger la plaie à l'aide d'un brumisateur

296. Les tranchées peuvent apparaître avant même le décollement du placenta et participer à son expulsion.

d'eau minérale conservé au réfrigérateur (demandez ce petit service au personnel de la maternité).
-*En cas de tiraillements ou de douleurs persistantes* (plus de deux semaines), il se peut que vous soyez victime d'une infection, d'un point de suture mal résorbé, d'un hématome ou encore d'un nerf bloqué par un point de suture. Sachez que le cas échéant, il est possible de reprendre chirurgicalement la cicatrice, dans les mois suivant l'accouchement.

• En cas de déchirure de périnée : soin à l'argile blanche. Plutôt que de suturer la plaie (la suture n'étant pas toujours adaptée par la suite à la physiologie de la femme), Virginie Lecaille, sage-femme libérale, recommande un soin naturel à l'argile. *« Après avoir effectué un soin au calendula en teinture mère (trois ou quatre pressions additionnées d'eau), la femme peut appliquer de l'argile blanche à même la plaie. L'argile forme une sorte de cataplasme naturel. Ce soin est à renouveler deux à trois fois par jour. »*

Oubliez la bouée !

Il convient de tordre le cou à une fausse bonne idée : celle selon laquelle, pour soulager le postérieur endolori de la jeune accouchée, rien ne vaut une bouée du commerce, sur laquelle celle-ci s'assoira tant qu'elle ressentira de la gène suite à son épisiotomie. «Il est préférable que la femme évite de s'asseoir sur une bouée car dans cette position une pression importante s'exerce sur son périnée et augmente le risque de formation d'un œdème local, prévient Virginie Lecaille. Je conseille plutôt aux femmes de s'allonger sur le côté ou de s'asseoir, une jambe repliée sous leurs fesses. »

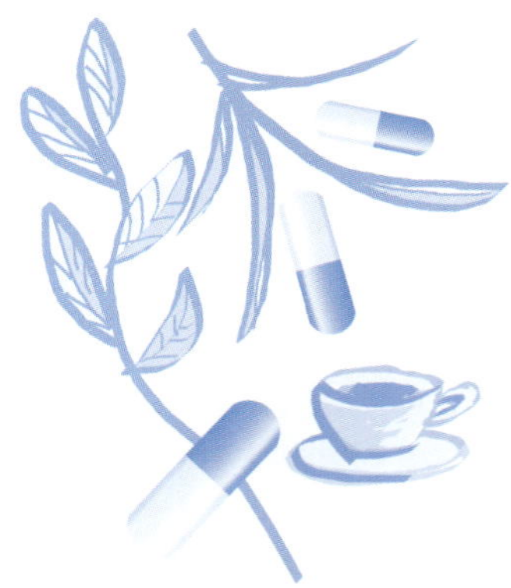

La constipation et les hémorroïdes

La constipation est souvent fréquente après l'accouchement, en raison de l'action de la progestérone sur les fibres lisses des muscles intestinaux. Si vous avez eu un accouchement difficile ou une épisiotomie, vous avez peut-être, en plus, une appréhension à aller à la selle, avec l'impression que tout peut « lâcher »... Rassurez-vous, aucun danger de ce côté-là ! Afin de ne pas laisser des selles s'entasser dans le rectum (ce qui entraînerait une charge supplémentaire sur le périnée), il est conseillé d'aller à la selle dès le lendemain de l'accouchement, de se pencher en avant sur les toilettes, pieds posés sur un réhausseur et de ne pas pousser (mais de soutenir manuellement, si besoin, le périnée, tout en expirant en rentrant le ventre) (297).

• Pour favoriser le transit...
- consommer des légumes verts et des pruneaux, et boire un jus d'orange pressé le matin.
- prendre un léger laxatif ou des suppositoires à la glycérine.
- penser aux plantes : les plantes dépuratives, comme les feuilles d'artichaut, la fumeterre ou la racine de bardane, à l'action laxative douce ; les plantes laxatives, comme l'ispaghul, les graines de lin ou les pectines de pomme, à prendre généralement en gélules, accompagnées d'une grande quantité d'eau. En cas de constipation tenace, tentez séné, bourdaine ou cascara. Consultez votre phytothérapeute.

• En cas d'hémorroïdes (qui peuvent durer entre 24 heures et 10 jours après la naissance), préférez les laxatifs huileux naturels (en particulier l'huile d'olive, prise le matin à jeun avec un jus de citron par exemple). Pour les soigner, vous pourrez appliquer des anti-inflammatoires sous forme de crème qui s'appliquent autour de l'anus ou à l'intérieur, que l'on vous fournira.

Elimination de l'eau, suées et troubles urinaires

Le corps d'une femme enceinte contient beaucoup plus d'eau qu'en temps normal. Au lendemain de l'accouchement, le corps dégonfle un peu. C'est vers le deuxième ou le troisième jour que les jeunes mamans ressentent un besoin accru d'uriner et transpirent excessivement. Prévoyez de grandes serviettes-éponges, et plusieurs chemises de nuit, et continuez de boire à votre soif.

Vous pouvez aussi constater de légers troubles urinaires : difficultés à la miction ou légère propension à l'incontinence lorsque vous riez ou toussez. Profitez-en pour faire le plein de tisanes diurétiques, peu sucrées et chaudes de préférence. Le drainage est en effet particulièrement important après un accouchement, pour liquider les toxines qui se sont accumulées dans l'organisme : essayez les tisanes de feuilles d'orthosiphon, de queues de cerise, de rhizome de chiendent ou de fruit de sureau noir (298).

La première montée de lait et les inconvénients physiques qui l'accompagnent

Un matin (souvent le troisième jour après votre accouchement), vous allez peut-être vous réveiller avec des seins d'un volume plus ou moins impressionnant, durs et chauds et parfois très sensibles, car soudainement gorgés de lait (alors que jusque là, ils ne contenaient que du colostrum. Un phénomène qui s'accompagne fréquemment d'une légère poussée de fièvre (37,5°C à 39°C). S'y ajoute un pic de fatigue, physique d'abord : le contrecoup de l'accouchement et des nuits hachées se fait sentir. Un épuisement psychologique, ensuite, dû à la retombée des hormones de la grossesse et aux multiples questionnements occasionnés par votre nouveau rôle de maman (voir notre partie « baby blues »).

Pour éviter l'engorgement : voir notre dossier « allaitement »...

En cas de fièvre : prenez du paracétamol, jusqu'à plusieurs fois par jour. La température ne devrait guère durer plus de 24 heures.

Mangez, du chaud et du revigorant : vous en avez besoin !

Votre ventre vous paraît encore peut-être gonflé et imposant, c'est normal ! Malgré les kilos perdus lors de l'accouchement, votre corps contient encore beaucoup d'eau et aussi un peu de graisse accumulée lors de ces neuf mois. Pour ce qui est de l'eau, vous allez continuer à l'évacuer, et ce de manière rapide. Pour ce qui est du gras, non seulement vous allez en perdre aussi, mais vous avez besoin de ces réserves supplémentaires pour y puiser de quoi nourrir votre enfant. Si vous l'allaitez, vous l'aurez constaté : vous mourez littéralement de faim, et vos désirs vous portent naturellement vers des plats chauds et caloriques. Un seul conseil : laissez-vous aller ! Vous avez besoin de ces calories pour vous reconstituer. Alors, surtout pas de « régime » en ce moment, mangez ! Et si l'ordinaire du plateau de la maternité vous déprime, demandez à votre compagnon ou à votre doula de vous ravitailler en nourritures plus appétissantes.

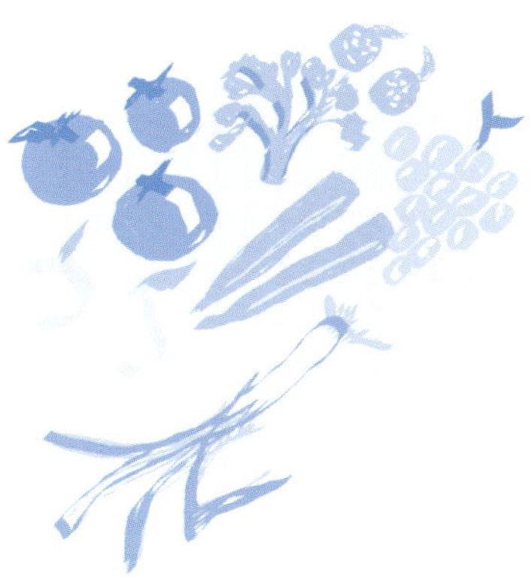

297. Voir aussi : B. de Gasquet et coll. *Manger, éliminer. Non à la constipation de 0 à 97 ans*. Robert Jauze, 2004.
298. Source : B. de Gasquet. *Bébé est là, vive maman ! Les suites de couches*. Robert Jauze, 2005, pages 120 à 122.

Dès à présent, vous pouvez travailler, en douceur, à la remise en place de votre corps !

Nous allons vous parler de soins moins connus dans nos sociétés occidentales, mais pratiqués depuis toujours dans de nombreuses cultures traditionnelles par les sages-femmes et les matrones. Une pratique qui va à l'encontre d'une idée reçue chez nous, selon laquelle on ne peut commencer à agir sur le bassin et le périnée qu'au bout des 6 à 8 semaines. Certains de ces gestes ancestraux sont aujourd'hui remis au goût du jour chez nous, et ce parfois dès la table d'accouchement. Idéal pour récupérer plus rapidement et plus complètement.

L'accouchement, une « entorse physiologique »

Selon le docteur Bernadette de Gasquet, la mise au monde constitue, pour l'organisme féminin, une véritable « entorse physiologique ». *« Lorsque le bébé est engagé, son occiput va pousser le sacrum pour ouvrir la partie inférieure du bassin et écarter les épines sciatiques »*, explique t-elle (299). (voir aussi « le passage du bassin », p. ???) *(...) Mais il n'y a rien qui pousse dans l'autre sens pour « refermer » après le passage du bébé, et remettre le bassin dans l'état de base. Normalement, les choses vont se faire toutes seules, mais plus ou moins bien,* poursuit-elle. *Chez certaines femmes, le sacrum va rester en « nutation » (dans la position de sortie du bébé) »*. D'où des douleurs dorsales (notamment au bas du dos) et d'éventuels soucis à prévoir lors de l'accouchement suivant. Sans compter une fragilité du périnée, source de désagréments fonctionnels à venir (incontinence, problèmes sexuels...), voire, dans les cas les plus graves, d'une descente d'organes (prolapsus). D'où la nécessité d'envisager, et ce au plus tôt après la naissance, des solutions d'ordre mécanique, afin de remettre en douceur le corps en place.

L'exemple des sociétés traditionnelles pour rééquilibrer le bassin et renforcer le périnée

Dans les sociétés traditionnelles, contrairement à ce qui se passe chez nous, la période des suites de couches est un moment où la jeune mère est entourée, valorisée et même « maternée ». Cette période d'une quarantaine de jours, est d'ailleurs codifiée et ritualisée. Elle débute souvent par des manipulations manuelles sur la jeune accouchée, visant à remettre en place ses organes internes, mis à mal par le passage du bébé.
Au Maghreb, les matrones effectuent une série de mouvements très précis, immédiatement après la délivrance. Elles commencent par prendre la femme sur leur dos, en suspension. *« La suspension permet un étirement qui fait glisser les articulations en les décomprimant, qui détend aussi les muscles du dos et ceux qui relient la colonne et le bassin. Il remonte les organes, qui ne pèsent pas sur le périnée* (300). » En Afghanistan, juste après l'accouchement, on serre la tête de la femme avec un bandage qu'elle gardera une dizaine de jours. Un autre est placé autour du bassin et reste en place pendant six semaines (301). Un bandage qui a aussi l'avantage de refermer le périnée et de rapprocher les parois vaginales, ce qui aide à la récupération de la continence et des fonctions sexuelles. De plus, plusieurs fois pendant cette période, on lui fera le « kash band », similaire au rituel du rebozo (voir ci-contre). Les Japonaises, elles, ne mettent pas pied à terre pendant plusieurs heures après leur accouchement, tant que leur bassin n'a pas repris sa symétrie d'avant la naissance.

L'adaptation de ces recettes aux suites de couches modernes, avec Bernadette de Gasquet

Il n'est pas forcément évident, ni indispensable, de reproduire à l'identique ces solutions mécaniques. Certaines méthodes, préconisées par Bernadette de Gasquet dans son livre *Bébé est là, vive maman !*, sont pourtant autant d'adaptations de bon sens de ces gestes traditionnels. Toutes ont pour point commun de lutter contre la pesanteur, qui va tirer ses organes vers le bas, au détriment du périnée, et ouvrir encore davantage le bassin.

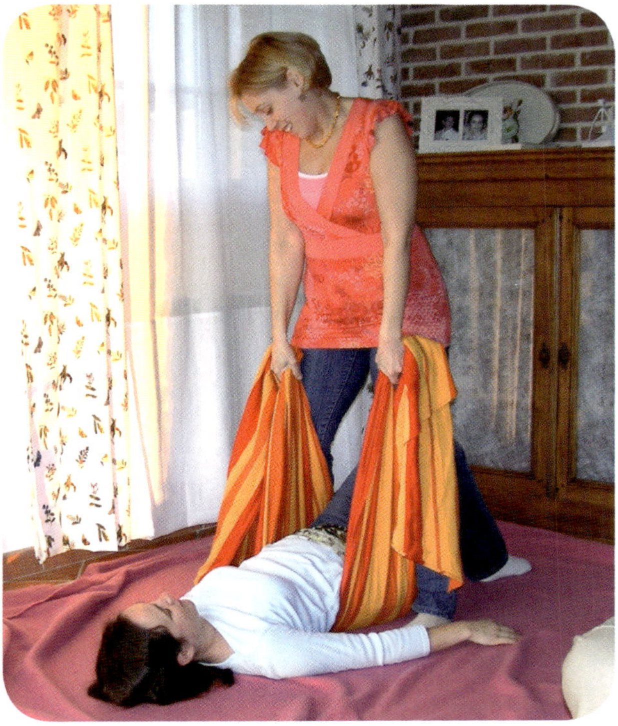

Le rebozo est une écharpe mexicaine utilisée pour resserrer le bassin de la femme en douceur. Photo : Doulas de France

• Refermer le bassin. Différentes cultures, on l'a vu, se servent d'une écharpe ou d'un paréo pour resserrer le bassin de la jeune accouchée. Bernadette de Gasquet préconise de commencer dès la délivrance, la femme étant allongée bien droite, sur le dos, et de faire passer le tissu dans la ligne de flexion entre la cuisse et le bassin, afin que le serrage prenne l'articulation entre le coccyx et le fémur, mais sans déborder vers le haut du bassin. Deux personnes (éventuellement le papa et la doula ou la sage-femme), se placent de chaque côté de la femme, croisent le tissu au-dessus de la symphyse pubienne et tirent très vigoureusement. *« Cela détend immédiatement le bas du dos et permet au sacrum de basculer et de se repositionner en contre-nutation, ce qui est l'état normal entre deux accouchements »*, note Bernadette de Gasquet. Ce bandage permet à la femme de mieux ressentir son périnée et son vagin, dont les parois sont rétrécies. Le bassin ainsi fermé, la contraction périnéale, garante du bon soutien des organes et des sensations lors des rapports sexuels, se fait plus profonde.

Le rituel du rebozo : pour dorloter la mère et resserrer son bassin

Le rebozo est un tissage mexicain en coton utilisé pour porter les bébés et pour accomoder et soutenir la femme enceinte, pendant la grossesse, l'accouchement et par la suite dans la vie quotidienne avec bébé. C'est aussi un soin complet à la jeune maman – aujourd'hui pratiqué par des doulas et des sages-femmes libérales – qui permet de refermer son bassin et le reste de son corps, symboliquement et physiquement.

Un soin rebozo se déroule en trois phases, sur 2 heures environ, quarante jours environ après la naissance de bébé (après la fin des saignements) ou plus tard.

• Un modelage à quatre mains à l'aide d'huiles essentielles.

• Un Temascal ou bain de vapeur traditionnel mexicain (qui referme très bien le périnée), à base de plantes astringentes, infusée et versées sur la maman.

• Un enveloppement au rebozo: il s'agit d'envelopper et resserrer sept points du corps de la tête aux pieds avec ce tissu traditionnel.

Objectif de ce soin : permettre à la mère de se repositionner en tant que femme, de se recentrer, de réintégrer son énergie, sa vitalité, de renouer avec le désir et de s'offrir deux heures de pur soin, rien que pour soi.

299. *Op. cit.*

300. B. de Gasquet, *op. cit.*

301. Pour les ostéopathes, il y a un lien étroit entre les os du crâne et les os du bassin par l'intermédiaire des méninges. Lorsque le bassin s'ouvre, les os du crâne aussi. Il est donc logique de serrer aussi la tête.

Le mouvement s'achève par un bercement de quelques minutes, source de grande détente du dos. L'idéal est de nouer le tout et de laisser en place quelques heures. Sinon, on relâche et on recommence plus tard.

• Remonter l'ensemble des organes.

La ceinture de maintien peut être portée à nouveau dès le lendemain de l'accouchement. Et ce, aussi longtemps que vous en éprouverez du soulagement. Vous pouvez aussi vous livrer à un exercice respiratoire simple et efficace, préconisé par Bernadette de Gasquet et à pratiquer dès la table d'accouchement, si possible : la fausse inspiration thoracique. De quoi s'agit-il ? Allongée sur le dos, colonne vertébrale bien étirée, soufflez, tout en vous bouchant le nez, bouche fermée en fin d'expiration, puis mimez le mouvement de l'inspiration. En créant une véritable aspiration vers le haut, qui vient contrecarrer la pesanteur, cette manœuvre a pour effet de remonter les viscères vers le diaphragme, ce qui libère le périnée. Autres bienfaits : stimulation de l'utérus (dont la contraction aide à l'involution), meilleure circulation sanguine, massage des reins, de la rate et du foie (ce qui aide à la production de globules rouges et permet de diminuer le risque d'anémie)...

Ailleurs dans le monde...

La réclusion postnatale, période de six semaines pendant lesquelles la nouvelle accouchée a un statut spécial, fait d'obligations et d'interdits très codifiés, se retrouve dans toutes les cultures. La femme ne se lève pratiquement pas pendant les sept premiers jours, puis très peu jusqu'à vingt et un jours, et le retour aux travaux domestiques se fait après quarante jours. En règle générale, un repos total est demandé à la mère, qui ne doit absolument rien faire : ni ménage, ni cuisine. Il y a toujours quelqu'un de la famille qui vient l'aider. En Inde rurale, la mère et l'enfant sont protégés du monde extérieur pendant trois semaines environ. Pour eux, repos complet et nourriture adaptée. Les visites sont triées et écourtées pour qu'ils puissent vivre en toute quiétude ces jours privilégiés. L'enfant ne sort que très progressivement de son cadre familial, pas avant trois mois au minimum.

Du repos et encore du repos !

Limitez les intrusions extérieures...

Que vous ayez accouché à la maison, à la maternité ou en maison de naissance, essayez de limiter les visites aux très proches (famille immédiate, meilleurs amis). Pour vous d'abord, car vous êtes fatiguée et devez vous reposer. Pour le bon démarrage de votre allaitement, vous avez aussi besoin de calme et d'intimité. Pour votre bébé ensuite, que ces visites risquent de stresser. Sans compter que le nombre de visiteurs est aussi directement proportionnel au risque de germes qui pourraient menacer l'équilibre microbien, encore si fragile, de votre enfant. Toutes ces questions sont décuplées en cas de chambre double, car c'est autant que vous infligerez à votre compagne de chambre et que vous risquez de subir de sa part.

Prenez le temps de rester dans votre bulle, vous, votre bébé et votre conjoint (et vos aînés bien sûr !). Profitez de ce « lying-in » (selon le terme de la revue *Mothering*) (302), ou temps de réclusion post-natale version XXIème siècle, les yeux dans les yeux. Assurez à votre bébé la transition la plus en douceur possible d'avec son cocon utérin, en restant au maximum couchée, son petit corps collé au vôtre... Ce cocooning va de pair avec le relais actif de vos proches.

302. « At rest, in the arms of the mother. The postpartum practice of lying-in allows a mom to deeply bond with her newborn babes ». *Mothering*, Oct-nov 2006, pp.30-33.

A fleur de peau, fatiguée, irritable : « le baby-blues » et l'importance d'être bien accompagnée

L'image idéalisée de la maternité persiste dans notre société : il est toujours fréquent de voir, dans les médias notamment, le cliché de la jeune maman radieuse et du joli poupon joufflu tétant parfaitement bien et dormant 20 heures sur 24. Toutes les femmes ayant déjà des enfants savent qu'il n'en est rien. Devenir mère exige une adaptation, plus ou moins longue, selon les femmes. Ainsi, passées les premières heures (ou jours) d'euphorie, il se peut (pas forcément non plus) que vous ressentiez tout d'un coup des sentiments ambivalents. Face à ce petit être vulnérable et entièrement dépendant de vous, vous sentez tout d'abord l'angoisse poindre. Peuvent s'ensuivre des crises de larmes intermittentes, des sautes d'humeur, de la susceptibilité, de l'irritabilité : alors que tout va bien, que vous devriez être la plus heureuse du monde, vous avez l'impression que le monde s'écroule. Ne vous inquiétez pas, tout cela est normal ! Cet état de grande vulnérabilité, ce trop plein d'émotions s'appelle le baby-blues et concerne 70 à 80 % des jeunes mamans venant d'accoucher. Cette mini déprime survient en général entre le troisième et le onzième jour après l'accouchement et dure de un jour à deux semaines (au grand maximum).

Pourquoi le baby-blues ?

Il a longtemps été attribué au changement hormonal qui survient après l'accouchement : les taux d'oestrogènes et de progestérones, très élevés pendant la grossesse, chutent en effet brutalement dans les trois jours qui suivent la naissance, bouleversant ainsi le corps et fragilisant la femme psychiquement.

Mais ce n'est pas tout. D'autres facteurs contribuent à la fragilité de la jeune mère :

- **la fatigue et le manque de sommeil** mettent bien souvent à l'épreuve les jeunes mamans. A fleur de peau car épuisées, elles doutent et s'effondrent parfois en larmes à la moindre réflexion ou contrariété.
- **la nostalgie du ventre rond.** Après l'accouchement, certaines femmes se sentent « vides ». Il leur faut parfois du temps pour s'adapter à leur nouveau corps et faire le deuil de leur état de grossesse.
- **le deuil du bébé idéalisé.** Il y a souvent un décalage entre l'image de l'enfant que l'on a imaginé pendant neuf mois et celle de l'enfant réel. Un temps d'adaptation, plus ou moins long, est parfois nécessaire à la femme pour faire connaissance avec ce petit être qu'elle découvre. Certains bébés vont être aussi plus demandeurs que d'autres, pleurant beaucoup et dormant peu.

.

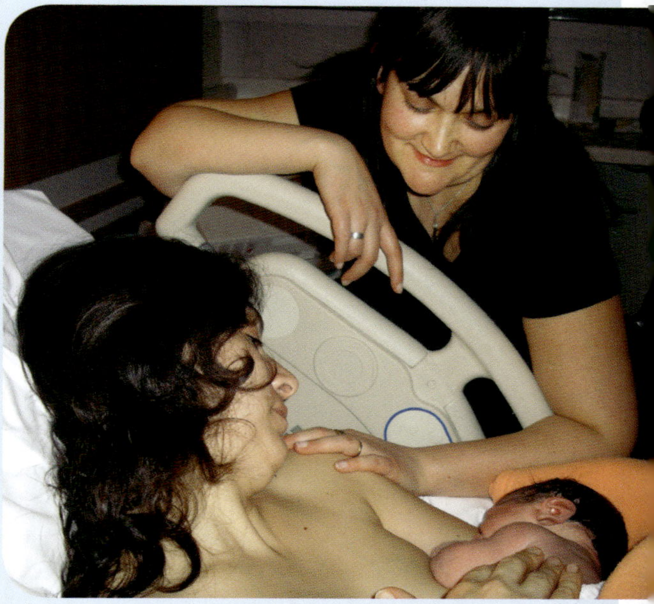

Photo : Doulas de France

L'importance d'être accompagnée

Durant cette période, la jeune maman a besoin d'être entourée, écoutée, rassurée, comprise, d'être accompagnée dans ses premiers pas de mère. Or, contrairement aux sociétés traditionnelles où la transmission de femme à femme est encore de mise, les jeunes mamans occidentales se retrouvent la plupart du temps seules. Trouver, pendant la grossesse, des personnes de confiance qui pourront être présentes après la naissance est donc important. Il peut s'agir de la sage-femme qui vous a suivi tout au long de la grossesse et de l'accouchement (dans le cadre d'un AGN, de la sage-femme libérale qui vous a préparée à l'accouchement ou qui assure vos suites de couches dans le cas d'une sortie précoce de la maternité, de votre doula ou marraine d'allaitement... Il est très important de pouvoir appeler l'une de ces personnes pour confier ses doutes ou son désarroi et trouver soutien, encouragement et réconfort. *« C'était le deuxième jour après la naissance de mon fils. Lui qui avait été très calme les premières 24 heures ne lâchait pas le sein depuis le petit matin. Les puéricultrices me mettaient en garde contre les crevasses. Je doutais un peu me demandant si c'était normal qu'il soit ainsi pendu au sein. J'ai appelé la sage-femme avec laquelle je m'étais préparée à la naissance. Elle m'a immédiatement rassurée en me disant que les bébés dormaient en général les premières 24 heures, récupérant ainsi de l'accouchement, puis se réveillaient complètement! C'était donc normal qu'il soit pendu au sein et très bon aussi pour la montée de lait. J'ai raccroché, sereine »*, relate Capucine, 35 ans, maman de deux enfants.

Avoir confiance en sa capacité de mère et s'écouter. Vous allez expérimenter ou redécouvrir les premières mises au sein, le bain et les soins à donner à votre bébé. On l'a vu, dans le cadre d'un AGN, votre sage-femme vous accompagnera dans ces premiers gestes tout en vous laissant une grande liberté (pas d'obligation de baigner bébé tous les jours, etc.) A la maternité, vous serez davantage « coachée ». Certains conseils vous séduiront quand d'autres vous laisseront dubitatives. Concernant l'allaitement, les avis seront bien souvent contradictoires. Ne vous laissez pas déstabiliser ou impressionner par certaines remarques. Ayez confiance en vous et écoutez de ce que vous dicte votre cœur. Essayez de trouver le juste milieu, en prenant en compte les conseils qui vous conviendront et en laissant les autres de côté une fois rentrée chez vous.

Quand le lien avec votre bébé tarde à se tisser : la dépression du post-partum

On l'a vu, le baby blues disparaît aussi vite qu'il est apparu. Mais il arrive que cette mini déprime s'installe et se transforme en dépression du post partum. Mal dans sa peau, la jeune maman ne parvient à entrer en « contact » avec son bébé et à créer de liens forts avec lui. Elle présente aussi un ou plusieurs de ces symptômes : fatigue permanente, pleurs sans raison, insomnies, fortes angoisses, sentiment d'incapacité à s'occuper de son enfant, etc. Ce mal-être profond touche près de 10 % des jeunes mamans, soit 80 000 femmes chaque année. Il n'est pas toujours décelable tout de suite car durant les premières semaines, les femmes attribuent leur état à la fatigue. Nombre d'entre elles cachent aussi leur mal être, honteuses de ne pas être heureuses et de ressentir des sentiments ambivalents à l'égard de leur bébé. Il est donc important de dire à ces femmes qu'il n'y a pas de honte à être dans cet état, que toutes les femmes peuvent être concernées (et pas seulement les mamans dépressives) à tout moment de leur vie de mère. Leur dire aussi que cette dépression se guérit, à condition d'en parler. Une psychothérapie est en général le remède approprié (avec ou sans prise d'anti dépresseurs selon les cas).

L'association maman blues, créée en 2006, a pour volonté d'apporter du soutien aux femmes rencontrant des difficultés maternelles et diffuse, via, son site web, des informations et des coordonnées de praticiens.
http://www.maman.blues.org

Le point sur vos droits

La déclaration de naissance

Si vous avez accouché en structure hospitalière ou en maison de naissance

La déclaration de naissance doit se faire dans les trois jours ouvrables suivant la naissance, auprès d'un officier d'état civil de la mairie du lieu de naissance, par le père ou, à défaut, par les praticiens ou autres témoins de l'accouchement (dans les maternités, un représentant est souvent dépêché sur place et vous n'avez pas à vous déplacer).

Si vous avez accouché à domicile avec assistance

Muni du certificat de naissance établi par votre sage-femme ou votre médecin [303], votre conjoint (ou à défaut, le praticien ou tout témoin à l'accouchement) devra se présenter dans les trois jours ouvrables à la mairie dont dépend votre domicile afin de faire enregistrer la naissance.

En cas de naissance non assistée

Les choses peuvent être un peu plus compliquées. Pour la déclaration en mairie, vous pouvez théoriquement faire vous-même la déclaration de naissance, sur une feuille libre portant vos noms et adresse, sur laquelle vous préciserez que votre enfant (noms et prénoms) est né(e) le (date) à (votre adresse), à (telle heure), et la présenter à la mairie dans les trois jours ouvrables. Si votre enfant est né sans assistance médicale, sachez néanmoins que vous avez des chances de vous heurter à l'exigence de la production d'un certificat de naissance établi par un professionnel de santé. Une coutume qui ne repose sur aucune loi, mais fermement ancrée en France. Son objectif principal : s'assurer que l'enfant n'a pas été adopté illégalement (mère porteuse) ou purement et simplement volé.

Afin de faire valoir vos droits, il peut être judicieux de venir en couple avec l'enfant, notamment afin de prouver sa viabilité. En cas d'enquête et si vous avez fait suivre votre grossesse, vous pourrez aussi être amenés à produire tous documents (certificats médicaux, échographies...) prouvant que vous avez effectivement été enceinte.

A noter, enfin, que depuis le 1er janvier 2008, si votre conjoint et vous êtes pacsés, cette mention doit être portée, dans tous les cas, à la déclaration de naissance.

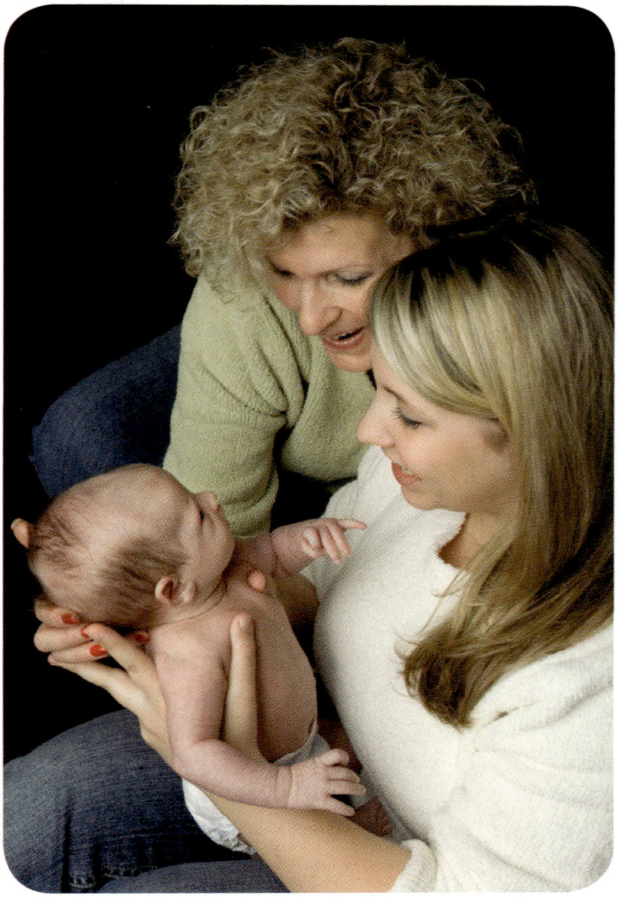

303. A noter qu'au regard de la loi, ce n'est pas une obligation de produire ce certificat. Non seulement la déclaration de naissance peut être faite par le père s'il était présent à l'accouchement, mais c'est un droit civique ! Consultez : http://afar.naissance.asso.fr/declaration.htm

304. Tous les textes de loi relatifs à la déclaration sont disponibles sur ce document : http://afar.ws/declaration-doc-juridique.pdf.

Pour en savoir plus...

http://afar.naissance.asso.fr [304]

Mail : afar_contact@yahoo.fr

Hôpital : choisir une sortie précoce, pourquoi pas ?

Zoom sur l'hospitalisation à domicile (HAD)

C'est un service de soins à domicile (qui concerne tous les départements hospitaliers, et notamment les suites de couches). Tous les hôpitaux de l'APH-HP (306) le proposent, ainsi qu'un certain nombre d'autres établissements, sur la base d'accords.
En post-partum, il vous permet, si vous le souhaitez et si vos conditions de santé et celles de votre bébé le permettent, de quitter la maternité, en cas d'accouchement par voie basse, au bout de 48 heures si vous avez déjà des enfants et de 72 heures s'il s'agit de votre premier bébé. Après une césarienne, la sortie peut se faire à partir de J4. Normalement, la maternité se charge, dans ce cas, de vous envoyer une sage-femme à domicile pendant les jours qui suivent votre accouchement. Sinon, vous pouvez aussi faire appel à une sage-femme libérale de votre choix.

Pour bénéficier de l'HAD, vous devez remplir certaines conditions, notamment ne pas vivre seule et habiter dans un périmètre de 20 km maxi autour de la maternité. Tous les jours, la praticienne viendra chez vous pour vérifier que vous vous remettez bien (elle regardera l'état de votre périnée, de votre cicatrice si vous avez eu une épisiotomie ou une césarienne). Elle auscultera aussi votre bébé et surtout, répondra à toutes les questions d'ordre pratique que vous (et votre conjoint !) pourriez vous poser sur les soins à lui apporter et sur le démarrage de l'allaitement. La prise en charge par la Sécurité sociale est, dans tous les cas, de 100 % jusqu'à J11 (pendant lesquels vous n'aurez rien à avancer) et de 70 % ensuite, avec une prise en charge complémentaire éventuelle par votre mutuelle (307). Si le poids de votre nouveau-né est inférieur à 3 kg, un pèse-bébé vous sera prêté, sans avance de frais, pour toute la durée de l'HAD.

Le carnet de santé de votre bébé

Ce précieux document, qui suivra votre enfant toute sa vie, vous sera automatiquement donné en maternité ou en maison de naissance. Pour une naissance à domicile, c'est a priori votre sage-femme qui le délivre, mais ce n'est pas systématique : dans certains cas (praticien originaire d'un pays frontalier, d'un autre département que le vôtre) vous devrez vous le procurer vous-mêmes. Pour ce faire, adressez-vous à votre mairie, ou, le cas échéant, à la PMI la plus proche ou à votre médecin traitant.

306. Assistance Publique-Hôpitaux de Paris.
307. A noter qu'il existe aussi une HAD en pré-partum pour les grossesses pathologiques, prise en charge intégralement sans durée, en fonction des besoins.

En savoir plus...

Adressez-vous à votre maternité, ou sinon à l'Association nationale des sages-femmes libérales (ANSFL) :
Tél : 04 75 88 90 80 et http://www.ansl.org

Quelles suites de couches après une césarienne?

Dossier réalisé avec l'aimable collaboration de l'association Césarine.

Les saignements seront probablement plus importants après un accouchement par voie basse, l'utérus n'ayant pas pu faire le début de son travail de desquamation au préalable. Comme par voie basse, ces lochies dureront un mois environ.

Les tranchées pourront aussi vous sembler particulièrement douloureuses, notamment si vous allaitez, du fait de la cicatrice qui « tire ». Un traitement antalgique (paracétamol ou homéo) devraient vous soulager rapidement, de même que quelques séances d'ostéopathie (notamment gynécologique, ou d'acupuncture.)

Votre meilleure alliée pour récupérer : la mobilité

• Bouger est indispensable, afin de retrouver une meilleure respiration, un fonctionnement gastro-intestinal normal et surtout éviter tout risque de phlébite ou d'embolie. Commencez doucement, dès le lendemain de l'opération en utilisant la potence de lit ou encore une ceinture de robe de chambre accrochée aux barreaux du bout du lit, afin de vous redresser grâce à la traction des bras. Si vous disposez d'un lit avec télécommande, vous pourrez vous mettre assise sans effort. Si ce n'est pas le cas, pour vous asseoir, ramenez vos jambes pliées contre votre corps et roulez sur le côté pour ensuite vous aider de vos bras.

• N'essayez surtout pas de vous lever seule la première fois ! Commencez par vous asseoir au bord du lit comme décrit ci-dessus, en soutenant votre cicatrice. Afin de ne pas avoir d'étourdissement, essayez de regarder droit devant vous, et non vers le sol.

• Evitez aussi la position assise ou semi assise les premières 24 heures : celle-ci rend plus difficile la circulation du sang, donc la cicatrisation. Restez plutôt allongée à plat dos les premiers temps, avec éventuellement une jambe remontée, pied posé à plat sur le lit. Ou installez-vous dans un fauteuil confortable.

• Vous pouvez également faire quelques exercices d'assouplissement, allongées sur votre lit. (308)

• Vous pourrez vous doucher 4 à 5 jours après l'opération, mais il vous est recommandé d'attendre trois semaines avant de prendre un bain.

• Lorsque la plaie aura complètement cicatrisé, vous pourrez masser quotidiennement votre ventre avec de l'huile d'amande douce ou avec une autre pommade cicatrisante (Jonctum, Cicamosa ou crème de calendula). Pour la suite, mieux vaut éviter d'exposer la cicatrice au soleil pendant une année entière.

• Vous pourrez souffrir de constipation et de gaz parfois douloureux aux 2ème ou 3ème jour après l'intervention, lorsque vos intestins se remettront en place. Un régime spécial vous sera souvent proposé quelques jours, le temps que votre transit se rétablisse.

• Après votre retour à domicile, si des douleurs, des saignements, des vomissements, de la fièvre, une douleur dans les mollets ou toute autre anomalie apparaissent, informez-en votre médecin.

• Même si votre périnée a moins souffert, il a tout de même porté votre bébé pendant neuf mois et peut donc être fragilisé. Des problèmes de dos, de tension utérine et de point d'impact de la péridurale peuvent aussi survenir. Sans oublier votre cicatrice, susceptible de vous tirailler ou de vous faire souffrir. C'est pourquoi nous vous conseillons d'effectuer au moins une visite de contrôle chez un ostéopathe, de suivre les dix séances de rééducation post-natale prescrites lors de la visite du post-partum. Pour celles qui ont subi une césarienne en urgence, cette visite peut être le moment de demander plus précisément les raisons de l'intervention, et, pour toutes, de parler de l'avenir (et d'envisager un éventuel AVAC).

308. Voir : http://www.cesarine.org/apres/hopital

Dans les semaines qui suivent : retrouvez en douceur la femme sous la mère

A la maison, soignez vos postures !

Derrière le docteur Bernadette de Gasquet, un nombre croissant de sages-femmes et de kinésithérapeutes préconise aux jeunes mamans l'évitement maximal de certaines postures dans le but de soulager leur dos et de protéger leur périnée.

Limiter les stations debout

Sollicité par la grossesse et l'accouchement, le corps de la femme est fragilisé : distension des tissus, fonte musculaire. Les « grands droits » (309) en particulier, qui se sont allongés de 15 cm en fin de grossesse, n'ont pas encore retrouvé leur place initiale. Résultat : en avant de l'utérus, il n'y a plus ni muscles, ni gaine, ce dernier est comme suspendu sur du vide. Avec pour corollaire une tendance des viscères à glisser vers le bas et vers l'avant.

Un seul mot d'ordre : limiter la position verticale. *« Dès que vous sentez une pesanteur dans le bas du ventre (...), arrêtez-vous, allongez-vous, si possible le bassin surélevé, à l'envers, pour faire remonter les organes et enlever l'appui sur le périnée »*, conseille B. de Gasquet. Portez sans limitation une ceinture de maintien et faites le maximum d'activités couchée, en misant sur les solidarités familiales et amicales.

Gérer les efforts au quotidien

La méthode APOR en post-partum conseille de ne jamais gonfler activement le ventre, de toujours commencer par expirer et de privilégier des postures facilitant l'étirement du corps. En voici quelques exemples concrets, que nous a exposés Bernadette de Gasquet et qu'elle décrit en détails dans son livre *Bébé est là, vive maman !*, ainsi que dans ses ateliers.

Dans les gestes de tous les jours : évitez les positions « avachie »; les efforts « pliée en deux » et les mouvement qui rapprocheraient les épaules du bassin. Au contraire, favorisez les positions assise en tailleur, jambes croisées ou assise dos droit, jambes allongées. N'hésitez pas à vous servir d'accessoires (coussins, petit banc, ballon...).

Dans les soins à votre bébé : pour le poser à terre ou le soulever, ne vous penchez surtout pas le dos rond, en vous relevant cambrée mais posez un genou au sol, penchez-vous dos droit, prenez-le sous les fesses et la tête et ramenez-le contre vous, puis relevez-vous par la seule force de vos jambes. Côté portage, ne portez pas toujours bébé dans la même position. Plutôt que de l'avoir en permanence sur le ventre, placez-le de temps à autre sur la hanche, une position qui ne fait pas cambrer le dos, ou bien sur le dos. Portez-le aussi tourné vers l'extérieur, dos contre votre thorax, en glissant une main sous ses fesses. A noter que seule l'écharpe de portage et certains porte-bébés physiologiques, comme le Porte-Moi, commercialisé par Wilkinet, ou l'Ergo Baby Carrier, permettent de porter bébé sans inconvénient pour le dos et le périnée.

Pour vous remettre d'aplomb, misez sur les médecines douces

L'acupuncture est efficace dans les suites de couches difficiles (hémorroïdes, œdèmes, douleurs périnéales) et permet de lutter contre l'anémie, la fatigue et la dépression. Enfin, elle favorise l'allaitement (stimulation de la lactation, lutte contre l'engorgement...).

L'homéopathie sera utilisée en post-partum notamment si vous allaitez votre enfant, d'autant qu'un certain nombre de médicaments allopathiques sont dans ce cas déconseillés. Elle pourra vous aider à traiter efficacement tranchées, montée laiteuse, crevasses, troubles circulatoires, fatigue physique comme psychologique.

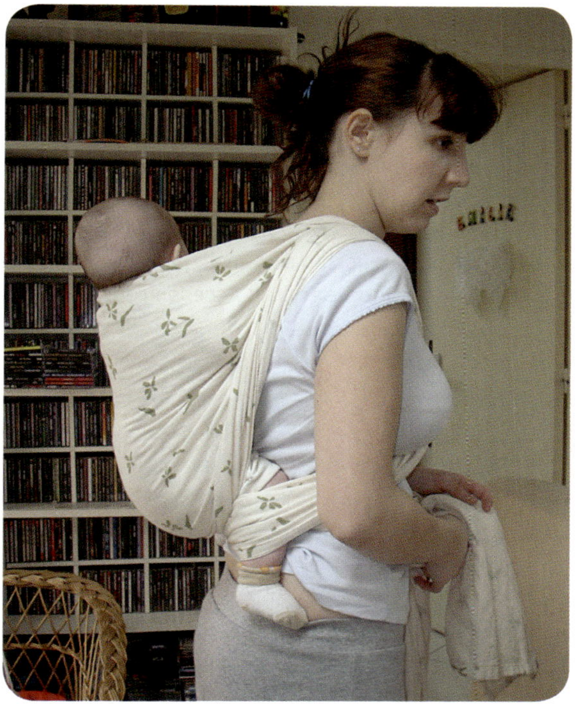

L'écharpe est l'un des rares modes de portage qui ne malmène pas le dos. Photo : Marion O

Sur les rotules? Des plantes et des oligo-éléments pour vous redonner du tonus

Contre l'anémie :

- une supplémentation en fer (en oligo-élément, plus naturel que la version chimique et surtout beaucoup mieux assimilé par l'organisme ;
- l'isotropie, voire l'isothérapie placentaire.

Contre l'asthénie :

- la vitamine C (sous sa forme naturelle, notamment au travers de l'acerola) ;
- la gelée royale, véritable concentré de vitamines ;
- la betterave rouge et les baies de prunelle – ou épine noire –, consommables sous forme de gélules, de tisanes ou d'ampoules buvables. A noter que l'ortie est un remarquable anti-asthénique, que vous pouvez cuisiner dans des tartes, soupes ou bouillons, ou consommer sous forme de gélules.
- côté oligo-éléments, l'association Cuivre-Or-Argent et, en cas de troubles du sommeil ou d'irritabilité, prise de magnésium et de lithium (toujours en oligo-éléments). Il existe aussi des complexes vitaminiques complets à base de vitamine B.

L'ostéopathie. Consulter un ostéopathe dans les trois mois qui suivent votre accouchement est recommandé. *« Le rôle de l'ostéopathe dans les suites de couches va être d'écouter et de comprendre dans les tissus le déroulement de l'accouchement et les traumatismes qui ont pu s'exprimer dans les différents niveaux (musculaire, ligamentaire, articulaire si le bassin est légèrement décalé) »*, explique Raphaël Dobric, ostéopathe à Les Milles (Bouches-du-Rhône). Ce spécialiste pourra résoudre nombre de vos désagréments physiques : douleur ressentie au point d'injection de la péridurale, pertes urinaires, problèmes de dos, etc.

Pour les douleurs génitales, **l'ostéopathie gynécologique**, ou **ostéopathie intrapelvienne**, est tout indiquée. Par un toucher interne, le praticien pourra libérer un ligament utérin de sa tension, rendre plus réactif un utérus un peu figé, vérifier la mobilité du coccyx ou de la vessie ou agir sur la souplesse d'une éventuelle cicatrice d'épisiotomie. *« Cette rééducation ostéopathique ne se substitue absolument pas à la rééducation périnéale,* souligne Raphaël Dobric. *Mais elle la prépare de manière très efficace. En cas de traumatisme sérieux, l'ostéopathie permet de faire gagner un temps précieux : ainsi, au lieu d'effectuer 40 séances de rééducation périnéale, la jeune maman pourra n'en faire que 15 ou 20. »*

Les suites de couches dans les préparations à la naissance. La quasi-totalité des préparations à la naissance et des médecines douces (à l'exception significative de la préparation classique en maternité) proposent également des soins en suites de couches. N'hésitez donc pas à y revenir avec votre bébé.

309. Muscles symétriques superficiels de la paroi abdominale antérieure.

Retrouver une vie sexuelle : du dialogue et de la douceur...

De la même manière qu'elle a été chamboulée pendant la grossesse, la vie sexuelle a besoin d'un peu de temps pour reprendre ses marques après l'accouchement. *« Durant les quarante premiers jours, faire l'amour n'est pas un besoin physiologique chez la femme qui vient d'accoucher (même si certaines mamans éprouvent du désir très rapidement après l'accouchement) pour des raisons psychiques et physiques. Il est donc important de dire aux couples que la vie sexuelle ne repart pas tout de suite et qu'il n'y a là rien d'anormal »*, indique Charlotte Marchandise-Fajardo, doula.

Le désir un peu en berne, pourquoi ?

Maman avant tout. Après l'accouchement, la jeune maman est toute entière occupée à découvrir son bébé, avec lequel elle est en complète fusion. Elle se sent, en quelque sorte, comblée (notamment lors des tétées) par son enfant et ne ressent pas le besoin de faire l'amour avec son compagnon. De plus, entre le peau à peau, les tétées et le portage, elle peut également avoir sa dose de contact et ne pas avoir envie qu'on la touche.

La peur d'avoir mal. Si vous avez eu une déchirure, une épisiotomie ou vécu une césarienne, vous appréhenderez peut-être d'autant plus la reprise des relations sexuelles avec la peur d'avoir mal, peur que la cicatrice ne tienne pas, etc.

La sécheresse vaginale, une réalité. C'est un fait : les hormones de l'après accouchement et de l'allaitement favorisent la sécheresse vaginale. *« Ici, un seul mot d'ordre : « lubrifiants, lubrifiants »*, rétorque Charlotte.

Quand le désir revient : à chacune son rythme...

Le retour à la vie sexuelle peut prendre quelques semaines comme des mois. *« C'est un chemin différent et propre à chaque femme »*, indique Charlotte.

Le dialogue avant tout. Il est très important d'aborder la question sans tabou au sein du couple. Cela permet à l'homme et à la femme de ne pas vivre cette situation comme un enfermement : chacun « assume » alors ses choix et ne projette pas sa frustration sur l'autre. C'est aussi l'occasion pour le couple de réactiver le désir autrement et de prendre du plaisir, en solo ou à deux. *« Le tantra, par exemple, peut faire découvrir à l'homme l'importance du plaisir féminin »*, observe Charlotte.

Redécouvrir son corps. Pour sentir le désir poindre à nouveau, la femme a besoin de se réapproprier son corps. Masser (seule ou à deux) son périnée permet d'aller « voir » ce qui a changé dans cette partie intime de son corps. Se masturber est un bon moyen de reprendre contact, en douceur, avec ses sensations et son désir.
La rééducation du périnée permet aussi de remuscler et de réinvestir ces muscles, qui jouent un rôle clé dans l'orgasme féminin.

La visite post natale : un bilan gynécologique et un temps de parole important

Cette visite est prescrite à toutes mamans et a lieu environ huit semaines après leur accouchement. Elle peut être assurée par une sage-femme, un gynécologue ou un généraliste.

Un bilan gynécologique

Au cours de cette visite, le praticien va examiner la femme pour :
• s'assurer que l'utérus a retrouvé sa taille initiale (grâce au palper ou à un toucher vaginal éventuellement) ;
• vérifier la cicatrisation des éventuelles déchirures, épisiotomie ou césarienne ;
• observer qu'il n'y a pas de présence d'infection, ni de pertes de sang anormales ;
• évaluer la tonicité du périnée et prescrire, si besoin, des séances de rééducation à la femme.

Une contraception, bien sûr… mais pourquoi pas 100 % naturelle ?

A la maternité, on vous aura recommandé, si ce n'est prescrit d'office, la reprise d'une contraception, dès les premiers jours suivant votre accouchement. Loin de nous l'idée de professer une quelconque méfiance envers les méthodes contraceptives nécessitant l'utilisation ou la prise d'accessoires mécaniques ou chimiques (pilule, stérilet, préservatifs féminin et masculin, diaphragme, patchs contraceptifs, etc.).
Néanmoins, les pilules contraceptives oestroprogestatives, même mini-dosées, peuvent induire une baisse de la lactation (surtout les premières semaines) et sont donc à éviter. Outre le fait que vous ne reprendrez probablement pas d'activité sexuelle avant trois ou quatre semaines après la naissance de votre enfant, sachez qu'il existe d'autres méthodes qui ont le mérite de respecter au maximum les rythmes naturels de votre corps, tout en étant strictement gratuites et, pour certaines d'entre elles, d'une fiabilité excellente.

• Si votre bébé a moins de six mois, que vous l'allaitez exclusivement et à sa demande (de jour comme de nuit), avec des tétées fréquentes et que vous n'avez pas eu votre retour de couches (311), vous pouvez être assurée d'une efficacité contraceptive de 98 à 99 %, selon l'OMS. Cette Méthode de l'Allaitement Maternel et de l'Aménorrhée, également appelée méthode MAMA, est tout ce qu'il y a de plus sérieux : elle a été théorisée dès 1995 par l'OMS, l'UNICEF et le FHI (Family Health International).

Vous pouvez doubler ou prolonger cette méthode par d'autres, déjà évoquées au début de cet ouvrage, car elles servent aussi de signaux de fertilité.
• La méthode Billings (difficile à suivre en cas d'allaitement en raison des cycles perturbés), celle des températures (peu fiable utilisée seule : jusqu'à 25 % d'échecs selon l'OMS), la méthode du calendrier ou méthode Ogino (avec une grossesse dans 9 % des cas, une fiabilité qui laisse à désirer) ou la méthode sympto-thermique (assez efficace puisque selon l'OMS, le taux d'échec ne dépasse pas les 2 %)

Pour en savoir plus : http://www.has-sante.fr

311. Le retour de couches est le retour des règles, qui survient habituellement 6 à 8 semaines après l'accouchement si vous n'allaitez pas et 2 à 6 semaines après l'arrêt ou la diminution sensible de l'allaitement sinon. Attention : il signifie que vous avez eu une ovulation 14 jours auparavant…

Un temps de parole important

Cette visite est aussi l'occasion pour la maman d'aborder avec son praticien des sujets comme la reprise des relations sexuelles, la contraception, l'allaitement, le sommeil de bébé, etc. C'est aussi le moment de reparler de l'accouchement et de verbaliser ce qui a été bien ou moins bien vécu.

L'examen de votre bébé (facultatif)

Le praticien pèse et mesure le bébé, et observe son bon état de santé général. Il est aussi attentif à la relation qui s'est établie entre lui et sa maman. L'occasion pour une mère qui se sent mal dans sa peau et angoissée de se confier.

La rééducation périnéale : est-elle obligatoire ? Quelle méthode choisir ?

Durant la grossesse et l'accouchement, les muscles du périnée vont supporter de lourdes pressions et être distendues. C'est la raison pour laquelle des séances de rééducation du périnée sont quasi-systématiquement prescrites aux jeunes mamans lors de la visite du post partum. Mais cette rééducation est-elle utile pour toutes les femmes ? Quelle méthode choisir ? Réponses.

L'état et la tonicité du périnée testés et évalués par le praticien

C'est lors de la visite du post partum que le praticien va évaluer l'état du périnée de la jeune maman, afin de décider de lui prescrire ou non des séances de rééducation périnéale.

Il tient compte, pour cela, de trois critères :
• la présence de troubles chez la femme : fuites urinaires ou anales, impériosités (envie qu'elle est incapable de différer) ;
• le déroulement de l'accouchement : certains facteurs (poussée longue ou au contraire express, extraction instrumentale, etc.) sont connus pour distendre et fragiliser le périnée ;

• la tonicité du périnée : il réalise un toucher vaginal et demande à la femme de resserrer ses muscles périnéaux autour de ses doigts.

Une rééducation vivement conseillée, même en l'absence de troubles

Pour certaines mamans, la rééducation du périnée est incontournable (périnée peu tonique, troubles urinaires). Mais pour les femmes ne souffrant d'aucun trouble et présentant un périnée bien tonique, ces séances semblent moins s'imposer. Qu'en est-il réellement? « *Certes, ces femmes ont moins besoin que d'autres de remuscler leur périnée*, admet Bénédicte Cuillier, sage-femme libérale pratiquant la rééducation périnéale. *Toutefois une ou plusieurs séances de rééducation sont vivement conseillées pour leur permettre de découvrir et/ou de mieux connaître leur périnée et pour apprendre à le contracter au quotidien pour le préserver des pressions abdominales (quand elles portent leur enfant, quand elles font du sport) et thoraciques (quand elles toussent, rient, etc.).* » Les séances de rééducation permettent aussi d'assouplir et de revasculariser ces muscles qui avaient perdu de leur élasticité naturelle au moment de l'accouchement (en cas de déchirure ou d'épisiotomie notamment) : la femme retrouve ainsi ses sensations et éprouve moins de gêne (voire de douleur) lors des rapports sexuels.

Techniques de rééducation : comment faire son choix ?

Il existe deux grandes catégories de techniques de rééducation du périnée : celles qui utilisent une sonde et les manuelles.

D'une manière générale, les praticiens que nous avons interrogés estiment que la rééducation manuelle est indispensable (seule ou couplée à une méthode avec sonde : il est possible et fréquent d'associer les deux techniques) car elle offre de meilleurs résultats sur le long terme. « *Avec la sonde, les résultats se verront peut-être plus rapidement, mais si la femme n'apprend pas à travailler elle-même son muscle et à le contracter au quotidien pour le préserver, les bienfaits risquent de s'estomper à la longue* », estime Bénédicte Cuillier. Par ailleurs, les techniques manuelles permettent un travail à la fois plus global (sur l'ensemble des zones du périnée) et plus ciblé (certaines parties du périnée étant plus faibles que d'autres). Toutefois, pour les femmes qui ne ressentent pas du tout leurs muscles périnéaux, choisir une méthode avec sonde (de préférence couplée à une technique manuelle) peut être efficace.

Rééducation périnéale : mode d'emploi

- Seules les sages-femmes et les kinésithérapeutes sont autorisés à pratiquer la rééducation périnéale.
- Dix séances de rééducation périnéale sont prises en charge par la Sécurité sociale : vous pouvez en faire moins ou plus (dans ce cas, elles seront à votre charge) selon l'état de votre périnée.
- Sur votre ordonnance, vous lirez sans doute « séances de rééducation avec sonde » car il s'agit de la formule classique. Cela ne vous oblige absolument pas à opter pour une technique de rééducation avec sonde. Libre à vous de choisir votre praticien et d'opter pour l'une des quatre méthodes existantes.
- Privilégiez un praticien près de chez vous, chez lequel vous pouvez venir avec votre bébé, qui vous permettra d'allaiter sans problème et qui aura prévu un transat ou des coussins pour installer votre bébé pendant votre séance.

À lire...

Blandine Calais-Germain. *Le périnée féminin et l'accouchement. Eléments d'anatomie et exercices pratiques d'application.* Désiris, 2000.

Roland Leclerc. *Corps de mère, corps de femme.* Albin Michel, 2003.

Sandrine Galliac-Alanbari. *Rééducation périnéale féminine : Mode d'emploi.* Robert Jauze, 2008.

Odile Cotelle. *Guide pratique de la rééducation uro-gynécologique.* Ellipses Marketing, 2005.

Les techniques de rééducation périnéale

Les techniques avec sonde

• *L'électrostimulation*

Le principe? Cette technique consiste à stimuler et à contracter les muscles périnéaux, par des impulsions électriques transmises par une sonde introduite dans le vagin de la femme. Cette dernière peut, via cette stimulation, ressentir des contractions musculaires qu'elle ne percevait pas. Pas d'inquiétude, ce procédé est indolore : quelques picotements peuvent juste être ressentis.

Pour qui? Cette technique est indiquée pour les femmes qui ne ressentent pas leur périnée et ont besoin d'une stimulation pour en prendre conscience. Il est préférable de coupler l'usage de la sonde à une pratique manuelle.

Le déroulement des séances? Chaque séance dure en moyenne vingt minutes (dix seulement quand un travail manuel est associé à la sonde). La sonde est introduite dans le vagin de la femme, qui est allongée. Des séries d'impulsions électriques sont transmises et contractent les muscles périnéaux.

• *Le biofeedback*

Le principe? Cette technique utilise la même sonde, qui est cette fois équipée d'un capteur de pression et permet l'enregistrement des contractions volontaires du périnée effectuées par la femme. Ce capteur est relié à un écran qui informe la femme et le praticien de l'intensité et de la qualité des contractions. Cette technique est parfois associé à l'électrostimulation : le praticien alterne la stimulation, à l'aide d'impulsions électriques, et le travail plus actif et volontaire, avec le biofeedback.

Pour qui? Là aussi, cette technique est préconisée quand la femme n'a pas vraiment conscience de son périnée et des muscles qui le composent. Une pratique manuelle est conseillée en complément.

Le déroulement des séances? La durée de la séance est elle aussi de vingt minutes environ. La sonde est introduite dans le vagin de la femme, qui doit, cette fois, effectuer des séries de contractions volontaires du périnée. Le travail est évolutif au fil des séances (contractions plus longues, réalisées avec effort : toux, tête relevée, etc.).

Pour toutes ces méthodes, un travail quotidien de dix contractions du périnée à domicile est requis.

Les techniques manuelles

• *La rééducation manuelle*

Le principe? Cette technique consiste à faire pratiquer à la femme un travail de contractions volontaires de son périnée, contrôlé cette fois par le praticien grâce au toucher vaginal. Cette technique présente le double avantage de travailler sur l'ensemble des muscles du périnée et de façon plus précise et ciblée.

Pour qui? Cette technique est indiquée pour les femmes qui ont conscience de leur périnée (ou qui veulent en prendre conscience) et qui souhaitent devenir autonomes dans leur pratique.

Le déroulement des séances? Le praticien aide la femme à ressentir les différentes zones de son périnée puis celle-ci effectue (en resserrant ses muscles sur les doigts de la sage-femme puis seule) un travail de contractions de plus en plus ardu. *« Elle contracte simplement en étant allongée, puis ensuite dans l'effort : en toussant, en levant une jambe, en relevant la tête, etc. »*, ajoute la sage-femme.

• *Contrôle et maîtrise du périnée (CMP)*

Le principe? Il s'agit d'une méthode manuelle créée par une sage-femme, Dominique Trinh Dinh, qui consiste à remuscler le plancher pelvien et à faire remonter le périnée, qui a été poussé vers le bas lors du passage de l'enfant. A l'instar de la méthode manuelle classique, cette technique prend en compte le périnée dans sa globalité et assure un travail ciblé. Elle utilise également le principe de la visualisation pour aider la femme à se représenter son périnée et les différents muscles à contracter : le vagin peut ainsi être représentée par une grotte et les muscles du plan superficiel comme des portes à refermer.

Pour qui? Pour toutes les femmes qui souhaitent un travail en profondeur personnalisé qui leur confère une vraie connaissance de leur périnée.

Le déroulement des séances? Au cours de la première séance, le praticien présente à la femme les différents muscles périnéaux et lui fait ressentir chacun d'entre eux. La jeune maman localise les différentes parties de son périnée dans son corps, puis, grâce à un travail de visualisation, comprend le travail de contraction à effectuer sur chacun de ces muscles. Le travail est ensuite proche de celui demandé dans le cadre de la méthode manuelle classique.

Pour plus d'informations : Institut naissance et formation, département CMP. Tél. : 03.89.62.94.21.

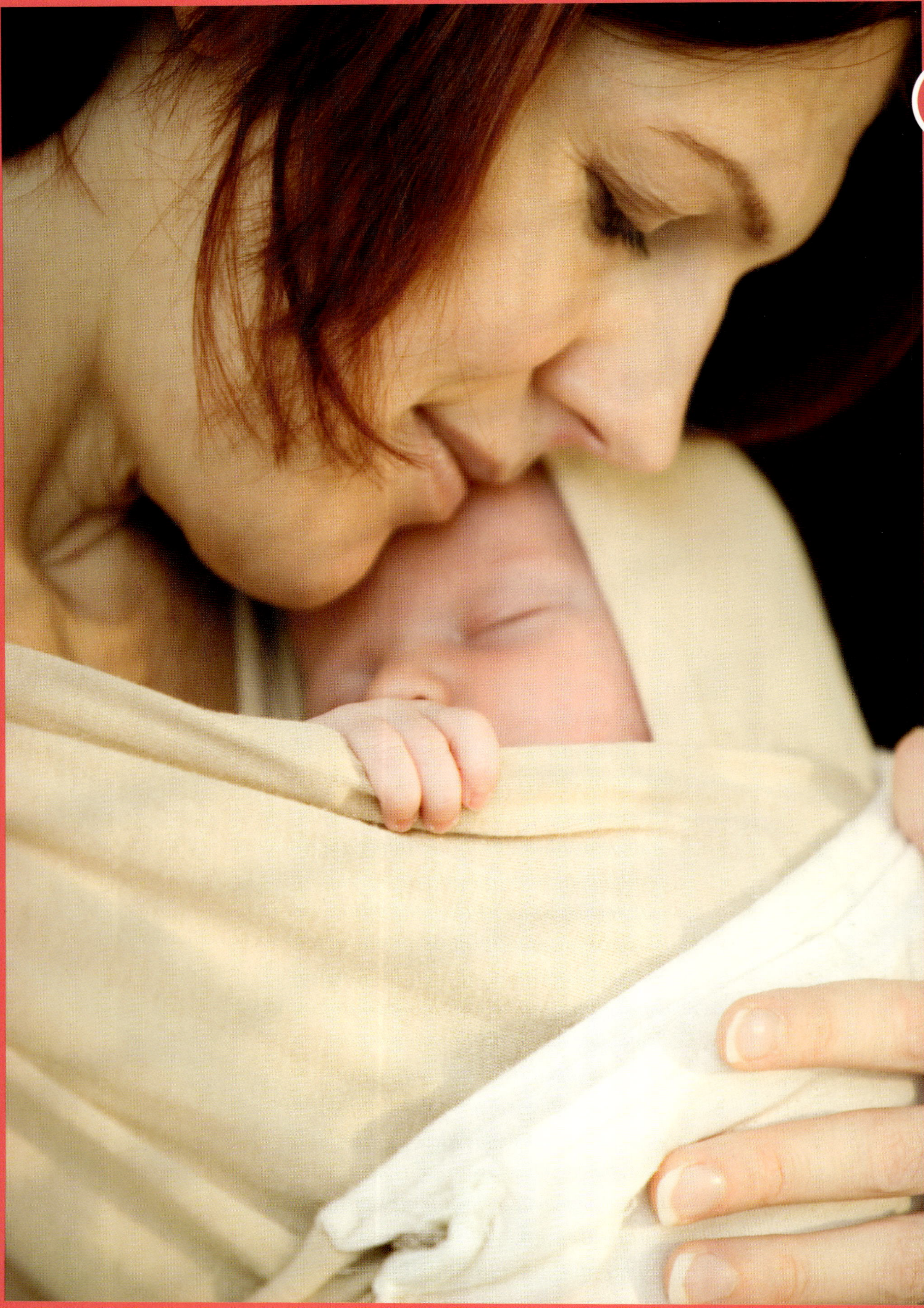

) De la maternité au maternage (

Vous l'avez porté neuf mois durant dans votre chaleur corporelle et affective, vous lui avez donné naissance de la manière la respectueuse possible et l'avez accueilli en douceur dans cet univers terrestre qui est le sien désormais. Sans doute souhaitez-vous continuer à respecter au maximum le « continuum » de votre bébé, selon le terme de la psychothérapeute américaine Jean Liedloff (312). A savoir rendre la plus douce, la plus progressive possible, la transition entre la sécurité et la chaleur qu'a connues votre enfant dans votre ventre, et sa nécessaire adaptation au monde extérieur. Pour ce faire, le soigner et l'éduquer selon les principes de « l' attachment parenting », l'expression forgée à l'orée des années 2000 par le pédiatre américain William Sears (littéralement « parentage favorisant l'attachement, ce qu'on a traduit en français par « maternage proximal ») semble la voie la plus judicieuse. Ce mode de maternage inclut différentes pratiques : l'allaitement maternel (auquel nous consacrerons un gros dossier) ; le portage et, plus généralement, le contact en peau à peau ; l'attention portée aux émotions de l'enfant et le refus de le laisser pleurer ; le partage du lit ou tout du moins de la chambre parentale. Ce parentage « intense » va souvent de pair avec une approche plus « nature » des soins, tant d'hygiène que médicaux.

Bien entendu, il ne s'agit là que de pistes : à vous de voir lesquelles vous conviennent le mieux et lesquelles vous préférez laisser de côté, du moins pour l'instant. L'essentiel est que vous soyez en accord avec vous-même, avec votre couple aussi. Et, bien entendu, avec votre enfant. Nous voudrions seulement mettre l'accent sur un point : ce mode de maternage est souvent vilipendé pour être extrêmement contraignant pour les parents. Il nous semble, au contraire, qu'il facilite le quotidien des premiers mois, en vous aidant à vous caler sur le rythme de votre bébé et à vous détendre, à vous reposer plus facilement (avec le portage, vous êtes libre de vos mouvements, tout en gardant constamment un œil sur un bébé plus apaisé, par exemple, et, la nuit, vous n'avez pas à vous relever pour le nourrir s'il dort près de vous). En dépit des idées reçues, ce n'est pas forcément plus compliqué non plus pour le couple : nous vous dirons comment adapter vos habitudes pour conserver une vraie vie à deux. Enfin, le maternage n'est pas non plus un obstacle pour retrouver une vie « normale », à commencer par le retour au travail, plus ou moins tard par la suite... Car on peut être une mère active et maternante !

Poser les jalons d'une relation intense avec votre enfant

L'allaitement : nourrir bébé à la source

Dossier réalisé avec l'aimable collaboration de Magali Bontemps, animatrice Leche League France du Val d'Oise.

L'allaitement maternel, c'est bon pour votre bébé, mais aussi pour vous !

Comme 65 % des mamans (un chiffre en hausse constante !) (313), vous avez décidé de nourrir votre enfant au sein, pour quelques semaines, quelques mois ou, qui sait, quelques années ! Nous ne pouvons que vous féliciter de votre choix. En effet, l'allaitement maternel est sans conteste le meilleur aliment possible pour votre enfant. Le lait de femme est une combinaison unique de gras, de sucre, de minéraux, de protéines, de vitamines et d'enzymes qui favorise la croissance optimum du cerveau et du corps du bébé. Qui plus est, il s'adapte, dans sa composition, au fil de la tétée : au début boisson désaltérante riche en eau et en sels minéraux, chargée de petites protéines sucrantes, anti-infectieuses et enzymatiques, en lactose aussi. Puis se renforçant en caséines et enfin (en fin de tétée) en graisses, afin de laisser l'enfant rassasié. C'est pourquoi le lait maternel peut rester l'aliment principal jusqu'à un an après une introduction des solides vers la moitié de la première année. Et surtout, il constitue un capital-santé absolument unique. Pour lui, bien sûr, mais aussi, plus étonnant, pour vous !

Les bienfaits de l'allaitement sur la santé de votre enfant...

Une étude canadienne de mai 2004 a mis en évidence ce chiffre coup de poing : les taux de mortalité dans la première année des bébés allaités (dans un pays développé) sont 21 % plus bas que chez les bébés nourris aux préparations lactées pour nourrissons. L'étude a démontré que les bébés allaités sont 41 % moins à risques de mourir de blessures que ceux nourris artificiellement, 24 % moins à risques de mourir d'infections et 16 % moins susceptibles de décéder de mort subite du nourrisson, la cause de mortalité la plus répandue chez les nourrissons de moins d'un an (314). De quoi donner raison de manière éclatante à l'Organisation mondiale de la Santé, qui préconise un allaitement exclusif jusqu'à l'âge de six mois, avec une poursuite de l'allaitement jusqu'à deux ans ou au-delà.

Miracle ? Pas du tout, seulement la conséquence logique du caractère irremplaçable du lait maternel pour renforcer les défenses immunitaires du nourrisson. Le principe en est simple : en allaitant, la mère transmet ses propres anticorps à l'enfant, les IgA (immunoglobulines A). Le colostrum, ce précieux pré-lait de couleur jaune paille, que le bébé tête les trois premiers jours de sa vie, avant la montée de lait, en est particulièrement chargé. Les IgA rendent la muqueuse de l'intestin du nouveau-né imperméable aux agents infectieux. De plus, les tubercules de Montgomery (petites glandes en relief sous l'aréole) sécrètent une substance bactéricide. D'où des bienfaits aussi nombreux que scientifiquement prouvés, par des études répétées. Les bébés allaités ont ainsi dix fois moins de risques d'être hospitalisés au cours de leur première année que les bébés nourris au biberon, cinq fois moins de risque d'être touchés par des gastro-entérites à rotavirus et trois fois moins de subir des affections diarrhéiques.

Par ailleurs, plus l'allaitement est long, plus le risque d'allergie chute chez l'enfant. L'allaitement apporte aussi une protection significative contre les otites, rhino-pharyngites, angines et laryngites, sans compter les bronchiolites. A plus long terme, il diminue les risques d'obésité, de cancer et de diabète infantiles. Sans oublier le fait qu'il permet un développement psychomoteur optimum. Ce qui peut notamment s'expliquer par le renforcement du lien mère-enfant induit par l'allaitement. Nourriture affective par excellence (peau à peau, odeur, chaleur, battements du cœur, regards...), l'allaitement apporte à l'enfant une sécurité émotionnelle unique, potentiellement garante d'un bon équilibre psychologique et affectif à l'âge adulte... Et, en attendant, c'est le moyen le plus efficace jamais trouvé pour apaiser et rassurer un nourrisson,

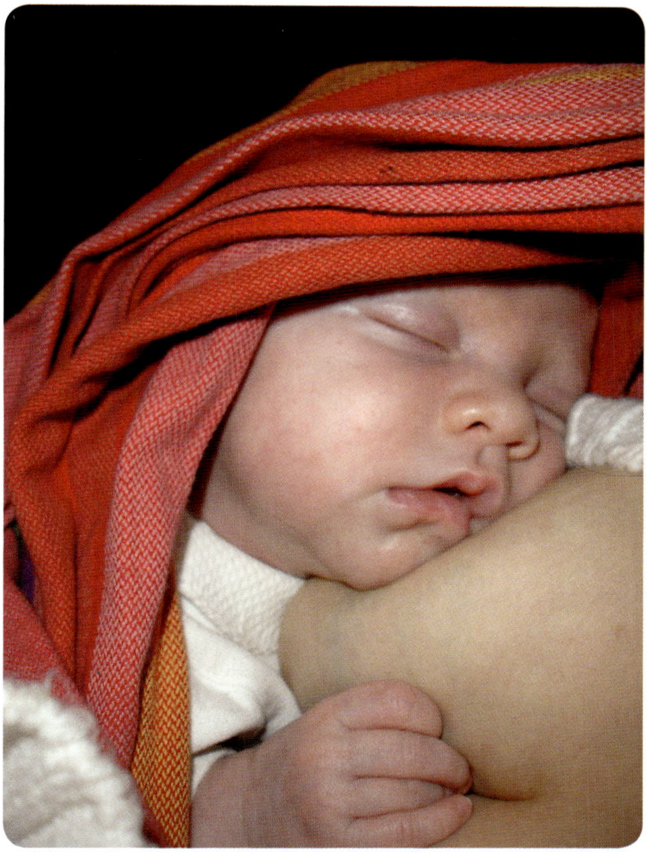

Photo : Peau à peau, Angèle Sotrès

qu'il boive ou qu'il recherche, tout simplement, une « tétée câlin » !

... et sur la vôtre !

L'allaitement permet à la maman de se remettre plus rapidement de l'accouchement (moins de risques d'hémorragies du fait des contractions utérines entraînées par la tétée précoce ; un ventre qui dégonfle plus vite ; des kilos superflus qui peuvent s'envoler sans qu'on y pense, l'allaitement pouvant brûler jusqu'à 500 calories par jour !). L'allaitement est aussi un vrai capital anti-déprime du post-partum, grâce aux endorphines secrétées au moment de la tétée. Des bienfaits qui se retrouvent même à long terme, et tout particulièrement lors de la période de la ménopause. Allaiter, c'est avoir deux fois moins de risques de contracter un cancer du sein (le risque serait réduit des deux tiers pour celles qui auraient allaité en tout six ans et plus). Il aurait aussi un rôle préventif des cancers de l'ovaire, de l'ostéoporose, ainsi que des infections urinaires et de l'endométriose.

Au sein du monde

Te voir dormir contre mon sein
C'est partager ton lit douillet
Un petit nid d'oiseau tout chaud
Comme quand on rentre dans son bain
Et puis sur moi je sens ta main
Douce comme une aile de papillon
Légère comme une bulle de savon

Te voir dormir contre mon sein
C'est une perle blanche, ronde et nacrée
Bien installée dans son écrin
Et c'est tout aussi précieux
Que toutes les étoiles des cieux
Comme un voyage merveilleux
Au milieu de la voie lactée

Te voir dormir contre mon sein
C'est la saveur du chocolat
Chaude, moelleuse et sucrée
C'est un dessert à chaque fois
Comme celui des festins de rois
Qu'avec personne, c'est certain
Nous ne voulons partager

Te voir dormir contre mon sein
C'est tout l'amour que je te donne
C'est tout le tien que je reçois
Grand comme les montagnes dont tu vois
Le sommet jamais l'on n'atteint
A part toi, petit bonhomme
Qui grandit contre mon sein...

Murielle et Gabriel

312. Jean Liedloff. *Le Concept du continuum : A la recherche du bonheur perdu*, Ambre, 2006.
313. Sondage effectué en ligne pour Parents Magazine par l'Institut des Mamans du 7 au 12 décembre 2007, sur un échantillon de 1006 mères d'enfants de moins de deux ans. Selon ce sondage, 38 % des mamans allaitent encore leur bébé entre 3 et 6 mois, 23 % lorsqu'il a plus de 6 mois... et 6 % pendant plus d'un an !
314. Aimin Chen, MD, PhD and Walter J. Rogan, MD. « Breastfeeding and the Risk of Postneonatal Death in the United States ». *PEDIATRICS*, Vol. 113, n° 5, May 2004, pp. e435-e439.
Texte intégral sur http://pediatrics.aappublications.org

Avantages annexes de l'allaitement

Allaiter, c'est gratuit ! A comparer avec le coût moyen d'un an de boîtes de lait maternisé, assorties du matériel annexe (biberons, tétines, eau, stérilisateurs, électricité) qui l'accompagne, soit 700 à 800 euros au bas mot. Sans compter les économies en frais médicaux !
C'est tellement plus pratique aussi. Votre lait est toujours frais et propre à la consommation, à la bonne température et au bon dosage. Il est disponible sur-le-champ, partout et n'importe quand. Et si vous vous absentez, il vous suffit d'utiliser un tire-lait (à louer ou à acheter en pharmacie).
Enfin, allaiter donne du bien-être. A l'enfant mais aussi (et c'est plus méconnu) à la mère. Stimulation des mamelons, caresses des petites mains, sensation d'intense bien-être... Le tout provoquant une décharge d'endorphine, l'hormone du plaisir.

Allaitement : partir du bon pied

Les idées reçues auxquelles il faut tordre le cou

« Je n'ai pas ou pas assez de lait. »
Il faut savoir que les vraies insuffisances de lactation sont rarissimes : 1 à 2 % des femmes. Dans l'immense majorité des cas, le manque de lait est dû à l'inobservance de la règle d'or de la lactation : plus bébé tète, plus vous aurez de lait ! Laissez votre bébé téter à la demande (nuits comprises) et vous verrez votre lactation s'adapter rapidement à ses besoins.
Si votre enfant, en dépit de tous vos efforts pour le satisfaire, ne semble jamais rassasié, il se peut aussi qu'il fasse juste une poussée de croissance. Il s'agit d'une période où ses besoins nutritionnels augmentent ponctuellement. Les poussées de croissance se produisent vers l'âge de 2-3 semaines, 6 semaines et 3 mois. S'il mouille bien cinq ou six couches par jour et a une courbe de poids satisfaisante, ne vous inquiétez pas et laissez-le juste téter le plus souvent possible. Pour tenir le choc, reposez-vous, buvez à votre soif (315) et mangez équilibré.

« Mon lait n'est pas assez riche. »
Dans l'immense majorité des cas, la composition de votre lait est « programmée » génétiquement pour nourrir votre enfant. Même des femmes dont l'alimentation n'est pas équilibrée produisent un lait de qualité pour leurs bébés, et ce n'est que dans les cas de famine que la quantité – mais non la qualité – du lait sera affectée.

« Allaiter fatigue, je suis déjà sur les rotules, je n'y arriverai pas. »
Une étude de 1998 s'est intéressée à la fatigue chez des mères primipares pendant les neuf premières semaines du post-partum. Le niveau de fatigue était modéré juste après la naissance, il culminait à trois semaines, puis diminuait ensuite nettement entre trois et six semaines. Or, il n'existait de ce point de vue aucune différence entre les mères qui avaient entre temps arrêté d'allaiter et celles qui allaitaient toujours (316).

315. Contrairement à une autre idée reçue, se gorger quotidiennement de litres d'eau, sans soif, pour entretenir la lactation, serait inutile, selon la Leche League.
316. Source : Claude-Suzanne Didierjean-Jouveau. *Les 10 plus gros mensonges sur... l'allaitement*. Dangles, 2006.

Ailleurs dans le monde...

Dans toutes les sociétés traditionnelles, l'allaitement au sein est de rigueur. Un proverbe malien dit même : « Si tu ne donnes pas le sein, l'enfant ne te reconnaîtra pas ». L'allaitement dure en moyenne dix mois en Amérique latine, vingt en Afrique, et trente mois en Asie et Océanie. Et c'est à la demande quasiment partout. En Afrique, cela se justifie par le fait que l'on pense que le nouveau-né se trouve encore entre deux mondes : celui des vivants et celui d'où il vient. Il faut donc satisfaire ses moindres désirs, sous peine de le voir repartir dans l'au-delà.

Tétée, mode d'emploi

Installez-vous confortablement, dans un canapé ou un fauteuil à bascule.
Glissez des oreillers derrière votre dos, sous vos coudes et sur vos genoux pour soutenir le poids du bébé. Utilisez un petit tabouret ou un pouf pour surélever vos genoux.

Installez votre bébé correctement.
Couché sur le côté, tout son corps vous fait face. Sa tête repose au creux de votre coude. Son dos est soutenu par votre avant-bras.
Vous pouvez tenir ses fesses ou le haut de ses cuisses avec votre main. Son oreille, son épaule et sa hanche tracent une ligne droite. Sa tête est légèrement inclinée vers l'arrière, pour lui permettre d'avaler facilement, sans tirer sur le sein.

Proposez votre sein à bébé. Guettez les indices d'une bonne succion. Afin de téter efficacement, le bébé a une grande partie de votre aréole dans la bouche, en plus du mamelon. La mâchoire inférieure du bébé (celle qui fait le gros du travail de succion) est aussi loin que possible sur le sein. Sa bouche couvre donc davantage l'aréole sous le sein que sur le dessus. Sa langue doit être en forme de gouttière sous le sein.

Bébé est plaqué contre vous. Le bout de son nez peut toucher votre sein. N'ayez crainte, cela ne l'empêchera pas de respirer correctement.

Source : LLL France

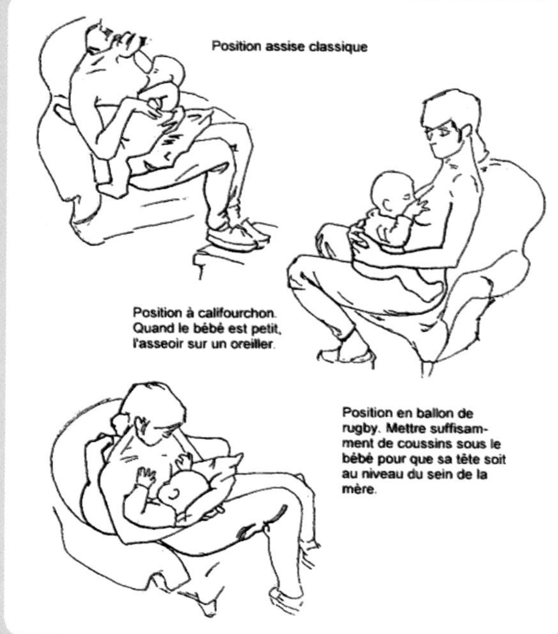

Source : La Leche League.

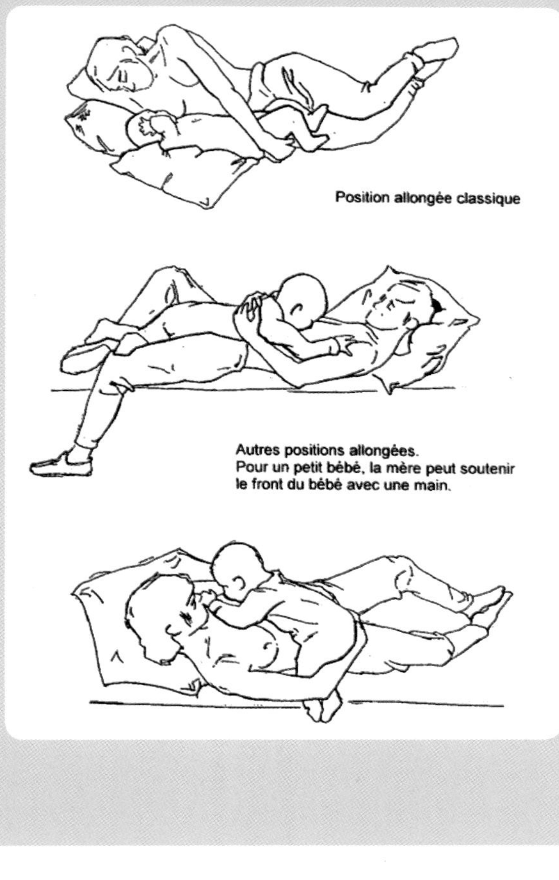

Donner votre lait au lactarium, y avez-vous pensé ?

Les lactariums sont des établissements spécialisés dans la collecte et la conservation du lait maternel. Il faut savoir que le lait maternel est le seul aliment capable d'être digéré par les prématurés de moins de 32 semaines. Or, le nombre de bébés nés trop tôt est en constante augmentation. Les besoins sont donc énormes.

Pour donner votre lait, c'est simple : prenez contact avec le lactarium le plus proche de chez vous (c'est souvent un service spécial au sein d'un centre hospitalier). On vous fera passer une prise de sang confirmant que vous ne portez pas de maladies graves transmissibles, telles le sida ou l'hépatite B, ainsi qu'un questionnaire médical pour connaître vos habitudes de vie (si vous fumez, buvez, si vous prenez des traitements...). Le lactarium qui s'occupe de votre zone géographique passera vous déposer biberons, tire-lait ou coupelles.

Tous les jours, vous exprimerez votre lait et le recueillerez dans ce récipient, avant de le placer au congélateur. Tous les 15 jours environ, une équipe passera chez vous. Votre lait sera contrôlé, stérilisé et mélangé avec d'autres afin de composer des lots, ensuite vendus à prix d'or (plus de 60 euros le litre, ce qui montre bien à quel point il est précieux) aux services hospitaliers.

Liste des 19 lactariums français sur :
http://www.reseau-mdam.org/ressources/lactarium.php

« J'ai des bouts de sein plats ou ombiliqués. »
Un certain nombre de femmes sont dotées de mamelons plats ou légèrement rétractés au repos, ce qui leur laisse penser qu'elles ne pourront allaiter leur enfant. Elles se trompent : même lorsque le bout de sein n'est pas saillant, un enfant ouvrant bien la bouche arrive à téter une aréole souple... Et en cas de mamelons réellement ombiliqués (ce qui est rare), il existe des « trucs » pour vous aider (voir p. 189).

Les petits (et gros) incidents de parcours auxquels vous pouvez avoir à faire face

Trop de lait !

Il est des femmes qui produisent énormément de lait, plus que leur bébé ne peut en consommer. Ce qui peut provoquer des engorgements parfois douloureux, avec, souvent, un réflexe d'éjection trop fort. Le nouveau-né, qui n'avait aucun problème à téter le colostrum, se trouve soudain submergé et dépassé au moment de la montée de lait : toux, coliques... Jusqu'à, parfois, refuser le sein.

Il suffira souvent de quelques mesures simples pour arranger les choses. Tirez ou exprimez manuellement un peu de lait avant la tétée : les premiers jets sont les plus puissants. Allaitez couchée ou en mettant votre bébé en position semi-assise, placé au-dessus du sein pour téter, sa tête et sa gorge se trouvant plus haut que le mamelon. Votre lait devra ainsi monter contre la pesanteur. Interrompez la tétée quand bébé commence à boire à toute vitesse, avant qu'il ne s'étrangle, et éliminez les jets intenses sur un bavoir ou une couche en tissu... Enfin, ne donnez qu'un sein par tétée, voire le même plusieurs fois de suite, surtout si votre enfant a des coliques. Ainsi, vous éviterez de lui redonner le premier lait, riche en lactose (qui favorise les troubles intestinaux).

Un bébé qui ne sait pas téter

Vous avez accouché quelques semaines plus tôt que prévu et votre tout-petit est encore trop faible pour bien téter. Ou bien il ne parvient pas à saisir le mamelon, tâtonne en vain, s'énerve. Ne vous affolez pas : il est normal pour lui de ne pas téter correctement pendant les deux à cinq premiers jours. En attendant qu'il progresse, tirez votre lait, en ponctionnant au moins 10 minutes à chaque sein : vous obtiendrez ainsi un lait plus calorique, car plus riche en graisses. Donnez-le (ou faites-le donner, si vous êtes séparée de votre bébé). Evitez le biberon : il risque de provoquer une confusion sein-tétine. Utilisez plutôt cuiller, seringue, pipette ou gobelet.

S'il est besoin de donner un complément ou bien de lui dispenser davantage de votre lait, préalablement tiré, vous pouvez le faire pendant la tétée même, grâce au Dispositif Auxiliaire de Lactation (DAL), que vous pourrez trouver en pharmacie : un flacon en plastique spécial contenant le lait supplémentaire est suspendu au cou de la mère. Les deux tuyaux fins qui en sortent

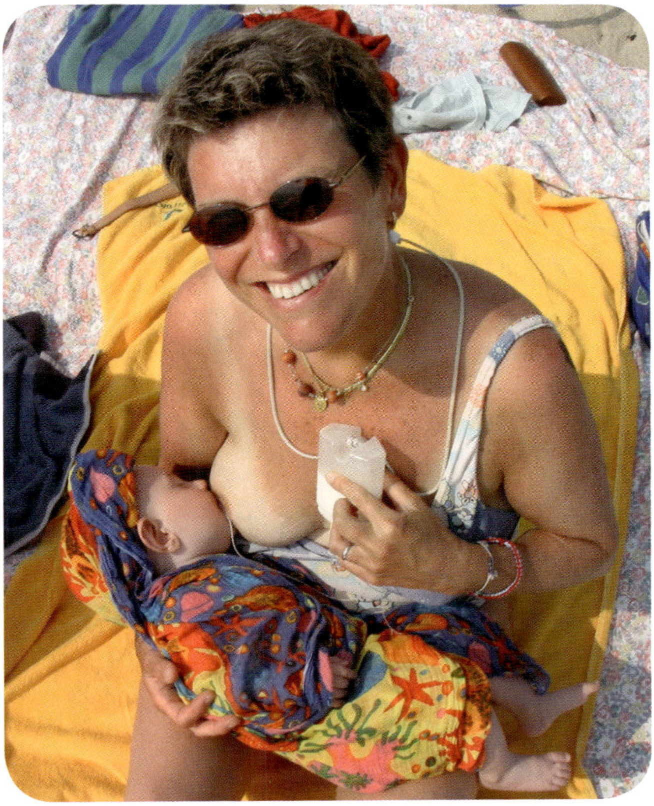

Le DAL (dispositif d'aide à la lactation) permet de complémenter son bébé tout en stimulant la lactation... Photo : LLL France

Allaiter en public, un calvaire pour vous?

Peut-être faites-vous partie de ces femmes pour qui donner le sein en présence de tiers ou d'inconnus fait perdre tous ses moyens? Pour ne pas avoir à vous exposer aux regards, vous préférez soit rester cloîtrée, soit arrêter carrément l'allaitement. Avant de prendre des décisions radicales, il faut que vous sachiez deux choses.

• ***Primo,*** qu'il est tout à fait possible d'allaiter discrètement en public. Si vous choisissez de porter votre enfant en écharpe, il pourra s'y délecter de votre lait sans que personne ne le sache! Contrairement à une idée reçue, les corsages qui se déboutonnent sont souvent moins pratiques et moins discrets que les tee-shirts ou pulls, qui se relèvent facilement. Avec, par dessus, un large foulard ou un châle, l'entourage extérieur n'y verra que du feu. Vous pouvez aussi investir dans des vêtements d'allaitement, au rabat conçu juste pour sortir le sein. Et dans les magasins, pensez aux cabines d'essayage pour allaiter votre enfant en toute sérénité !

• ***Deusio :*** selon le sondage cité plus haut de l'Institut des Mamans, seul 1% des mères allaitantes déclarent avoir essuyé des remarques désagréables pour avoir allaité en public. Preuve que les mentalités évoluent dans le bon sens!

ont leurs extrémités fixées sur les mamelons avec du ruban adhésif. L'enfant tète en même temps le sein et le tuyau. Le risque de confusion sein-tétine est ainsi évité et le bébé stimule la sécrétion lactée de sa mère, tout en recevant son lait au sein et le complément contenu dans le flacon.

Un bébé qui refuse de téter

Première chose à faire : rechercher la cause de cette « grève de la tétée». Votre enfant a t-il été perturbé pendant l'accouchement ou dans les moments qui ont suivi ? Avez-vous mis sur votre sein un produit (parfum, crème, onguent) dont le goût ou l'odeur pourrait l'indisposer ? Si vous avez déjà introduit des biberons, peut-être fait-il une confusion sein-tétine De même, si vous n'êtes pas dans votre assiette ou que l'atmosphère alentour est trop agitée, il peut être stressé : les bébés sont de véritables « éponges émotionnelles ». S'il ne refuse qu'un seul sein, il faut peut-être chercher du côté d'un désagrément physique : narine bouchée, otite, hernie, etc. Il est possible aussi que ce sein en particulier soit « moins bien » que l'autre : plus ou moins empli de lait, mamelon plat...

Essayez de nourrir votre enfant dans une autre position ou dans un environnement différent (par exemple dans sa chambre au calme au lieu de la salle de séjour bruyante, voire dans l'eau tiède du bain si cela le détend). Quoi qu'il en soit, ne baissez pas les bras : la plupart des « grèves » de tétées se résolvent en deux ou trois jours.

Quand allaiter devient douloureux...

Les crevasses

• Qu'est-ce que c'est ? Une crevasse est une fissure généralement peu profonde de la peau, mais qui peut être très douloureuse. Les crevasses du sein surviennent au début de l'allaitement (deux premières semaines). Environ une femme sur quatre en souffre. Les crevasses se traduisent par l'apparition de petites gerçures du mamelon, qui présente une coloration rouge vif, jusqu'à saigner parfois au cours des tétées.

• Pourquoi ? Dans l'immense majorité des cas, la cause réside dans une mauvaise position du bébé au sein.

• Comment les traiter ? Corriger la cause (essentiellement rectifier la position du bébé au sein, voir schéma) et protéger la crevasse grâce à un « pansement humide » (terme utilisé en dermatologie), soit de la lanoline purifiée, soit une compresse de lait maternel (là, il ne s'agit pas seulement d'étaler une goutte de lait, mais d'imbiber une compresse).

Après une césarienne

Après une césarienne, vous pouvez être confrontée à deux types de problèmes : d'une part, le retard pris dans la première mise au sein, susceptible de fragiliser la mise en place de la lactation. D'autre part, les douleurs ressenties lors de la mise au sein. Au début néanmoins, il peut être difficile, sans tirer de manière inconfortable sur la cicatrice, de trouver une position confortable pour la tétée. Essayez d'allaiter couchée sur le côté, en plaçant éventuellement une serviette de toilette roulée entre vous et votre bébé, afin de protéger votre cicatrice de ses éventuels coups de pied. Ou nourrissez assise, votre nouveau-né allongé sur un oreiller posé sur votre ventre. Si toutefois il vous est impossible de vous tourner sur un des côtés, voire les deux, vous pouvez le faire couchée sur le dos, bien calée contre des coussins. Prenez patience : au bout de quelques jours, ces douleurs devraient avoir disparu.

L'engorgement

• Qu'est-ce que c'est ? Il s'agit de la congestion des vaisseaux mammaires entraînant un œdème du sein (présence importante de liquides physiologiques, par congestion lymphatique et vasculaire dans la glande mammaire proprement dite, suite à une inflammation). Il survient fréquemment de façon physiologique vers le troisième jour après l'accouchement au moment de la « montée de lait » (engorgement du post-partum immédiat, pouvant couvrir les 15 premiers jours suivant la naissance), mais il peut également survenir plus tard (il sera alors plutôt associé à un canal bouché et donc à un excès de lait localisé). L'engorgement physiologique se caractérise par un sein distendu et douloureux, parfois assorti d'une petite fièvre.

• Pourquoi ? Les facteurs favorisant l'engorgement sont divers : douleurs survenant pendant l'allaitement, enfant qui tête mal, mère anxieuse, sevrage, tétées sautées... (ces deux derniers cas provoquant un engorgement par excès de lait dans les seins, et non un œdème).

• Comment le traiter ?

- *En vidant le trop-plein des seins par un massage doux* de l'aréole, de préférence sous la douche (chaude).
- *En appliquant des cataplasmes* tièdes ou des feuilles de choux vert sur les seins.
- *En faisant téter bébé à la demande*, voire plus souvent. Privilégiez le côté engorgé en variant les positions, pour bien drainer tout le sein. Objectif : éviter la survenue de lymphangite (stade suivant de la crevasse ou de l'engorgement du sein) et d'abcès.

Les complications nécessitant éventuellement une intervention médicale

La lymphangite ou mastite

La lymphangite, ou mastite aigue, est une inflammation du sein pouvant ou non se compliquer d'une infection et qui s'accompagne de fièvre, de rougeurs et d'une gêne à l'écoulement du lait. Mais cette complication se soigne très bien et, sauf avis médical, il n'y a pas de raison d'arrêter l'allaitement.

En cas de lymphangite déclarée, tirez manuellement votre lait, juste avant la tétée, sous une douche tiède. Augmentez le nombre de tétées, en donnant les deux seins à chaque fois. Restez alitée si nécessaire et évitez les soutiens-gorge trop serrés. Pour résorber l'œdème, appliquez une poche de glace pendant une trentaine de minutes. Si vous n'êtes pas soulagée sous 48 heures, faites-vous prescrire une crème anti-inflammatoire, voire un antibiotique, compatibles avec la poursuite de l'allaitement. N'oubliez pas de demander des antalgiques, notamment paracétamol et ibuprofène, à votre médecin.

Le canal lactifère obstrué

Si vous remarquez un endroit sensible, un nodule douloureux ou un gonflement du sein, c'est peut-être un canal lactifère bouché. Très fréquemment, celui-ci est provoqué par une mauvaise position du bébé au sein ou par des tétées trop espacées.

Un problème de canaux lactifères bloqués disparaît presque toujours spontanément en 24 à 48 heures. Pour accélérer la guérison, poursuivez l'allaitement du côté affecté et drainez mieux la zone concernée, en modifiant par exemple la position de bébé. Autre façon d'aider le drainage : comprimer le sein durant la tétée ou appliquer de la chaleur sur la région affectée (avec un coussin chauffant ou une bouillotte). Et surtout, se reposer.

Si le problème ne se règle pas spontanément en 48 heures, il vous faudra alors consulter pour ré-évaluer la situation. A noter que la prise de lécithine semble aussi prévenir les rechutes .

L'abcès ou mastite aggravée

L'abcès est une infection bactérienne du sein, qui se caractérise par une collection locale de pus. Il touche environ 1 % des femmes qui allaitent. Il s'accompagne habituellement de fièvre, d'une douleur et d'une rougeur du sein plus intenses que pour la simple mastite.

Face à un abcès caractérisé, il faut, la plupart du temps, recourir à l'antibiothérapie. Pendant ce temps, sauf indication médicale, vous pouvez continuer à allaiter votre bébé, même du sein atteint. Parfois, un abcès plus volumineux peut se développer et nécessiter une légère intervention chirurgicale afin de le drainer. Dans certains cas, le bébé peut continuer à téter le sein atteint si sa bouche ne touche pas l'incision. Dans le cas où l'incision est située près du mamelon, vous pouvez continuer à allaiter de l'autre sein et, afin d'éviter que le sein ne s'engorge, exprimer manuellement le lait du sein affecté pendant le drainage de l'abcès. La reprise de l'allaitement peut se faire quelques jours après.

Des compléments alimentaires contre les petits problèmes de lactation (317)

Des feuilles de choux vert en cas d'engorgement

Elles semblent apporter un soulagement plus rapide que les applications de glace ou tout autre traitement. Après chaque tétée, enveloppez le sein de feuilles de choux et laissez agir : une vingtaine de minutes, deux fois par jour suffisent. Arrêtez dès que l'engorgement commence à se résorber et que l'inconfort est soulagé.

• Plantes anti-galactogènes : le persil, l'oseille, la sauge.

Des herbes pour augmenter la production lactée

Le docteur Jack Newman conseille tout particulièrement le fenugrec ou le chardon béni, selon la posologie suivante :

• fenugrec : 3 gélules 3 fois par jour ;
• chardon béni : 3 gélules 3 fois par jour ou 20 gouttes de teinture-mère 3 fois par jour (318).

Les infusions semblent aussi être efficaces, mais à condition d'en consommer suffisamment, c'est à dire jour et nuit.

Vous pouvez associer à ce traitement du dompéridone (Motilium®), un médicament qui a pour effet secondaire de stimuler ou d'augmenter la sécrétion de lait. Si vous décidez de l'associer avec les herbes, prenez la dompéridone en même temps. Consultez votre médecin.

• Autres plantes réputées galactogènes : les feuilles de framboisiers, le fenouil, la rue des chèvres (*Galega officinalis*), la levure de bière, l'alfalfa, mais aussi la réglisse et l'anis, les lentilles, la carotte crue ou les topinambours. Vous pouvez les consommer en l'état, ou sous forme de tisane, de levure ou de gélules.

Attention ! Aucune de ces préparations n'est un remède

317. Traduction des articles « Treatments for sore nipples and sore breasts » et « Miscellaneous Treatments for problems », Janvier 2005, par Jack Newman, MD, FRCPC ©, 2005. Version française, février 2005, par Stéphanie Dupras, IBCLC, RLC. Source : http://www.lllfrance.org

318. Certaines préparations de ces deux herbes sont étiquetées « usage déconseillé aux mères allaitantes ». Ne vous en préoccupez pas : il y a peu de transfert dans le lait maternel.

miracle. Gardez toujours à l'esprit que les plantes médicinales ne sont qu'une part de la solution au problème de « manque de lait ».

La lécithine contre les canaux lactifères bloqués

La lécithine est un supplément alimentaire qui semble efficace pour prévenir les canaux lactifères bloqués. La dose est 1 200 mg (ou une cuiller à soupe), quatre fois par jour. Evitez aussi le port d'un soutien-gorge pas adapté, qui appuie trop sur une zone du sein.

Le violet de gentiane et l'extrait de graines de pamplemousse pour le traitement de la candidose ou « muguet »

Si vous avez mal alors que votre bébé tète correctement, ces douleurs peuvent être dues à une candidose, ou « muguet », qui peut provoquer l'apparition de tâches blanches dans la bouche de votre enfant. En parallèle, vos mamelons peuvent être de couleur rose vif, avec des croûtes, des brûlures ou des démangeaisons.

- Le violet de gentiane se trouve en solution aqueuse 1%. Appliquez-en sur le mamelon une fois par jour durant 4 à 7 jours. Vous pouvez continuer avec l'onguent « tout usage » pour mamelons irrités (voir ci-dessous), sinon consultez.
- L'extrait de pépins de pamplemousse peut aussi être utilisé pour le traitement de la candidose. Utilisez en même temps l'onguent « tout-usage » pour mamelons. L'EPP peut être utilisé directement sur les mamelons et/ou oralement (319).

319. Pour plus de détails, nous vous renvoyons au feuillet n°3b du docteur Jack Newman, sur le site de la Leche League France.

Un onguent « tout usage » pour mamelons irrités...

Le docteur Jack Newman donne, sur le site de la Leche League France, la recette d'un onguent spécial, à faire préparer en pharmacie, combinaison d'onguents de mupirocine, de bétaméthasone et de poudre de miconazole. Une mixture qui semble remédier à plusieurs causes de mamelons douloureux, incluant la mauvaise prise du sein, le Candida (muguet), les problèmes dermatologiques, les infections bactériennes des mamelons...

En savoir plus...
Consultez le feuillet n°30 du docteur Newman sur le site de la Leche League France.

Allaitement et alimentation

Ici, une seule règle : mangez équilibré, mais mangez de tout, comme vous le faisiez durant votre grossesse ! Comme vous brûlez, en allaitant, jusqu'à 500 calories supplémentaires par jour, vous pouvez augmenter la ration journalière normalement conseillée pour une femme de ce montant, sans risque de prendre des kilos superflus ! Précisons ici que l'heure n'est évidemment pas au « régime » (320) : vous avez besoin de forces pour ce véritable marathon physique qu'est un allaitement exclusif !
Si vous êtes végétarienne, vous ne risquez aucune carence, à condition de consommer une dose suffisante de protéines animales et végétales. Les végétaliennes devront, elles, se complémenter en vitamine B12. Par rapport à la grossesse, vous pouvez néanmoins lever certains interdits, notamment ceux qui concernent la consommation de produits crus ou peu cuits. La listéria ne passe pas dans le lait ! Seul bémol (et encore...), certains légumes (chou, chou-fleur, navet, poireau, céleri, asperge, ail, cresson, oignon...) ont la réputation de donner un goût plus fort au lait. Mais ce n'est pas

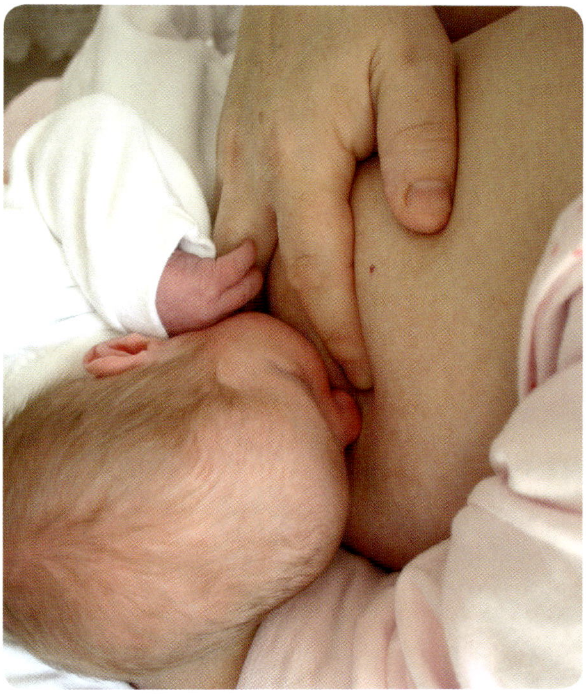

Allergie de votre bébé : et si cela venait de ce que vous mangez ?

Votre bébé régurgite, se tortille en pleurant, voire présente des plaques d'eczéma ? Il est peut être sensible aux particules de certains produits alimentaires allergènes contenues dans votre lait : lait de vache, œufs, blé, poisson, arachide, kiwi, gluten...

S'il y a des antécédents d'allergie dans la famille, si le bébé présente lui-même des allergies, supprimez alors (sur avis médical) les particules incriminées de votre alimentation. L'amélioration chez votre enfant devrait être sensible après cinq à sept jours.

une règle immuable, loin de là. Observez les réactions de votre bébé, et adaptez votre consommation à ses dégoûts éventuels.

Côté consommation de substances malsaines pour la santé en général, comme la caféine, l'alcool et le tabac, l'idéal est bien sûr de s'en abstenir au maximum. Toutefois, les études montrent que même pollué, le lait maternel reste le meilleur quand on prend en compte tous les bénéfices de l'allaitement comparés aux risques des laits industriels. Si la caféine passe dans le lait, comme tout ce qui est consommé par la mère, il n'y a aucune raison de vous passer de votre « petit noir » du matin ou de votre thé de 16 heures, à condition de limiter la caféine à l 'équivalent de deux tasses par jour. Par contre, l'eau est à volonté !

320. Si vous souhaitez perdre du poids, attendez deux ou trois mois après la naissance de votre bébé et si vous allaitez, ne descendez pas au-dessous de 1 800 calories par jour.

Allaitement et médicaments

Au cours de votre allaitement, vous êtes tout à fait susceptible de contracter une maladie (grippe, angine, etc.) voire une infection (qui peut être liée à l'allaitement). Il va falloir vous soigner, que ce soit par des traitements légers (l'idéal étant l'homéopathie), mais aussi, si besoin, par des antibiotiques. Contrairement à une croyance encore fermement ancrée, cette prescription ne signe pas forcément l'arrêt de mort de votre allaitement.

• Tout d'abord, parce que seul 1 % au maximum des principes actifs des médicaments administrés oralement sera reçu par le bébé.
• Ensuite, parce que très peu de médicaments sont formellement contre-indiqués en cas d'allaitement. Parmi ceux qui le sont, on peut citer les antidiabétiques oraux, le lithium, les anticancéreux. D'autres sont seulement déconseillés, car pouvant avoir des conséquences négatives sur votre lactation (les diurétiques par exemple) ou infliger des effets secondaires plus ou moins graves à votre bébé (troubles digestifs pour les antibiotiques, somnolence, insomnie ou agitation pour

les traitements psychiques, sensibilisation allergique sur le long terme, etc.).

• Mais surtout, sachez qu'il est quasiment toujours possible de trouver un traitement compatible avec la poursuite de l'allaitement. Précisez toujours à votre professionnel de santé que vous allaitez, même pour une prescription qui vous semble anodine.

De manière générale, ne pratiquez aucune automédication et, par précaution, préférez les traitements mis sur le marché de longue date et disponibles également en version pédiatrique. Enfin, prenez, si possible, le médicament juste après une tétée ou à distance d'un repas.

Tirer son lait, mode d'emploi

Pour nourrir ponctuellement bébé à distance (hospitalisation, sortie à l'extérieur, reprise du travail), mais aussi au cas où vous donnez de votre lait au lactarium, pour entretenir votre lactation au cours d'un sevrage temporaire, pour la relancer ou tout simplement si le papa souhaite prendre un peu votre relais pour nourrir votre enfant, il va vous falloir tirer votre lait (321). Une pratique longtemps peu prisée des mamans, car fastidieuse et pas très agréable au niveau des sensations. Aujourd'hui, avec les tire-laits électriques de dernière génération, recueillir son lait est presque devenu sinon une partie de plaisir, du moins une formalité rapide et véritablement pratique. Bien plus silencieux que les « trayeuses » des hôpitaux ou les anciens modèles, ils sont aussi redoutablement efficaces, surtout ceux à double pompage. Soit 50 % de temps gagné !

Malheureusement, si vous désirez louer un appareil de conception moderne, vous n'êtes pas du tout assuré d'en trouver un auprès de votre pharmacie de quartier (nombre d'officines ne disposent encore souvent que

À contacter...

Renseignez-vous auprès des centres de pharmaco-vigilance, des centres anti-poison, des lactariums, et du centre IMAGE, Hôpital Robert Debré.

Tél : 01 40 03 21 49.

Voir aussi la brochure éditée par LLL France, « Médicaments et allaitement ».

Quelques conseils pour tirer son lait...

• Pour l'ensemble de vos manipulations, respectez une hygiène scrupuleuse. D'abord, lavez-vous soigneusement les mains. Si vous tirez votre lait pour un enfant prématuré, malade ou hospitalisé, il est impératif de stériliser tout le matériel. Si votre lait doit servir à nourrir un nourrisson en bonne santé, un nettoyage classique à l'eau chaude et savonneuse suffit.

• Un « truc » pour que la montée de lait soit plus facile : ayez avec vous un vêtement ou un doudou portant l'odeur de votre enfant, ou tout simplement sa photo. On peut aussi tirer d'un sein pendant que le bébé tète. On bénéficie ainsi du réflexe d'éjection provoqué par la succion du bébé.

• Le lait maternel se conserve dix heures à température ambiante (19 à 22°). Si vous le pouvez, choisissez néanmoins de le réfrigérer, après l'avoir refroidi rapidement sous un filet d'eau froide : il se conserve 8 jours au réfrigérateur (0 à 4°). Vous pouvez aussi le congeler, pour un usage ultérieur (conservation : deux semaines dans le compartiment surgelés d'un réfrigérateur et jusqu'à plus de six mois dans un congélateur séparé, à -18°). Toutefois, la congélation détruit certains de ses facteurs anti-infectueux.

• Côté récipient, tout contenant bien lavé, bien rincé et hermétiquement clos peut faire l'affaire : pots de yaourts en verre, petits pots pour bébés, mini bouteilles de jus de fruits... Il existe aussi des sacs de congélation prévus pour le lait maternel (marques Ameda, Medela ou Lactisac), très commodes, car s'adaptant directement sur certains tire-lait. Utilisez un récipient propre différent à chaque fois au cours de la journée. Le lait doit être étiqueté par jour, mois et quantité recueillie. Ces différents lots peuvent ensuite être mélangés pour une tétée ou pour la congélation.

Attention ! Pour réchauffer votre lait, JAMAIS de micro-ondes (qui détruit ses anticorps), mais un bain-marie ou un chauffe-biberon.

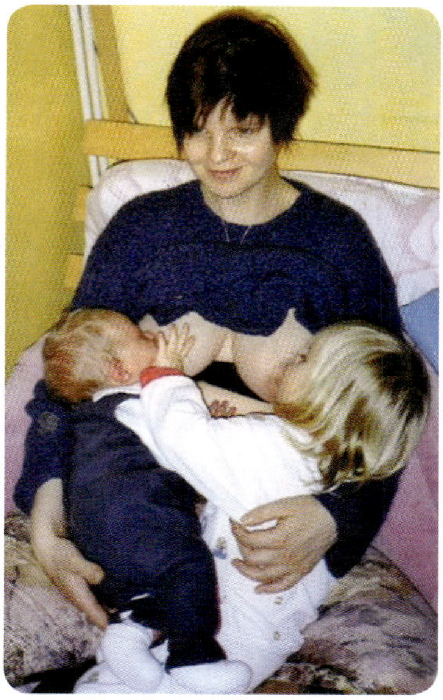

Photo : LLL France.

de modèles électriques antiques, encombrants et/ou inefficaces). Renseignez-vous sur ce qu'il y a en stock près de chez vous. Sinon, vous pourrez vous procurer votre tire-lait directement (par correspondance) auprès des distributeurs ou dans des magasins spécialisés en article de puériculture (les marques Medela (322), Avent (323) et Adema (324) proposent des modèles variés). A noter : en France, la location de certains tire-lait est remboursée par la Sécurité Sociale sur prescription médicale.

Pour en savoir plus sur toutes ces questions, nous vous renvoyons sur les sites (et les ateliers) des associations spécialisées. N'hésitez pas à les contacter, vous y rencontrerez écoute et soutien, sans jugement aucun.

Leche League France : 01 39 58 45 84
et http://www.lllfrance.org
Solidarilait : 01 40 44 70 70
et http://www.solidarilait.org
Réseau des Marraines d'allaitement :
http:/www.reseau-mdam.org
Vous pourrez trouver toutes les adresses d'associations de soutien à l'allaitement sur le site de la CoFAM :
http://www.coordination-allaitement.org

321. Votre lait lui étant alors dispensé par seringue, pipette, cuiller (dans l'idéal, afin d'éviter la confusion sein-tétine si vous comptez conserver un allaitement majoritaire ou exclusif) ou par biberon.
322. http://www.medela.fr
323. http://www.avent.com/fr/fr
324. http://www.almafil.com

Le co-allaitement ou l'allaitement simultané de votre tout-petit… et d'un plus grand !

Votre nouveau-né est là… mais votre aîné tête toujours. Ou bien, s'étant sevré de lui-même au cours de la grossesse, vient à nouveau se blottir contre vous à la recherche du sein en voyant le nouveau venu s'y délecter… Sachez que si vous en avez envie, il n'y a aucun risque pour le bébé si le « grand » tête en tandem avec lui. A condition de respecter quelques précautions très simples.

Dans les premières semaines, le nouveau-né devrait téter en premier, afin de bénéficier pleinement du colostrum (délivré en petites quantités). Dans les premiers temps du moins, n'attribuez surtout pas un sein à chacun des enfants, mais changez-les de côté régulièrement, tant pour bien stimuler et vider les seins que pour favoriser le développement de la vision et de la coordination manuelle de votre nourrisson. Avec le temps, un rythme naturel s'établira entre les deux enfants et vous n'aurez plus à vous inquiéter de qui prend quel sein et à quel moment. Et quelle joie de voir vos deux bambins collés contre vous, s'abreuvant au même lait et à la même tendresse maternelle ! A noter qu'il se peut aussi qu'à l'inverse, vous éprouviez des sentiments négatifs par rapport au grand, ne vous sentez pas coupable, c'est quelque chose d'assez courant et, souvent, de passager !

À lire....

Docteur Marie Thirion. *L'allaitement*. Albin Michel, 2004.
L'art de l'allaitement maternel, LLL, 2005.
Les livres de Claude-Suzanne Didierjean-Jouveau :
L'allaitement maternel : La voie lactée. Jouvence, 2003,
Anthologie de l'allaitement maternel. Jouvence, 2002
Allaiter, c'est bon pour la santé. Jouvence, 2003.
Nathalie Roques. *Vivre la relation avec son bébé : Allaiter, dormir, porter*. Chronique sociale, 2005.
Christina Pellé-Douël. *Le guide de l'allaitement*. Marabout, 2004.
France Guillain, *L'allaitement. Questions-réponses pour que ça marche*. La Plage, 2005.

Choisir une alimentation autre que le lait maternel pour bébé

Les laits infantiles

Pour une raison ou pour une autre, vous pouvez décider de passer, partiellement ou totalement, votre enfant au lait artificiel, dès sa naissance ou quelque temps plus tard. Parmi les quelque 160 variétés de lait infantile proposées sur le marché, une cinquantaine sont destinées au premier âge (de la naissance à 4 ou 6 mois). *« Les laits en poudre, quels qu'ils soient, sont et restent des laits de vache, vaguement transformés pour avoir une composition quantitative un peu moins éloignée du lait maternel »*, prévient la pédiatre Marie Thirion, auteure du best-seller *L'allaitement*. Dans le doute, mieux vaut vous tourner vers les laits infantiles bio, issus de vaches nourries au pré, sans apport quelconque de produits chimiques ni antibiotiques (325).

Si votre enfant présente régurgitations, rougeurs, vomissements ou diarrhées, vous pouvez commencer par changer de marque de lait. Si les choses ne s'arrangent pas, s'il fait des réactions violentes type œdèmes ou troubles respiratoires, arrêtez immédiatement le lait actuel et vérifiez auprès de votre médecin qu'il ne souffre pas d'un reflux gastro-œsophagien ou qu'il n'est pas allergique aux protéines de lait de vache (PLV), comme un nombre croissant de bébés.

S'il est avéré que c'est le cas, il vous faudra vous tourner vers un lait hypoallergénique. Plus liquides, ces laits spéciaux, dont les particules sont plus petites, sont aussi moins chargés en PLV. Ils sont une alternative aux laits infantiles classiques, bien plus intéressante que le lait de soja, longtemps massivement préconisé comme lait de substitution et aujourd'hui condamnés par l'ensemble des spécialistes de l'allaitement. Françoise Railhet, responsable du Programme des Référents Médicaux de LLL France, prévient : *« 50 % des enfants allergiques au lait de vache le sont aussi au lait de soja. De plus, on se pose beaucoup de questions sur les phytœstrogènes, qu'ils contiennent à des taux très élevés »*. Les phytœstrogènes sont en effet soupçonnés de modifier l'équilibre hormonal des nouveau-nés, au risque de réduire leur fertilité future. Selon certaines études américaines, les enfants qui y auraient été soumis à haute dose répondraient moins bien aux vaccins et auraient une plus grande sensibilité aux infections ORL et à l'hypothyroïdie. Il existe aussi des laits infantiles sans lactose, pour les bébés intolérants à cette molécule et des laits acidifiés, enrichis en ferments lactiques (probiotiques) pour les nourrissons sujets aux coliques, ballonnements ou constipation. Renseignez-vous auprès de votre médecin.

Contre les régurgitations, on vous conseillera peut-être un lait épaissi (souvent appelé « de confort »), toujours à base de protéines de lait de vache mais « cassées » pour qu'elles puissent être plus facilement assimilées et épaissies pour une meilleure digestion. Il existe, enfin, des laits infantiles à objectif thérapeutique (bébés de faible poids de naissance ou souffrant de diarrhées prolongées). Tous produits qui ne doivent être utilisés qu'avec l'accord de votre médecin.

Les alternatives au lait de vache

• *Les « laits » végétaux : à utiliser avec précaution*

Les laits végétaux peuvent être à base de céréales (riz, avoine, millet, blé...), d'oléagineux (amandes, noix de coco, noix, noisettes, châtaignes, sésame...) ou de légumineuses (soja, quinoa...). Attention toutefois ! *« Les « laits » végétaux ne sont pas des laits, mais des jus de plantes, qui n'ont absolument rien à voir avec les laits animaux*, prévient Françoise Railhet, de la Leche League. *Ils sont beaucoup plus pauvres en protéines (et des protéines très différentes des protéines animales), et beaucoup plus riches en glucides. L'alimentation d'un nourrisson uniquement avec des laits végétaux induit habituellement une carence protéique, accompagnée de troubles liés à la surcharge en glucides »*. Ces « laits » sont par ailleurs très pauvres en calcium, d'où des risques de carences évidents. Sans compter les risques d'allergies, au soja d'abord, mais aussi aux oléagineux et surtout aux fruits à coques. *« Plus l'intestin de l'enfant est jeune, plus il sera perméable aux protéines étrangères, et plus le risque de réaction est important »*, déclare Marie Thirion. Pour pallier cet inconvénient, il est conseillé de ne pas donner de ces boissons aux bébés avant au moins six mois, et d'alterner la prise de différents laits, dont les propriétés se compenseront ainsi d'elles-mêmes (326).

• *Les laits d'autres animaux*

Les laits de chèvre ou de brebis, de jument ou d'ânesse, sont plus digestes et à peu près aussi riches en éléments nutritifs que le lait de vache. Les laits de jument et d'ânesse étant les plus proches du lait humain. Seul inconvénient, leur coût : jusqu'à 20 à 30 euros le litre ! Et, comme le souligne Marie Thirion, il n'existe, là encore, en la matière, aucune étude prouvant l'intérêt nutritionnel, ni l'absence d'effets secondaires (notamment un risque allergique), à la consommation de ces laits. Vous en trouverez dans les magasins bios, ou directement auprès des producteurs.

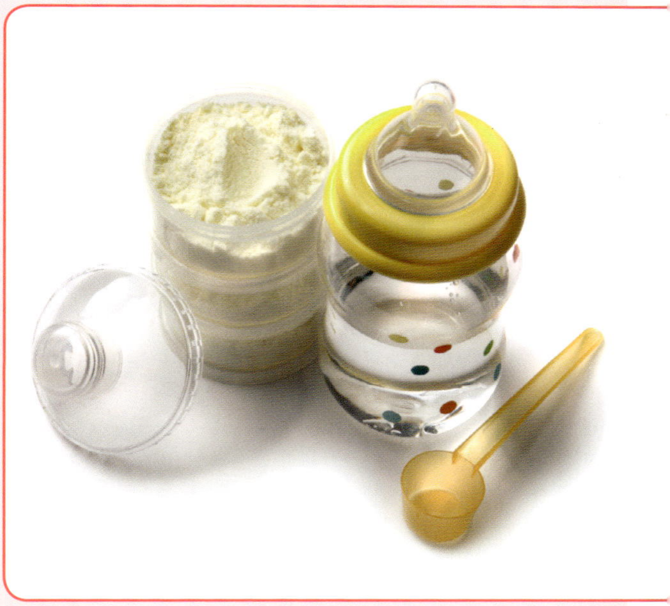

Biberon, mode d'emploi

• *Matériel*

Si vous comptez nourrir exclusivement ou principalement votre enfant au biberon, il vous faudra au minimum 5 ou 6 biberons, de tailles adaptées à son âge. Optez de préférence pour des modèles en verre, qui semble être le contenant le moins pollué. Côté tétine, vous aurez le choix entre silicone et caoutchouc. Nous vous conseillons le premier, non allergisant et dénué du « goût » que peut avoir le caoutchouc. Et de préférence, optez pour des tétines physiologiques, qui imitent la forme du mamelon. Le trou doit être petit, de manière à ne pas laisser le lait s'écouler trop vite (source de troubles digestifs pour votre enfant). Pour vous en assurer, retournez le biberon rempli sur votre main : le lait ne doit pas couler tout seul.

• *Préparation*

Respectez les quantités prescrites sur les boîtes de lait (âge par âge), mais avec une marge – de bon sens ! – en plus ou en moins s'il demeure affamé après son repas ou s'il rechigne à le finir.

Côté reconstitution du lait, respectez, par contre, scrupuleusement les dosages indiqués. Une dosette rase de lait, ni plus, ni moins, pour 30 ml d'eau. Utilisez de l'eau faiblement minéralisée à PH neutre ou de l'eau spécifique aux nourrissons (bouteille ouverte depuis moins de 24 heures). Pas d'eau du robinet, ou alors bouillie pendant au moins une minute. Vous pouvez donner le lait à température ambiante ou bien tiède (réchauffé au bain-marie ou au chauffe-biberon, le réchauffage au micro-ondes étant déconseillé en raison des risques de brûlures qu'il entraîne). Nous vous conseillons la seconde solution : le lait maternel ne coule t-il pas tiède ? Dans ce cas, n'oubliez surtout pas de tester la température sur votre poignet.

• *Horaires*

Il est généralement conseillé de respecter un délai de deux à trois heures entre chaque biberon, même pour un nouveau-né, le lait artificiel mettant plus de temps à se digérer que le lait maternel. Encore une fois, faites preuve de souplesse et, dans les premiers temps du moins, nourrissez votre bébé le plus possible à la demande (après vous être assurée que ses pleurs n'étaient pas dus à autre chose que la faim : couche pleine, sommeil, douleur, stress, besoin de succion ou envie d'un câlin). Il devrait se « réguler » rapidement, bien plus vite en tous cas qu'un enfant nourri au sein (le lait maternel se digère très rapidement et la quantité de lait absorbée à chaque tétée peut être très irrégulière).

325. Citons les marques Holle, Hipp et Babybio, disponibles en grandes surfaces, en pharmacies, dans les magasins bio ou en vente par correspondance sur Internet.

326. Pour en savoir plus sur les propriétés respectives de ces laits végétaux : http://www.sanslactose.com

• *Hygiène*

Une recommandation récente de l'Agence française de Sécurité sanitaire des aliments (AFSSA) réfute le caractère indispensable de la stérilisation des biberons et tétines, à condition toutefois que le biberon fasse l'objet d'un lavage soigné à l'eau chaude et savonneuse (après s'être soigneusement lavé les mains au préalable). Evitez, dans la mesure du possible de préparer les biberons à l'avance (sinon, stockez-les, soigneusement fermés, au réfrigérateur, et en tout état de cause ne les gardez pas plus de 24 heures). Et si bébé ne finit pas, jetez sans remords ! Le lait artificiel est l'un des aliments qui se conserve le plus mal, et l'estomac de bébé est si fragile (327)...

• *Position*

Surtout, faites de ce repas un moment d'intense proximité, de câlin. Prenez votre enfant sur vos genoux, de préférence parallèle à votre poitrine (afin qu'il vous voit), regardez-le et parlez-lui doucement pendant qu'il tète. Il sera rassuré par le son de votre voix, le battement de votre cœur, votre odeur... A noter (notamment si vous l'allaitiez auparavant) que le rituel du « rot » est bien plus indispensable au biberon qu'au sein, bébé avalant plus d'air par ce biais.

Le reflux gastro-oesophagien (RGO)

Le RGO consiste en la remontée du contenu gastrique, suite à une défaillance (ou, le plus souvent, à une simple immaturité) du sphincter qui fait la jonction entre l'estomac et l'œsophage. Un problème très courant, puisque entre 25 et 40 % des enfants seraient atteints. Dans certains cas, il ne s'agit que de régurgitations bénignes, n'ayant aucune conséquence sur l'appétit et la courbe de poids du bébé (328). Dans d'autres, il s'agit d'une véritable souffrance pour lui. Cette remontée de lait, très acide, lui brûle la gorge, l'étouffe... Dans certains cas graves, le RGO l'empêche de conserver la quasi-totalité de ce qu'il avale et entraîne ou aggrave des pathologies telles que l'asthme, la laryngite, voire la bronchite chronique.

Pleurs et vomissements au cours de la tétée ou même à tout moment – et notamment pendant le sommeil – inquiètent beaucoup les parents. Ils doivent savoir néanmoins que ce phénomène se traite assez bien aujourd'hui : laits épaissis (voir plus haut), fractionnement des repas, couchage sur un plan incliné. Vous pouvez aussi masser délicatement le ventre de votre enfant dans le sens des aiguilles d'une montre, et le placer en position verticale ou semi verticale lors des tétées ou des biberons. Votre médecin pourra vous prescrire des pansements gastriques à administrer après les repas. A noter que l'homéopathie et l'ostéopathie peuvent être d'une aide appréciable dans le soulagement du reflux. Dans l'immense majorité des cas, il devrait disparaître lorsque l'enfant accèdera à la position verticale, à partir de neuf mois.

327. Voir : AFSSA. *Recommandations d'hygiène pour la conservation et la préparation des biberons*, juillet 2005.
A consulter sur internet : http://www.academie-medecine.fr

328. Ne pas confondre ces régurgitations, qui concernent du lait déjà digéré ou pré digéré, avec un simple rejet, renvoi « direct » de lait non digéré, en surplus par rapport aux capacités d'ingestion du nourrisson et qui ne porte pas à conséquence.

Vers un maternage proximal

Nous allons, dans ces dernières pages, vous présenter brièvement quelques pratiques de maternage qui, à notre sens, sont les plus à même de favoriser le développement psycho-affectif de votre enfant, tout en vous facilitant considérablement la tâche.

Favoriser une proximité physique intense avec bébé

Le portage

Votre nouveau-né est particulièrement sensible au contact rapproché (dans l'idéal en peau à peau) avec vous ou avec son papa. Le portage permet à l'enfant de se retrouver blotti contre l'adulte, dans une position proche de celle qu'il adoptait dans l'utérus (cuisses relevées et largement écartées, en position dite de « grenouille »), bercé en permanence par vos pas et par vos mouvements et rassuré par votre chaleur, votre odeur et les sons de votre corps (battements du cœur, bruits intestinaux, etc.). Ainsi bercé et réconforté en continu, votre bébé connaîtra une sécurité affective unique (il pourra même se nourrir de votre lait sans sortir de son cocon si vous l'allaitez). Quant à vous, outre ce contact délicieux avec votre tout-petit, vous jouirez de la liberté de vaquer à toutes vos occupations, intérieures et extérieures, les mains libres et l'esprit serein.

Pour porter bébé, vous pouvez utiliser une écharpe de portage. Ce vaste rectangle de tissu spécial – en général du sergé simple, croisé ou composé – est à choisir de dimensions variables en fonction du type de nouage que vous souhaitez adopter et de votre morphologie. Les bonnes écharpes (souvent de fabrication allemande) permettent de porter confortablement son enfant de la naissance jusqu'à trois ans et plus, dans diverses positions sur le ventre, la hanche et dans le dos [329]. Il existe aussi des porte-bébés dits « physiologiques », faits en tissu (généralement selon des normes écologiques et équitables), qui ont pour particularité, comme l'écharpe, de respecter la physiologie du bébé comme du porteur.

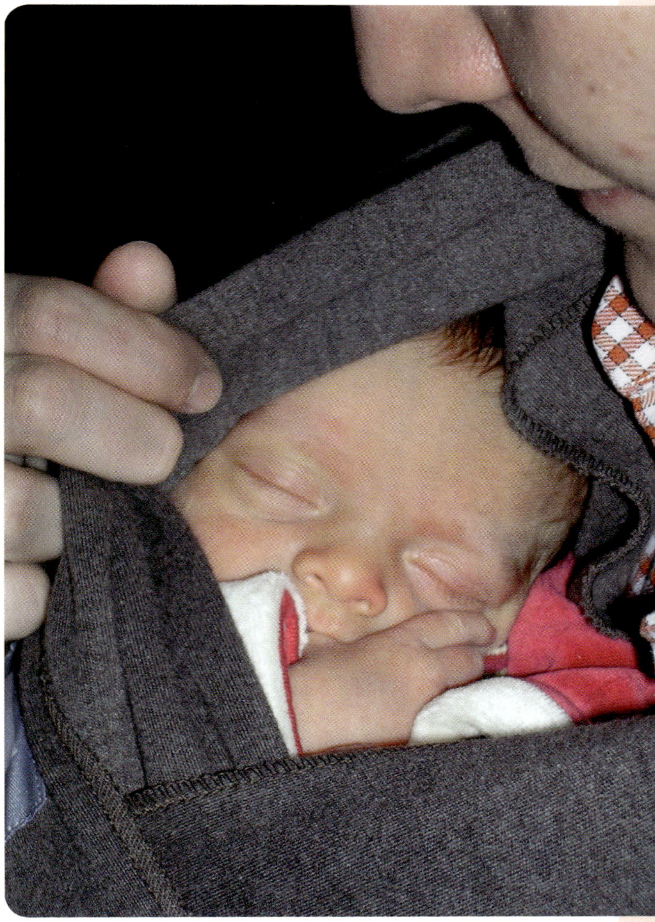

Photo : Audrey Hesbois.

A savoir que l'enfant n'y est pas assis sur ses organes génitaux et n'a pas les jambes pendantes comme dans les porte-bébés traditionnels, mais se trouve également en position « grenouille ». Ce qui facilite aussi énormément la tâche du porteur, le poids du bébé étant bien mieux réparti, d'où un soulagement appréciable des épaules et du dos. Pour choisir votre écharpe ou votre porte-bébé physio et pour bien maîtriser la technique du nouage, il est chaudement recommandé d'assister au moins à un atelier de portage, de préférence dès le troisième trimestre de votre grossesse.

329. Compter entre 60 et 100 euros.

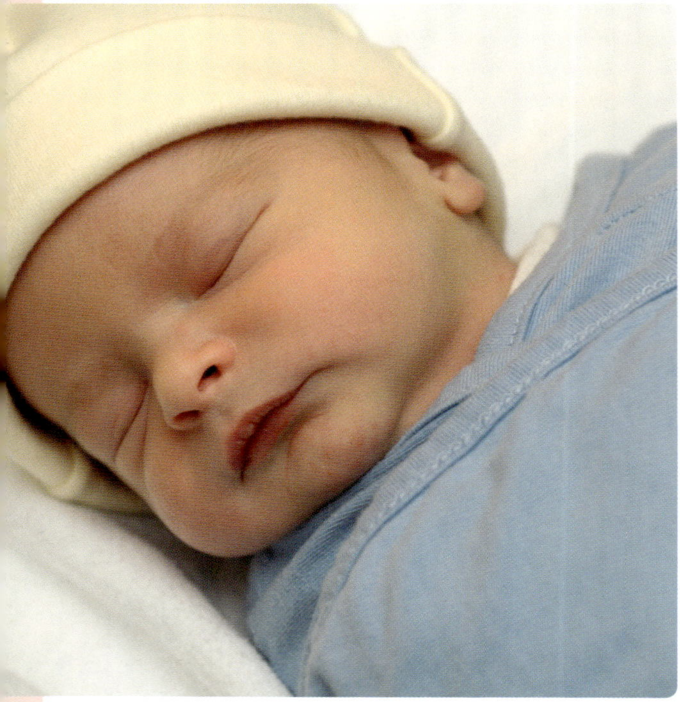

Emmaillotez-le, cela le rassure !

Il ne s'agit pas de revenir aux techniques ancestrales d'emmaillotement, bébé étant ficelé comme une momie, sans aucune latitude de mouvement. Mais simplement d'en conserver l'idée de base, qui est frappée du bon sens : un nouveau-né, qui vient de passer neuf mois dans un environnement où tout son corps était contenu, sera insécurisé dans un espace trop large, où ses membres pourront s'étendre, ne rencontrant que du vide. En contenant ses membres, un emmaillotement doux, au contraire, le rassurera.

Pour dormir notamment, ce procédé fait des merveilles, aux dires des mamans qui l'ont essayé ! Pour emmailloter votre enfant, vous pouvez prendre une serviette de toilette toute douce, que vous fixerez avec une épingle de sûreté ou avec des bandes velcro, ou bien un wrapper (couverture enveloppante en laine polaire).

A noter que plusieurs marques de puériculture commercialisent depuis peu une « couverture miracle » spécialement prévue à cet effet. Bien entendu, cet emmaillotement vaut avant tout pour les périodes de stress ou de sommeil. Lors de ses périodes d'éveil calme, laissez bébé découvrir ses membres et jouer avec ses mains à loisir.

À lire…

Claude-Suzanne Didierjean-Jouveau. *Porter bébé : Avantages et bienfaits*. Jouvence, 2006.

Ingrid Van Den Peereboom et Corinne Alexandre. *Peau à peau : Techniques et pratiques du portage*. Jouvence, 2006.

Sur le web…

Associations de portage :

http://www.portersonenfant.fr

http://www.portersonbebe.com

http://www.peau-a-peau.be

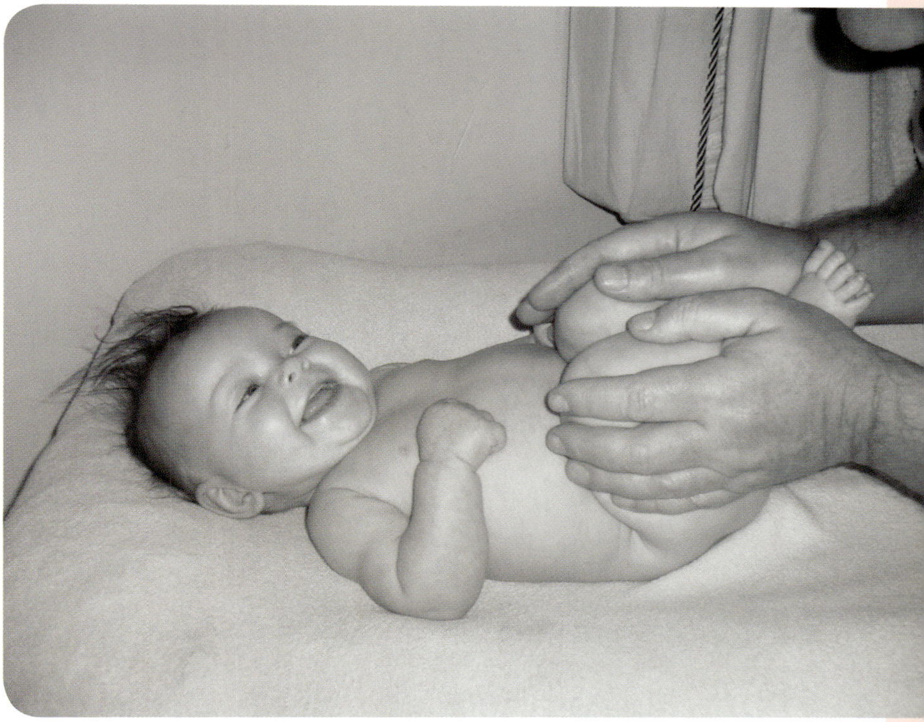

Photo : Sylvie Francotte.

Le massage bébé

C'est Frédérik Leboyer qui, le premier dans les années 70, a remis au goût du jour dans nos contrées le massage des bébés. Cette pratique aux bienfaits encore assez méconnus chez nous est pourtant considérée comme essentielle dans nombre de sociétés traditionnelles : massages au beurre de karité des Africaines, à l'huile de sésame à Taïwan... C'est que le massage bébé présente d'impressionnantes vertus physiologiques : apaisement des maux de ventre, coliques, rhumes ou poussées dentaires, mais aussi développement de la conscience du schéma corporel, fortification et régulation des systèmes circulatoire, respiratoire, musculaire, immunitaire, gastro-intestinal, nerveux ; meilleure qualité du sommeil ; amélioration des problèmes de tonicité ou au contraire d'hyperactivité ; remise d'aplomb après une naissance difficile, etc.

Masser son bébé est aussi, tout simplement, l'occasion de passer, à tous les deux, un merveilleux moment de détente et de complicité, et ce dès sa naissance. Vous pouvez masser votre enfant au gré de votre envie, avec une huile végétale de votre choix (de préférence le calendula bio), éventuellement en vous aidant des conseils d'un livre. Nous vous conseillons toutefois, si vous êtes intéressée, de vous rapprocher d'une association spécialisée. Celles-ci organisent des ateliers mamans-bébés, par petits groupes, dans toute la France. Vous pourrez y apprendre les gestes de base (sans que les animatrices ne massent jamais elles-mêmes votre enfant).

Contact...

Association française de massage pour bébé (AFMB) : http://www.massage-bebe.asso.fr

À lire...

Frédérik Leboyer. *Shantala, un art traditionnel, le massage des enfants*. Seuil, 2004.

Christine Colonna-Cesari. *Le bien-être du bébé et de l'enfant avec le massage intégral*. Médicis, 2004.

Gilles Orgeret. *Comment masser bébé : Le kidding-Massage*. Seuil, 2000.

Danielle Belforti, Kiran Vyas, Sandrine testas, J.F. Chavanne. *Le massage des bébés selon la tradition ayurvédique*. Marabout, 2005.

Emotions de l'enfant : être dans l'empathie et dans la réponse

Certains parents ou « experts » en puériculture (de plus en plus rares il est vrai, heureusement) pensent que lorsque le bébé a mangé, qu'il est propre et qu'il ne subit manifestement aucune gêne, il fait purement et simplement un « caprice » s'il pleure lorsqu'on le repose. Nos grands-mères disaient même qu'il est bon qu'un bébé pleure, qu'ainsi « il se fait les poumons ». C'est ignorer, ou refuser de prendre en compte, qu'à cet âge la notion de « caprice » n'existe pas chez l'enfant, et que, par contre, le besoin de contact physique est absolument fondamental. Dans la mesure du possible, gardez donc votre enfant dans vos bras s'il pleure (dans l'idéal en écharpe ou en porte bébé physiologique, c'est plus simple pour vous, aussi !), bercez-le, apaisez-le en lui parlant doucement ou en lui chantant une chanson. Ou bien, s'il demeure inconsolable, laissez-le pleurer, mais jamais seul : manifestez-lui votre présence et votre empathie, en restant à portée de regard ou de main.

Tétine, pas tétine ?

Comme beaucoup de parents, vous hésitez sur le bien-fondé de vous procurer cet ustensile accusé de faire « bouchon anti-pleurs » et de déformer le palais. Avant de dévaliser les pharmacies, attendez de découvrir votre enfant, de connaître sa personnalité et ses besoins. Qui plus est, s'il est materné, il a, en moyenne, nettement moins de risques qu'un autre d'avoir besoin d'une tétine. Le besoin de celle-ci se fait d'autant plus sentir en cas d'allaitement au biberon, insatisfaisant au niveau du réflexe de succion et moins « complet » au niveau affectif. Une étude a prouvé scientifiquement que les enfants maternés selon les principes du maternage proximal, et notamment allaités, étaient en effet bien moins nombreux que les autres à avoir besoin d'un substitut maternel, comme le doudou ou la tétine (330). Toutefois, si vous optez pour la « tototte », essayez de l'utiliser ponctuellement (comme anti-stress, pour le dodo, etc.) et pas 24 h sur 24.

Savoir décrypter ses pleurs…

• **Il a faim.** Il tourne la tête à droite et à gauche, bouche ouverte, langue tendue, mordille ses doigts ou ses poings. Ses cris, d'abord faibles, deviennent de plus en plus stridents s'il n'est pas entendu, jusqu'à tourner à la rage.

• **Il est gêné.** S'il lâche le sein ou le biberon au milieu d'une tétée, se tortille et s'agite, il a sans doute des gaz ou un rot qui ne veut pas sortir. Faites une pause et placez-le à la verticale, sur votre épaule, pour qu'il fasse son rot, ou massez-lui délicatement le ventre, dans le sens des aiguilles d'une montre.

• **Il a peur.** Il hurle, s'agite, face à une situation inconnue, un visage nouveau, mais se calme sensiblement sitôt dans vos bras.

• **Il a mal.** Il est grognon, rouge, s'agite soudainement, ou alors il adopte une position qu'il n'adoptait pas auparavant (331) ou pleure lorsqu'on le place dans certaines positions. Ses cris sont particulièrement aigus.

• **Il est fatigué.** Il se frotte les yeux, baille, est inconsolable… Autant de signes qu'il est temps pour lui de dormir ! Sinon, les pleurs dits « de décharge », qui servent à évacuer les tensions et la fatigue de la journée mais qui recouvrent peut-être aussi une certaine angoisse du bébé face au soir qui tombe, sont plus souvent ressentis par les parents en fin de journée (entre 17 et 23 heures au sens large). On les appelle aussi les « pleurs du soir ». Rien à faire de spécial, à part prendre votre enfant dans vos bras et à le bercer…

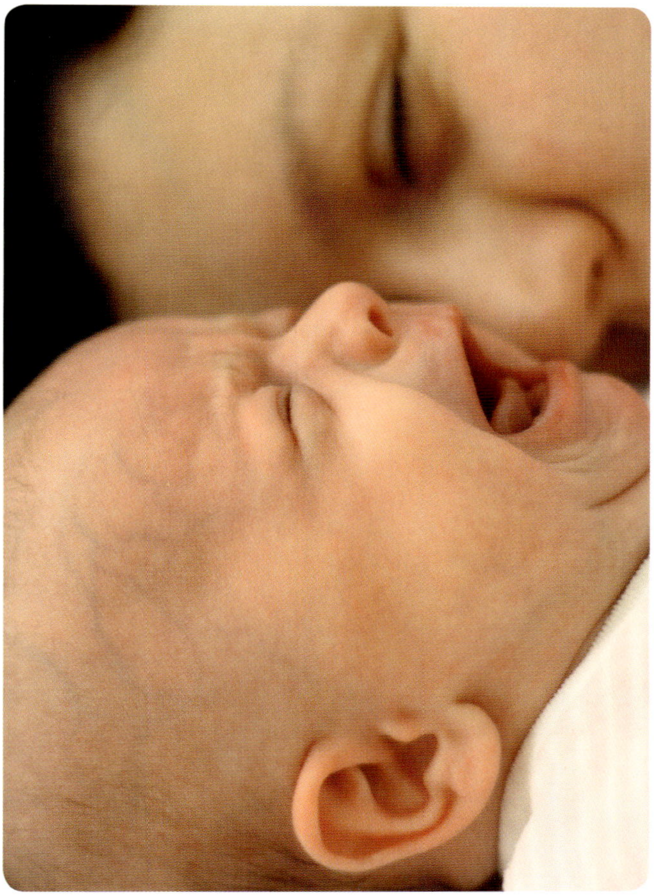

Le cas des bébés aux besoins intenses

Ces petits êtres, souvent particulièrement éveillés par ailleurs, sont aussi, il faut bien le dire, des bébés très exigeants : refus d'être posés, de lâcher le sein, peur panique des environnements et des figures inconnus... Enervée, épuisée, à bout, vous pourriez être tentée d'élever la voix sur ce bébé si demandeur, ou pire, de le secouer pour le faire taire. Un geste formellement déconseillé par tous les spécialistes, sous peine de lui causer d'éventuelles lésions neuronales irréversibles ou même de le tuer (332).

L'idéal est de suivre les conseils du docteur Sears, célèbre pédiatre américain et « père » de l' « attachment parenting » : « *Ces bébés ont des besoins affectifs énormes. Le seul moyen d'éviter leurs pleurs est de les rassurer, les porter, les materner. (...) Il s'agit d'un investissement à long terme. Mais si vous jouez le jeu, vous en serez mille fois récompensée. Car cette hypersensibilité deviendra chez l'enfant qui aura grandi une force incroyable!* » (333)

En savoir plus, échanger avec d'autres parents : http://bbintenses.bbactif.com

À lire...

Claude-Suzanne Didierjean-Jouveau. *Ne pleure plus, bébé!* Jouvence, 2008.
Aletha Solther. *Pleurs et Colères des enfants et des bébés : une approche révolutionnaire*. Jouvence, 1999.
Haïm Cohen, Isabelle Jarry. *Tu ne laisseras point pleurer*. Stock, 2006.
Deborah Jackson. *Lorsque bébé pleure : 10 règles pour apaiser les angoisses du nourrisson et des parents*. Pocket, 2005.

330. Katherine E. Green, Melissa M. Groves & Deborah W. Tegano. « Parenting practices that limit transitional object use : an illustration ». *Early Child Development and Care*, 2004, vol. 174(5), p. 427-436.
331. En cas de coliques, les jambes demeurent repliées sur le ventre.
332.Pour en savoir plus sur cette question, voir le site : http://www.jamais-secouer.com
333. William Sears. *Que faire quand il pleure ? Vivre avec un bébé aux besoins intenses*. Ed. LLL, 1985.

Dormir avec son enfant

Si vous l'allaitez, il peut être plus pratique pour vous, au moins dans les premiers temps, de garder votre enfant à vos côtés la nuit, soit dans un couffin ou une nacelle, soit directement dans votre lit. Et puis, de mois en mois, l'habitude a pu s'installer, pour votre plus grand plaisir à tous les deux... pardon, à tous les trois, le papa étant généralement volontiers partie prenante de ce « cododo ». A la commodité réelle (vous n'avez pas à vous lever, votre bébé peut même téter sans que vous vous réveilliez) s'ajoute un intense bien-être lié à une proximité affective exceptionnelle.
Mais laissons parler Angèle, maman « cododotante » comblée d'une petite Loan.

Précautions à adopter pour un cododo sans risque

Contrairement à ce que vous pourrez entendre à droite ou à gauche, le partage du lit avec votre bébé ne présente pas de risque particulier pour lui, à condition de respecter certaines précautions de base.

- Coucher le bébé sur le dos.
- Utiliser une surface de sommeil ferme, plate et éviter les matelas d'eau, divans, canapés, oreillers, accessoire de literie mous ou mobiles.
- Eviter de recouvrir le nourrisson d'une couette, mais utiliser seulement une fine couverture ou un surpyjama en cas de pièce froide.
- S'assurer que sa tête ne peut pas être recouverte.
- Ne jamais le laisser seul sur un lit d'adulte.
- Eviter l'utilisation d'oreillers, peluches ou jouets rembourrés à proximité de lui.
- S'assurer qu'il n'y a pas d'espace entre le matelas et la tête de lit, les murs et autres surfaces, qui pourraient l'emprisonner et conduire à une asphyxie.

Source : Association de Médecine pour l'Allaitement (organisation mondiale de médecins qui se consacre à la promotion et au soutien de l'allaitement maternel : http://www.bfmed.org).

Angèle, maman de Loan
« Mes nuits avec elle... »

« Tout de suite, mon rythme de sommeil s'est calqué sur le sien. On se repose. Pour de vrai. Tout en passant de longues nuits d'amour, ensemble. On est heureuses toutes les deux, dans notre lit bateau sous les toits. Vraiment. C'est tellement simple et si savoureux de partager le sommeil de son petit.
Elle est douce, chaude, abandonnée, sereine et en totale confiance. Elle dort avec sa mère. Cette femme qui l'a portée, bercée neuf mois durant, celle avec laquelle elle était en parfaite osmose. Aujourd'hui, elles sont « chacune dans leur peau » mais continuent leur route étroitement liées, inséparables. Histoire de prolonger ce lien fabuleux, histoire de s'habituer en douceur au changement apporté par la naissance.
Je la bois des yeux avant d'éteindre la lumière. Sa respiration douce et régulière, son visage calme et apaisé, ses bras écartés, ses mains – ces mains à l'activité si intense tout le jour – au repos, ni ouvertes, ni fermées. Parfaitement détendues. Ses jambes, légèrement entrouvertes, ses pieds en éventail, sa petite bouche en chapeau de gendarme qui laisse entrevoir une langue qui tète un sein imaginaire... Je peux m'endormir aussi sereinement qu'elle, je la sais en parfaite confiance, là, tout contre moi. Je laisse le sommeil m'envahir.
Je suis tirée de ce profond et délicieux sommeil par une sensation étrange, jamais ressentie. Il me faut quelques secondes pour entrer en conscience, quelques secondes avant que mon visage se fende d'un large sourire endormi : elle tète... le coude de mon bras droit replié sous ma tête ! Je ris doucement, tendrement. Inconcevable de l'agresser avec la lumière, les tétées nocturnes se passent toujours dans l'obscurité. Je la devine, elle me cherche du nez, des lèvres, d'un mouvement de cou, de tête, les yeux fermés. Elle dort et me cherche dans son sommeil. Elle pousse de petits soupirs, elle grogne doucement, cherche encore et trouve le sein offert. Son petit corps se détend instantanément contre le mien. Sa main caresse mes seins dans un mouvement accompagnant le rythme donné par sa bouche et sa langue. Elle dort et mange en même temps. Le sommeil viendra me prendre à nouveau, en

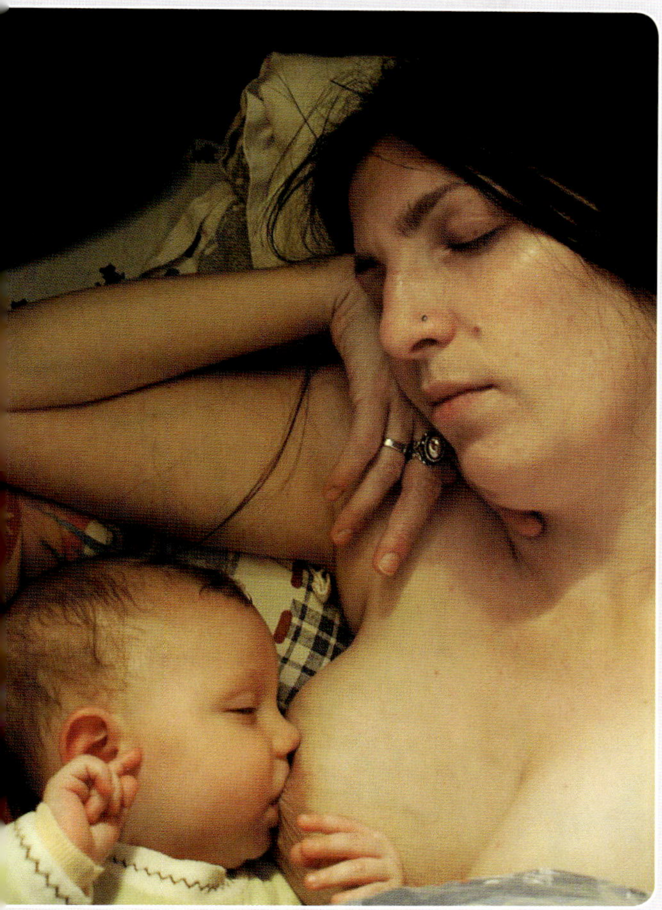

Photo : Angèle

douceur, avant même qu'elle soit repue. Le mouvement de succion est une berceuse redoutable. Je m'endors ma fille au sein. Ce grand bonheur se déroule dans un demi sommeil, mais la conscience est totale. Magique.

La lumière du jour nous chatouille les yeux par la fenêtre de toit jamais occultée (j'aime regarder les étoiles en m'endormant). On se réveille toujours en même temps. On se regarde. Je lui souris, elle m'imite dans le quart de seconde qui suit, la fraction de seconde suivante voit sa frimousse recevoir un, deux, trois, quatre... baisers. Elle rit aux éclats. Je lui parle de mon bonheur, je lui parle d'elle, je lui offre mon sein les larmes aux yeux.

Le monde peut bien attendre. Il peut même s'écrouler. »

Cododo et vie sexuelle épanouie : oui c'est compatible !

La suspicion selon laquelle le cododo freinerait la vie amoureuse et sexuelle des parents est infondée ! A condition, bien sûr, de ne pas vivre à trois (ou plus si d'autres enfants composent votre famille) dans un petit studio, il est tout à fait possible de concilier le cododo et une vie sexuelle épanouie en trouvant des endroits – autre que le lit conjugal devenu familial – dans votre logement pour vos ébats amoureux. *« Les parents doivent, pour cela, se recréer un espace de couple : une pièce, un tapis installé dans le salon »*, indique Charlotte Marchandise-Fajardo, doula. Finalement, il serait plus juste de dire que le cododo, en incitant le couple à changer ses habitudes et à innover, pimente la vie sexuelle !

À lire...

William Sears. *Etre parents le jour... et la nuit aussi.* Ligue internationale La Leche, 1992.

C.-S. Didierjean-Jouveau, James J. McKenna et Jacky Israël. *Comment dorment les bébés ? Pour ou contre le sommeil partagé.* Belin, 2004.

C.S. Didierjean-Jouveau. *Partager le sommeil de son enfant.* Jouvence, 2005.

Nathalie Roques. *Dormir avec son bébé.* L'Harmattan, 2002.

Sur le web...

Le site de l'anthropologue médical américain James J. Mc Kenna :

http://www.nd.edu/~jmckenn1/lab/intro.html

http://cododo.free.fr

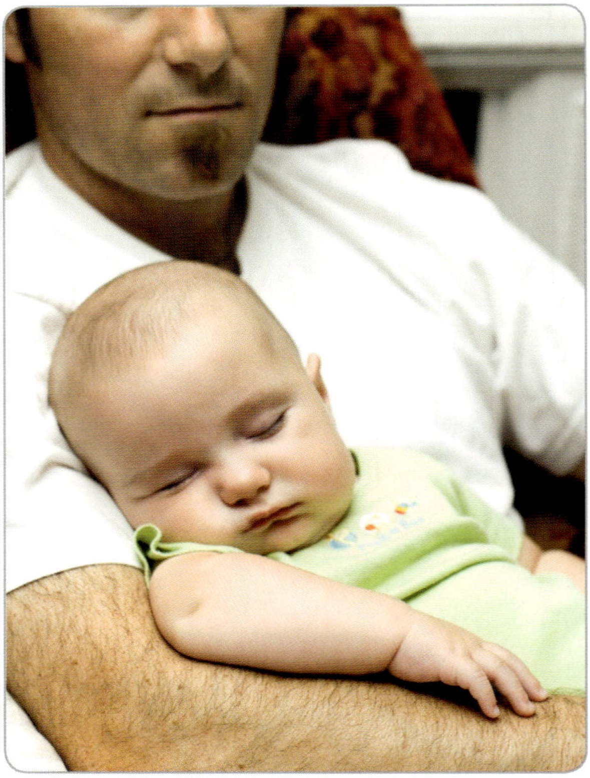

Les nouveaux pères, fans de portage, de cododo et de massage !

Allaité, porté, bercé, massé : le bébé materné est en totale fusion avec sa maman. Comment le père peut-il trouver sa place sans s'immiscer dans ce duo? Le maternage ne rend-il pas cette tâche plus ardue pour les hommes? La réponse est non! Assurément, l'homme ne « nourrira » pas son bébé s'il est allaité, mais il pourra tisser avec lui une relation charnelle et proximale grâce au maternage. Et les nouveaux papas l'ont bien compris : ils sont de plus en plus nombreux à succomber aux plaisirs du maternage, et ce sans « copier » ni vouloir se substituer à leur compagne, mais en restant ce qu'ils sont : des papas.
Dans cette optique, des groupes de paroles et des rencontres entre pères (334) voient le jour.

Guillaume, 43 ans, papa de cinq enfants, animateur et formateur en portage... (335)
« Je suis papa "maternant" et je le revendique! »

« Nos deux filles sont nées à la maison et j'ai eu le bonheur extraordinaire de les accueillir sur cette Terre. La force de la maternité et ce qu'elle remue chez la femme m'ont profondément ébranlé. C'est avec grand bonheur que j'accompagnais ma compagne lorsqu'elle travaillait encore, notre aînée, Iscia, blottie dans l'écharpe contre moi, ne m'en séparant que pour la donner à sa maman pour la tétée ! Je dis toujours comme une boutade que grâce à l'écharpe, je rattrape les neuf mois de gestation que je n'ai pas pu connaître. Pour moi, c'est tout naturel : j'ai besoin de ce contact rapproché, charnel, avec mon enfant.
Il y a une dizaine d'années, même dans le milieu écolo-bio que nous fréquentons, j'étais quasiment le seul à me promener avec mon enfant en écharpe. Aujourd'hui, les pères commencent à arriver dans nos formations, ils s'intéressent à l'objet et le font pour se rapprocher de leur bébé. C'est encourageant et positif! »

334. Groupes de pères cité p. ???.
335. créateur du site de vente de produits naturels « Le Monde de bébé » (http://www.monde-de-bebe.com) et du réseau LANA-France, Porter son enfant tout un art.

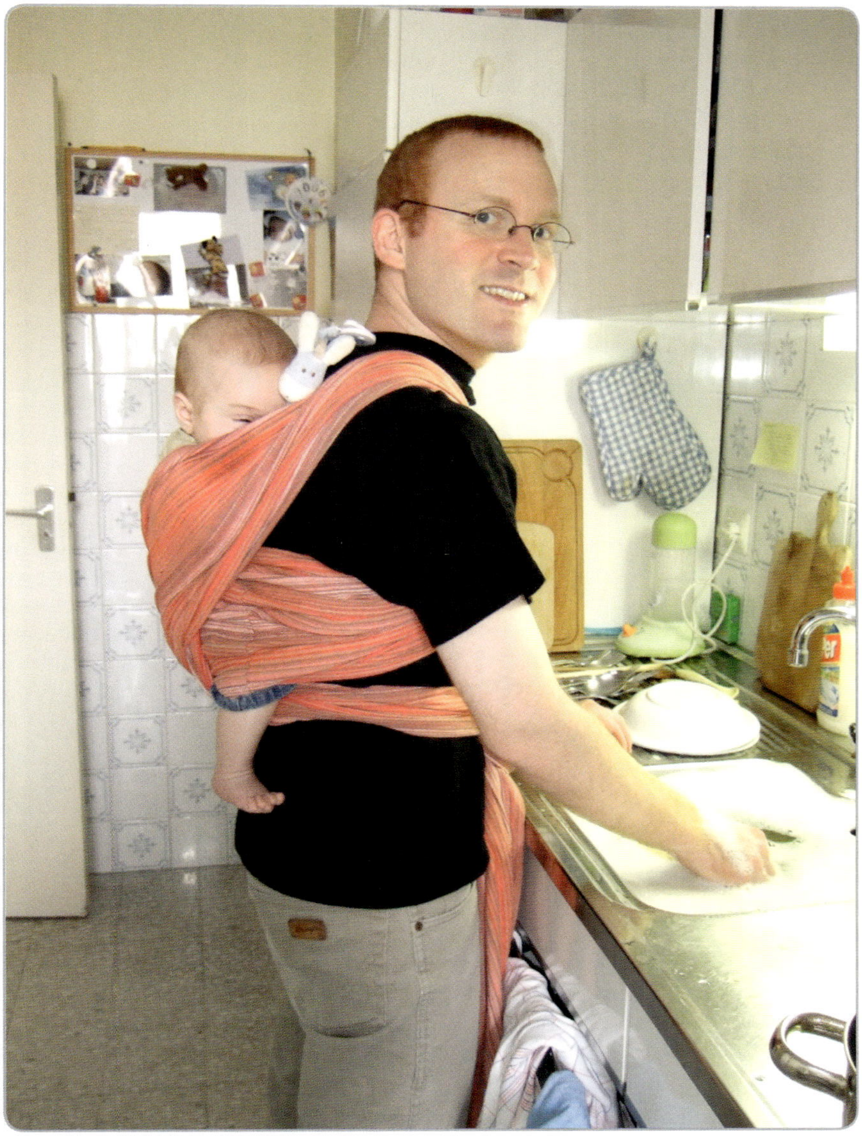

Photo : Audrey Hesbois.

À lire...

Pour des informations générales sur le maternage :

Catherine Dumonteil-Kremer. *Elever son enfant... autrement*. La Plage, 2008.

Catherine Piraud-Rouet. *Planète Maternage. Choisir d'élever ses enfants autrement*. Marabout, 2008.

Magazine *Grandir Autrement* (sur abonnement) : http://www.grandirautrement.com

Sur le web...

Des forums pour échanger entre parents maternants :

Le forum « maternage » du site Magic Maman : http://forum.magicmaman.com

Le forum « mamans nature » du site Aufeminin : http://www.aufeminin.com

Le forum « mamans nature » du site Doctissimo : http://forum.doctissimo.fr

Le forum « Bébé nature » : http://bebe-nature.forumactif.com

Le forum de l'association CALIN (promotion des maisons de naissance en Lorraine) : http://calinweb.free.fr

Le forum « Naturellmaman » : http://naturellmaman.forumactif.com

Avoir une approche « nature » des soins

Pour les soins de base à apporter à votre enfant, l'approche la plus simple, la plus dénuée d'artifices, mais aussi la plus naturelle, nous semble la meilleure.

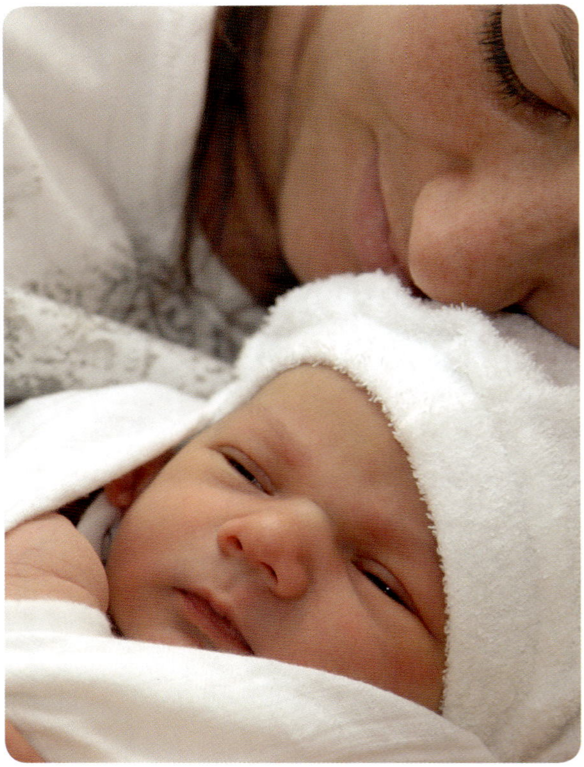

Un bébé tout propre « au naturel »

Vous utilisez des produits de toilette bio pour vous-même ? A plus forte raison, vous aurez compris la nécessité de choisir des produits doux, dépourvus de produits chimiques et si possible de parfums, pour nettoyer la peau, si délicate et si perméable, de votre bébé. Toutes les gammes citées dans ce guide (Weleda, Logona, Lavera, Docteur Hauschka...) proposent aussi des gammes pour bébés, que vous pouvez vous procurer les yeux fermés. Si vous en avez la possibilité, fabriquez vous-même vos produits, c'est encore mieux et surtout nettement moins cher ! *« J'hydrate mes enfant avec de l'huile de jojoba bio. Un peu de germe de blé en hiver, et le tour est joué ! »* assure Sandrine. *« Pour la peau de mon bébé, pas de savon mais un tout petit peu de flocons d'avoine enrobés dans une mousseline, cela fait la peau toute douce »*, ajoute Anne. Evitez les lingettes classiques, aussi malsaines (car bourrées de paraben et de chlore) qu'inutiles. Préférez leur version bio, ou faites-les « maison ».

Vous trouverez une foule de conseils avisés sur les forums internet.
Nous vous recommandons tout spécialement celui du site « Bulle de nature » (336), ainsi que le blog de la scientifique belge Raffa, une vraie mine en matière de produits nature à faire soi-même, pour l'hygiène et la maison (337)...

336. http://bulle-de-nature.com
337. http://raffa.grandmenage.info

Des « trucs » de mamans nature

• *Contre les croûtes de lait*
Les nouveau-nés ont fréquemment le cuir chevelu recouvert de croûtes jaunâtres qui sont dues à un excès de sébum. Pour en venir à bout, quelques heures avant le bain, massez doucement le crâne de votre bébé avec un peu de vaseline pure, d'huile d'amande douce, d'olive ou de noyau d'abricot, ou encore de liniment oléo-calcaire (voir encadré) et laissez reposer. Au moment du bain, lavez normalement ses cheveux (le rhassoul bio fait des merveilles).
• *Contre les selles hyper collantes (et notamment le méconium des premiers jours)*
A chaque change, appliquez un peu d'amande douce sur le postérieur de votre enfant : les selles suivantes adhèreront nettement moins.

Faut-il vraiment le laver tous les jours, et comment ?

Sachez qu'il n'y a aucune obligation à laver votre bébé de pied en cap tous les jours. Au contraire, si votre eau du robinet est calcaire, des bains trop fréquents pourront déclencher ou aggraver des problèmes de peau. Et s'il est enrhumé ou fragilisé, cela pourrait le refroidir encore, surtout en hiver.

Soyez donc pragmatique : si vous et votre bébé tirez un réel plaisir de ce rendez-vous aquatique journalier, et s'il ne manifeste pas de sécheresse cutanée particulière, pourquoi vous en priver ?
Dans ce cas, savonnez-le dans l'eau tiède (à 37° précisément, surtout les premiers mois). Et non pas, comme certains ont pu vous « l' enseigner » en maternité, à l'extérieur du bain, sous peine de le tétaniser de froid. Sans compter les risques accrus de le lâcher en le saisissant, tout glissant, pour le plonger dans l'eau.
Dans le cas contraire, vous pouvez très bien ne laver intégralement votre enfant que tous les deux ou trois jours. Il ne s'en portera pas plus mal ! Car, tant qu'il ne se traîne pas à quatre pattes sur le sol, votre bébé ne se salit pas vraiment. Ou plus exactement, il le fait avant tout sur une région très localisée de son corps, qui est la zone génitale. Celle-ci, soumise en permanence à l'acidité des excréments, doit faire l'objet d'une hygiène rigoureuse, à chaque change. Par ailleurs, votre enfant peut être touché par des croûtes de lait, qu'il faut traiter spécifiquement (voir encadré).

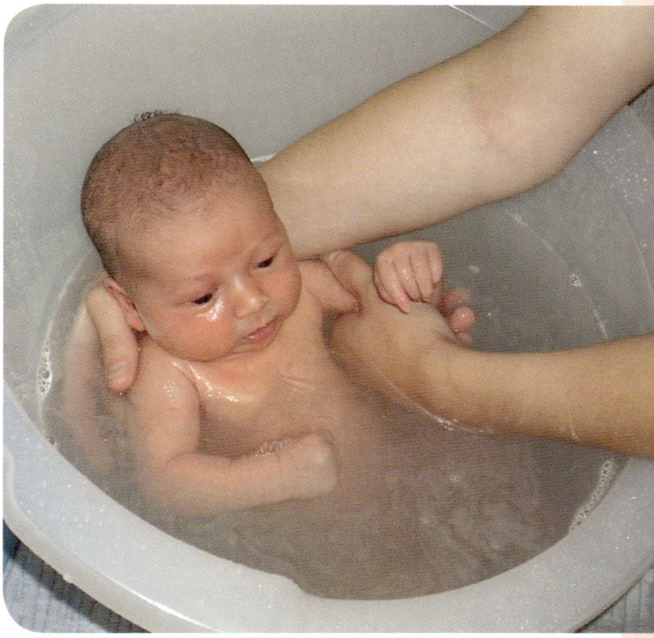

Photo : Marion O.

Le liniment oléo-calcaire, un produit miracle, simplissime à faire soi-même !

A lui tout seul, ce soin à tout faire peut remplacer une grande partie de la trousse de toilette, pour bébé comme pour vous-même ! Vous pouvez acheter le liniment oléo-calcaire en pharmacie ou bien, le préparer vous-même.
Rien de plus simple : prenez 50 % d'eau de chaux (disponible en pharmacie) et 50 % d'huile d'olive (bio de préférence). Mélangez le tout vigoureusement jusqu'à épaississement. Le liniment tend à se séparer en deux phases : il suffit d'agiter un peu avant chaque utilisation.

Utilisations possibles du liniment :

Pour bébé : nettoyage des fesses (notamment recommandé en cas d'érythème fessier) ; soin des problèmes d'acné du nourrisson ; soin de l'eczéma ; massages ; élimination des croûtes de lait (appliquer du liniment le soir et nettoyer le lendemain matin, les croûtes se décollent toutes seules).

Pour vous : démaquillant ; crème hydratante ; soin des mamelons.

Couches : des jetables, mais écologiques ou, mieux encore, des lavables !

Les couches jetables classiques ne sont pas la panacée, ni pour la peau de bébé, ni pour l'environnement. Ainsi, selon la chercheuse belge Anne-Sophie Ourth, qui leur a consacré un sujet de thèse annexe (338), chaque bébé produit à lui seul 500 kg de déchets, rien qu'en couches-culottes ! Côté santé, ce n'est guère mieux : ces couches, à base de papier, de dérivés pétrochimiques et de coton, sont fourrées d'un gel hyper absorbant, le polyacrylate de sodium, si toxique qu'il a été retiré du marché des tampons hygiéniques pour femmes en 1985. Selon Anne-Sophie Ourth, on relève aussi dans ces couches d'autres substances, comme la dioxine, soupçonnées de nuire au système immunitaire et hormonal. Sans compter le manque d'aération de la peau entraîné par l'enveloppe plastique, susceptible de causer des irritations.
Pour pallier ces nombreux inconvénients, vous avez le choix entre deux types de produits, nettement plus écologiques et respectueux de l'épiderme de votre enfant.

Les couches jetables non blanchies

De couleur brun clair, ces changes sont garantis sans agents conservateurs ni parfums. Ils sont en partie ou totalement biodégradables ou compostables et, pour certains, dénués de toute trace du fameux polyacrylate de sodium. Vous les trouverez dans les magasins bio ou sur des sites Internet spécialisés. Citons les marques Naturaé, Wiona et Oko Moltex.

Les couches lavables

Nos mamies ne disaient pas merci à leurs ancêtres, ces improbables carrés de tissu et de plastique dont elles harnachaient leurs bébés. Les couches lavables d'aujourd'hui n'ont pas grand-chose en commun avec ces accessoires inconfortables et peu efficaces contre les fuites.

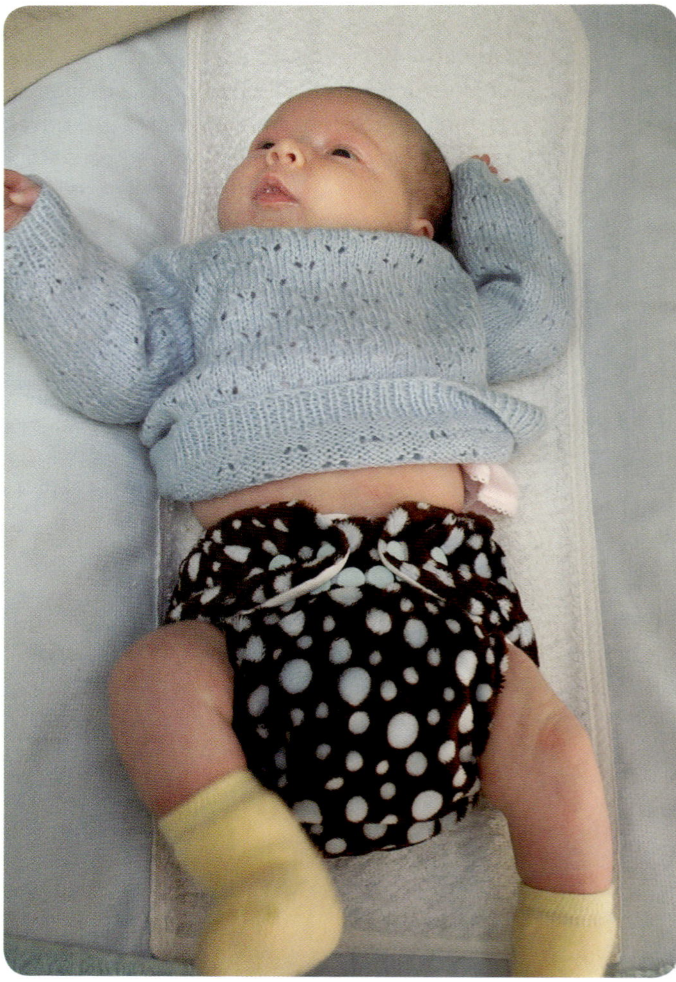

Photo : Marion O.

338. A.S. Ourth. *Les couches lavables constituent une alternative moderne, écologique et économique aux couches jetables*. Faculté universitaire des sciences agronomiques de Gembloux, 2003.
http://www.cniid.org/healthcare/docs/These-couches-lavables.pdf

À lire...

Christelle Beneytout. *Les couches lavables, ça change tout !* La Plage, 2008.
Guide : Les couches lavables. Editions Grandir Autrement, 2008. A commander sur :
http://www.grandirautrement.com

Velcro, boutons pression et élastiques ont remplacé les épingles à nourrice, et les lavables version XXIème siècle rivalisent d'astuces anti-fuites comme d'élégance. Certaines sont en coton éponge ou flanelle, d'autres en polyester ou chanvre. Certains modèles nécessitent l'ajout d'une culotte de protection imperméable, d'autres sont « Tout en Un », alliance d'une couche lavable classique à une culotte de protection (en laine, polaire, nylon, pull ou polyéthylène) directement cousue dessus. Contre les « grosses commissions », il suffit d'ajouter dans la couche un insert absorbant en coton, chanvre ou microfibre ou un voile de protection, à laver séparément ou à jeter. Une fois débarrassées des selles, les couches se lavent aisément en machine, à 40 ou 60 degrés. Quelques gouttes d'huile essentielle de lavande ou de tea tree, puissants désinfectants, et le tour est joué... et en plus, ça sent bon !

Côté esthétisme, il n'est besoin que de regarder quelques photos pour voir à quel point les couches lavables peuvent être jolies et variées. Et en la matière, les fantaisies sont sans limite, vu qu'on peut, bien sûr, choisir de les fabriquer soi-même !

Enfin, choisir les lavables, c'est aussi faire du bien à son porte-monnaie.

Sur le web...

• Une discussion complète sur les couches lavables, avec bancs d'essais et comparatifs à gogo : http://groups.msn.com/Lescoucheslavables

• Le site de l'Association nationale de promotion des couches lavables Bulle de Coton APLC : http://www.bulledecoton.org et son blog : http://coucheslavables.net.over-blog.net

L'hygiène naturelle de bébé : et pourquoi pas... pas de couches du tout ?

La plupart des bébés sur la planète n'ont jamais porté de couches. Leur mère est à l'écoute de leurs moindres signaux et les met en position d'élimination de leurs besoins (en général sur le sol) sitôt que, par une mimique ou un gaz, ils manifestent l'envie de se soulager. C'est en se basant sur cette observation que certains ont eu l'idée d'adapter au monde occidental cette pratique des sociétés traditionnelles.

En France, on parle « d'hygiène naturelle infantile », ou HNI. Ses pratiquants assurent que si l'on commence avant que l'enfant ait quatre mois (et, dans l'idéal, dès la naissance), il est assez facile de prendre le pli, en repérant notamment les moments dans la journée où le bébé aura envie d'uriner ou d'aller à la selle. Ensuite, il n'y a plus qu'à le prendre et à le laisser se soulager au-dessus du lavabo ou des toilettes, ou encore sur un petit pot. Et pour la nuit, une alèze doublée de laine polaire glissée sous ses fesses, suffit ! L'HNI serait ainsi le moyen le plus respectueux d'être à l'écoute de son enfant et de le rendre à l'aise avec son corps. Il n'est qu'à voir le bien-être des bébés laissés les fesses à l'air...

Toutefois, l'HNI n'est pas forcément à la portée de tous, et surtout pas tout le temps. Elle implique une disponibilité et une écoute de tous les instants de la part de la mère. Elle n'est pas, non plus, aisément praticable dans les lieux publics ou ailleurs que chez soi ! Et, bien sûr, il ne faut pas craindre certains « ratés » et ne pas être fâchée avec la serpillière... C'est pourquoi, la plupart du temps, l'hygiène naturelle ne se pratique pas à plein temps, et est couplée avec l'utilisation de couches jetables bio ou de couches lavables.

A lire...

Ingrid Bauer et Stéphanie Souhaité. *Sans couches, c'est la liberté, à la redécouverte de l'hygiène naturelle du bébé*. L'Instant Présent, 2006.

Sandrine Monrocher-Zaffarano. *L'hygiène naturelle de l'enfant : la vie sans couches*. Jouvence, 2005.

Un bébé soigné tout en douceur

Maladies infantiles : moins d'antibios, plus d'homéo !

La règle désormais martelée pour les adultes, à savoir limiter la consommation d'antibiotiques aux stricts cas où c'est indispensable (infections bactériennes) est encore plus valable pour des organismes minuscules, encore vierges de toute intrusion chimique extérieure, comme l'est le corps de votre bébé.
Rappelons-le : les antibiotiques n'ont aucun effet sur les agressions virales, qui constituent l'essentiel des petits tracas auxquels votre enfant risque d'être confronté au cours des premières années de sa vie (angines, bronchites, rhinopharyngites...).
Qui plus est, non seulement ils provoquent une accoutumance, qui fait qu'ils seront moins efficaces le jour où votre enfant en aura vraiment besoin, mais ils sont soupçonnés d'entraîner certains effets secondaires, comme par exemple l'asthme.

Quel suivi médical pour bébé ?

Généraliste, pédiatre ou PMI ? Lequel choisir ?
Un pédiatre est l'idéal a priori, mais un généraliste qui connaît bien les tout-petits peut aussi faire l'affaire si vous avez confiance en lui. Pour des visites de contrôle, la PMI (Protection Maternelle et Infantile) qui dispose d'équipes pluridisciplinaires (médecin, sage-femme, puéricultrice...), peut largement bien suffire.

A quelle fréquence consulter si tout va bien ?
Tous les mois dans les premiers temps, car dans ce laps de temps, le nourrisson connaît une évolution considérable (développement psychomoteur, croissance...), qu'il faut vérifier et estimer.

Le point sur l'homéopathie placentaire, ou isothérapie/isotropie

Dans plusieurs cultures traditionnelles, on consommait le placenta afin de bénéficier de ses fortes vertus immunitaires. Aujourd'hui, ces pratiques n'ont plus cours, mais perdurent, sous forme moderne, par le biais de l'homéopathie. Plus exactement par celui de l'isothérapie. Il s'agit de transformer un petit morceau du placenta en gélules homéopathiques, destinées à lutter contre les maladies virales de la petite enfance et à renforcer les défenses immunitaires de bébé (mais aussi celles de la mère après l'accouchement).
Cette pratique est toutefois interdite par la loi française depuis un décret de janvier 1999 mais certains laboratoires européens, notamment allemands et suisses, utilisent ce procédé, moyennant finances et selon un protocole très strict. En France, un dérivé de cette pratique, l'isotropie placentaire, est néanmoins toléré. L'isotropie est un transfert, par contact indirect, des propriétés du placenta à une préparation liquide. Une réclame de laboratoire pour le produit a toutefois fait l'objet d'une interdiction pour publication mensongère en février 2004... « *Cette pratique est, par ailleurs, fortement controversée, y compris parmi les homéopathes*, confirme Chantal Schouwey, présidente du CIANE. *D'après eux, il y a très peu de clinique et d'études sur le placenta en tant que remède homéopathique. De plus, les effets ne sont pas bien connus et peuvent être extrêmement forts, et mal maîtrisés...* »
Rappelons qu'il est fortement déconseillé d'utiliser un placenta dont la mère aurait reçu des médications avant la délivrance, car il retient absolument tout.

En savoir plus...
Sur l'isothérapie :
http://homeoswiss.ch/placenta.php
Sur l'isotropie :
Laboratoire Source Claire
Tél. : 04 79 38 33 55

Calendrier vaccinal : faut-il le suivre à la lettre ?

Au cours de ses deux premières années de vie, votre enfant est censé être vacciné à maintes et maintes reprises, au vu du calendrier vaccinal français. Sans être farouchement opposée au principe même de la vaccination, vous appréhendez peut-être ces injections à répétition, les épisodes de fièvre plus ou moins longs (assortis d'éventuelles réactions allergiques) qui s'ensuivent et vous vous interrogez sur la possibilité d'aménager éventuellement ce calendrier.

Alors qu'en est-il ? Il faut savoir qu'à ce jour, seul le vaccin DTPolio (diphtérie, tétanos, poliomyélite) est à faire obligatoirement avant 18 mois (339). Depuis le mois de juillet 2007, le BCG (vaccin contre la tuberculose) n'est en effet plus obligatoire, mais simplement recommandé pour les enfants dits « à risque » (340). Tous les autres vaccins sont facultatifs et le choix de les faire ou non est laissé à l'appréciation des parents. Lourde responsabilité...

Comment faire un choix éclairé ? En prenant le temps, tout d'abord, de s'informer sur les vaccins de la petite enfance, sur leur efficacité et leurs effets secondaires éventuels, puis de peser le pour et le contre. Il faut savoir ainsi que le DTPolio est souvent associé à d'autres vaccins (coqueluche, infections invasives à haemophilus influenzae b), ce qui donne lieu à des vaccins combinés (pentacoq, pentavaq) : il n'y a aucune obligation à faire vacciner votre enfant contre toutes ces maladies et de surcroît en même temps. Par ailleurs, le DTPolio est obligatoire avant 18 mois : s'il est gardé à la maison tout bébé, vous n'êtes donc pas obligée de commencer à le vacciner dans les tout premiers mois de sa vie, vous pouvez attendre qu'il soit un peu plus grand et plus costaud.

L'homéopathie pour préparer son corps au vaccin...

Si vous devez faire vacciner votre enfant, vous pouvez limiter les réactions du corps de votre enfant à l'injection grâce à l'homéopathie. *« Donnez-lui Thuya Occidentalis ou Silicea en 9 ou 15 CH, une dose la veille au soir et le matin du vaccin, en granules ou à diluer dans un peu d'eau »*, conseille le docteur Christine Coquart, médecin et naturopathe. Consultez votre médecin homéopathe.

Il est important, ensuite, de tenir compte du « terrain » de votre enfant (si, par exemple, il est allergique, des contre-indications à certaines vaccinations peuvent exister : c'est le cas de la vaccination rougeole-oreillons-rubéole (ROR), contre-indiquée pour les enfants allergiques à l'œuf.

Tout dépend enfin du mode de vie de votre enfant, comme le souligne Marie Thirion, pédiatre : *« Si l'enfant évolue dans un environnement protégé, s'il est gardé à la maison et vit à la campagne, ses besoins de vaccination seront moindres que pour un enfant vivant en collectivité et en ville. Dans les deux cas, il convient de trouver le juste milieu et d'éviter aux enfants d'attraper des maladies qui, dans la petite enfance, peuvent être très graves. Selon moi, le tout vaccins est aussi « fou » que le non vaccin. »*

À lire...

Le groupe de réflexion sur les vaccins. *Qui aime bien vaccine peu.* Jouvence, 2007.

Michel Georget. *Vaccinations, les vérités indésirables.* Dangles, 2007.

Et aussi, le n°9 du magazine Grandir Autrement, qui consacre un dossier complet à la vaccination : http://www.grandirautrement.com

Sur le web...

Le calendrier vaccinal français : http://cmip.pasteur.fr/cmed/voy/vaccalend.html

339. Trois injections à trois mois d'intervalle, puis un rappel un an après. Par contre, il est important de noter qu'aucun texte ne prévoit d'autre rappel ultérieur. Il n'existe donc aucune obligation légale de présenter un carnet de vaccinations à jour lors de l'inscription de votre enfant dans une collectivité, notamment scolaire.

340. http://www.sante.gouv.fr/htm/dossiers/tuberculose/vaccin_bcg.htm

Quelques remèdes et crèmes « nature » contre les petits bobos du nouveau-né

Le lait maternel Bourré d'anticorps, le lait maternel possède des vertus cicatrisantes et anti infectieuses impressionnantes. Voici un bref panorama (pas du tout exhaustif !) des multiples « dépannages » que peut vous apporter votre lait : mamelons irrités, égratignures, conjonctivites, rhumes, fessier irrité, acné du nourrisson... Quelques gouttes suffisent, en cataplasme ou en giclée (dans le nez, à l'aide d'une seringue)... et bientôt il n'y paraîtra plus. Essayez, et vous verrez !

L'extrait de pépins de pamplemousse
Et contre les coliques de votre bébé, songez à l'eau de fleur d'oranger et au fenouil. A consommer vous-mêmes, en tisanes ou sous forme de gélules, ou à lui donner directement (quelques gouttes à une cuiller à café avant la tétée ou le biberon). Consultez votre phytothérapeute.

Les soins du cordon

« Le cordon est une peau morte qui va sécher et tomber naturellement dans les dix jours suivant la naissance. Tous les soins classiques et compliqués ne sont pas nécessaires. Il n'y a aucun risque d'infection », explique Virginie Lecaille, sage-femme libérale. Veillez seulement à le tenir propre, loin des excréments (notamment en repliant la couche sous la cicatrice) et en le nettoyant soigneusement s'il est souillé.

Pour garder le cordon au sec, Virginie Lecaille conseille de le désinfecter au calendula puis de le saupoudrer d'argile blanche, qui a pour vertu d'absorber l'humidité. Très bien tolérée par la peau de bébé et dotée de vertus cicatrisantes, l'eau de rose peut également servir pour les soins du cordon. Et, d'une manière générale, pour nettoyer l'épiderme délicat du nourrisson.

L'ostéopathie, une étape fondamentale pour le remettre de l'accouchement

Le plus tôt possible après la naissance de votre bébé (et si possible avant la fin de son troisième mois), nous vous conseillons de l'emmener faire un contrôle ostéopathique, afin de le remettre pleinement de sa naissance [341]. Même si celle-ci s'est déroulée de manière physiologique et dans des conditions optimales, l'acte de venir au monde s'apparente en effet à une véritable épreuve physique pour le nourrisson. Lors de son passage dans votre bassin, il a reçu une très forte pression sur l'ensemble de son corps, notamment au niveau des os crâniens, qui ont dû se chevaucher pour réduire le diamètre de sa tête et le laisser sortir. D'où des pertes de mobilité, particulièrement dans la zone du crâne et du bassin.
Une visite est recommandée dans certains cas particuliers : utilisation de forceps et de ventouses, prématurité, césarienne, naissance en siège, grossesse gémellaire, accouchement long (plus de 8 heures) ou rapide (moins de 2 heures), cordon autour du cou...
Certaines malformations physiques, consécutives ou non aux évènements ci-dessus, peuvent de plus vous alerter sur l'existence d'un problème :
- crâne en obus ou de forme asymétrique ;
- tête rentrée dans les épaules ou tournée toujours du même côté;
- mauvaise position des hanches, des bras ou des pieds et/ou raideur inhabituelle des membres...

Nombre de symptômes comportementaux doivent aussi vous mettre la puce à l'oreille :
- Il a des problèmes de digestion, d'élimination, de constipation, de diarrhées ;
- Il se cambre souvent en arrière quand il est dans les bras, quand on lui donne la tétée ou lorsqu'il pleure ;
- Il ne dort pratiquement pas, ses phases d'endormissement sont difficiles et longues ;
- Il respire de façon bruyante, son nez est bouché en permanence. Il a des otites ou des bronchites à répétition ;
- Il est atone et a du mal à tenir sa tête...

341. Certains ostéopathes interviennent même au sein de la maternité, renseignez-vous.

« Je libère les bébés de toutes les pressions indésirables occasionnées par la naissance »

Rencontre avec Raphaël Dobric, ostéopathe aux Milles (Bouches-du-Rhône), spécialisé notamment en rééducation post-natale pour nourrissons.

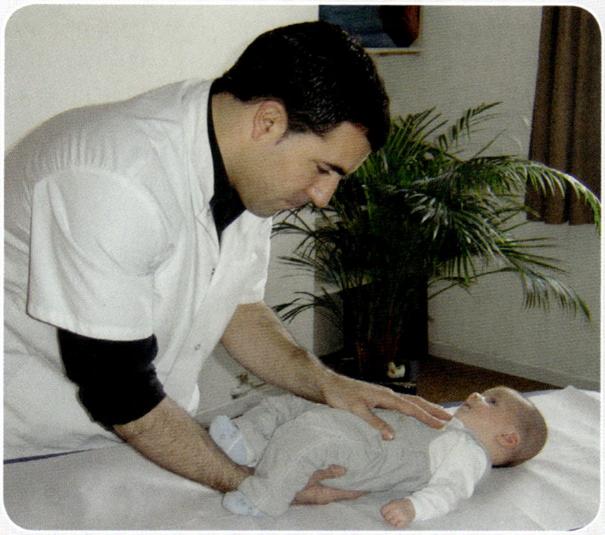

Photo : Raphaël Dobric.

Comment se déroule une visite ostéopathique pour le nourrisson ?

R.D. : La visite, qui dure une demi-heure en tout, débute par un interrogatoire sur les conditions de la naissance (tant sur un plan strictement médical que sur celui du ressenti de la mère), sur la manière dont se passe la vie avec le bébé depuis le retour à la maison… Ce n'est qu'ensuite que j'examine le nourrisson.

Quelle est la base de l'examen, d'un point de vue physiologique ?

R.D. : L'examen principal se fait au niveau de l'axe cranio-sacré (l'axe qui va du crâne au sacrum). Tant que les deux ne sont pas libérés des éventuelles compressions qui peuvent les déséquilibrer, certains blocages peuvent subsister. Il y a 12 paires de nerfs crâniens. Il suffit que ces nerfs aient été un peu compressés lors de la grossesse ou de l'accouchement pour que surviennent chez le bébé problèmes ou douleurs. Notre rôle à nous, ostéopathes, est de libérer le corps de ces pressions indésirables.

Comment travaillez-vous sur l'organisme du bébé ?

R.D. : Vu que celui-ci est composé de très petites structures, je procède souvent à l'aide d'un doigt, et d'une seule partie de la main. On va plutôt travailler sur les fascias (les feuillets, plus ou moins profonds, dont est composée la chair) et sur les liquides, dont le corps du nourrisson est fait à près de 80%. Le corps du nouveau né a un temps de réaction très court par rapport à l'adulte, et plus on s'y prend tôt après la naissance, plus le déblocage sera facile.

Sur quels blocages ou problèmes pouvez-vous agir ?

R.D. : Dans 80 % des cas, on observe des petits blocages au niveau de l'estomac et du diaphragme, sur lesquels on peut agir, notamment pour soulager ou guérir un reflux (voir p. ???). En débloquant le sacrum, on peut soulager des troubles du sommeil. Après une naissance par forceps, on remodèle sans problème la tête, jusqu'à 36 mois (suture des fontanelles). C'est très important, car des grosses déformations peuvent entraîner des problèmes oculaires et auditifs futurs. Nous intervenons également avec succès sur des enfants nés en siège, qui, pour être nés, dans certains cas, cyanosés, souffrent fréquemment d'une luxation de hanches ou d'un problème de régurgitation. Nous soignons aussi les otites et bronchiolites à répétition, souvent liées à une compression du nerf crânien.

Combien de séances faut-il compter ?

R.D. : Sur un torticolis congénital ou autre pathologie particulière, deux à trois séances peuvent être nécessaires. Mais lorsque le bébé ne présente que de légers blocages, une séance suffit, avec une visite de contrôle 15 jours après le cas échéant.

Quelles sont les limites à votre action ?

R.D. : Nous ne sommes pas là pour nous substituer à la médecine, mais pour éviter de surcharger les nourrissons en médicaments. Quand un bébé présente une pathologie lourde (forte fièvre, soucis psychomoteurs liés à un problème mental…), je renvoie les parents vers un service pédiatrique spécialisé.

À lire…

Raymond Solano. *Ostéopathie pour les bébés*. Sully, 2002.

Jean-Paul Saby. *Bien naître par l'ostéopathie : mère enfant*. Sully, 2003.

Aurélia Milan. *Maladies d'enfants. Thérapies naturelles*. La Plage, 2005

Maternage et mode de vie : pas de modèle type !

Votre bébé est encore tout petit mais peut-être pensez-vous déjà à l'après « congé maternité » (congé maternité qui, rappelons-le, est désespérément court en France : juste dix petites semaines après l'accouchement). Sachez que plusieurs choix s'offrent à vous.

Prolonger le congé maternité par un congé parental d'éducation

Il est possible – et ce dès le premier enfant – de prolonger son congé maternité par un congé parental d'éducation (CPE) (342). Le CPE est d'une durée initiale d'un an, renouvelable deux fois maximum. Il peut être effectué à temps plein ou à temps partiel (au moins seize heures par semaine).

Durant cette période, la Caisse d'Allocations familiales vous verse une indemnité qui varie selon la durée de travail choisie. Pour un CPE à temps total, celle-ci s'élevait, début 2008, à 536,03 euros. Cette somme ne sera versée que jusqu'aux six mois de votre bébé s'il s'agit de votre premier enfant.

A partir de deux enfants, vous avez droit à cette indemnité jusqu'aux trois ans de votre bébé. Sachez aussi que depuis le 1er juillet 2006, une nouvelle formule de ce congé parental permet aux mamans ou papas de trois enfants de prendre un CPE à temps plein d'un an maximum (non renouvelable) et (un peu) mieux rémunéré (766,53 euros mensuels). Pesez bien le pour et le contre d'une reprise trop précoce...

Sur les conditions d'attribution et démarches à suivre, renseignez-vous auprès de l'antenne de votre CAF ou sur le site http://www.caf.fr

Poursuivre l'allaitement en retravaillant : oui c'est possible !

Reprise du travail ne rime pas forcément avec sevrage et c'est tant mieux. A condition de s'être informée avant la reprise (sur les méthodes pour tirer son lait au travail, par exemple) et d'avoir réfléchi à son organisation future, il est tout à fait possible de poursuivre l'allaitement une fois le chemin du bureau retrouvé.

Vous pouvez opter pour l'allaitement partiel en continuant d'allaiter votre bébé dès que vous êtes avec lui et en lui faisant donner du lait infantile ou une alimentation diversifiée durant votre absence. Vous pouvez aussi choisir de poursuivre un allaitement exclusif en tirant votre lait en journée et en le faisant donner à votre bébé à la cuillère ou à la tasse (préférables au biberon afin d'éviter un risque de confusion sein/tétine) par la ou les personnes chargées de s'en occuper en votre absence.

Sachez aussi que selon le Code du Travail (343), vous disposez d'une heure quotidienne pour allaiter votre enfant, sur votre lieu de travail ou à l'endroit où ce dernier est gardé.

En savoir plus...
http://www.lllfrance.org

342. Vous devez cependant informer votre employeur par lettre recommandée avec accusé de réception précisant le point de départ et la durée du congé choisi (soit un mois avant la fin de congé de maternité ou deux mois avant la prise du congé parental si celui-ci ne débute pas immédiatement après le congé de maternité).

343. Art. R.1225-5 du nouveau Code du Travail.

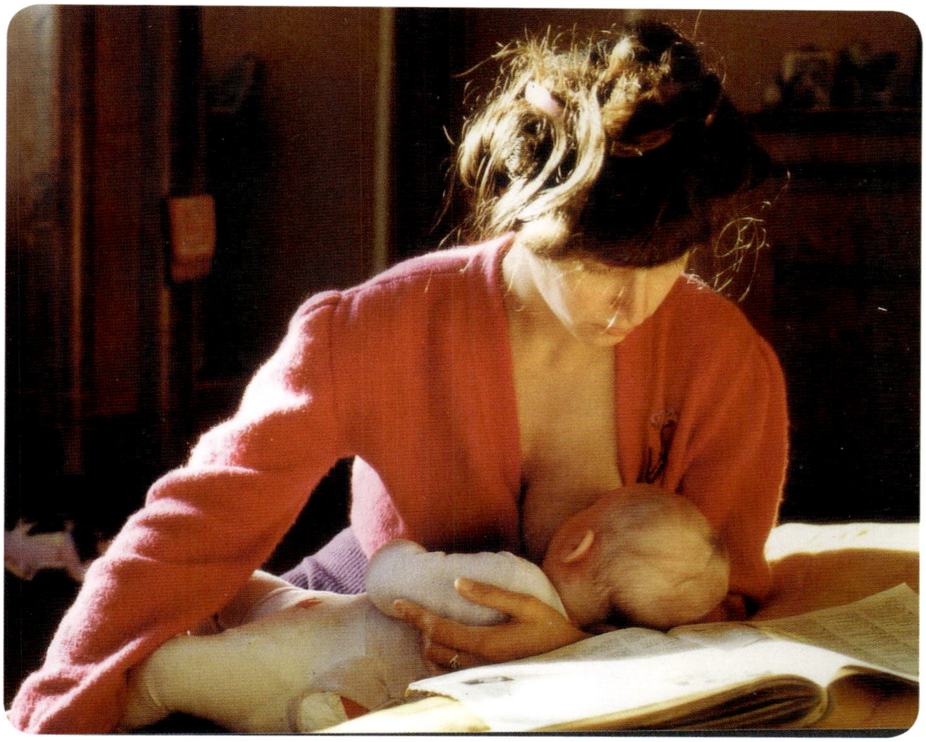

Photo : LLL France.

Retravailler à l'extérieur de chez soi

Si vous avez envie de retravailler ou si vos finances ne vous permettent vraiment pas de prendre un congé parental, pas de panique ni de culpabilité inutile : il est possible de travailler sans pour autant renoncer au maternage, mais en aménageant sa pratique et sa relation de proximité avec bébé. Il est ainsi tout à fait envisageable de poursuivre l'allaitement tout en travaillant (voir encadré). Si vous reprenez une activité, totale ou partielle, optez de préférence pour un mode de garde maternant (à condition d'en trouver un près de chez soi). Encore peu répandus en France, des modes de garde alternatifs voient en effet le jour ici et là : des crèches d'entreprises (ou interentreprises regroupant plusieurs sociétés) développent des horaires élargis (et facilitent ainsi le quotidien des parents) avec, pour certaines, une orientation volontairement « bio » (constructions saines, alimentation bio, produits d'entretien naturels, etc.) ; des crèches municipales (familiales, collectives ou parentales) converties au maternage permettent aux mamans de venir allaiter leur bébé en journée ou acceptent, en leur absence, de donner leur lait tiré à leur enfant, sont adeptes des couches lavables, de l'alimentation et des produits bio pour l'entretien des locaux ; des assistantes maternelles et « maternantes » accueillent des bébés allaités et langés avec des couches lavables, les portent, respectent leur rythme et les initient même à des activités d'éveil Montessori !

Nous vous indiquons un certain nombre de liens qui vous fourniront de l'information. N'hésitez pas, de votre côté, à appeler les structures d'accueil « petite enfance » de votre ville et à les interroger sur leurs pratiques (il suffit parfois de l'impulsion d'une directrice de crèche pro allaitement pour que les pratiques évoluent dans le bon sens) et à contacter les associations de maternage de votre région.

Sur le web...

- Réseau de crèches bio « 1,2,3 soleil » : http://www.creches123soleil.fr
- Liste des crèches « maternantes » (qui acceptent les couches lavables et parfois le lait maternel) sur : http://blog.grandirautrement.com

Travailler avec son enfant à ses côtés

Si vous ne trouvez pas de mode de garde « maternant » ou si vous ne vous sentez pas prête à vous séparer de votre enfant mais que l'envie de retravailler vous titille, vous pouvez choisir d'associer les deux en travaillant avec votre bébé à vos côtés.
Autant dire que le travail en entreprise est ici pratiquement exclu. Les mamans qui choisissent de travailler avec leur bébé le font donc le plus souvent chez elles. Soit en tant qu'indépendantes ou, plus rarement, en tant que salariées en mode télétravail. Certaines activités peuvent plus facilement se pratiquer à domicile que d'autres : c'est le cas de l'écriture, de la traduction, de la création et de la mise en ligne de sites Web, de la vente en ligne, etc.

Dans tous les cas, votre décision sera la bonne et quoi qu'il arrive c'est VOUS la meilleure mère pour CET enfant.

Ensemble, au fil des jours, c'est un véritable « nid » douillet et sécurisant que vous lui construisez, comme le définit si bien Esther dans un poème que nous avons choisi de vous faire partager pour clore cet ouvrage.
En douceur…

Mon nid

Je n'aime rien plus que m'enfouir
me blottir dans ce nid que nous construisons
Ce nid apparu en même temps que vos premiers cris
berçaient mon cœur de maman
Ce nid fait de vos rires, de vos regards, de vos gestes,
de vos petites mains chaudes sur ma peau
Ce nid chaque jour plus douillet et resplendissant
Ce nid que certains n'aperçoivent même pas
dans leur course folle
Ce nid qui abrite mon cœur nu, mon âme virevoltante
Ce nid que pour rien au monde je n'abandonnerais
Ce nid qui vous aide à grandir, dans lequel
vos ailes apprennent à se déployer
Ce nid que vous quittez de temps en temps
pour aller respirer le parfum des fleurs,
mais que vous retrouvez toujours
Nous n'avons pas dû vous apprendre le chemin
qui y mène
Notre confiance et notre amour suffisent
à ne pas vous perdre
Ce nid où chaque soir nous nous blottissons
ensemble sereins et paisibles
Ce nid dans lequel mon âme peut courir nue
et sans artifice
Ce nid qui n'a ni clé, ni porte
Ce nid qui n'a ni coin, ni toit pour que le soleil, le souffle
du vent et la lumière y entrent
Ce nid parfumé à l'odeur de pain chaud
de vos peaux soyeuses
Ce nid aux couleurs de vos joues roses et
de vos bouches cerise et de vos regards azur
Ce nid perché sur la branche de l'arbre de ma
maternité
Ce nid perché si haut que personne ne pourra
jamais le faire choir

Esther Spruyt, maman de Darius et de Faustine

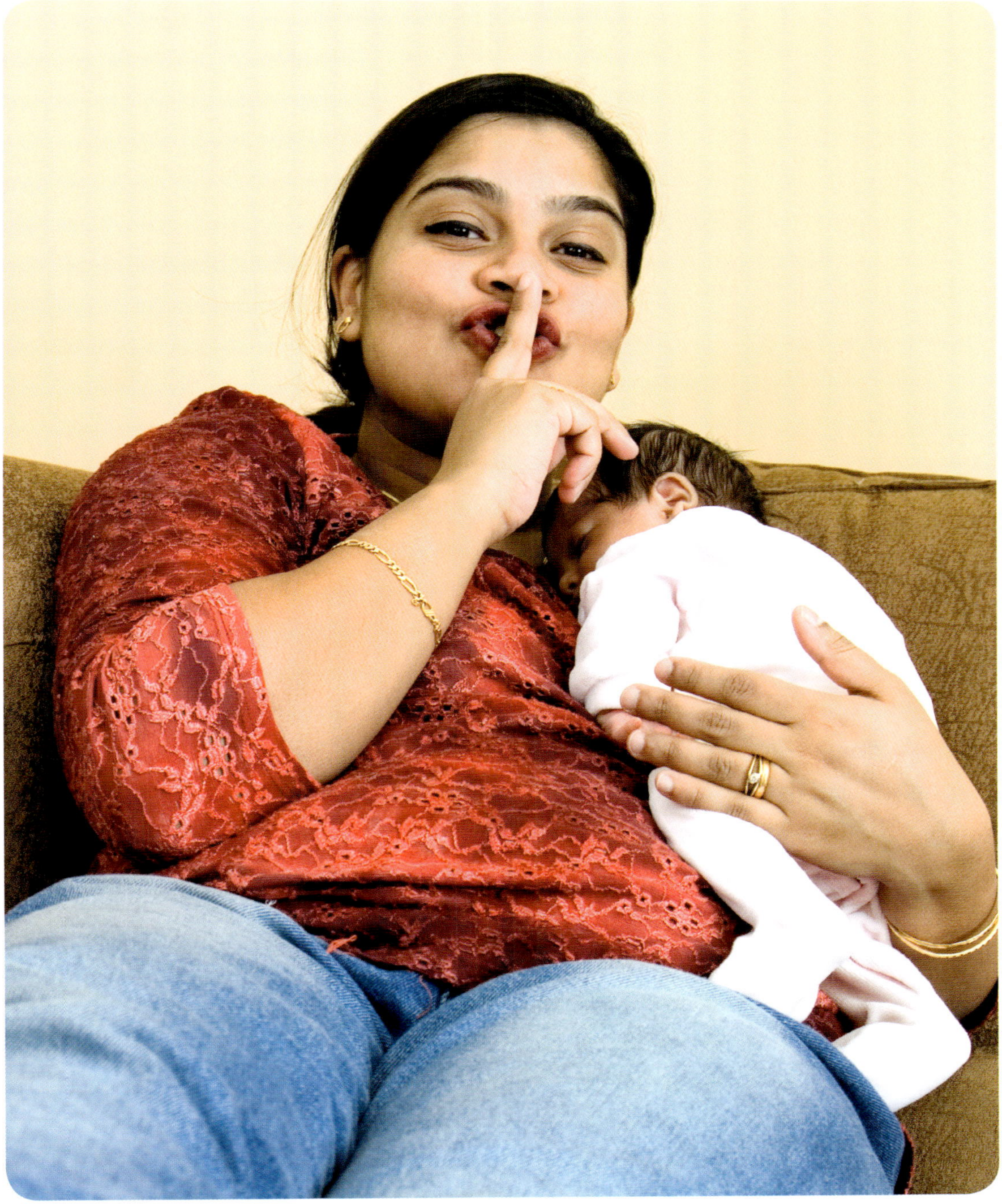

À lire...

Elever son enfant... autrement Catherine Dumonteil-Kremer, préface du docteur Michel Odent Editions La Plage, nouvelle édition 2008

Index

A

B

C

D

E

F

G

H

I

J

K

L

M

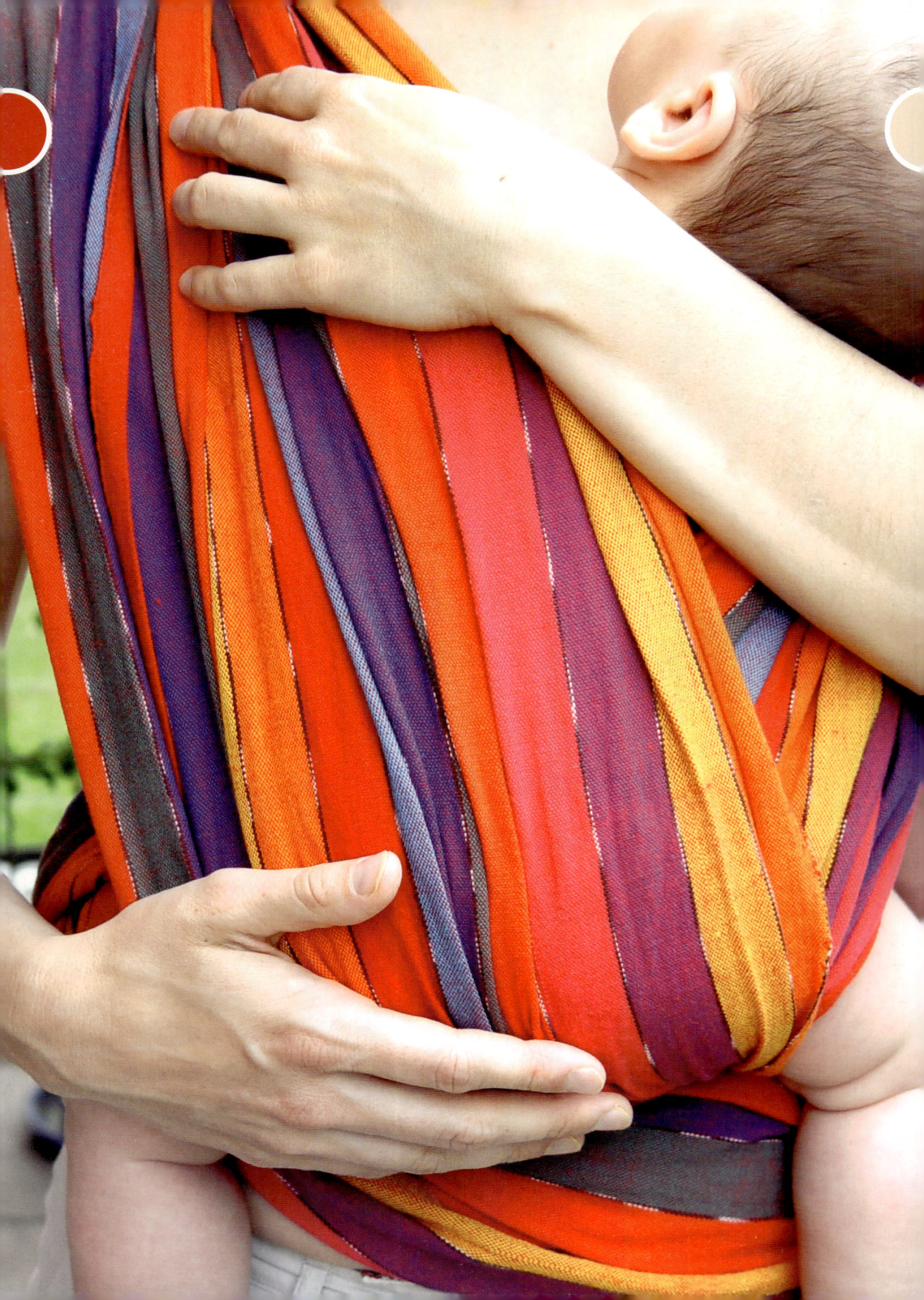

T

U

V

Y

Z

Chez le même éditeur
www.laplage.fr

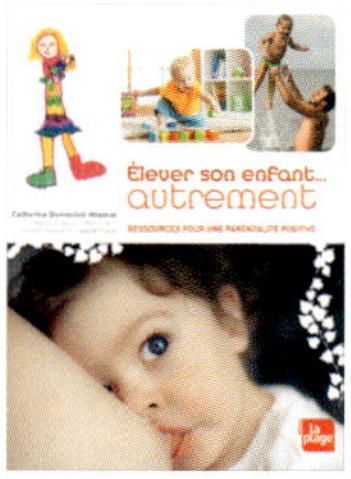

Élever son enfant... autrement
Catherine Dumonteil Kremer- Préface de Michel Odent et de Isabelle Filliozat
344 pages • 29,95 €

Du «co-dodo» au portage de bébé, des rivalités fraternelles à la pose de limites, des pédagogies alternatives aux jeux coopératifs... L'auteur donne des pistes pour aider les parents à faire des choix d'éducation cohérents et respectueux de l'enfant.
« La bible du néo-maternage » Magazine Parents

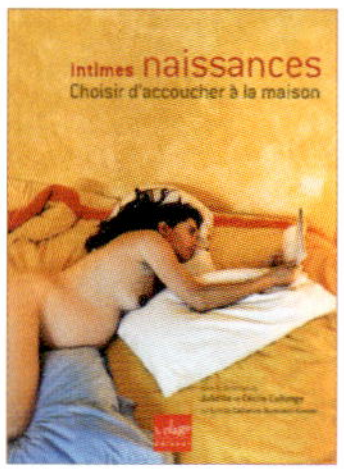

Intimes naissances, choisir d'accoucher à la maison
Sous la direction de Juliette et Cécile Collonge - Préface de Catherine Dumonteil-Kremer
448 pages • 23,50 €

Ce livre vous invite à partager le cheminement et les choix différents de parents et de professionnels pour vivre, en toute sécurité, une naissance à la maison :
• 15 témoignages intimes et émouvants de parents,
• 12 articles de fond, signés par des sages-femmes, obstétriciens, sociologue, doulas abordent l'accompagnement personnalisé, le processus physiologique de l'accouchement, le vécu de la douleur, la relation de confiance entre parents et professionnels...,

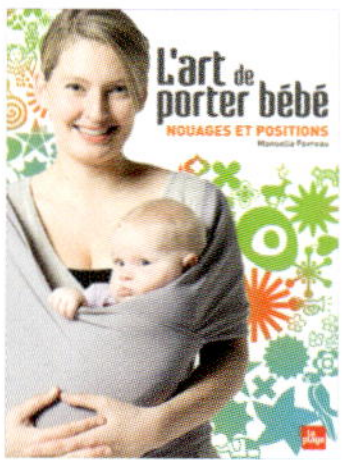

L'art de porter bébé, nouages et positions
Manuella Favreau
108 pages • 15,00 €

Selon l'âge de l'enfant, la force du porteur, son activité; Manuella Favreau, sage-femme et fondatrice de l'association « Porter son bébé », explique en détail les positions idéales et les nœuds de portage avec écharpe en maille ou en toile. De nombreuses photos et des pas à pas détaillés.

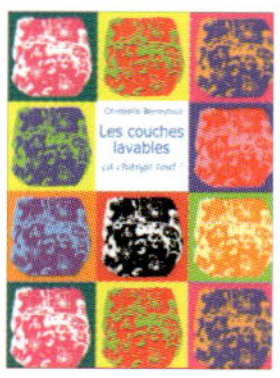

Les couches lavables, ça change tout
Christelle Beneytout
96 pages • 5,00 €

Un guide pratique pour aider les parents à comprendre, à acheter, à utiliser mais aussi à confectionner eux-même les couches lavables.
Dans le livre : conseils et patron pour confectionner les couches lavables de vos enfants.

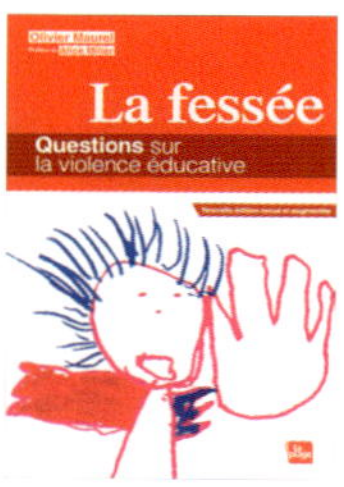

La Fessée, questions sur la violence éducative
Olivier Maurel - Préface de Alice Miller - Édition revue et augmentée
160 pages • 12,50 €

Aujourd'hui, il n'est plus permis de frapper les femmes ou les détenus. Seuls les enfants ne sont pas encore protégés par la loi. Les gifles et les fessées ne sont pourtant pas indispensables, elles ne rendent pas les enfants plus obéissants et n'améliorent pas les apprentissages. Il est possible d'éduquer sans frapper, de poser des limites à ses enfants, avec respect et amour.
«Ce livre est un cadeau pour les millions de jeunes qui n'ont pas encore d'enfants. Un cadeau aussi et surtout pour tous les enfants à naître dont les parents auront eu la chance de le lire.» Alice Miller.
« Un remarquable petit livre à offrir d'urgence à tous les jeunes parents. » La Croix

Land art avec les enfants
Kathrin Lacher et André Guthler - 160 pages • 24,95 €

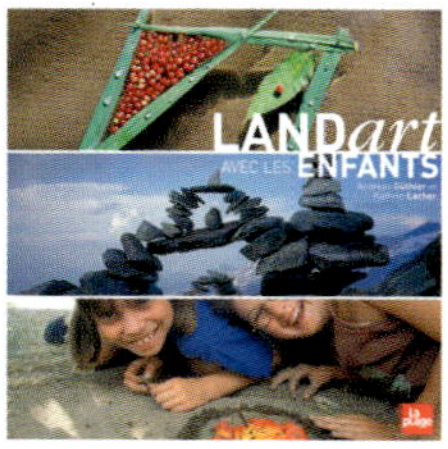

* Comment bien utiliser la neige, les baies, les fleurs, les galets, le bois flotté, etc. ?
* Comment assembler, tresser, « coller » les matériaux naturels ?
* Comment fabriquer des outils ou photographier son œuvre ?

Les auteurs nous dévoilent leurs secrets d'artistes de land art pour réussir un mandala géant, des empilements de galets, des compositions à base de feuilles d'automne...
Ils proposent dans ce livre des réalisations simples ou des projets plus ambitieux à réaliser seul, en famille ou en groupe.

40 activités de land art, maternelle et primaire
Isabelle Aubry • 168 pages • 24,95 €

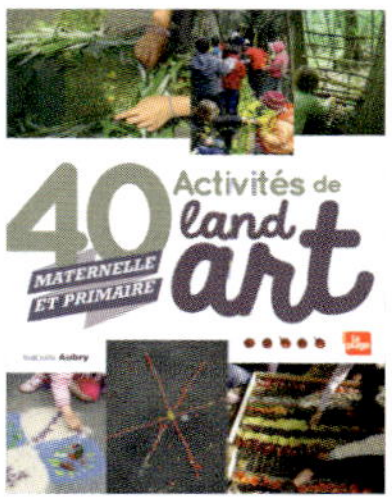

L'auteur, qui anime des séances de land art dans les écoles, expose ici 40 activités ludiques adaptées à chaque âge. Pour chaque activité :
• le niveau de difficulté ;
• les consignes illustrées ;
• un paragraphe pédagogique « Le sais-tu ? », destiné aux enfants
• « Le coin des adultes », où sont expliquées les acquisitions sensitives et motrices.

Jouons ensemble... autrement
Catherine Dumonteil-Kremer - 160 pages • 12,50 €

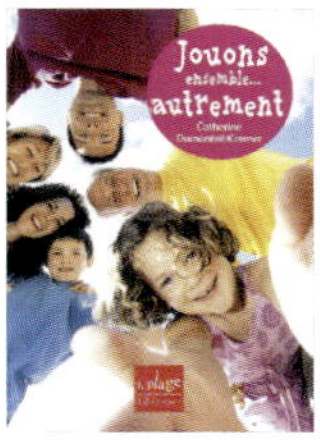

L'auteur nous amène à réfléchir à notre propre vécu du jeu, à dépasser la gêne, l'ennui, le sentiment de perdre son temps... pour jouer vraiment avec ses enfants, entrer dans leur monde et privilégier le plaisir de vivre ensemble.
Catherine Dumonteil-Kremer propose concrètement une cinquantaine de jeux spontanés simples à mettre en place, ainsi qu'une sélection de jeux de société coopératifs et de jeux de plateaux originaux.

Léa et le chat yogi
Ursula Karven - Illustrations Axel Raatz - 48 pages • 15,50 €- Poster inclus

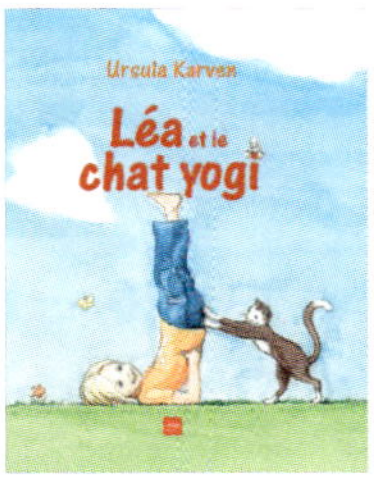

Un album pour enfant où la tendre histoire de Léa et de son chat devient un prétexte pour initier votre enfant au yoga. À travers l'histoire, l'enfant découvre la posture du « deuxième guerrier » pour prendre confiance en soi, « la vague du ventre » pour se détendre...

P'tit chef bio
Clea - Photographies de Myriam Gauthier-Moreau - 96 pages • 19,95 €- Album cartonné

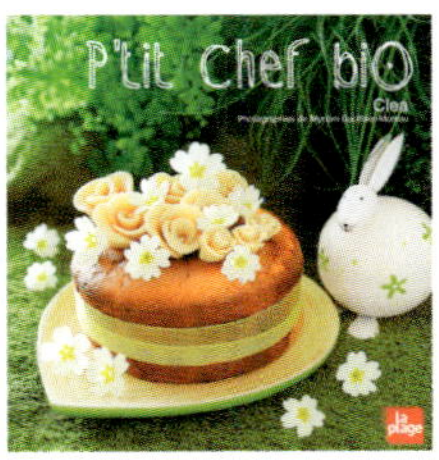

Un album pour les enfants qui souhaitent cuisiner avec des ingrédients naturels et de qualité.
Pas à pas et en photos, 20 recettes salées ou sucrées choisies pour leurs savoir-faire amusants : pétrir, faire épaissir, étaler un glaçage, écumer, façonner des boulettes...
Les ingrédients utilisés sont soigneusement choisis, les éternels « smarties » décoratifs laissent la place à de la pâte d'amande, des fruits, des fleurs...
4 petits personnages (symbolisant les 4 saveurs) guident tour à tour l'enfant dans le déroulé pas à pas de la recette.

Recettes bio pour mes enfants
Anne Brunner, Photographies de Myriam-Gauthier Moreau - 108 pages • 12,95 €

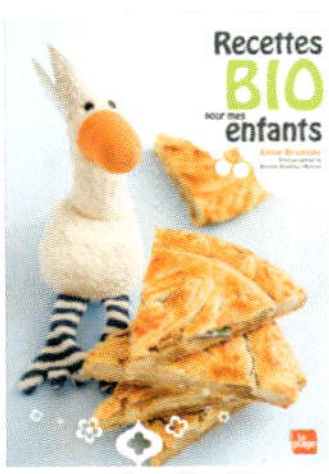

Une éducation au goût et à la diversité. Les recettes qui plaisent aux enfants ne sont pas obligatoirement très grasses ou très sucrées !
Pour preuve ces petits pots maison aux ingrédients variés, ces lasagnes à la purée de noisette, ces mouillettes de potimarron, ces panisses au cumin...
Des recettes réalistes et astucieuses avec des ingrédients bio choisis pour leur atout santé, leur facilité d'utilisation, leur temps de cuisson réduit, leur prix raisonnable.

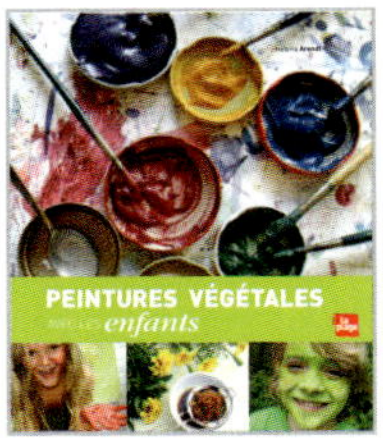

Peintures végétales avec les enfants

Helena Arendt

168 pages • 19,95 €

Fabriquez avec les enfants des peintures végétales non toxiques à base de fleurs, de fruits, de légumes.

Pas à pas, créez votre peinture rose avec de la betterave, jaune avec des pelures d'oignon, les baies de sureau donneront du violet, le brou de noix du brun...

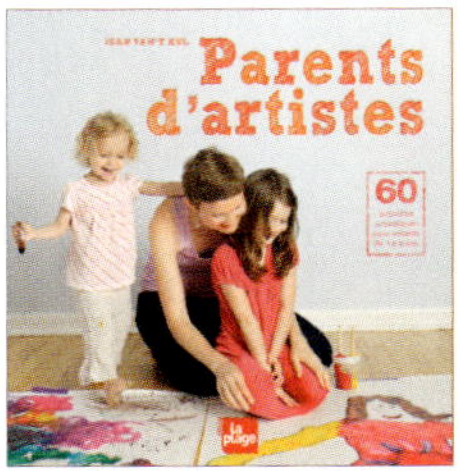

Parents d'artistes

Jean Van't Hul

168 pages • 24,95 €

Si je mélange ces deux couleurs, quel sera le résultat ? Si je saupoudre du sel sur la peinture, qu'est-ce que cela donnera ? Puis-je faire une sculpture de la même taille que moi ou va-t-elle tomber ?...

Loin, très loin du coloriage « qui ne doit pas dépasser », ces 60 activités sont centrées sur le processus de création, la démarche artistique,

la créativité dans la vie de tous les jours.

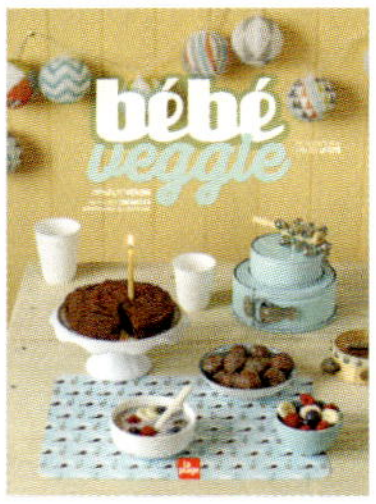

Bébé veggie

Ophélie Véron et Marjorie Crémadès (diététicienne nutritionniste)

108 pages • 13,50 €

Comment proposer des petites purées protéinées sans viande ni poisson ? À quel âge introduire le glutn ? Faut-il avoir peur du soja ? Qu'est-ce que la DME (diversification menée par l'enfant) ?... Autant de questions que se posent les parents végétariens et tous ceux qui souhaitent offrir à leur bébé une alimentation plus végétale et plus diversifiée.

Crédits photos

Fotolia : Urbanheaurts 182 - Dinostock 198 - Lohr Fotografie 201 -J acques Palut 211 - Robert Mayer 170 - Alexander Shalamov 208 - Hamiza Bakirci 192 - Renée Jansoa 175 - Astroid 25 - Springfield Gallery 10 - ohn Carleton 11 - Liv Friis Larsen 89 et couverture plat 1 bas - Olga 74 - Jacques Palut 93 - Patrick Myotte 233- Leah Ann Yhompson 100 - Bociek666 pp103 et 221- Tasamaya 104 - Butorétoilé 161.

iStock : pages 4-8-10-14-26-34-46-49-72-76-82-97-99-130-140-154-158-165-179-193-220-245-250-251-263-271-299-308-311-319-339-348-359-363-366-369-372-374-385

Achevé d'imprimer en mars 2016